JN273762

脊髄臨床神経学ノート

脊髄から脳へ

[著] 福武敏夫　亀田メディカルセンター 神経内科 部長

三輪書店

注 意

この分野の知識や実践の技術は常に変化しています．読者の個々の症例に対して本書に記載された情報が必ずしも適切とは限りません．読者の皆様には，医療に関する最新情報や製薬会社から提供される薬剤の推奨用量，投与方法，投与期間，禁忌などに関する最新情報について，確認することを推奨します．出版者および著者は，本書に記載された内容から生じたいかなる障害や損害に対しても，その責を負うものではありません．

出版者

序——脊髄脊椎分野における神経症候学の役割

1. はじめに

　古い話だが，中枢神経解剖学の実習で初めて脊髄を手に取ったときの印象を鮮烈に覚えている．それは，脊髄があまりにも細く，坐骨神経と変わらない太さで，よく体が機能するものだという驚きであった．脳の大きさを実感した直後だっただけに，その感は一層強く，思わず「これはイヌの脊髄か」と叫んだものである．しかし，その後，臨床実地に就き，この細い脊髄がただものではないことを知ることになる．

2. 診断に苦慮した髄内出血例の経験から

　後に神経学領域での最初の自著[10]になる症例は，後頸部から両肩にかけての痛みで発症し，当初は右不全片麻痺と右の前頸部と下肢の感覚障害を呈していた．膀胱直腸障害の存在から頸髄の異常とわかっても，原因は容易には知れず，家族への説明は炎症，脱髄，腫瘍と日ごとに転変した．運動・感覚の障害が同側にあったので，脳の疾患か，さもなくばヒステリーの要素もあるのではとの上級医の声もあった．型通りの症候学では謎は解けなかったが，入院5日目，緊急脊髄造影時の前投薬筋注部に出血傾向を発見してから，最終的にvon Willebrand病による髄内出血と判明し，同病による髄内出血の世界初の報告となった．後でみると，当初の痛みは髄内出血の重要な手がかりであったし，CT上の髄内の淡い高吸収域は出血そのものであったとわかる．その高吸収域がC2〜C6にかけて髄内中心部に縦長に存在したのも，構造上脆弱な方向に広がるという髄内出血の特徴であった．急性期に前胸部に出没して，いったい何かと疑問に思っていた淡紅色の紅斑も，出血により現れた自律神経症状と考えられた．現在ならMRIで即日で出血の診断ができるが，このときの経験は後々大いに役立ったし，脊髄に関心を持つきっかけにもなった．

3. 痛みが指し示すもの

　前述の症例はまた，痛みの部位をよくみよ，という教訓でもあった．**患者が痛いという場所が診断の手がかりになることは多い**．肺炎で動けないといっていた内科の患者において，頸部痛の訴えから，軸椎脊髄炎を発見し，遅れた時点から外科療法に成功したという経験もあるし[2]，胸部の帯状痛[8]から胸髄の可逆性の水脊髄症（hydromyelia）を発見したこともある[1]．この症例はChiari I型奇形を有し，シンクロナイズドスイミング後に発症したので，脊髄空洞症の発症メカニズムの解明に一石を投じるものと考えている．しかし，痛みは局所や髄節性の病変だけでなく，長径路徴候（long tract sign）としての意味を持つこともあり[8]，最近も胸部帯状痛から高位頸髄病変をみつけた．痛みといえば，頭痛[7]と脊髄脊椎疾患や腰痛[9]と神経疾患の関係も興味深い．

4. 感覚障害——もっと患者に立ち戻れ

　髄内出血例で感覚障害の種類や分布が問題になったが，単純にみえて単純でないのが，感覚系である．現在，表在感覚-脊髄視床路と深部感覚-後索内側毛帯系の2本立てで理解されているが，振動覚一つとってみてもどこに属し，どう伝達されているのか十分にわかっていない[1,13]．私は恩師の平山惠造先生

iii

とともに感覚系を根本的に見直すという大それた観点から、「母指探し試験」を実施し、分析してきている[5,12]．結論として、これは深部感覚の鋭敏なスクリーニング検査であり、その異常は後索内側毛帯系に病変が存在することを示すこと、母指探し試験と母趾探し試験の組み合わせで高位診断に役立つことが挙げられる．軸椎炎の症例[2]でも威力を発揮した．この試験をもとに、多発性硬化症患者において振動覚と2つの感覚系の関係も実証した[3]．さらに、部位診断だけでなく、病態診断の可能性も持っており、たとえば、脊髄疾患ではないが、Miller Fisher症候群の運動失調[14]の機序に関連していると考えられる[15]．深部感覚障害はリハビリテーションの大きな阻害因子であるので、単に診断だけでなく、予後診断に欠かせないテストと考えている．脊髄炎の予後にも深部感覚障害の有無が影響している[4]．**疾病診断，病態診断，予後診断のいずれの場合にも，常にベッドサイドに戻って，患者に手を触れて考えることが重要**と思われる．

5．自律神経障害や皮膚徴候・骨格徴候

髄内出血例でみた発作性潮紅は後に多発性硬化症の延髄病変でも経験することになったが、脊髄脊椎疾患での自律神経症状の把握は感覚障害に劣らず重要である．皮膚徴候・骨格徴候も時に大きな意味を持つ．皮膚と脊髄の血管腫の関係について、Cobb症候群とKlippel-Trenaunay-Weber症候群とが同一の病態であって、体幹と四肢という発現部位の違いだけではないかという趣旨の論文[11]を書いたが、残念ながら引き続く研究はみられていない．

6．反射

脊髄脊椎疾患の神経診察における反射の重要性はいうまでもないが、特に大胸筋反射の重要性を主張しておきたい．大胸筋反射は診察学の書物で常に局在診断の価値がないと書かれてきたことで、それ自体の価値がないような錯覚が蔓延し、あまり実施されていないようである．しかし、高位はともかく頸髄に病変が存在することを示すきわめて重要な反射である．

7．脊髄脊椎疾患における神経症候学の今後

今後の課題として、古典的脊髄症候群/症候の見直しも必要であるが、新しい観点として（高齢者の）歩行障害（いわゆる小刻み歩行）における脊髄脊椎疾患の関与[6]、脊髄内固有神経路の機能と機能障害の解明[6]（上下肢連携、脊髄性ミオクローヌス、頸髄病変による帯状感覚）、感情の経路としての脊髄の把握（イヌがしっぽを振ること）などいくつもの考えられる．画像・生理検査の進歩に遅れず、それらを利用し、それらと統合した症候学を発展させていきたいと思う．脊椎脊髄外科が診療科として独立するような近未来にあっても、**脊髄だけでなくその上（脳）もその下（末梢神経・筋）もみられる、みなければならないところに、神経内科医の利点と役割がある**のだから．

本序文は下記の掲載論文を一部修正して作成した．
福武敏夫：脊髄脊椎分野における神経症候学の役割．脊椎脊髄ジャーナル　13：671-673, 2000

■文　献

1) Fukutake T, Hattori T : Reversible hydromyelia in a synchronized swimmer with recurrent thoracic girdle pains. J Neurol Neurosurg Psychiatry **65**：606, 1998
2) Fukutake T, Kitazaki H, Hattori T : Odontoid osteomyelitis complicating pneumococcal pneumonia. Eur Neurology **39**：126-127, 1998
3) Fukutake T, Kuwabara S, Kaneko M, et al : Sensory impairments in spinal multiple sclerosis ; A combined clinical magnetic resonance imaging and somatosensory evoked potential study. Clin Neurol Neurosurg **100**：199-204, 1998
4) 福武敏夫："脊髄炎"の多様性—診断のポイント. 脊椎脊髄 **7**：913-919, 1994
5) 福武敏夫：母指探し試験・母趾探し試験—古くて新しい鋭敏な深部感覚検査法. 脊椎脊髄 **10**：569-573, 1997
6) 福武敏夫：「歩行障害のみを主症状とする頸椎症性脊髄症」について. 脳神経 **50**：202, 1998
7) 福武敏夫：脊椎脊髄疾患と頭痛. 脊椎脊髄 **11**：119-123, 1998
8) 福武敏夫：体幹の帯状痛・帯状感覚. 脊椎脊髄 **13**：233-234, 2000
9) 福武敏夫：内科的神経疾患と腰痛. 脊椎脊髄 **13**：560-566, 2000
10) 福武敏夫, 平山惠造, 北　耕平, 他：von Willebrand病による脊髄内出血. 臨床神経 **25**：705-710, 1985
11) 福武敏夫, 河村　満, 師尾　郁, 他：Cobb症候群とKlippel-Trenaunay-Weber症候群. 臨床神経 **31**：275-279, 1991
12) Hirayama K, Fukutake T, Kawamura M : 'Thumb-localizing test' for detecting a lesion in the posterior column-medial lemniscal system. J Neurol Sci **167**：45-49, 1999
13) 亀山　隆, 高橋　昭：振動覚. 脊椎脊髄 **11**：517-520, 1998
14) Kuwabara S, Asahina M, Nakajima M, et al : Special sensory ataxia in Miller-Fisher syndrome detected by postural body sway analysis. Ann Neurol **45**：533-536, 1999
15) 森　雅裕, 桑原　聡, 小河原一恵, 他：Miller Fisher症候群50例の臨床像と予後. Neuroimmunology **8**：118-119, 2000

2014年3月

福　武　敏　夫

目 次

第1部　脊髄脊椎疾患

第1章　脊髄脊椎の症候学
1. MRI時代の脊髄脊椎神経学 …………………………………… 5
2. 上位頸髄（頸椎）病変による手の症候
   —偽性局在徴候/早期症候としての意義 ………………… 20
3. 下垂手と下垂指 ………………………………………………… 29
4. 下垂足—中枢性の原因に力点をおいて ……………………… 32
5. Oblique atrophy/amyotrophy（斜め型筋萎縮）…………… 41
6. ななめ徴候 ……………………………………………………… 43
7. 胸腹部のデルマトーム ………………………………………… 45
8. 母指探し試験・母趾探し試験
   —古くて新しい鋭敏な深部感覚検査法 …………………… 55
9. 異常感覚またはしびれの鑑別—症例 ………………………… 61
10. 脊髄由来の難治性疼痛 ………………………………………… 66
11. 異常感覚性大腿神経痛（meralgia paresthetica）………… 72
12. 腱反射 …………………………………………………………… 74
13. 皮膚自律神経症状 ……………………………………………… 81
14. 高齢者の歩行障害と頸椎症性脊髄症 ………………………… 89

第2章　脊髄脊椎疾患と内科
1. 脊髄脊椎疾患と頭痛 …………………………………………… 93
2. 神経内科疾患と腰痛 …………………………………………… 100
3. Parkinson病の姿勢異常
   —骨粗鬆症性骨折後の異常姿勢を理解するために ……… 107

第3章　脊髄脊椎疾患

1　脊髄血管障害 ……………………………………………………… 119
1. 脊髄血管障害 …………………………………………………… 119
2. 頸髄梗塞——一側椎骨動脈の高度狭窄・閉塞で脊髄梗塞が起きる ………… 121
3. 脊髄の TIA——反復性一過性の両手指脱力を呈した 1 手術例 …………… 127
4. von Willebrand 病による髄内出血 ……………………………… 131
5. Cobb 症候群と Klippel-Trenaunay-Weber 症候群 ……………… 137

2　脊髄炎・脊髄脱髄疾患 ……………………………………………… 143
1. 脊髄炎 ………………………………………………………… 143
2. 水痘-帯状疱疹ウイルス脊髄炎 ………………………………… 149
3. 寄生虫感染症 …………………………………………………… 159
4. 脊髄の脱髄性・炎症性疾患の画像診断 ………………………… 164
5. 多発性硬化症 …………………………………………………… 176
6. 脊髄型多発性硬化症の感覚障害 ………………………………… 179
7. アクアポリン 4 抗体——主役か脇役か？ ……………………… 184

3　脊髄代謝性疾患 …………………………………………………… 189
1. 脊髄代謝性疾患概説 …………………………………………… 189
2. 脊椎疾患とビタミン B_{12} 欠乏症 ……………………………… 202
3. 副腎脊髄ニューロパチーにおける MRI での線条体病変 ………… 207

4　脊髄腫瘍性疾患 …………………………………………………… 213
1. 脳・脊髄の髄内・髄外多発性病変例 …………………………… 213
2. 脊髄腔内腫瘍による正常圧水頭症 ……………………………… 217
3. 傍腫瘍性壊死性脊髄症 ………………………………………… 219

5　脊椎疾患・構造的疾患 …………………………………………… 224
1. 頸椎症 ………………………………………………………… 224
2. 知っておきたい頸椎症の特殊な症候 …………………………… 226
3. 腰痛/脊椎変性・早発性禿頭・脳小血管病——CARASIL と *HTRA1* 遺伝子
 ………………………………………………………………… 234
4. 脊髄ヘルニア …………………………………………………… 239
5. 平山病とその類縁疾患 ………………………………………… 241
6. 血液透析患者における頸椎破壊性脊椎関節症
 (destructive spondyloarthropathy) …………………………… 250
7. 透析と上位頸椎病変 …………………………………………… 254
8. 軸椎の肺炎球菌性脊椎炎 ……………………………………… 262
9. 結核性脊椎炎 …………………………………………………… 264
10. 繰り返す胸部帯状痛を呈するシンクロスイマーにおける可逆的脊髄空洞症
 ………………………………………………………………… 266

6 脊髄脊椎疾患の治療 ... 268
1. ウイルス性脊髄炎，感染後脊髄炎・ワクチン接種後脊髄炎，HAM 268
2. 化膿性脊髄疾患（脊髄膿瘍，脊髄硬膜外膿瘍，脊椎炎）............ 272
3. 頸椎症に対する保存療法―特に夜間カラー療法について 282

7 脊髄脊椎疾患の検査 ... 287
1. 脳脊髄液 ... 287
2. 頸髄 MRI の中のまぼろし？―Waller 変性 ... 291
3. 病変はまず境界を確かめよう―急がば回れ ... 296

第2部 脊髄脊椎疾患と脳疾患および他の神経疾患との鑑別―提示症例を通して

Case study 1 脳梗塞による単独一側肩麻痺（isolated shoulder paresis）............ 303
Case study 2 脳梗塞による偽性尺骨神経症候群（pseudo-ulnar syndrome）
　　　　　　　―頸椎椎間板ヘルニア合併例での検討 308
Case study 3 脊髄脊椎疾患と紛らわしい脳梗塞による上肢運動障害
　　　　　　　―観念運動失行と視覚性運動失調 311
Case study 4 脊髄性ミオクローヌス？ 315
Case study 5 甲状腺疾患と脊髄脊椎疾患 319
Case study 6 頸部以下のしびれで2度も脊髄脊椎疾患との鑑別が問題になった症例
　　　　　　　............ 323
Case study 7 HNPP をご存じ？ 327
Case study 8 紅く腫れて痛い手足
　　　　　　　―脊椎由来なのか末梢神経由来なのかあるいは全身疾患か？ 332
Case study 9 Restless legs 症候群と脊椎疾患 336
Case study 10 局所の痛みをみたら帯状疱疹を疑え 341
Case study 11 全身けいれん後の四肢麻痺―Todd 麻痺と誤ってはならない 346
Case study 12 脊髄損傷患者の全身けいれん 350

索引 ... 354
あとがき ... 361
Profile ... 362

第1部

脊髄脊椎疾患

第 1 章

脊髄脊椎の症候学

1. MRI時代の脊髄脊椎神経学

　近年の先端科学の進歩は著しく，脊髄脊椎分野にも，遺伝子診断と遺伝子治療，再生医療などの波が押し寄せている．これらはノーベル賞級の免疫学者である石坂公成先生の表現（日本経済新聞「私の履歴書」2005年3月16日）を借りれば，「ハイウェイ」を建設するようなものである．しかし，日常の診療はまだまだ「交通渋滞」のようなものであり，使える武器はせいぜい画像（MRI），生理検査のレベルである．中でもMRIに依拠する割合はきわめて高くなっているが，残念ながら疾患特異的な所見は少なく，症候との突き合わせが必要である．さらに画像所見などが乏しい症例や病態では，やはりベッドサイドの神経学的診察力が求められている．

　神経症候学は150年以上の歴史を有しており，その伝統に学ぶべき点は多いが，かつて手術所見や剖検病理の結果と突き合わせていた時代に比べれば，症候をリアルタイムで画像・生理学的に検証できるようになっており，MRI時代にふさわしい実戦的な神経診察学，神経症候学をつくり上げる時期に来ていると思われる．

　本稿では，日常診察のコツを公開し，従来の教科書では十分に解説されていない問診と診察のポイントを整理する．静的な教科書的記載を超えた，日常診療に役立つ生きた診断学，ダイナミックな神経症候学を提示するものになったと信じている．ぜひとも臨床現場の「渋滞」を解消させるのに役立てていただきたいし，日常診療における検証に，そしてより有効な症候学を確立するための基礎となれば幸いである．

　神経は全身に張りめぐらされているので，その障害を対象とする神経内科は，頭から手足の先まで診る必要があり，脳から脊髄，末梢神経，筋肉，皮膚の疾患を想定して診療することになる．あらゆる訴えは患者の感知するところにより発生し，感知は神経系（体性感覚系および特殊感覚系）を通じてなされるから，おのずと神経内科はgatekeeperとしての役割を果たすことになる．脊髄脊椎疾患の診療にあたっても，整形外科，脳神経外科と重なりつつ，脊髄だけでなく，その上（脳）もその下（末梢神経・筋）も診られる．診なければならないところに，神経内科の利点と役割がある[14]．したがって，診察にあたっては常に局所と全体との関連を重視している．

　本稿では，神経内科医として長年診療に携わってきた筆者自身の，特に外来における診察スタイルの概要を脊髄脊椎疾患の視点から紹介してみたい．具体的には，①どのような訴えのときに脊髄脊椎疾患を疑って病歴を取り，診察を開始するか，②それら症状に即した病歴聴取のポイントはどのようなものか，③ある程度整理できた病歴に従い，どのような手順で診察をするか，④診察（時に画像などの検査）結果から病歴の再聴取をする場合のポイントは何か，⑤③で用いる診察手技のそれぞれの方法や判断のコツはどのようなものかという順で述べていく．

どのような訴えのときに脊髄脊椎疾患を疑って病歴を取り，診察を開始するか

訴えの把握は，まず記入された問診表をみることから始まる．対面しないうちから，年齢，性別，職業，住所，書字（知的レベルや運動障害が把握できることがある），訴えの多さ（心気傾向）などが把握できる．看護師からの一言も重要である．

脊髄脊椎疾患では，やはり四肢の感覚・運動症状が最も多い．しかし，最終的に脊髄脊椎疾患の診断に至る患者の神経内科での訴えは実際には多様である．まれではあるが，デメンチア（認知症）も含まれ，頭痛やめまいに至っては大変コモンである．ここでは主に，頸椎，胸椎部由来の症状を扱い，腰痛[13]，腰仙椎部についてはほとんど省略した．年齢が高くなるにつれ，脊椎疾患が急速に多くなることも考慮しておく．

1） デメンチア（認知症）

デメンチア，歩行障害（地面に磁石でくっついたような歩行），排尿障害を古典的三徴とする正常圧水頭症のまれな原因の一つとして，神経鞘腫，上衣腫などの脊髄腔内腫瘍がある[17]．もちろん，髄膜播種をする神経膠腫などは進行性の脳脊髄液圧亢進症候を呈し，頭痛とともに精神機能の低下をきたし得る．

2） 頭痛

脊髄脊椎疾患に伴い頭痛が生じることがあり，疾患によっては頻度が高い[11]．たとえば，頸椎症で13〜79％，非直接的外傷で48〜79％といわれる．脊髄脊椎疾患の頭痛は性状や病態が多様で，誤診されやすく，治療が不適切，不十分になりやすい．一方，逆に，頸椎病変を有する患者における緊張型頭痛や片頭痛などの一次性頭痛が，単に後頭部〜後頸部痛という理由で頸椎由来と即断されることがあり，注意を要する．

脊髄脊椎疾患に伴う頭痛として，以下の病態がある．

第1は，脳脊髄液圧の異常に関連するもので，前述した進行性の脳脊髄液圧亢進症と髄液漏に伴う低髄液圧症候群（髄液量減少症）がある．前者では，頭痛などの脳脊髄液圧亢進症候以外に，夜間にしばしば増強する局所疼痛を伴う．後者では起立性に増強することが特徴的で，坐位または立位への変換後すぐか10分くらいで頭痛が現れ，臥位になると30分以内に消失する．部位はさまざまだが，性質は締めつけ感，真空様，頭に響く感じなどと表現される．

第2は，環軸椎を含む大後頭孔周辺の病変に関連する頭痛で，大後頭孔腫瘍，Chiari I型奇形，環軸脱臼・亜脱臼，軸椎炎などが原因となる．持続性の後頭部の深部痛や頸部痛などがみられる．

第3は，頸椎症・頸椎椎間板症に関連する頭痛で，局所の炎症性変化，神経根痛とその関連痛，近傍の筋肉の反射性異常収縮によって生じると考えられ，緊張型頭痛と重なる．頭痛は朝に強いことがある．

第4は，むち打ち損傷に関連した頭痛で，急性にも慢性にも生じる．性状として片頭痛と類似するものや前述の低髄液圧症候群と考えられるものがある．

これらいずれの場合も自覚的な肩こり，他覚的な項筋の筋緊張亢進，後頭部，こめかみの圧痛を伴うことが多い．

3）めまい

　頸椎由来のめまいがあるかどうかは議論の分かれるところであるが，C2～C6の横突孔内を椎骨動脈が走ることから，頸椎症はまれに椎骨脳底動脈循環不全の原因になる．環軸亜脱臼はめまいの重要な原因である．さらに，頸部からの感覚入力は，眼，頭および体幹の協調に寄与するだけでなく，空間的方向性や姿勢の制御に影響しているので，頸部の構造上の異常による刺激がめまいを起こすことは十分に理解できる．実際，上位の後根の一側性の麻酔により，動物では運動失調と眼振が，ヒトでは眼振なしに運動失調が現れるという[3]．

　頸椎由来でめまいをきたす場合には，肩の筋肉（主として僧帽筋）の凝りを伴っていることが多い．また，椎骨動脈が関与する症例では，頸部の特有の姿勢でめまいが出現するという病歴が取れることがある．

4）頭部・顔面領域のしびれ

　顔面の表在覚を伝える三叉神経脊髄路は橋，延髄の外側を下行し，延髄以下で内方に線維を次々に分け，分けられた線維は脊髄路核で線維を変え，対側に交叉して，三叉神経視床路として上行する．末梢性支配の形である眼神経，上顎神経，下顎神経の三叉状の支配領域とは異なり，三叉神経は顔面上に描かれたonion-peel様の中枢性支配（図1）に従って，顔面の中心部（口，鼻）ほど延髄吻側で交叉し，周辺ほど下方の頸髄で交叉する．脊髄路・核はC2椎体下部（C3/C4髄節移行部）まで下行しているので，上位頸髄・頸椎病変によって，顔面を囲むような分布（スノウマスク様ないしフード付きマント様）の感覚障害（しびれや痛覚低下）が現れることがある[5]．

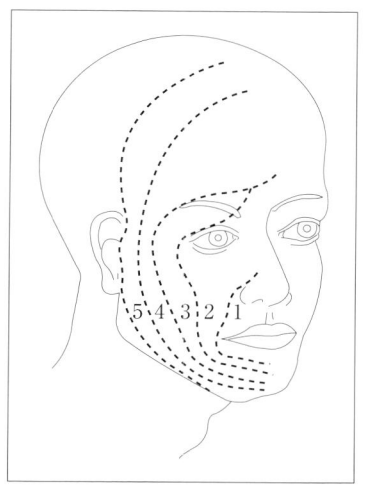

図1　顔面・頭部における三叉神経の中枢性支配（onion-peel様）

5）上肢のしびれ

　これは頸髄頸椎病変を疑う最も多い理由であるが，その性状はきわめて多様である．すなわち，ビリビリ，ピリピリから始まり，痛み，冷え，だるさ，こわばり，違和感などと表現される．筋力低下を指していることもあるので，単に「しびれ」で済まさず，繰り返し問診する．多様な理由としては，病変部位が神経根にあるか髄内にあるかの差，前根前核系と後根後核系の差，脊髄視床路系と後索系の差，自律神経系の関与の有無などが考えられる．分布も必ずしも明確ではなく，訴えだけでは脳病変や末梢神経病変と区別はできないし，double crushのように重なっていることもある．しかし，デルマトーム（図2[29]）に沿っている場合には頸椎神経根由来と考えやすく，同時両側性の場合にはまず頸髄頸椎由来と考えて鑑別を進める．片側性でも頸椎由来のことが多いが，時に脳由来（脳梗塞）のことがある（偽性髄節性感覚障害として知られていたが，MRI拡散強調画像の普及により報告が増加している）．

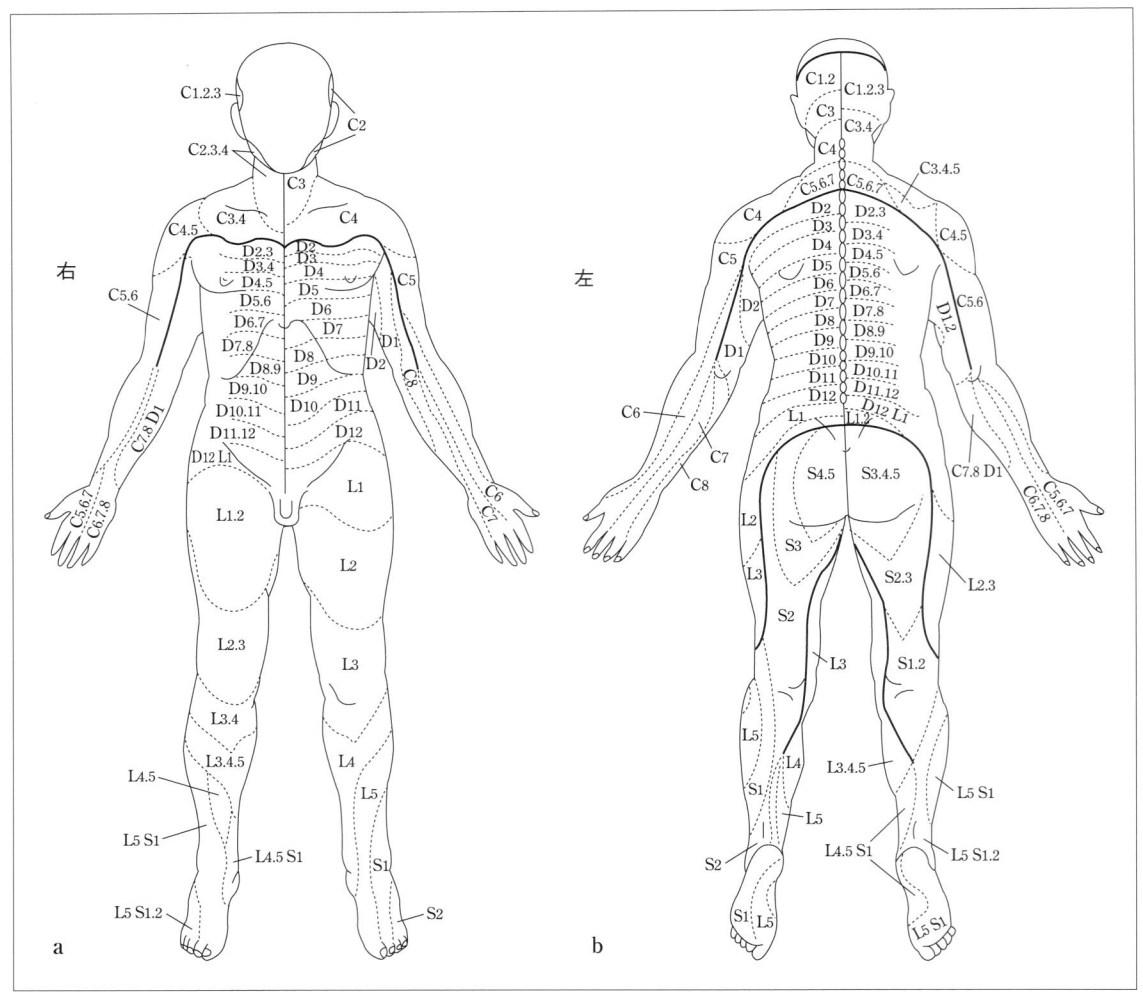

図2 デルマトーム（野崎寛三：脊髄後根切断ニ據ル人體皮膚知覺像ノ臨牀的吟味．日本整形外科学会雑誌 13：425-485, 1938より引用）
a（腹面），b（背面）ともに左半身は脊髄髄節がどの部分の皮膚を支配しているか，右半身は皮膚のある部分がどの脊髄節に支配されているかを示している．すなわち，脊髄節による重複支配がわかりやすい．詳細は第1部第1章7を参照．D：胸髄．

6）上肢の単麻痺

上肢の単麻痺では頸髄頸椎疾患が考えやすいが，脳MRI拡散強調画像にて初めて捉えられる大脳中心前回の小病変による手や肩の限局麻痺例が相次いで報告されている[27]．

7）上肢の巧緻運動障害

ボタンはめや書字などの障害として現れるが，第一の訴えになることは少ない．もし訴えになっていれば，後索が主に侵される病態（ビタミンB_{12}欠乏症や後脊髄動脈症候群など）や高位頸髄病変などが考えられる．

8）後頸部痛・背部痛

脊柱に沿った痛みはきわめて重要な訴えであり，その直下に病変があることを想定して診察に当たる[7]．神経内科の視点からみた「腰

1．MRI 時代の脊髄脊椎神経学

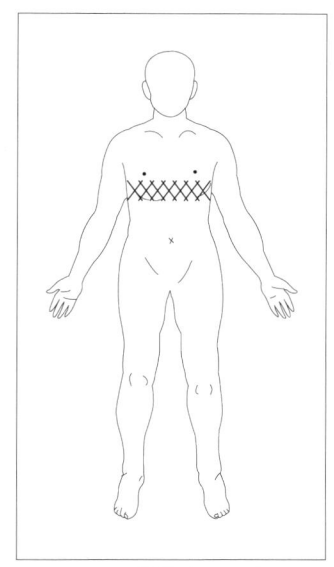

図3 帯状痛の分布
文献6に記載の胸髄中心管拡大例にみられたもの．

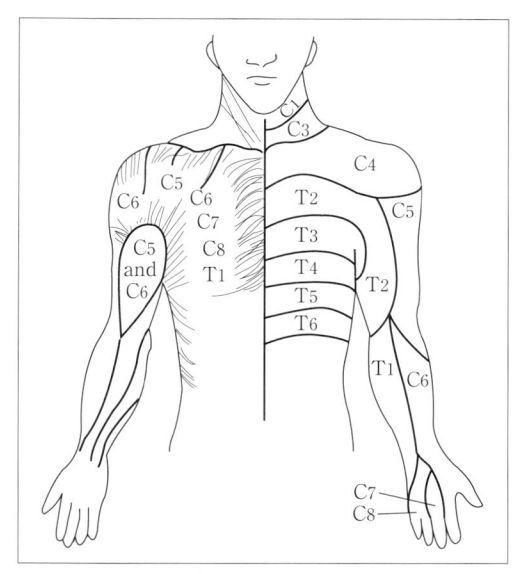

図4 上胸部のデルマトーム（左半身）とミオトーム（右半身）（文献16を改変）
下位頸髄神経前根の障害で cervical angina が生じる背景が理解できる．

痛」については第1部第2章2[13]を参考にしていただきたいが，慢性腰痛が緊張型頭痛の誘因の一つである点は強調しておきたい．

9）帯状痛・胸部痛

帯状痛（girdle pain）や帯状感覚（girdle sensation/band-like sensation）の girdle とは，体幹の帯状領域を指し，糖尿病性体幹ニューロパチー，脊髄癆，帯状疱疹などにおける神経根痛の分布を記述するのに使われてきた．神経根痛が両側性かつ対称性に体幹を侵すときには帯状痛と呼ばれる（図3）．

筆者は，体幹の（全周性ないし前面に）ある幅（1つまたは複数の神経根または髄節に対応）を持った帯状の領域の痛みを帯状痛と呼び，同部の異常感覚を帯状感覚と呼ぶことを提案しているが，異常感覚の性質として深部痛を思わせる「締めつけ感」が多く，区別する意味は少ないかもしれない[12]．

帯状痛は，第1に胸髄の中心部病変により髄節性に生じることが多く，宙吊り型感覚障害の亜型と考えられる[6]．胸髄ではもともと運動症候が現れにくいうえに，中心部病変では long tract sign が乏しい場合もしばしばあり，帯状痛だけの単独症候のことがある．第2に頸髄に多く，一種の long tract sign をなす．頸椎症性脊髄症による中位から高位の頸髄病変でしばしば経験する（偽性局在徴候）[28]．

脊髄脊椎関連の痛みとして，前根由来と考えられる myotomal pain があり，深い，えぐられるような，鈍い性質を持ち，内臓痛との鑑別は困難である．下位頸髄の神経根（C6〜C8）が障害されると，大胸筋などへの神経支配から，前胸部に狭心痛様の痛み（cervical angina）[2]が生じることがある（図4）．労作時ではなく安楽姿勢で好発し，1〜15分くらい持続する．このため，異型狭心症と診断されていることがある．

9

10）膝のガクガク，下肢の突っ張り

これらは錐体路障害の現れとして訴えられる．このために階段下降が困難となる．階段下降は運動失調でも困難になる．

11）歩行障害

日常診療で典型的な（両側性の）痙性歩行をみることはそれほど多くない．これは慢性の高度な錐体路障害を意味し，脳性麻痺や家族性痙性対麻痺，ヒトTリンパ球向性ウイルス脊髄症（HAM）などの慢性疾患でみられる．一般的には「膝のガクガク」，「下肢の突っ張り」のような訴えが多く，高齢者ではさらに小刻み歩行として現れることがしばしばある[10]．小刻み歩行をみて，Parkinson病と即断してはいけない．

12）間欠性跛行

歩行の途中で歩けなくなり，少し休むとまた歩けるようになる現象は間欠性跛行と呼ばれる．機序としては，下肢の血行障害によるもの（血管性），馬尾の姿勢性圧迫増強によるもの（馬尾性）がよく知られているが，まれに脊髄の血行障害に起因するもの（脊髄性）がある．馬尾性のものは神経性と呼ばれることがあるが，脊髄性と区別するために，神経性という用語は避けるべきである（一方，脊髄性で馬尾性を意味したり，馬尾性が含まれることがあり，これらも避けるべきである）．血管性間欠性跛行と馬尾性間欠性跛行では，共に歩行時に下肢痛が生じてくるので，その他の症候と検査により鑑別していく必要がある．

血管性間欠性跛行では，歩行に用いられる筋肉への血液供給が減少するため，ふくらはぎが痛くなるが，立ったままでも休めば回復する．原因としては，閉塞性動脈硬化症やBuerger病，腹部大動脈瘤などがあり，Buerger病では喫煙でしびれが増強することがある．

馬尾性間欠性跛行では，もともと腰痛や下肢のしびれなどがあることが多く，腰の伸展（後屈）で馬尾への圧迫が強くなるので，起立するだけで悪化し，歩行中に下肢痛が現れて歩けなくなるが，坐って背を丸めて休むと回復する．このため，自転車であれば背を丸めて長くこげるので，鑑別点になる．原因としては，変形性腰椎症や腰椎すべり症などによる脊柱管狭窄が多い．

脊髄性間欠性跛行では歩行中の下肢の脱力増強が主体で，腱反射亢進・痙性増強（ガクガクする感じや突っ張り感）・Babinski徴候陽性などの錐体路徴候の出現が特徴的である．原因としては，硬膜動静脈瘻や脊髄血管奇形，胸椎の後縦靱帯骨化症や黄色靱帯骨化症などがあり，まれに頸椎症によることがある．

近年では，画像診断の進歩により早期発見されるようになり，典型例・重症例に遭遇することは減少している．このため，初期段階での鑑別が問題になり，診察と平行して検査を行っていくことになる．特に高齢者では複数の機序をきたし得るので注意が必要である．

13）排尿障害

神経疾患による排尿障害は，高次中枢である橋の病変や最高次中枢と思われる前頭葉内側面の病変などにより生じることがあるが，概して一過性である．これに対し，脊髄は小さく，自律神経系が両側性に障害されることがしばしばで，排尿障害が現れやすい．馬尾以下の末梢性機序もあり得るが，一側性では

現れにくく，現れるのは糖尿病などの末梢神経障害によることが多い．いずれにしても，排尿障害，特に排尿困難（尿閉）では，脊髄脊椎疾患を鑑別の第一に挙げる必要がある．

脊髄脊椎疾患による排尿障害（神経因性膀胱）では，障害部位による分類が重要である[36]．脊髄排尿中枢が脊髄円錐を含む仙髄（S2〜S4）に存在するため，それより上位の障害は核上型，その高位とそれ以下の障害は核・核下型と分類される．脊髄円錐は通常，第1腰椎に存在するため，第11胸椎以上の損傷では核上型が，第2腰椎以下の損傷では核・核下型が生じ，第12胸椎〜第1腰椎の損傷ではどちらの型もあり得る．

(1) 核上型神経因性膀胱

急性期には無収縮性膀胱となり，排尿困難〜尿閉をきたし，慢性期には排尿筋過活動（頻尿）となり，排尿筋括約筋協調不全（残尿増加）を伴うこともある．

(2) 核・核下性神経因性膀胱

排尿反射が低下〜消失し，排尿困難が生じ，残尿が多い場合には溢流性尿失禁を伴うこともある．また，括約筋機能低下により腹圧性尿失禁がみられることもある．

排尿障害は蓄尿障害（頻尿，夜間頻尿，尿意切迫，尿失禁など）と排尿障害（排尿困難，排尿開始遅延など）に分けられ，脊髄障害による神経因性膀胱ではこれらの両方が認められることが多く，症候のみで病態・病変高位を即断してはいけない．

病歴聴取のポイント

次に述べる病歴聴取のポイントは特に目新しくないが，繰り返し強調されるべきことばかりである．

第1に大切なのは，発症と進行に関する時間的経過である．どんな症候でも急性（突発性）発症で局所神経症候がある場合には，常に脳血管障害を念頭におくべきである．脊髄脊椎疾患の中でも血管障害をまず想起する．椎間板の急性突出も考えられるが，その場合には何らかの誘因があるはずと思われる．急性でも神経症状がび漫性の場合には代謝性の原因が考えられ，亜急性の場合には炎症性のことが多い．慢性で局所神経症候がある場合には腫瘍性疾患が考えられ，び漫性の場合には変性疾患が考えやすい．また，進行様式は病変の解剖学的広がりについてのヒントを示してくれる（上行性か横断性かなど）．たとえば，胸腰髄部の動静脈瘻（奇形）によるFoix-Alajouanine症候群は，脊髄周辺から中心部へと上行性に侵されることが多い．したがって，運動症状は脊髄性間欠性跛行から痙性（側索症状），さらに弛緩性麻痺（前角症状）へ変化し，感覚症状は上行性の表在覚障害（脊髄視床路症状）から始まり，全感覚低下（後索を含む横断・縦断症状）に至る．

第2は，既往歴である．脊椎ではもちろん事故歴，スポーツ歴（損傷歴）が重要である．病院歴（他科受診歴）や検査歴，薬物歴についてはできるだけ詳しくきくと同時に，前医への問い合わせも積極的に行う．たとえば，歩行障害の精査がなされたといっても腰椎検査のみで終わっていることが多い．病院歴をもって病歴としてはいけない．

全身疾患はすべて重要であるが，飲酒歴，胃手術歴，動脈硬化危険因子については特に十分情報を収集する．前2者と亜急性連合性変性症，糖尿病と後縦靱帯骨化症（OPLL）のようなある程度の直接的関連もあるが，むしろ鑑別を進めたり，二次的悪化を防ぐ意味で

も大切である．頸椎症と関連することが多い緊張型頭痛が想定されるときには，筆者は必ず，肩こり，運動不足，悪い姿勢，眼科疾患（眼鏡），耳鼻咽喉科疾患，歯科通院歴，慢性腰痛，むち打ち損傷の有無を問診している[19]．既往ではないが，職業（歴）および仕事時の姿勢はきわめて重要である．たとえば，コンピュータ業務-頸椎症，潜水業務-潜函病など．

第3は，症状出現時または増強時の頸部（脊柱）の運動や姿勢を聞き出すことである．頸椎症での重要性はもちろんのこと，脊髄型多発性硬化症などでLhermitte徴候と等価な症候を聞き出せることがある．巨大ジェットコースターに連続的に頻回に乗車した後に手先のしびれが出現し，対応する髄節の中心管拡大がMRIで確認された自験例がある[18]．寒冷や温熱（入浴）などの物理的条件の影響も尋ねる．寒冷はたいていの神経筋症状を強めるが，中でも寒冷麻痺（かじかみが目立つ）は平山病に比較的特異的である．パチンコ店などでの夏季の強度な冷房にも注意を払う．温熱で悪化する可能性のある疾患としては，多発性硬化症や脊髄動静脈奇形などがある．

診察の手順（図5）

　診察は患者名を呼んだ直後から始まっている．廊下での足音が聞こえる部屋では，まずそのリズムに注意する．最近はプライバシー保護のために遮音されていて残念ながら聞こえない．それでも呼んでから入室までの時間のかかり方で動作障害の程度が推定できる．入室の仕方でも運動機能がある程度わかり，入室時の挨拶や服装の様子も含めれば，その人の社会的-精神的状況が概観できる．坐り方も十分に観察した後，主訴と受診動機，お

```
入室時の観察
（歩行，運動機能，態度）
        ↓
   病歴の聴取と整理
        ↓
系統とレベルを見極めることを念頭において
        ↓
腱反射
軽微な錐体路徴候
［筋力低下：近位？遠位？，伸筋？屈筋？］
視診（皮膚，痩せ，筋萎縮，筋線維束性収縮）
触診（筋緊張，発汗，肩こり，叩打痛）
感覚（痛覚，母指探し試験）
［Romberg試験，tandem歩行試験］
［必要に応じて腹部，眼，舌，下顎反射など］
        ↓
病歴の再聴取と症候群としての整理
        ↓
画像検査，血液・尿検査，時に神経生理検査
        ↓
診察を補い，総合的に診断
```

図5　筆者の診察手順

よその障害程度を理解してから，神経学的検査（examination）に入る．その最初の目標は障害がどの系統（運動系，感覚系，自律神経系，高次大脳機能系，運動はさらに錐体路系，錐体外路系，小脳系）にあるのか，そのレベルは，精神-脳-脳幹-脊髄-末梢神経-筋肉または皮膚のどこにあるのかを手際よく見極めるところにある．

1）腱反射

　前述の系統とレベルを早く絞るために，忙しい外来では，筆者はたいていの場合には，患者を坐位のまま，まず腱反射をみる．上腕二頭筋（C5），腕橈骨筋（C6）から始め，左右を比較し，指屈筋（C8）の反応（finger jerk）を観察する（後述の「逆転反射」参照）．次いで上腕三頭筋（C7）で行う（「逆転反射」の観察）が，この筋の反射は屈筋群に比べてもともと弱いことに留意する．下肢では膝蓋腱（L3～L4），アキレス腱（S1～S2）反射をみる

（以上の反射中枢の髄節を 1-2-3-4-5-6-7-8 と割り切って覚える）．

ここまでで（病歴も含め）頸髄頸椎疾患が疑われる場合には，指屈筋に関し，Hoffmann 反射，Wartenberg 徴候，Wartenberg 母指連合運動[34]を評価して，さらに大胸筋，三角筋，肩甲上部の反射（後述の清水の変法）をみる（後 2 者は坐位がみやすい）．下肢では大腿内転筋の反射をみる．以上で錐体路障害があると考えられる場合を含め，ほとんどの場合には，Babinski 徴候は省略する（逆に下肢脱力があるのに，ほかに錐体路徴候がない場合には必ず施行する）．初心者の場合や時間がある場合，所見が微妙な場合には診察台上で臥位にして行うのがよい．

腱反射の態度は系統的には，錐体路（上位運動ニューロン）障害により障害レベル以下で亢進し，反射弓内の下位運動ニューロンまたは感覚神経の障害により低下し，髄内障害レベルで低下する（脊髄，末梢）．多発ニューロパチーでは全般的に低下することがあるので（糖尿病による潜在的な場合でも），上位の障害による亢進傾向が打ち消されてしまうことがある．上位と下位の障害がある場合には，反射として弱いが，すばやいことがある．Parkinson 病では反射で動く範囲が小さいが，やはりすばやい．このほか，判定にあたっては，左右差，上下肢差に注意を払う．

2）軽微な錐体路徴候など

腱反射の次にはいわゆる上肢 Barré 試験を行う．さらに，凹み手徴候[23]，第 5 指徴候[1]の有無を診る．筋力は必要に応じて評価するが，概略的に近位筋と遠位筋のいずれ，伸筋と屈筋のいずれが優位かだけを判断する．神経原性萎縮の場合には遠位筋優位のことが多いが，Guillain-Barré 症候群の偽性ミオパチー型などの例外がある．筋原性萎縮の場合には近位優位のことが多いが，筋強直性ジストロフィーなどの例外がある（この段階で運動拙劣への評価として上肢回内回外急速変換試験と指鼻試験を行うことがある）．

3）視診・触診

診察において直接視たり触わったりすることは，脊髄脊椎でももちろん重要である．特に視る必要があるのは，皮膚では手術痕，帯状疱疹[30]，血管腫[22]，病的陥凹（dimple），発作性潮紅[21]などであり，発汗の様子は指腹かスプーンを滑らせて判断する．筋肉については萎縮はもちろん，硬さを調べる．その他の筋緊張の検査（被動性と伸展性）はルーチンには行わないが，痙性の評価のために，臥位で膝を急に持ち上げて，膝の折れ具合をみることがある（clasp knife 現象）．

筋萎縮については第一背側骨間筋，母指球，小指球，前脛骨筋を評価し，近位の場合には衣服を脱いでもらって確かめる．このときには線維束性収縮も筋を軽く叩打しながら評価する．緊張が低下した筋は押し付けられて横へ広がり，萎縮がわかりにくくなる．肩こりの評価としては，僧帽筋の硬度，肩甲骨の上角（内側縁上端）部，大後頭神経出口部（天穴），側頭部（こめかみ）の圧痛をみる．痛みの訴えのあるときには叩打痛も評価する．痛みの直下に転移性脊椎腫瘍が存在することがある．また，軽い叩打で強い痛みが誘発されることがある（「中枢性 Tinel」徴候）[35]．棘突起に沿って脊柱中央をゆっくり下に向けて触れていくと，突出ないし陥凹を発見することがある．

4）感覚

　感覚を調べる目標は，分布（レベル）と解離性感覚障害の有無を知ることである．このために，まず選択するmodalityは，表在感覚として痛覚，深部感覚として母指探し試験である．分布に関しては，多発ニューロパチーと類似の感覚障害を呈する頸椎症性脊髄症例が存在することが指摘され，「偽多発神経炎型感覚障害」との用語が提唱された[37]．この型の感覚障害は中下位頸椎レベルの脊髄中心部付近の病変による上肢の感覚障害（髄節症状）に，long tract signである下肢の感覚障害が加わったものと考えられている．

　深部感覚の評価は感覚それ自体というよりもむしろ運動機能や予後の判定にとっても重要である．たとえば，脊髄炎では症候完成時の深部感覚障害の有無が予後を分ける大きな因子とされている[9]．時に振動感覚も加えるが，これは臨床的には表在感覚と深部感覚の両方にまたがる感覚と理解する[8]．指を上下に動かして最後に動かした方向を問う，いわゆる位置覚（受動的関節運動覚とでも呼ぶべき）検査は，スクリーニングの意味が少ないので（運動拙劣が明らかで，感覚性運動失調が疑われているような場面でないと異常が出にくく，単に確認しているに過ぎないので），ルーチンには行わない．最後に起立位で，Romberg試験，tandem歩行試験を行う．多発性硬化症が疑われる場合などでは，臥位で頸部を前屈し，Lhermitte徴候を確認する．

5）その他

　以上に加えて，腹部で腹壁反射（腹皮反射），腹筋反射とBeevor徴候，眼で瞳孔（Horner徴候）と眼球運動（垂直性眼振），顔面で舌の萎縮・線維束性収縮，下顎反射をみることがある．

診察（時に検査）から病歴へのフィードバック

　診察や時に画像検査結果から病歴にフィードバックすることは，当該患者においてのみならず，今後の診療においても重要である．その要点は，①明確な局所の運動症候または感覚症候が認められた場合には，対応する運動症候または感覚症候，その他の症候の有無，経過を解明する，②局所神経徴候が偽性局在徴候である可能性を想起し，特に上方の病変に関する情報を収集する，③既知の症候群に当てはめて比較し，足りない部分を補う（錐体路症候，下位運動ニューロン症候，神経根症候群，脊髄半切症候群，脊髄横断症候群，脊髄中心部症候群，前脊髄動脈症候群，大孔症候群，急性後索症候群[4][注]など）ことである．症候とそれに一見対応している画像所見があっても，慎重なフィードバックが常に要求される．神経内科医は，局所性疼痛をきたすさまざまな（整形外科的）疾患があることを知るべきである．整形外科医は，脳血管障害やParkinson病などのさまざまな神経内科的疾患患者がしばしば最初に整形外科を訪れることを知るべきである．脳神経外科医は，脳（脊髄）以下の神経筋疾患も鑑別に加えるべきである．

[注] **急性後索症候群**：多発性硬化症患者の中には，急性にC₁～C₄の後索に病変（プラーク）が出現し，後索症候を示すが，運動麻痺や排尿障害を呈さない一群があり，「急性後索症候群」と呼ばれることがある[4]．ほとんどが女性であり，発作と疾患そのものの予後が良いことが特徴といわれる．頸椎や胸椎の椎間板ヘルニアの中には，やはり下肢の後索症候しか呈さない一群があることも知られている．

フィードバックではないが，ドアノブに触れて診察室を出るときになって，最も重要な訴えや病歴が述べられることがあるので，退出時も注意する（ドアノブ症候群）．

各診察項目の手技のコツと判断のポイント

1）腱反射

(1) 肩甲上腕反射（Shimizu[31]）の変法

『平山症候学』[25]などの従来の成書にある肩甲上腕反射は，肩甲骨の椎骨縁下部を（患者の背部から）叩打するもので，主として三角筋，小円筋，棘下筋の収縮により上腕の外転，後転，回外運動を観察するが，その臨床的意義は反射の亢進ではなく，一側性の欠如（C5～C6髄節・神経根の障害）にあるとされる．これに対し，Shimizuらにより提唱されている方法は手技も解釈も全く異なる．肩甲棘中央部ないし肩峰を叩打し，肩甲骨挙上と肩関節外転を観察する．上腕二頭筋反射亢進があるときに，この反射が亢進していれば，C3～C4椎間板高位よりも頭側の検索が必要であり，この反射が低下・消失していれば，C3～C4椎間板高位に脊髄障害因子の存在する可能性が高いと判断される．

筆者も同様の反射を施行してきているが，叩打位置は肩甲棘中央部の前方の僧帽筋縁を選んでいる．患者の正面から施行しやすいからである．観察は肩関節外転のみで行っているが，結果の解釈は同様と考えている（感度，特異度をきちんと比較する必要があるが）．

(2) 三角筋反射

坐位，上肢下垂位で，肩峰のすぐ尾側の三角筋起始部を叩き，肩関節の外転で判断する．反射弓の中枢はC5髄節にある．

(3) 大胸筋反射

大胸筋が上腕骨に付着するところで腱を叩打し，上腕の内転を観察する．この反射は恒常的な反射ではないので，誘発されるとき（特に左右差があるとき）は亢進と捉える．背臥位が好ましいが，坐位でもみることは可能である．反射弓の髄節がC5～C7（さらにC8，T1）にまたがっていることから，局在徴候としての価値は低いとされ，その誤解からかあまり施行されてこなかったが，中位頸髄以上の錐体路障害を示唆する重要な反射と考えられる[14]．

(4) 指屈筋反射

本来の指屈筋反射は，手掌を上にして第2～5指の4本の指の基節から中節骨に置いた検者の指を叩打し，4本の指の屈曲を観察する（手掌を下にする方法もある）．これを増強する方法として，軽く指を曲げてもらって行う方法はWartenberg徴候（反射増強法）と呼ばれる．これは非恒常的な反射で，反射の得られたことが病的であるのか，反射の得られなかったことが病的であるのかは他の状況によって決められるといわれる．Wartenberg自身も「この反射の強さが左右で異なるときのみ病的とみなされるべきである」とだけ述べており[34]，左右のいずれが異常かには触れていない．したがって，もう一つの指屈筋反射であるHoffmann徴候が陽性のときに錐体路障害ありといえるのと比べれば，やや価値は低いが，併行して施行している．

さらに，腱反射ではないが，Wartenberg母指連合運動も評価している．これは，患者の第2～5指にハンマーの柄を引っ掛けて強く引っ張ると，患者の母指が屈曲する現象で

あり，正常ではみられず，早期に錐体路障害を示唆する病的な連合運動である．これらの指屈筋反射の間の関連を詳しく調べた報告はないが，いずれか一つが他の代わりになるとは考えられず，いずれも頸髄頸椎疾患の診察において欠くべからざる手技であると思われる．

(5) 逆転反射

腕橈骨筋反射が消失しているのに，その刺激で指屈筋反射が誘発される場合には，(腕)橈骨(筋)反射の逆転と呼ばれる．これはC5〜C6髄節が障害され，その直下の指屈筋反射の中枢が保たれていることを示す重要な徴候である．

ただし，この場合の逆転は拮抗筋が作動する意味での真の逆転現象ではない．本来の逆転反射は，C5〜C6髄節障害で二頭筋反射が誘発されないのに，その刺激で（亢進した）三頭筋反射が誘発されて前腕が（予想に反して）伸展する場合や，C7〜C8髄節障害で三頭筋反射が誘発されないのに，その刺激で（保持された）二頭筋反射が誘発されて前腕が（予想に反して）屈曲する場合などに用いられるべきである．

(6) 大腿内転筋反射

膝の内側で，大腿内転筋の腱に指を当てて叩打し，大腿の内転を観察する反射で，L3〜L4に中枢がある．普通は反射が誘発されないので，みられれば亢進と判断する．骨盤を介して健側へ拡大することがあり，内転がみられた側で異常である．

2) 運動系

(1) 軽微な錐体路徴候

上肢ではいわゆるBarré試験（本来はMingazzini試験）以外に，凹み手徴候[23]と第5指徴候[1]を観察する．凹み手は，手首で背屈させて前方に突き出した手の母指球が軽く内転して手掌に凹みがみられることで確認できる（Parkinson病でもみられることがあり，錐体外路性の凹み手徴候といわれる）．第5指徴候とは第4指からの外転が目立つ場合に陽性とされるが，もともとからの場合もあるので，左右差があるときに限るべきである．これらは必ずしも筋力低下を意味せず，むしろ拮抗筋の筋緊張の不均衡によると思われる．Barré試験の機序としては，さらに一種の無視症状，姿勢保持障害，深部感覚障害の可能性すらある．

下肢では臥位のときに麻痺側の下肢が外旋していることが多いので，これを観察する．錐体路型筋力低下（pyramidal weakness）の特徴，すなわち上肢では伸筋優位，下肢では屈筋優位であることを意識して診察する．したがって，軽微な筋力低下の評価として，上肢では母指，下肢では母趾の背屈を選ぶ．

(2) 転換ヒステリー性筋力低下との鑑別

神経学はもともと真の神経障害と詐病やヒステリー（転換性障害）を鑑別するために発達したものであり，Babinski徴候がその最たるものである．鑑別点を列挙すると，①非診察場面での様子，②筋緊張の様子，③病的反射の有無，④解剖学的パターンとの照合（特に正常な連合運動の有無），⑤手を挙げて落とすと，崩れるように落ちるが，眼には当たらない．⑥徒手筋力テストで検者の抵抗に応じて劇的に力が変化する，⑦Hoover試験（検者の両手を臥位の患者の踵の下に入れ，麻痺側の下肢を挙げるときに，健側にかかるはずの圧がなく，むしろ健側を挙げるときに麻痺側の圧が強まる），⑧下肢外転徴候（園生）（麻痺側を外転させると，健側の下肢は真の麻痺

では固定しているが，非器質的麻痺では過内転方向に動く[32]）．

3）感覚系

(1) デルマトーム

感覚をみる場合の要素の一つである分布の意義を知るには，良いデルマトームの図が必要である．古来，Head と Campbell，Foerster，Keegan と Garrett によるものが有名で，たいていの教科書はその引用か孫引きをしている．これらは大略では一致するが，下肢などではかなり異なる．ラットを用いた研究[33]によれば，戦前に報告された野崎[29]による図（図2）がその規則性をよく示しており，臨床応用にふさわしいとされる．図では，各脊髄分節がどの部分を支配しているかを左半身に，皮膚のある部分がどの脊髄分節に支配されているかを右半身に示しており，複数の髄節のオーバーラップが理解できる．

(2) Cervical line

デルマトームの図（図2）上の頸胸髄境界線が cervical line であり，C4 分節と T2 分節とが分けられる．ここに非連続性があり，脊髄疾患の診察上，重要な手がかりとなる．すなわち，感覚低下の予想される下方からピンにて皮膚を上方に擦っていくと，ある種の患者では cervical line を超えるや否や急激に本来の痛みを訴える．これを「cervical line あり」，「陽性」などという．この異常は脊髄病変が C4 と T2 の髄節間にあるときにみられ，下方の痛覚低下が明らかでないときにもみられる[15,16]．たとえば，痛覚としては臍あたりに緩やかな境界があるのに，cervical line があれば（偽性局在徴候），病変は胸髄よりも頸髄のほうが考えやすい．

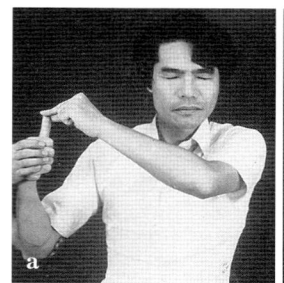

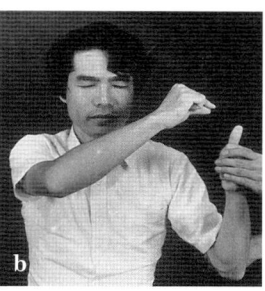

図6 母指探し試験の実際
a：右上肢固定では正確につかめている．
b：左上肢固定では障害がみられる．

(3) 母指探し試験

方法としては，閉眼下に，他動的にあちこちと動かした後に一側の母指（固定肢）を空間内の任意の位置に固定し，他方の手（運動肢）でそれをつかませる（図6）[24]．正常ではすばやくスムーズにつかまえられるが，固定肢の深部覚障害があると，うまくつかめない．この試験による異常検出率はいわゆる位置覚（受動的関節運動覚）検査よりも数倍高く，スクリーニングに適している．他の感覚異常との比較では温痛覚とは相関せず，触覚，振動覚とは有意に相関し，受動的関節運動覚とはいっそう有意に相関する．

母趾を同様に動かしてから，左右いずれかの示指にて指させる同様の試験を母趾探し試験と呼ぶ．これは温痛覚，振動覚とは相関しないが，触覚，受動的関節運動覚，Romberg 試験と相関する[20]．母指探し試験/母趾探し試験だけが唯一の感覚異常や神経学的異常のこともある．

(4) Lhermitte 徴候

頸部を屈曲すると，電気ショックのような異常感覚が背中を走り下るもので，四肢に及ぶこともある．多発性硬化症に特異的との印象を与えているが，頸髄後索に影響を持つ各

種病変により誘発される．しかし，まれに胸髄レベルの圧迫性病変でも誘発されることがある．頸部の屈曲による脊髄への機械的影響は頸髄部で大きいと考えられるが，胸髄部にも及ぶと思われる．体幹の動きも原因になり得ると思われ，ゴルフのスイングにより誘発されることもある．機序は頸髄部と同様に後索での脱髄性変化に由来する非シナプス性伝達（ephaptic transmission）によると考えられる．

(5)「中枢性 Tinel」徴候

脊髄損傷の後遺症として，慢性の広汎な異常疼痛がみられることがある．時に筋骨格系や末梢神経の障害や内臓由来と誤られることがあるので注意を要する．損傷レベルより吻側の皮膚への軽い触刺激や叩打に対するアロディニア（通常では痛みを生じない刺激により激しい痛みを感じる痛覚過敏状態）が中枢性の神経原性疼痛であることを示唆してくれる[35]．

(6) 転換ヒステリー性感覚障害との鑑別

感覚障害でヒステリーが疑われるのは，①解剖学的支配と異なる場合（たとえば，下顎角は三叉神経領域ではなく C2 領域であるが，境界が下顎縁になる），②重複支配があるのに，正中線で鮮明に変化する場合，③障害の程度に濃淡がない場合，④解離性の様相が解剖生理学的に説明できない場合，⑤刺激をアットランダムに与えても刺激ごとに正確に「わからない」と答える場合，⑥前額の振動感覚に左右差がある場合，⑦視覚など他の感覚と同側の場合，⑧運動障害や他の症候との間に矛盾がある場合（ただし，間違いなく脊髄損傷があるのに，運動，感覚とも同側性に障害されていることがある）．

4）その他（胸髄部への補足）

(1) 腹壁反射（腹皮反射）と腹筋反射[26]

腹壁反射は表在反射であり，ピンで腹壁を外側から内側へと刺激し，刺激側の腹筋の収縮を観察する．片側性の消失は錐体路障害と考えられるが，両側性の消失は慎重に判断する．多発性硬化症でしばしば両側性の消失がみられる．また，胸髄下部病変によって錐体路が侵されると，その髄節以下で消失する．

腹筋反射は腱反射と同様の筋伸張反射であり，錐体路障害で亢進する．代表的には腹直筋を臍レベルで叩打し，臍の刺激側への偏位で観察する．容易に誘発される場合には錐体路障害が示唆されるが，正常でも少しみられ，誘発されない場合でも異常とはいえない．腹壁反射が消失しているのに，腹筋反射が亢進していれば，錐体路障害の可能性が高い．

(2) Beevor 徴候[26]

腹筋は上下に分けられ，上部は T8〜T9 髄節，下部は T10〜T11 髄節により支配されている．このため，T10〜T11 髄節が侵されると，臥位で上半身を起こそうとすると，臍が上方に引かれる．この動きが Beevor 徴候と呼ばれる．逆に T8〜T9 髄節のみの障害のときには下方に引かれること（逆 Beevor 徴候）があり得るが，実際はまれである．

本論文は下記の掲載論文を一部修正して作成した．
　福武敏夫：特集にあたって．Dynamic diagnosis に必要な脊椎脊髄の神経症候学．脊椎脊髄ジャーナル　18：361-362，2005
　福武敏夫：病歴聴取および診察のポイント—神経内科から．脊椎脊髄ジャーナル　18：378-389，2005

■文　献

1) Alter M : The digiti quinti sign of mild hemiparesis. Neurology **23** : 503-505, 1973
2) Booth RE, Rothman RH : Cervical angina. Spine (Phila Pa 1976) **1** : 28-32, 1976
3) Brandt T : Cervical vertigo—reality or fiction? Audiol Neurootol **1** : 187-196, 1996
4) Brazis PW, Masdeu JC, Biller J : Localization in clinical neurology, 6th ed. Lippincott Williams & Wilkins, Philadelphia, 2011
5) Chang HS : Cervical central cord syndrome involving the spinal trigeminal nucleus ; a case report. Surg Neurol **44** : 236-239, 1995
6) Fukutake T, Hattori T : Reversible hydromyelia in a synchronized swimmer with recurrent thoracic girdle pains. J Neurol Neurosurg Psychiatry **65** : 606, 1998
7) Fukutake T, Kitazaki H, Hattori T : Odontoid osteomyelitis complicating pneumococcal pneumonia. Eur Neurol **39** : 126-127, 1998
8) Fukutake T, Kuwabara S, Kaneko M, et al : Sensory impairments in spinal multiple sclerosis ; a combined clinical, magnetic resonance imaging and somatosensory evoked potential study. Clin Neurol Neurosurg **100** : 199-204, 1998
9) 福武敏夫 : "脊髄炎"の多様性—診断のポイント. 脊椎脊髄　**7** : 913-919, 1994
10) 福武敏夫 :「歩行障害のみを主症状とする頸椎症性脊髄症」について. 脳神経　**50** : 202, 1998
11) 福武敏夫 : 脊椎脊髄疾患と頭痛. 脊椎脊髄　**11** : 119-123, 1998
12) 福武敏夫 : 体幹の帯状痛・帯状感覚. 脊椎脊髄　**13** : 233-234, 2000
13) 福武敏夫 : 内科的神経疾患と腰痛. 脊椎脊髄　**13** : 560-566, 2000
14) 福武敏夫 : 背髄脊椎分野における神経症候学の役割. 脊椎脊髄　**13** : 671-673, 2000
15) 福武敏夫 : 皮膚分節とcervical line. 脊椎脊髄　**13** : 1043-1044, 2000
16) 福武敏夫 : 胸腹部のデルマトーム. 神経内科　**55** : 19-27, 2001
17) 福武敏夫 : 欠かせない関連領域の非常識 : 神経内科的疾患. 谷　諭（編）: 脳神経外科の常識非常識. 三輪書店, 2004, pp 53-61
18) 福武敏夫 : ジェットコースターによる脳脊髄疾患（第45回日本神経学会総会抄録）. 臨床神経　**44** : 1139, 2004
19) 福武敏夫, 服部孝道 : 当科における頭痛の診断と治療. 真興交易医書出版部（編）: 頭痛の診断と治療. 真興交易, 1998, pp 54-65
20) 福武敏夫, 平山惠造 : 母趾探し試験—固有感覚性定位障害の臨床的研究. 臨床神経　**32** : 1213-1219, 1992
21) 福武敏夫, 平山惠造, 北　耕平, 他 : von Willebrand病による脊髄内出血. 臨床神経　**25** : 705-710, 1985
22) 福武敏夫, 河村　満, 師尾　郁, 他 : Cobb症候群とKlippel-Trenaunay-Weber症候群. 臨床神経　**31** : 275-279, 1991
23) Garcin R : Syndrome cérébello-thalamique par lesion localisee du thalamus（avec une digression sur le 'signe de la main creuse' et son intérét sémeiologique）. Rev Neurol（Paris）**93** : 143-149, 1955
24) Hirayama K, Fukutake T, Kawamura M : 'Thumb-localizing test' for detecting a lesion in the posterior column-medial lemniscal system. J Neurol Sci　**167** : 45-49, 1999
25) 平山惠造 : 神経症候学, 第Ⅱ巻, 第2版. 文光堂, 2010
26) 岩田　誠 : 神経症候学を学ぶ人のために. 医学書院, 1994, pp 106-108
27) Komatsu K, Fukutake T, Hattori T : Isolated shoulder paresis caused by a small cortical infarction. Neurology　**61** : 1457, 2003
28) Nakajima M, Hirayama K : Midcervical central cord syndrome : numb and clumsy hands due to midline cervical disc protrusion at the C3-4 intervertebral level. J Neurol Neurosurg Psychiatry　**58** : 607-613, 1995
29) 野崎寛三 : 脊髄後根切断ニ據ル人體皮膚知覺像ノ臨牀的吟味. 日整会誌　**13** : 425-485, 1938
30) 榊原隆次, 福武敏夫, 服部孝道 : 帯状疱疹性脊髄炎. 脊椎脊髄　**14** : 426-428, 2001
31) Shimizu T, Shimada H, Shirakura K : Scapulohumeral reflex（Shimizu）, its clinical significance and testing maneuver. Spine（Phila Pa 1976）**18** : 2182-2190, 1993
32) Sonoo M : Abductor sign ; a reliable new sign to detect unilateral non-organic paresis of the lower limb. J Neurol Neurosurg Psychiatry **75** : 121-125, 2004
33) Takahashi Y : Principles in the arrangement of dermatomes and reevaluation of dermatome charts. Chiba Med（Chiba）**75** : 209-213, 1999
34) Wartenberg R : Diagnostic teats in neurology ; a selection for office use. Year Book Publishers, Chicago, 1953〔佐野圭司（訳）: 神経学的診察法. 医歯薬出版, 1956〕
35) Woodward KG, Vulpe M : The proximal tap or "central Tinel" sign in central dysesthetic syndrome after spinal cord injury. J Am Paraplegia Soc　**14** : 136-138, 1991
36) 山西友典, 水野智弥, 吉田謙一郎 : 膀胱直腸障害, 排尿障害. 脊椎脊髄　**18** : 609-614, 2005
37) 吉山容正, 得丸幸夫, 服部孝道, 他 : 偽多発神経炎型感覚障害を呈する頸椎症性脊髄症. 臨床神経　**35** : 141-146, 1995

第1章 脊髄脊椎の症候学

2. 上位頸髄(頸椎)病変による手の症候
—偽性局在徴候/早期症候としての意義

　脳と脊髄の中で上位頸髄(頸椎)がことさらに問題になるのはなぜか？　その一つの大きな理由は，元の病変部位から遠隔にあり，直ちに想定されることが奇異な「手の症候」をしばしばきたすことにある．その上位頸髄(頸椎)に関して，本稿では上位頸髄はC1〜C4髄節を指すことにし，上位頸椎は頭蓋-脊椎(後頭骨-環椎)移行部〜C3/C4椎体間を指すことにする．この範囲の意味は，それ以下の頸髄・頸椎病変の場合には「手の症候」が現れるのは神経支配からみて当然と考えられるからである．重要なもう一つの理由は，この部位が脳と脊髄の接合部をなし，錐体交叉や後索核における感覚神経の2次ニューロンへのシナプス接続のような解剖学的特殊性を持つことである．

　上位頸髄(頸椎)由来の「手の症候」(手に限局するしびれや小手筋の脱力・萎縮など)は偽性局在徴候(擬似局在徴候，false localizing sign)といわれる[6]．その字句に込められた直接的意味は局在診断をする際に誤るなということであるが，さらにいえば，これらの症候はしばしば初期の症候の乏しいときにみられるので，早期診断に有用であるという意義を持っている．まず具体的に症例をみてみよう．

代表的症例

症例1（第1部第2章1の症例2，第3章5-8の症例1を参照）

　患者：74歳，男性．
　既往歴：経尿道的前立腺摘除術から2週後に，数日来の後頸部痛と軽度の呼吸困難で某院整形外科を受診した．神経学的に異常はなく，血液検査に炎症所見がなかったため，湿布薬のみが処方された．
　2日後，40.1℃の高熱が出現し，歩行不能となり，同院内科に入院した．胸部X線撮影での肺炎像，炎症所見(血沈127 mm/h，白血球数21,500/μl，CRP 31.2 mg/dl)および痰培養所見から，肺炎球菌性肺炎と診断され，抗生物質療法がなされた．すぐに解熱し，3週後には後頸部痛もなく，独歩で退院した．
　現病歴：1週後に発熱とともに後頸部痛が再発し，内科に再入院した．このときには両手のしびれを訴えていた．胸部X線撮影では肺炎像がなく，白血球数も6,300/μlと正常であったが，炎症所見(血沈142 mm/h，CRP 8.9 mg/dl)がみられ，別の抗生物質療法がなされた．2週内に解熱して後頸部痛も軽快したが，尿閉が出現したため，整形外科と脳神経外科を経て神経内科(非常勤)に紹介された．
　神経学的所見：意識や脳神経は異常がなく，四肢筋力低下もなかった．表在感覚は保

2. 上位頸髄（頸椎）病変による手の症候

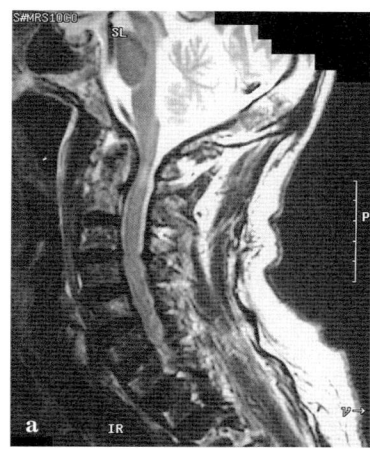

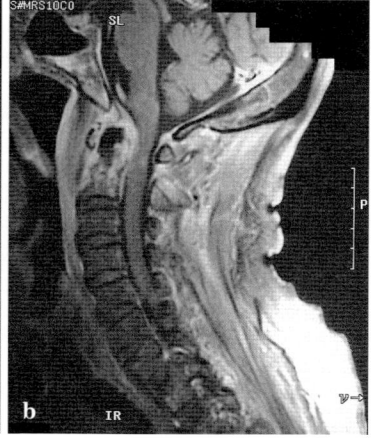

図1 症例1（軸椎炎）の頸椎MRI正中矢状断像
a：T2強調像．軸椎部の腫大と脊髄の圧迫，上位頸髄内の高信号域がみられる．
b：ガドリニウム造影T1強調像．腫大部の造影効果がみられる．

たれていたが，振動感覚は両上肢で減弱し，右上肢固定で母指探し試験は異常であった．上肢前方挙上試験（いわゆるBarré試験）で右上肢が下方へ偏倚し，右手指に偽性アテトーゼがみられた．協調運動は両上肢で軽度拙劣であり，歩行はふらついて不能であった．

画像所見：脳神経外科で撮られた頭部MRIにて軸椎に異常が疑われ，それに焦点を当てた画像検査を行い（図1），軸椎炎と診断した．

経過：整形外科で外科療法を行い，術後1カ月で独歩退院した．

【解説】
前記の病歴において，病変による髄節症候を一重下線で，長経路徴候（long tract sign）を破線下線で，手の症候≒偽性局在徴候を二重下線で示した．この分類は割り切って設定したものであり，後2者には重なりがある．初回入院時にみられた歩行不能は炎症に伴う非特異的症状とされても致し方なかったが，血沈の著明亢進は脊椎炎など特殊な炎症を思わせた．さらに，再入院時の両手のしびれは少なくても頸椎病変を想定させ，診察時の感覚障害は上位頸椎あるいは大後頭孔周辺の病変を示唆した．

症例2（第1部第1章8の症例1を参照）

患者：38歳，女性．

既往歴：元来健康であったが，昨年8月頃，重い物を運ぶときに右手指の脱力により落とすことがあった．脱力は小指から始まり，間もなく全指に及んだ．同じ頃から両首筋の重苦しさも自覚するようになった．近医整形外科を受診したが，頸椎X線撮影では明確な診断はなされなかった．年の暮れには包丁の使い方が下手になり，頸部の鍼治療で下肢がピクピク動くことがあった．

現病歴：今年，右上肢で棚に物を載せるのが困難になり，左手指の脱力も出現した．5月に千葉大学神経内科に入院した．

神経学的所見：両上肢帯に軽度筋萎縮があり，筋力はその萎縮筋群と両手指で徒手筋力検査（MMT）が4+/5に低下していた．筋緊張は右上肢が痙縮，左上肢が正常，両下肢が軽度痙縮であった．四肢腱反射はやや右優位に亢進し，Hoffmann反射・Babinski徴候は両側で陽性であった．C5デルマトーム（皮膚

21

第1章 脊髄脊椎の症候学

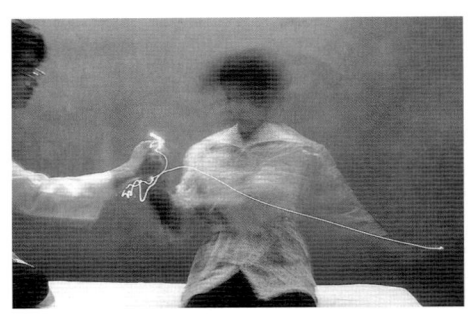

図2 症例2（脊髄血管芽腫）の母指探し試験の光跡図
右上肢固定で著明な異常がみられる．

表1 上位頸髄（頸椎）病変による手の症候

1．運動系の症候
　a．手の脱力
　b．小手筋の萎縮
2．感覚系の症候
　a．自覚症状
　b．表在感覚障害
　c．深部感覚障害
　d．母指探し試験異常
3．反射の症候（直接的には手の症候でない）
　a．腱反射所見
　b．肩甲上腕反射（Shimizu）
　c．上肢の脊髄自動反射
4．協調運動の症候
　a．運動失調
5．自律神経系の症候
　a．手の冷感, acro-erythro-cyanosis（肢端紅赤-紫藍症）

分節）以下の冷刺激・針刺激では右上肢と両下肢の脊髄自動反射が誘発された．感覚系では，C3～C4デルマトームで表在感覚の鈍麻がみられ，右手関節以遠と左手指で受動的関節位置覚が高度に低下し，母指探し試験は右優位に異常であった（図2）．触覚・振動感覚は異常がなかった．安静時に右手指にアテトーゼ様の不随意運動がみられた．

画像所見：C1～C2レベルに髄内腫瘍が認められた．

経過：整形外科で腫瘍摘出術がなされ，病理診断は血管芽腫であった．術後も症候はほぼ不変であった．

【解説】
症例1と同様に下線を引いた．本症例はMRI時代以前であったため，診断が遅れたのはやむを得ないが，現在では少なくても包丁の使い方が下手になった時点でMRIが撮られ，診断されたと思われる．

現象学（手の症候）

上位頸髄（頸椎）に由来する「手の症候」として，症例1，2のように偽性アテトーゼ（pseudoathetosis）の頻度が高く有名であり，さらに小手筋（手内在筋）の萎縮（下位運動ニューロン徴候）が最も奇異であるが，表1に示すように多岐にわたる症候がある．まず個々に論じる．

1）運動系の症候

(1) 手の脱力

症例2のように手の脱力は頻度の高い症状であるが，単なるlong tract signと区別しにくいため，主題としての研究はまれである．比較的最近では，Sonsteinら[12]の記載したC2～C3/C4高位の頸椎症・椎間板ヘルニアなどによる脊髄圧迫11例中6例（55%）に手の脱力が認められている．Onoら[9]は提唱する「myelopathy hand（脊髄症の手）」の主要症候の一つとして「指離れ徴候（finger escape sign）」を挙げている．これは尺側の2または3本の指の外転ないし伸展の障害を指す．Alter（1973）によって錐体路徴候として提案された「digiti minimi sign（第5指徴候）」に類縁であり，脳・頸髄のさまざまな疾患のさまざまな病変高位で現れる．Onoらは後に

22

「10秒テスト」で知られる手指の反復開閉（正常では10秒間に20回以上の開閉が可能）の障害も「myelopathy hand」の主症状の一つとし、「myelopathy hand」には87〜89%の高率に痙性歩行や膝蓋腱反射亢進、手の病的反射などが伴うとしている。また、C1/C2, C3/C4 高位の病変では80%にみられることを報告している（ちなみに、C4/C5は43%, C5/C6は100%, C6/C7は0%）。

（2）小手筋（手内在筋）の萎縮

この最も奇異で有名な手の「下位運動ニューロン症候」は、当初、上位頚髄の髄外腫瘍と大後頭孔腫瘍において記載された (Oppenheim, 1913；Elsberg, 1929；Symonds and Meadows, 1937)．多発性硬化症や脊髄空洞症、手根管症候群、下位運動ニューロン変性などの他の疾患に類似しているという症例報告も相次いだ。Steinら[14]は大後頭孔髄膜腫25例中13例（52%）で小手筋の萎縮を認めたと報告した。Taylorら[16]は自験12例と文献41例を検討し、手と前腕の萎縮が50%にみられたと述べた。Yasuokaら[18]は大後頭孔良性腫瘍57例中8例（14%）で、Meyerら[7]は大後頭孔良性腫瘍102例中13例（13%）で、手に限局する萎縮を記載した。Sonsteinら[12]はC2〜C3/C4高位の頚椎症・椎間板ヘルニアなどによる脊髄圧迫11例中9例（82%）に小手筋の萎縮を認めている。この報告では全例がMRIで病変高位が確認されており、大半が手術もなされているので信頼性が高いが、筆者はほとんど経験がない。MRI時代以前の報告は症候がかなり進行してから診断されたものであり、現在ではおそらく小手筋の萎縮出現以前にMRIにより診断されると思われる。その意味では小手筋の脱力のほうが早期診断に重要である。

2）感覚系の症候

（1）自覚症状・表在感覚障害

大後頭孔近傍〜上位頚髄の脊髄圧迫によって、早期症候として手や前腕などの痛みやしびれが生じることを最初に記載したのはSymondsとMeadows (1937) である。その後、上位頚髄圧迫による手や前腕などの冷感、感覚鈍麻、ピリピリ感などの症例報告が続いた。Taylorら[16]は前述の53例中80%にしびれがあり、20%に上肢遠位の感覚脱失がみられたと述べた。Yasuokaら[18]の大後頭孔良性腫瘍57例中54例（95%）では手や指の感覚鈍麻やピリピリ感などがあり、17例（30%）では初発症状であった。10例（18%）にはC5デルマトーム以下の感覚脱失がみられた。3例の初期診断は手根管症候群とされた。Meyerら[7]の大後頭孔良性腫瘍102例中60例（59%）で初発症状としてしびれがみられ、やはり5例で当初は手根管症候群と考えられていた。Englandら[1]は頚椎症による上位頚髄圧迫のため、一部の手指あるいは手〜前腕に痛みやしびれをきたした3例を記載した。Sonsteinら[12]の頚椎症・椎間板ヘルニアなどによる上位頚髄圧迫11例中5例（45%）に手のしびれと感覚鈍麻が認められた。Nakajimaら[8]はC3/C4正中型椎間板ヘルニアによる頚髄圧迫8例を分析し、手の感覚鈍麻と巧緻運動障害について報告したが、6例に手の触覚鈍麻を認めた。

（2）深部感覚障害

上位頚髄病変により（時に解離性に）深部感覚が障害されることはSymondsとMeadows (1937) の時代から知られ、症候としては偽性アテトーゼ[注1]と立体覚障害がある。偽性アテトーゼとは、手指の深部感覚障害の

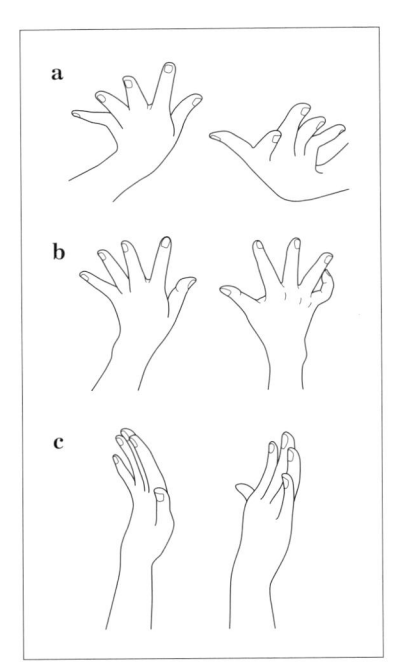

図3 多発性硬化症例の両手にみられた種々の偽性アテトーゼ（a～c）

ため，閉眼下で手指が一見アテトーゼ様にバラバラにゆっくりと動く徴候を指す（図3）．今では頭頂葉～末梢神経のいろいろなレベルの病変でも出現し得ることが知られているが，脊髄病変，特に（症例1，2で示したように）上位頸髄病変で出現することが最も多く記載されている．Nakajimaら[8]が報告したC3/C4正中型椎間板ヘルニアによる頸髄圧迫8例中では5例に観察された．この5例では立体感覚が高度に障害されていたが，残りの3例でも軽度の立体覚障害がみられた．Pou Serradellら[10]が報告した急性固有感覚障害を呈した多発性硬化症20例（後索病変があり，その80％はC1～C4高位）中約半数で偽性アテトーゼあるいはジストニアが観察された．

（3）母指探し試験異常

筆者らは症例1，2で示したように上位頸髄病変の多くで母指探し試験異常を認めてきている（図2）が，残念ながら統計的データは持ち合わせていない．後索が両側性に障害されていることが多く，そういう場合には母指探し試験異常がそのとおりに固定肢の位置感覚・姿勢感覚の障害なのか，運動肢の運動覚の障害なのかという解釈には慎重さが要求される．しかし，この診察法は後索病変のスクリーニングには有用である[3]．

3）反射の症候

手の症候そのものではないが，反射についても記述しておく．

（1）肩甲上腕反射（Shimizu）の変法

通常の腱反射の診察では，下顎（咬筋）反射（シナプスレベル：橋中部）～上腕二頭筋反射（シナプスレベル：C5～C6髄節）が腱反射徴候の空白地帯である．三角筋反射（シナプスレベル：C5髄節）も有用であるが，Shimizuら[11]が考案した「肩甲上腕反射」は，その亢進がC4髄節を含むそれより頭側の上位運動ニューロン障害を示唆する手技である[注2]．

（2）上肢の脊髄自動反射

脊髄自動反射は刺激に反応して反射性に下

[注1] **偽性アテトーゼ**：この用語を現すのに「piano-playing sign」という用語も用いられ，指がバラバラに動く様子を伝えているが，その動きの遅さとは矛盾しているので，適切とはいいにくい．

[注2] **本来の肩甲上腕反射**：肩甲骨の椎骨縁下部を叩打するもので，主として三角筋，小円筋，棘下筋の反射性収縮を得る．この反射は一側性に欠如しているときに価値があり，同側のC5～C6髄節・神経根の障害を示す[4,5]．

肢が三重屈曲する現象であり，錐体路と錐体外路が共に障害されて誘発されやすくなると理解されている（平山）[4,5]．きわめてまれに上肢にもみられることがある（症例2参照）．ピンなどで手を刺激すると，前腕の屈曲が生じ，回内運動を伴う場合もある．肩部や上腕内側などの刺激で前腕の伸展がみられることもある．

4） 協調運動の症候

(1) 運動失調

後索性運動失調がみられ得るが，頻度はそれほど高くない．脊髄小脳路も関与していると思われるが，臨床的には明らかでない．Meyerら[7]の大後頭孔良性腫瘍102例中27例（27％）で初発症状として「clumsy hand」がみられたとあり，運動失調の現れの可能性がある．しかし，最近，上位頸髄腫瘍を分析したWatanabeら[17]は「clumsy hand」は13例中1例のみであったと述べている（ちなみに，しびれあるいは痛みは9例）．

5） 自律神経系の症候

上位頸髄病変により手に特有の自律神経症状が現れるかどうかは明確でない．自覚症状・表在感覚障害の項で述べた「冷感」に自律神経障害が関与しているかもしれない．高橋ら[15]は頸椎椎間板ヘルニアによる「acro-erythro-cyanosis（肢端紅赤-紫藍症）」というまれな血管運動神経障害2例を報告したが，うち1例の病変高位はC3/C4であった．手以外ではもちろんHorner症候群や頻尿などの膀胱直腸障害が出現し得る．

上位頸髄病変における手の症候を含む症候概念

症候概念として次の3つがある．

1） 大後頭孔症候群

大後頭孔の髄膜腫などの良性腫瘍が呈する一連の症候を大後頭孔症候群（foramen magnum syndrome）と称する．以前から，それらしき特徴は述べられていたが，安岡ら[19]が自験例[18]をもとに症候を分析し，新たな症候群として提唱した．主症状は，①ケープ状分布の感覚脱失，②小手筋の脱力・萎縮，③頸部あるいは後頭下の痛み，④手の異常感覚（しびれ，ピリピリ感，冷感），⑤第11脳神経麻痺，⑥立体覚障害・偽性アテトーゼである．他に錐体交叉への影響からU字型に進行する四肢麻痺もあり得る．このうち③が最も早期の症候であり，自発痛または頭部の動きで誘発される痛みである．これに本稿の主題の②，④，⑥のいずれかがあれば，大後頭孔付近の病変を鑑別診断として想起する必要がある．逆にいえば，現在のMRI時代では全部そろうまで診断が遅れてはならないと思われる．

2） Myelopathy hand （脊髄症の手）

大阪大学整形外科のOnoら[9]によって提唱された概念で，主に整形外科（脊椎外科）領域で用いられている．前述したように，その診断は，①「finger escape sign」（尺側の2・3指の外転±伸展障害）と②指の反復開閉障害（10秒テスト）でなされる．上〜中位の頸髄障害の徴候とされる．

3）中位中心頸髄症候群

中島と平山（1993），Nakajimaら[8]によって報告された．C3/C4正中型椎間板ヘルニアによる上肢の症候（両側性）として，①手のしびれ（初発症状），②巧緻運動障害（習熟動作障害），③識別性感覚障害（皮膚読字，立体識別など），④手指の偽性アテトーゼ，⑤指鼻試験異常（後索運動失調），⑥母指探し試験異常，⑦上肢・頭頸部宙吊り型感覚障害（脊髄空洞症型）がみられ，加えて下肢の症候として振動覚障害，Romberg徴候（少数），Babinski徴候（少数），痙縮（少数），自律神経症状としてHorner症候群（少数）がみられる[4,5]．他に，この病態では胸腹部の帯状感覚障害が現れる（これも一種の偽性局在徴候である[6]）．

上位頸髄病変をきたす疾患一覧（表2）

表2 手の症候をきたし得る上位頸髄病変

1. 大後頭孔～上位頸髄良性腫瘍
   髄膜腫，神経鞘腫，奇形腫など
2. 上位頸髄髄内腫瘍
   血管腫，海綿状血管腫，血管芽腫，神経膠腫，奇形腫など
3. 頸椎疾患
   a．椎間板ヘルニア
   b．移動椎間板
   c．頸椎症（骨棘），頸椎すべり症
   d．黄色靱帯石灰化
   e．環軸関節亜脱臼，歯突起後方偽腫瘍
   f．軸椎炎
4. 先天性奇形
   a．頭蓋底陥入症
   b．Chiari I 型奇形
5. 脱髄性・炎症性疾患
   a．多発性硬化症，視神経脊髄炎
   b．脊髄炎
   c．サルコイドーシス
   d．硬膜外膿瘍
6. 外傷
   a．頸椎損傷
   b．治療用の鍼の迷入

上位頸髄病変が手の症候を呈する機序（仮説）

上位頸髄病変が遠隔にある手の症候をもたらす機序についてはさまざまな議論がなされてきたが，まだ衆目の一致する理論は確立していない[6]．いくつかの仮説があり，およそ次の4つにまとめられる．第1は動脈血流の低下，第2は静脈のうっ滞，第3は力学的な機序，第4は錐体交叉の特殊性に由来する機序である．これらの仮説について論じる前に，手の運動障害（筋萎縮）と手の感覚障害（しびれ）についての神経生理学的知見を挙げておく．Starkら[13]はC3/C4椎間板ヘルニアの1症例で萎縮した小手筋の筋電図検査を行い，下位頸髄の下位運動ニューロン障害パターンであることを示した．Englandら[1]は上位頸髄に頸椎症性圧迫があり，手先にしびれをきたした3症例において体性感覚誘発電位（SEP）の異常を証明し，非特異的で診断的価値がないが，客観的所見たり得る点を強調した．Nakajimaら[8]は，C3/C4正中型椎間板ヘルニアにより手のしびれと巧緻運動障害をきたした8例において正中神経のSEPを施行し，延髄と頭皮電位の消失または遅延・低下を認め，楔状束の伝導障害であるとし，さらに下位頸髄に由来する電位（N13a）の低下を検出し，病変の尾側への進展を推察した．

さて，第1の動脈仮説は，上位頸髄の腫瘍や異常軟部組織などが下位頸髄に下行する前脊髄動脈の血流に影響して局所的な虚血をもたらすとするものである．Steinら[14]は大後頭孔髄膜腫2剖検例のうち1例において下位頸髄の前脊髄動脈領域に嚢胞形成の梗塞を見出したが，他例では椎骨動脈も前脊髄動脈も開存し，下位頸髄の前角に病的所見は認められなかった．他のいくつかの病理学的研究で

も病的所見は認められていない．また，前脊髄動脈の灌流不全で説明するためには，椎間孔から入って前脊髄動脈に合流する前根動脈の血流不全も想定しなくてはいけない[6]．さらに，低圧系の静脈系のほうが高圧系の動脈系よりも圧迫などで障害されやすいのではないか[6]と思われ，この仮説は旗色が悪い．

第2の仮説は，硬膜外静脈叢のうっ滞により，下位頸髄に浮腫が生じ，前角障害に至るとするものである．Taylorら[16]はアカゲザルのC2～C3高位への圧迫実験を行い，傍中心静脈の進行性下向性拡張と，C8～T1高位の前角に最も目立つ低酸素性変化，後角の血管周囲の小出血，健常な白質を見出した．灰白質のほうが低酸素に障害されやすいので，これらの点は静脈うっ滞によって生じる虚血を示唆している[16]．しかし，静脈は両側に灌流していくので，一側だけの小手筋萎縮を説明するのは困難かもしれない[6]．

第3の仮説は，脊髄内の力学的ストレス，すなわち歯状靱帯による脊髄の固定と外力による圧迫が合わさった結果（たとえば剪断力）が遠隔に影響を及ぼすとするものである[6]．Hashizumeら[2]によって検討された「鉛筆状軟化」の機序も考えられる．

第4の仮説は，頸髄-延髄接合部の錐体交叉で，手への運動線維が選択的に障害されるとするものである[12]．いわゆる「交叉性麻痺（cruciate paralysis）」仮説に依拠している．サルにおける神経解剖学的トレーサーを用いた研究の報告があるが，ヒトでは実証されていない[12]．

以上のどの仮説も，病理学的検討が乏しく，直接的な証拠は得られていない．いずれにしても，頸髄-延髄接合部に備わる特殊な解剖学的背景が想定されるが，なお今後の課題である．

まとめ

上位頸髄（頸椎）病変による「手の症候」について概説した．一連の一見奇異な症候は偽性局在徴候として神経系担当科（神経内科，脊椎脊髄外科，脳神経外科，小児神経科，リハビリテーション科）医師の常識とすべきであるが，その機序については画像検査や神経生理学的検査などが進歩した現在でもなお十分に解明されていない．本稿も主に1980～1990年代の論文に依拠した．大きな脳に比べて細い脊髄が持つ奥深い現象が今少し正確に理解できる日が到来することを期待したい．

本論文は下記の掲載論文を一部修正して作成した．
福武敏夫：上位頸髄（頸椎）病変による手の症候—擬似局在症候／早期症候としての意義．脊椎脊髄ジャーナル　24：689-696, 2011

■文　献

1) England JD, Hsu CY, Vera CL, et al：Spondylotic high cervical spinal cord compression presenting with hand complaints. Surg Neurol **25**：299-303, 1986
2) Hashizume Y, Iijima S, Kishimoto H, et al：Pencil-shaped softening of the spinal cord：pathologic study in 12 autopsy cases. Acta Neuropathol **61**：219-224, 1983
3) Hirayama K, Fukutake T, Kawamura M：'Thumb localizing test' for detecting a lesion in the posterior column-medial lemniscal system. J Neurol Sci **167**：45-49, 1999
4) 平山惠造：神経症候学，第Ⅰ巻，第2版．文光堂, 2006
5) 平山惠造：神経症候学，第Ⅱ巻，第2版．文光堂, 2010
6) Larner AJ：False localising signs. J Neurol Neurosurg Psychiatry **74**：415-418, 2003
7) Meyer FB, Ebersold MJ, Reese DF：Benign tumors of the foramen magnum. J Neurosurg **61**：136-142, 1984
8) Nakajima M, Hirayama K：Midcervical central cord syndrome：numb and clumsy hands due to midline cervical disc protrusion at the C3-4

intervertebral level. J Neurol Neurosurg Psychiatry **58**：607-613, 1995
9) Ono K, Ebara S, Fuji T, et al：Myelopathy hand：new clinical signs of cervical cord damage. J Bone Joint Surg Br **69**：215-219, 1987
10) Pou Serradell A, Roquer González J, Perich Alsina X：Acute posterior cord lesions in multiple sclerosis. An MRI study of the clinical course in 20 cases. Rev Neurol (Paris) **156**：1126-1135, 2000
11) Shimizu T, Shimada H, Shirakura K：Scapulohumeral reflex (Shimizu)：its clinical significance and testing maneuver. Spine (Phila Pa 1976) **18**：2182-2190, 1993
12) Sonstein WJ, LaSala PA, Michelsen WJ, et al：False localizing signs in upper cervical spinal cord compression. Neurosurgery **38**：445-449, 1996
13) Stark RJ, Kennard C, Swash M：Hand wasting in spondylotic high cord compression：an electromyographic study. Ann Neurol **9**：58-62, 1981
14) Stein BM, Leeds NE, Taveras JM, et al：Meningiomas of the foramen magnum. J Neurosurg **20**：740-751, 1963
15) 高橋伸佳, 北　耕平, 南雲清美, 他："Acro-erythro-cyanosis" を主徴とした椎間板ヘルニア性頸部脊髄症. 臨床神経 **30**：151-156, 1990
16) Taylor AR, Byrnes DP：Foramen magnum and high cervical cord compression. Brain **97**：473-480, 1974
17) Watanabe M, Sakai D, Yamamoto Y, et al：Upper cervical spinal cord tumors：review of 13 cases. J Orthop Sci **14**：175-181, 2009
18) Yasuoka S, Okazaki H, Daube JR, et al：Foramen magnum tumors. Analysis of 57 cases of benign extramedullary tumors. J Neurosurg **49**：828-838, 1978
19) 安岡正蔵, 高倉公朋：大孔症候群 (foramen magnum syndrome) の提唱—大後頭孔近傍腫瘍と奇形について. 脳神経 **35**：1001-1007, 1983

3. 下垂手と下垂指

下垂手

　下垂手（drop hand）とは，手関節の背屈力が低下し，手首から先が垂れることである（図1）．橈骨神経麻痺が最も多い原因であり，Saturday night palsy や honeymoon palsy と呼ばれる圧迫性（絞扼性）の機序がよく知られている．この場合には，母指と示指の間の背側領域（水かき領域）の感覚鈍麻を伴うことが多い．

　同様の下垂手は頸椎症，頸椎椎間板ヘルニアでも生じる．特に C5/C6 椎間板ヘルニアでみられる．また，大脳皮質の脳梗塞{artery-to-artery 機序による precentral knob（中心前回の中心溝に突出した部分）近傍を横切る分水界領域梗塞が多い}でも生じることが知られている[3]．以下に，頸椎症によって下垂手をきたし，髄内高信号域を伴っていた自験例を紹介する．

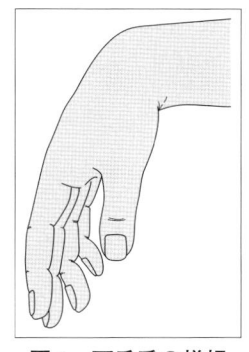

図1　下垂手の様相

症例1

　患者：64歳，男性．右利き．

　既往歴・生活歴：高血圧症で服薬中．腰椎椎間板症．以前，配線業務に従事し，鉛を扱っていた．

　現病歴：1年くらい前から右手首に力が入らないような気がしていた．受診当日の朝5時半頃から右母指球付近の感覚が鈍くなり，心配で救急外来を受診した．握力が右30 kg，左40 kg と利き手で弱い以外に異常なかったが，当科に紹介された．前日に深酒をしたり，異常な姿勢で寝たりはしていないという．

　神経学的所見

・右手指が屈曲気味（下垂指）で，手関節背屈力は MMT が 4/5 である．
・右手背の水かき領域で 7/10 の痛覚鈍麻がみられる．
・四肢腱反射は左右差がなく，正常範囲である．

　画像所見：頸椎単純 X 線撮影では，C5/C6，次いで C6/C7 の椎間板腔狭小がみられ，C5/C6 では軽度の後方すべりもみられた（図2）．頸椎 MRI では，C5/C6 での椎間板ヘルニアと軽度の後方すべりが認められ，C5 髄節レベル中央の右前方の分水界（前角部）に snake eye 像がみられた（図3）．

　経過：症候は，C5/C6 椎間板ヘルニアによって生じた右前角病変で説明できると考えられた．MRI 撮像後に脊椎脊髄外科に紹介されたが，3週後の頸椎 3D CT 検査以後は全く来院していない．1年後に電話で様子をきいたと

第1章 脊髄脊椎の症候学

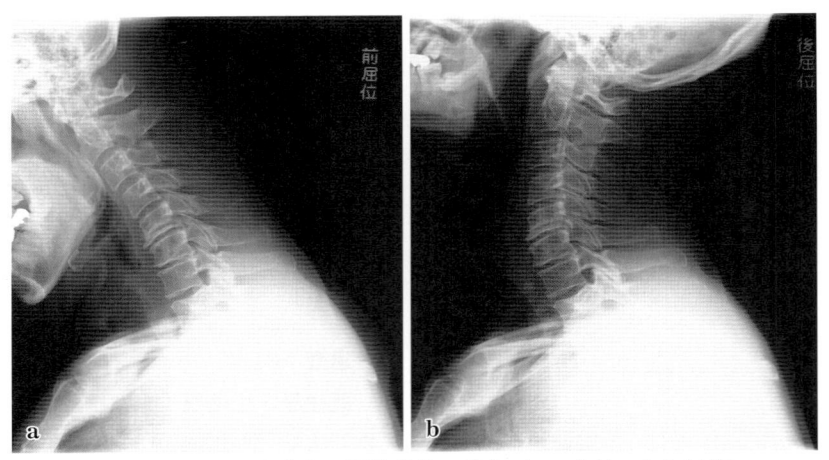

図2 下垂手を示す患者の頸椎単純X線像（aは文献1より転載）
a：前屈位．b：後屈位．
C5/C6，次いでC6/C7の椎間板腔狭小がみられ，C5/C6では軽度の後方すべりもみられる．

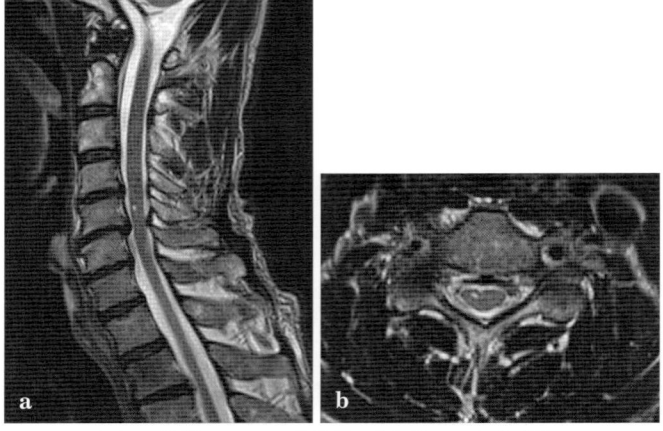

図3 頸椎MRI T2強調像（文献1より転載）
a：矢状断像．b：C5椎体レベル水平断像．
C5/C6での椎間板ヘルニアと軽度の後方すべりがあり，C5髄節レベル中央の右前角部にsnake eye像がみられる．

ころ，症候はほぼ不変であり，肩の痛みが加わり，近くの整形外科で五十肩のような説明を受けたとのことであった．

考察：C5/C6病変（椎間板ヘルニアと後方すべり）により，MRIでC5髄節レベル中央の右前角部に高信号域を伴って下垂手をきたした症例である．C5/C6椎間板病変により脊髄分水界領域の灌流不全が生じて，C5髄節高位の前角部に虚血性変化が生じ，慢性的に発症して急性に増悪したと考えられる．C5椎体高位（C6髄節と思われる）で長橈側手根伸筋〔C(5)6〜C7支配〕の脱力が生じたといえる．本症例の問題点としては，第1に脊髄圧排部（C5/C6椎体高位）と虚血病変（C5髄節高位中央）との乖離があること，第2に画像上で前角病変しか示されなかったにもかかわらず感覚障害も現れた理由が明確でないことである．前者は経験的にはあり得ることであ

3. 下垂手と下垂指

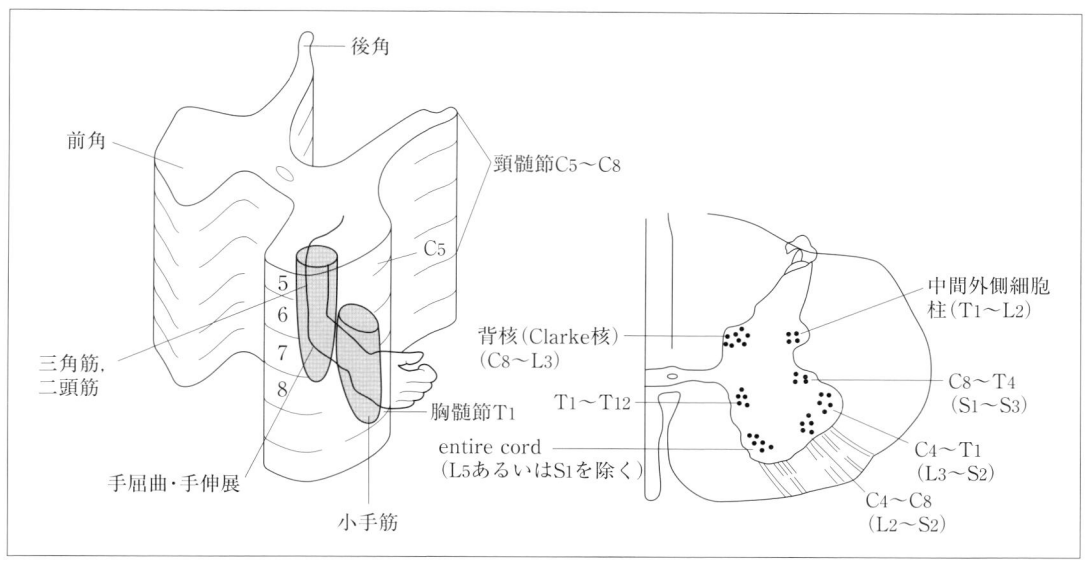

図4　二次運動ニューロンの頸髄内の局在（文献2を改変）
右図の括弧内は腰髄内の局在を示す．

り，後者はたまたま神経根障害も合併したか，画像に現れない脊髄視床路の髄内経路のどこかが障害されたかで説明できるであろう．

本症例では小さな前角病変により，下垂手（手関節背屈不全）が生じた．運動ニューロンの脊髄内局在は腰髄について動物やヒトでよく研究されているが，頸髄での局在については筆者の知るかぎり，図4のような古い研究しかない．それゆえ，本症例は局在マップ作製に役立つ症例と思われる．

下垂指

手関節を背屈できるが，手指を背屈（伸展）できない状態を下垂指（drop finger）と呼ぶ．最も普通の原因は橈骨神経の分枝である後骨間神経麻痺である．後骨間神経麻痺はワックスがけなどの前腕の過使用などによる前腕中央の回外筋の表面にあるFrohse（フローゼ）のアーケードでの絞扼や特発性のねじれなどが原因である．

同様の下垂指は頸椎症（C6/C7脊髄症，C8神経根症）で生じる．一方，これより上位，すなわちC5/C6，C4/C5，C3/C4の椎間板高位の脊髄症でも，まれながら下垂指をきたし得る[4]．下垂指をきたすほどの障害があれば，対側にも障害があって症候をきたすのが普通である[4]．

■文　献

1) 福武敏夫：知っておきたい頸椎症の特殊な症候. BRAIN MEDICAL　25：117-123, 2013
2) Kappers CU, Huber GC, Crosby EC：The comparative anatomy of the nervous system of vertebrates, including man. Macmillan, New York, 1936〈http://www.neuroanatomy.wisc.edu/SClinic/Weakness/Weakness.htm〉（2013年9月26日アクセス）
3) Pikula A, Romero J, Kase C：An unusual clinical presentation of ischemic stroke due to carotid dissection：The wrist drop. The Internet Journal of Neurology. 2008 Volume 11 Number 2
4) 田中靖久：頸部神経根症によるdrop fingers（下垂指）. 脊椎脊髄　18：578-583, 2005

4. 下垂足
—中枢性の原因に力点をおいて

　下垂足（drop foot, foot drop, dropped foot）は足首（足関節）の背屈あるいは前脛骨筋の筋力低下と定義され，しばしば長母趾伸筋や長趾伸筋などの筋力低下も合併している．通常は下位運動ニューロンの障害で生じ，中でも絞扼性（圧迫性）腓骨神経麻痺が最も多く，腰椎疾患によるL4〜L5神経根症によるものがこれに次ぎ，合わせて大半を占める．中枢性下垂足（上位運動ニューロン性下垂足）はまれであるが，誤診されやすいので，鑑別診断上で重要な位置を占めている．このため本稿では，しばしば省かれていたり，後ろに付録的に回されていたりする中枢性の原因から始め，末梢性の原因へと進め，教育的症例や鑑別点などを解説する（中枢性原因の症例では末梢性との鑑別に紛らわしい病歴・所見を波下線で，鑑別に有用な所見を下線で示す）．

　下垂足の原因を表1にまとめた．これらを鑑別する主な点は，一側性か両側性か，急性か慢性/潜在性かなどの経過であり，これら以外の特徴も加え，表に示している．これほどの鑑別表は知るかぎり報告されてない．

中枢性下垂足

1）脳由来の下垂足

(1) 内包後脚梗塞

　症例1（文献8に既報）：61歳，男性．高血圧症．来院4日前の夜，飲酒中に左足の脱力が出現したが，放置した．翌朝，椀を持つ左手がふるえた．近医を受診し，神経内科の受診を勧められて来院した．両上肢前方挙上試験（いわゆるBarré試験）では左上肢が軽度回内した．左下肢では遠位筋優位・屈筋優位に軽度の筋力低下があり，足関節背屈筋は高度に麻痺し（MMT 0/5），下垂足を呈した．腱反射は左上下肢で活発であるが，Hoffmann反射やBabinski徴候などはみられず，感覚系も異常がなかった．左上肢では軽度の運動失調が疑われた．頭部CTにて，右内包後脚後ろ1/3に低吸収域がみられ（図1），運動失調性片麻痺（ataxic hemiparesis）を呈するラクナ梗塞と診断された．

【解説】
　Ataxic hemiparesisは前頭葉皮質下白質〜放線冠や内包など, 橋のラクナ梗塞で生じる．内包後脚病変の一部では症例1のように，一側下肢の遠位優位麻痺をきたし，一見して末梢性と区別できない下垂足を呈することがある．そのラクナ梗塞としての意義については別途報告した[5]．

表 1 下垂足の原因疾患と主な特徴

	一側/両側	発症経過	その他の特徴（必ずあるとは限らない）
中枢性下垂足			
脳由来の下垂足			
・内包後脚梗塞	一側	急性	同側他部位の軽微な錐体路徴候，同側運動失調
・前大脳動脈領域梗塞	一側	急性	同側下肢遠位優位麻痺，同側下肢腱反射亢進，（尿閉）
・前頭葉皮質下出血	一側	急性/亜急性	同側下肢遠位優位麻痺
・大脳鎌髄膜腫	一側/両側	亜急性	頭痛，同側下肢遠位感覚障害，同側下肢腱反射亢進
系統的神経疾患における下垂足			
・痙性対麻痺	両側	慢性/潜在性	四肢腱反射亢進，はさみ足
・筋萎縮性側索硬化症（Patrikios 型）	最初一側	慢性/潜在性	上位ニューロン症候不明確
・若年性 Parkinson 病	一側	慢性/潜在性	内反ジストニア，他の錐体外路徴候，家族性
頸髄由来の下垂足			
・頸椎症性脊髄症	一側（時に両側）	亜慢性	上肢腱反射異常，上肢感覚障害
腰髄（脊髄円錐）由来の下垂足			
・円錐上部症候群（胸椎黄色靱帯骨化症）	一側/両側	亜慢性/慢性	弛緩性下肢筋萎縮，同側感覚障害，腱反射一定せず
・ポリオ後症候群	一側	亜急性	ポリオ罹患歴，同側下肢筋萎縮（stalk leg），同側下肢腱反射消失
末梢性下垂足			
腰仙神経根〜神経叢由来の下垂足			
・L4〜L5 神経根症（L5/S1 椎間板ヘルニア）	一側	慢性	同側下肢筋萎縮，同側感覚障害
絞扼性（圧迫性）腓骨神経麻痺			
・習慣性脚組み	一側/両側	急性/亜急性	脚組み，不動，酩酊，長時間蹲踞，体重減少
・坐骨神経障害	一側>両側	急性/慢性	坐骨神経痛
・その他	一側	急性/亜慢性	前コンパートメント症候群，神経鞘腫 HNPP，糖尿病，帯状疱疹，血管炎
多発ニューロパチーにおける下垂足			
・GBS	一側/両側	急性	前駆症状，腱反射消失
・CIDP	両側	慢性	
・Charcot-Marie-Tooth 病	両側	慢性/潜在性	小児期発症，後に尖足・凹足変形
筋疾患由来の下垂足			
・筋強直性ジストロフィー	両側	慢性/潜在性	前頭部禿頭，把握性筋強直，叩打性筋強直
・遠位型ミオパチー	両側	慢性/潜在性	
・前脛骨筋損傷	一側	急性	外傷

HNPP：hereditary neuropathy with liability to pressure palsy（遺伝性圧脆弱性ニューロパチー）
GBS：Guillain-Barré syndrome
CIDP：chronic inflammatory demyelinating polyneuropathy（慢性炎症性脱髄性ニューロパチー）

(2) 前大脳動脈領域梗塞

症例 2（文献 8 に既報）：74 歳，男性．高血圧症．X 年 6 月末頃，起床時に右趾のしびれを覚え，右足首が上がらなくなった．改善がないため，数日後に某院整形外科を受診した．このときには，MMT が右側の前脛骨筋 3/5，長母趾伸筋 3/5，母趾屈筋 4/5 の筋力低下と両下肢腱反射亢進が認められた．脊椎 MRI や脊髄造影などに異常がなく，腓骨神経

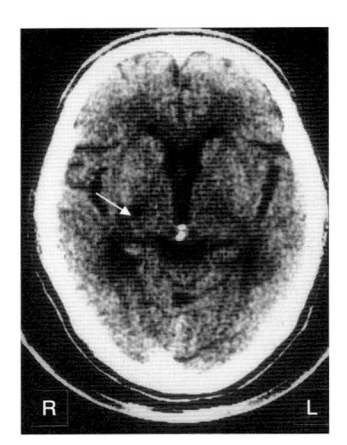

図1 左下垂足を主徴とした右内包後脚梗塞例の頭部CT
矢印：右内包後脚梗塞．

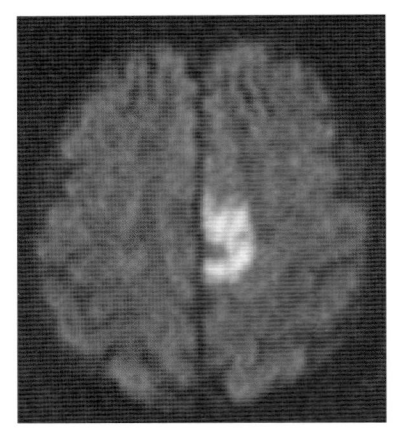

図2 右下肢の遠位優位麻痺（下垂足）を呈した左前大脳動脈領域梗塞例のMRI拡散強調画像
中心前回内側部に新鮮梗塞像がみられる（症例2のMRIが入手できないので，類似例のMRIを示す）．

麻痺として経過観察された．1カ月後に，神経内科に紹介された．右下肢遠位優位の筋力低下（MMTが前脛骨筋・長母趾伸筋・母趾屈筋で2/5，下腿三頭筋で3/5）があり，腱反射は右膝蓋腱で亢進し，両アキレス腱で活発であった．感覚系は異常がなかった．頭部MRIでは左前大脳動脈領域に高信号域がみられた（図2）．

【解説】

前大脳動脈領域梗塞では，内側運動皮質の病変から下肢優位の片麻痺がみられ，下垂足が認められることがある[11,12]．前脊髄動脈領域に限らず，全脳卒中患者の後遺症として20%に痙性下垂足が認められたという報告がある[10]．

(3) 前頭葉皮質下出血

症例3：76歳，男性．心臓弁膜症があり，ワーファリン，アスピリンを内服中．8日前の午後，歩行中に左下肢を引きずるのに気づいた．翌朝の起床時から左足首が上がらなくなったので，4日後に当院整形外科を受診した．このときに四肢腱反射亢進があり，当科に紹介された．左前脛骨筋MMTが4/5であり，脳血管障害が疑われ，4日後のMRIが予約された．しかし，帰宅後に左下肢の筋力低下が進行し，左下肢を出そうとするとふくらはぎに痛みが出てきたため，MRI予約日（発症8日後）の朝に神経内科を再診した．やはり四肢腱反射が亢進し，MMTが左下肢近位4/5，下腿三頭筋3/5，前脛骨筋・長母趾伸筋2/5の筋力低下が認められた．また，左足外側で痛覚・触覚が減弱し，左Babinski徴候が認められた．頸椎X線撮影，頭部CT，頭部MRIの結果，右前頭葉皮質下に径12 mmの小出血が認められ（図3），アミロイド血管症と診断された．四肢腱反射亢進は頸部脊柱管狭窄のためと思われた．

【解説】

小出血の部位は中心前回の手の領域（pre-central knob）より正中寄りにあり，左下肢の遠位優位麻痺に対応している．PubMedによる検索では同様症例の報告はない．

(4) 大脳鎌髄膜腫（傍正中髄膜腫）

単独で一側の中枢性下垂足は，有名な割に文献的には，わずかに18例とまれであるが，

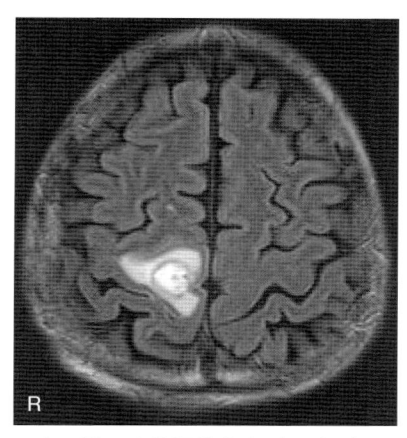

図 3 左下肢の遠位優位麻痺（下垂足）を呈した右前頭葉皮質下小出血例の頭部 MRI FLAIR 画像
中心前回の手の領域より正中寄りに，周囲に浮腫を伴う小出血像がみられる．

うち 7 例が傍正中髄膜腫という[13]．その他はグリオーマ 4 例，脳挫傷 2 例，脳転移 2 例，脳膿瘍・脱髄病変・不明各 1 例である．傍正中髄膜腫例のうち，頭痛も感覚障害もない単独下垂足は 1 例だけといわれる．頭痛は非外傷 16 例のうち，傍正中髄膜腫 2 例と脳膿瘍・不明各 1 例の計 4 例だけにみられている．傍正中髄膜腫 1 例ずつで，同側の L5 皮節と S1 皮節の感覚障害と同側の膝蓋腱反射亢進がそれぞれ記載されている．

2） 系統的神経疾患における下垂足

　系統的神経疾患，すなわち神経変性疾患でも下垂足がみられることがある．痙性対麻痺がその代表であるが，四肢腱反射は亢進し，下垂足があっても歩行は足を上げる鶏歩ではなく，はさみ足を呈することが多い．筋萎縮性側索硬化症のうち，偽性多発ニューロパチー型（Patrikios 型）においては，発症早期に一側の下垂足が現れるが，上位運動ニューロン徴候や上肢・脳神経領域の症状はみられない[3]．若年性 Parkinson 病やマンガン中毒による parkinsonism，有棘赤血球舞踏病（chorea-acanthocytosis）などではジストニア性下垂足を呈することがある．この場合には，下垂足の様相は筋力低下というより，ジストニア（筋緊張異常）であり，内反している．

(1) 若年性 Parkinson 病

　症例 4 （文献 6 に既報）：41 歳，女性．元看護師．祖父が Parkinson 病といわれていた．幼少期から右下肢が内股になる歩行に気づいていた．28 歳時に交通事故を経験した．29 歳頃，右母趾の出血にて勤務先病院の整形外科で処置を受けた．同年，小刻み歩行を主訴に同院神経内科を受診し，脊椎 MRI で胸髄にくも膜下嚢胞が発見され，3 カ月後に同院整形外科に紹介された．半年後に脊髄造影により脊髄症は否定された．32 歳で退職し，閉じこもりがちになった．その後，午前は比較的良いが，午後から悪化する日内変動に気づくようになった．次第に ADL が低下し，40 歳時に身体障害者手帳の取得を希望して，再度同院整形外科を受診し，41 歳時に当院神経内科外来に紹介された．軽度の構音障害，右優位・下肢優位の中等度の鉛管様筋強剛，四肢腱反射亢進，右足の内反するジストニア，姿勢反射障害がみられ，問診上，日内変動が明らかで，昼寝も含めて睡眠効果が明瞭であった．

【解説】
　本症例は常染色体劣性若年性パーキンソニズム（autosomal recessive early-onset parkinsonism：AR-EP）と診断される．発症年齢は平均 26 歳で，男女比は 1.0：1.7 とやや女性優位である．近親婚が 35％に，同胞発症が 72％にみられる．初発症状はジストニア歩行が 42％，小刻み歩行が 19％，振戦が 30％といわれる．右母趾の出血のエピソードもジ

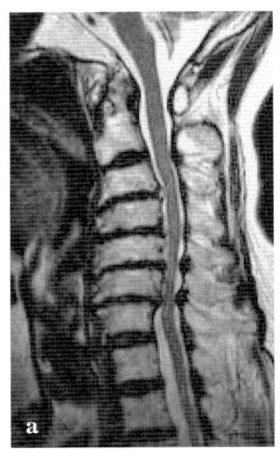

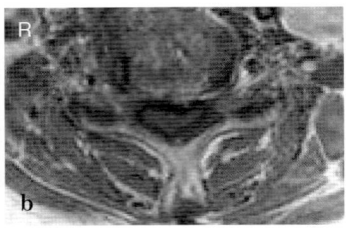

図4 右下肢の遠位優位麻痺（下垂足）を呈した頸椎症性脊髄症の頸椎MRI T2強調像
a：矢状断像，b：水平断像（C5レベル）．C3〜C7に広範囲に高度の脊柱管狭窄・脊髄圧迫がみられる．

ストニア性下垂足に基づく外傷によると理解できる．

3）頸髄由来の下垂足

(1) 頸椎症性脊髄症

症例5：73歳，女性．40歳頃から左優位に下肢が重い気がしていた．50歳頃から右足がつまずきやすくなった．65歳頃から歩行時のふらつきを自覚するようになった．初診時，筋緊張が左上下肢で減弱し，MMTが右足関節背屈2/5，その他の両下肢4/5の筋力低下があり，右足は下垂し，鶏歩を呈した．四肢腱反射は保持され，Hoffmann反射は左で陽性であった．左上肢に軽度痛覚鈍麻がある以外，明らかな感覚障害はなかった．末梢神経伝導検査では四肢は軽度の異常があるが，腓骨神経障害に合致せず，脳MRIにも責任病巣は認められなかった．脊椎MRIにて腰椎では軽度の脊柱管狭窄があり，頸椎ではC3〜C7に広範囲に高度の脊柱管狭窄・脊髄圧迫がみられた（図4）．本症例では腰椎症も影響していると思われるが，下垂足の主因は頸椎症と思われた．

【解説】

頸椎症による下垂足はまれであるが，65歳の女性で，C2/C3椎間板ヘルニアの術後に下垂足の改善がみられた例の報告がある[4]．頸椎症以外でも，脊髄腫瘍や脊髄動静脈瘻などによる頸髄・胸髄病変で下垂足がみられることがある．

4）腰髄（脊髄円錐）由来の下垂足

(1) 円錐上部症候群（胸椎黄色靱帯骨化症）

脊髄円錐上部は，L4〜S2髄節を含む部位であり，およそT12高位に存在する．この部は胸椎黄色靱帯骨化症により障害されることが多いが，圧迫骨折や各種腫瘍など，脊髄麻酔による例もある．症候として，下腿以下の筋力低下・筋萎縮が特徴的で，下垂足を呈する．下位運動ニューロン障害のために錐体路徴候は捉えにくい[1]．弛緩性の下肢筋萎縮が目立ち，感覚障害を伴わない場合には運動ニューロン疾患との鑑別が問題になる[1]．感覚障害がある場合には，L4，L5，S1などの神経根障害に類似したり，遠位優位の多発ニューロパチーに類似したりする[1]．腱反射

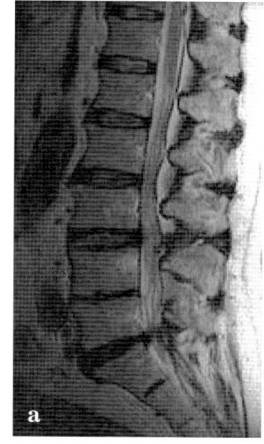

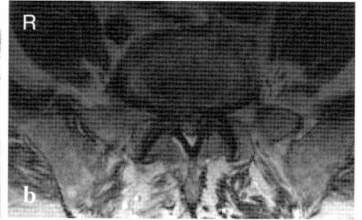

図 5 右下垂足を呈した腰部脊柱管狭窄症の腰椎 MRI T2 強調像
a：正中矢状断像，b：水平断像．
L5/S1 に高度の脊柱管狭窄が認められる．

の様相は病巣の高位や範囲のわずかの差でさまざまであり，Babinski 徴候がみられることもある．排尿障害は目立たないことが多い[1]．

(2) ポリオ（急性脊髄灰白質炎）とポリオ後症候群

ポリオ患者の半数以上に下垂足がみられたといわれているが，現在のわが国ではほとんど発生していない．その代わり，一側下肢の筋萎縮がありながら，神経再支配により正常に近い歩行を獲得していた過去のポリオ罹患患者が数十年を経て，再度下垂足が強まり，生活が障害されることがある（ポリオ後症候群）．

末梢性下垂足

1）腰仙神経根～神経叢由来の下垂足

(1) 腰部脊柱管狭窄症

症例6：68 歳，男性．狭心症，下肢閉塞性動脈硬化症（経皮的血管形成術後），高血圧症，糖尿病，脂質異常症で当院循環器内科に通院中．十数年前からの右下垂足が進行してきたと神経内科に紹介された．発症時に某院整形外科を受診し，腰椎症を指摘されたが，手術の成功確率が高くないと聞いて，経過をみていたという．診察では，右膝以下に筋萎縮があり，下垂足を呈していた．右足背のいわゆる web 領域は痛覚鈍麻があり，腱反射は四肢で消失していた．腰椎 MRI では，L3/L4 右側黄色靱帯の結節状肥厚，L4/L5 左椎間孔狭小化，L5/S1 の椎間板膨隆，両側黄色靱帯肥厚による高度の椎間孔狭小化が認められた（図 5）．神経生理学的検査では，L5，S1 の神経根より中枢の障害が示された．併せて，右下垂足の原因は L5/S1 病変と診断した．

【解説】

脊柱管内から椎間孔，さらにその外側にて L5 神経根が障害されると，下垂足が出現する．腰椎椎間板ヘルニア，腰部脊柱管狭窄症，腰椎すべり症，馬尾腫瘍，脊椎腫瘍などが原因となる．髄節支配の重なりがあるので，S1 神経根障害でも下垂足がみられることがある．腰仙神経叢障害による下垂足もあり，局所麻酔や出産などの原因が知られている．

2) 絞扼性（圧迫性）腓骨神経麻痺

(1) 習慣性脚組み

症例7：12歳，女児．全身性エリテマトーデス（SLE）にて内科外来に通院中．その受診日の通院途中から，右下垂足が出現したため，神経内科を初診した．待合室での脚を組んでの読書が目撃されていた．脚組みについて尋ねると，右下肢を上にして脚を組む習慣があり，その日も電車・バスを乗り継いで2時間かけて通院する途上，ほぼ全時間で脚を組んでいたという．

症例8：50歳，男性．10日前から強度の下痢に襲われていた．両側下垂足が出現したため，神経内科を初診した．栄養障害性ニューロパチーかと思われたが，頻回の下痢のため，和式トイレに蹲踞姿勢で長時間座っていたことが判明した．

【解説】

腓骨神経麻痺の原因としては浅いところを走る腓骨頭での圧迫が最も多い．その中でも症例7のような習慣性脚組み（habitual leg-crossing）が多く，長時間のトラック運転手などでの経験がある．脚組み以外では，脳卒中後の不動例や酩酊して腓骨頭がこたつの脚に長時間圧しつけられていた例をしばしば経験する．症例8のような長時間の蹲踞姿勢も原因となり，屋根拭き，カーペット敷き，イチゴ摘みなどの職業の危険性が知られている．その他，術中の不良肢位やギプスによる圧迫，膝周辺の神経節や嚢胞などの多様な原因がある．痩せや急激な体重減少も圧迫発生リスクになる．下垂足とともに下腿外側から足背にかけての感覚障害がみられる．

下垂足を呈する，腓骨頭での絞扼性腓骨神経麻痺とL5神経根症との鑑別では，腰痛・下肢痛，足内反力低下，神経根引き伸ばし徴候陽性，内側大腿二頭筋反射減弱はL5神経根症を支持する一方，痛みの欠如，足外反・足/趾背屈に限局する筋力低下，内側大腿二頭筋反射保持は腓骨神経麻痺を支持する[2]．

(2) その他（遺伝性脆弱性ニューロパチー）

症例9（文献7に既報，第2部第7章を参照）：66歳，男性．高血圧症，狭心症，腰部脊柱管狭窄症の既往．受診日の朝から左手のしびれと握力低下を自覚し，近医内科を受診した．脳梗塞などが疑われ，当科に紹介された．後期研修医の診察において，握力は右35 kg，左30 kgで有意な左右差はないが，左下肢遠位に筋力低下（MMTで前脛骨筋2/5，腓腹筋4/5）がみられ，下垂足を呈していた．腱反射は膝蓋腱で右＜左である以外に異常がなかった．感覚は他覚的には保たれているが，左足背にしびれを訴えた．腰椎MRIでは腰部脊柱管狭窄症が認められたが，神経根圧迫は判定できなかった．初診日の午後に，父親の弟も若いときに下垂足を反復していたこと，その娘が2年前に下垂足を続けて両側にきたし，遺伝子検査にてHNPPと診断されていたことが判明した．1週後に筆者の外来を受診したときには，前述からHNPPと考えれたが，遺伝子検査は施行しなかった．父親は79歳で死亡しているが，20歳頃に，足が上がらず歩きにくいことがあったという．電気生理検査はHNPPの特徴に合致した．

【解説】

その他の腓骨神経障害の原因として，HNPP，糖尿病，帯状疱疹，血管炎，前コンパートメント症候群，神経鞘腫などによる単ニューロパチーがある．

(3) 坐骨神経障害

総腓骨神経の上位にある坐骨神経の障害に

よっても下垂足は出現する．坐骨神経の主幹部の障害では総腓骨神経と脛骨神経によって支配される筋群の筋力低下が生じるが，しばしば一方が優位か一方だけのことがあり，総腓骨神経側のことが多い．原因としては，神経根部の滑液嚢胞，動脈の偽性瘤，帯状疱疹，悪性リンパ腫などの報告がある．

3）多発ニューロパチーにおける下垂足

Guillain-Barré 症候群，糖尿病性多発ニューロパチー，慢性炎症性脱髄性ニューロパチーなどの多発ニューロパチーの部分症状または後遺症として下垂足が出現することがある．しかし，全身症候の経過や特徴から，診断は比較的容易である．遺伝性の Charcot-Marie-Tooth 病も小児期に下垂足と鶏歩で発症することが多く，次第に尖足・凹足をきたす．

4）筋疾患由来の下垂足

症例10：59歳，女性．4年前に，その十数年前からのサンダルの脱げやすさ・階段の昇りにくさ（下垂足），転びやすさで当院整形外科を受診した．腰椎 MRI に異常がないことから，神経内科へ紹介されたが，入院を希望せず，そのままになっていた．その後，簡易短下肢装具を装着しても歩きにくいので，当科を再診した．装具を装着しても鶏歩が著明で，MMT が前脛骨筋（右 1/5，左 0/5），大腿二頭筋（2−/5，2−/5）と下肢遠位優位の筋力低下が認められた．左下腿内側に軽度の筋萎縮が疑われる以外に，筋萎縮は明らかでなかった．腱反射は上肢で減弱し，膝蓋腱で保持され，やや活発であり，アキレス腱で消失していた．血清クレアチンキナーゼ（CK）や甲状腺ホルモンをはじめとする血液検査は異常がなかった．腰椎 MRI 再検では L4/L5 での脊柱管狭窄がみられたが，症候の説明は困難であった．神経生理学的検査では，縁取り空胞を伴う遠位型ミオパチーに合致する所見がみられた．

【解説】

下垂足は下肢遠位優位の筋力低下がみられるミオパチーにも認められる．筋強直性ジストロフィー，遠位型ミオパチー，顔面肩甲上腕型筋ジストロフィーなどである．封入体筋炎は上肢遠位筋，下肢近位筋の筋力低下を特徴とするが，下垂足を伴うことがある．重症筋無力症も下垂足の鑑別にしばしば挙げられているが，きわめてまれと思われ，筆者には経験がない．PubMed でも両側下垂足を呈した1例報告の1論文だけである[9]．

おわりに

下垂足の中枢性の原因はまれであるが，見逃されやすいので注意すべきである．鑑別には，きちんとした病歴聴取と丁寧な神経学的診察が重要である．誤診の多くは，不十分な診察と安易な症候-画像対応づけによる．末梢神経性でなさそうな所見として，脊髄性では両側性でありやすく，上肢の症候や下垂足側と反対側の下肢の感覚障害などがみられる．脊髄～脳（上位運動ニューロン）由来の所見としては，腱反射亢進，Babinski 徴候，間代（クローヌス）などがある．必要に応じて筋電図や神経伝導検査などを行い，末梢性の原因を除外する．そのうえで，典型的に末梢性の原因と断定できないときには，脊髄脊椎と脳の両方の MRI を撮ることが正診に至る近道である．

本論文は下記の掲載論文を一部修正して作成した．

福武敏夫：下垂足—中枢性の原因に力点をおいて．脊椎脊髄ジャーナル 26：733-740，2013

■文　献

1) 安藤哲朗，亀山　隆，柳　務：脊髄円錐上部，円錐，馬尾障害の症候学．神経内科 49：1-6, 1998
2) Campbell WW：DeJong's the neurologic examination, 7th ed. Lippincott Williams & Wilkins, Philadelphia, 2012, pp 663-687
3) Cappellari A, Ciammola A, Silani V：The pseudopolyneuritic form of amyotrophic lateral sclerosis（Patrikios' disease）. Electromyogr Clin Neurophysiol 48：75-81, 2008
4) Engsberg JR, Lauryssen C, Ross SA, et al：Spasticity, strength, and gait changes after surgery for cervical spondylotic myelopathy：a case report. Spine（Phila Pa 1976）28：E136-E139, 2003
5) 福武敏夫：チャールズ・ミラー・フィッシャー—偉大な「1人の医師」．Brain Nerve 64：1443-1448, 2012
6) 福武敏夫：原因不明の痙性対麻痺？　脊椎脊髄 20：855-857, 2007
7) 福武敏夫：HNPPをご存じ？　脊椎脊髄 22：205-208, 2009
8) 福武敏夫：脳梗塞による drop foot（下垂足）．脊椎脊髄 19：999-1001, 2006
9) Gilad R, Sadeh M：Bilateral foot drop as a manifestation of myasthenia gravis. J Clin Neuromuscul Dis 2：23, 2000
10) Johnson CA, Burridge JH, Strike PW, et al：The effect of combined use of botulinum toxin type A and functional electric stimulation in the treatment of spastic drop foot after stroke：a preliminary investigation. Arch Phys Med Rehabil 85：902-909, 2004
11) Kohno Y, Ohkoshi N, Shoji S, et al：Pure motor monoparesis of a lower limb due to a small infarction in the contralateral motor cortex. Clin Imaging 23：149-151, 1999
12) Ku BD, Lee EJ, Kim H：Cerebral infarction producing sudden isolated foot drop. J Clin Neurol 3：67-69, 2007
13) Narenthiran C, Leach P, Holland JP：Clinical features of central isolated unilateral foot drop：a case report and review of the literature. Surg Neurol Int 2：27-31, 2011

5. Oblique atrophy/amyotrophy（斜め型筋萎縮）

定　義

「斜め型筋萎縮」という表現は，若年性一側上肢筋萎縮症（平山病）における前腕筋萎縮（図1）の記載に用いられてきたが，平山による原著[5]では「前腕の末梢2分の1」としか述べられていない．後の総説[3]で，「前腕は一見するとその中央部から末梢が細くなってみえる．程度の少し強い症例では，前腕尺側縁のふくらみが消失し，直線化するとともに，萎縮を免れた腕橈骨筋との境界が，肘部から橈側縁中央に向かって前面，後面とも斜めに走るのがみられる」と記されている．最近の研究[6]では，斜めの線が際立つ理由として，尺側手根屈筋の萎縮と橈側手根屈筋の保持が指摘されている．初剖検例の報告[2]の中で"a characteristic oblique amyotrophy"と記載され，欧米でも使用されている[1]．しかし，本来の語法では amyotrophy of oblique topography[7] のほうがよいかもしれない．

機　序

この症候の病理学的背景は，C8髄節にほぼ限局する脊髄前角障害と考えられる[6]．

原因疾患

この症候は平山病の特徴の一つをなすが，疾患特異的ではなく，頸椎症性筋萎縮症の遠位型でもみられる[4,8]．すなわち，頸椎症108例中22例で上肢に筋萎縮を呈し，うち遠位型7例中2例は平山病での oblique atrophy と酷似していた[4]．同じ著者らは，後に近位

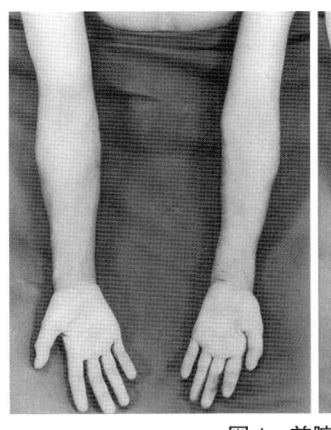

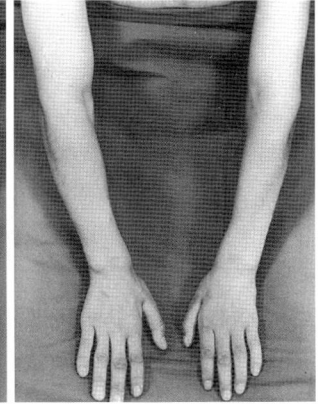

図1　前腕筋萎縮

型16例に対し遠位型15例を収集し,うち8例でoblique atrophy類似の萎縮を見出したが,筋電図上,腕橈骨筋に神経原性変化が8例中3例と高率にみられた点が平山病との相違点と述べている[8]. 脊髄空洞症やそれを伴わないChiari奇形などの症例でも同様の萎縮を呈することがある.

本論文は下記の掲載論文を一部修正して作成した.
福武敏夫:Oblique atrophy/amyotrophy(斜め萎縮/筋萎縮).脊椎脊髄ジャーナル 12:715, 1999

■文　献

1) Billé-Turc F, Billé J, Azulay JP, et al:Hirayama disease:disease or syndrome? Rev Neurol (Paris) **152**:20-26, 1996
2) Hirayama K, Tomonaga M, Kitano K, et al:Focal cervical polipathy causing juvenile muscular atrophy of distal upper extremity:a pathological study. J Neurol Neurosurg Psychiatry **50**:285-290, 1987
3) 平山惠造:若年性,非進行性の手・前腕に限局する筋萎縮症―38症例の観察.臨床神経 **12**:313-324, 1972
4) 平山惠造,得丸幸夫,坪井義夫,他:変形性頚椎症の神経障害と臨床病型―108例の分析.神経進歩 **37**:213-225, 1993
5) 平山惠造,豊倉康夫,椿　忠雄:筋萎縮症の一新特異型の存在について―若年に発病し一側前腕より末梢に限局する進行の遅い特殊な筋萎縮症.精神経誌 **61**:2190-2198, 1959
6) 桑原　聡,中島雅士,服部孝道,他:若年性一側上肢筋萎縮症の神経生理学的所見―診断および病期判定における有用性.臨床神経 **39**:508-512, 1999
7) Robberecht W, Aguirre T, Van den Bosch, et al:Familial juvenile focal amyotrophy of the upper extremity(Hirayama disease). Superoxide dismutase 1 genotype and activity. Arch Neurol **54**:46-50, 1997
8) 坪井義夫,得丸幸夫,平山惠造:頚部脊椎症性筋萎縮症―近位型と遠位型の臨床,画像,電気生理学的比較.臨床神経 **35**:147-152, 1995

6. ななめ徴候

定義

1985〜1986年に古川[4]は「ななめ徴候」という概念を提唱した．それは「Pisa徴候」，「半坐位徴候」，「斜臥位徴候」をまとめたものである．

このうち「Pisa徴候」は，1972年に初めてEkbomら[3]によって初老期デメンチアにおける抗精神病薬の副作用として記載されたもので，体幹の側方への傾斜と軽度の捻転からなり（図1），Pisaの斜塔になぞらえて名づけられた．Pleurothotonusとも呼ばれる．抗うつ薬など他の薬物による報告以外に，Parkinson病，Alzheimer病，多系統萎縮症などの疾患自体でみられる．Parkinson病では症候の軽い側に傾くことが多く，坐位で著しいことがある．

「半坐位徴候」は，背臥位から起き上がるときに完全に垂直坐位にならないで途中の傾斜した不安定な姿勢で止まってしまう場合を指す[4]．平気な顔をしていても後で腰痛を訴えることがある．

「斜臥位徴候」は，診察台や病棟のベッドの上に寝かせた場合に台やベッドの頭尾軸にまっすぐにならないでいる状態を指す[4]．患者は無頓着な様子で，症状の左右差には関係ない．

後2者もParkinson病によくみられる．

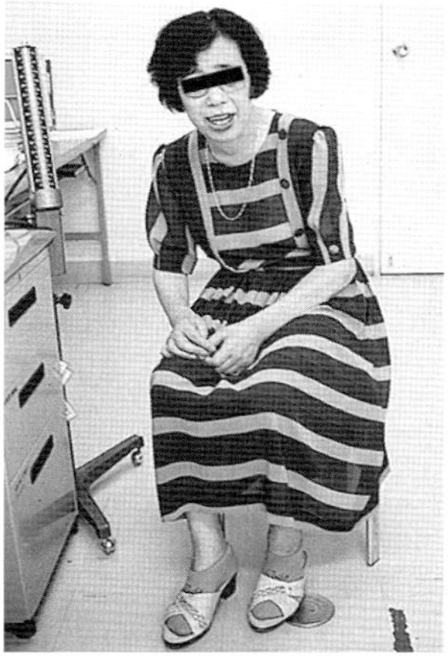

図1 ななめ徴候（Pisa徴候）

機序

これら3つの徴候は互いに関連しあった徴候と考えられるが，重力の影響を受けるものとそうでないものがあり，機序は同一ではないと思われる．「Pisa徴候」については薬物の検討からセロトニン系やノルアドレナリン系の関与が議論されている．Parkinson病では症状の強い側に凸の側弯が生じる傾向があることが知られており，ある検討では同病37例中，優位症候側への凸の側弯が15例，対側への肩下垂が17例，対側への頭部傾斜が9例にみられたという[5]．動物実験では黒質線条体系の破壊ないし電気刺激で，体幹の傾斜と回旋が観察されている．3徴候を含むParkinson病の姿勢障害について筋トーヌス以外に，以前は前庭系の関与が疑われていたが，

現在ではその関与はなく[1]，視覚による垂直・水平位の認知や身体図式の認知など高次の障害との関連が論じられている[2]．

治療

「Pisa 徴候」についてはピモジド（pimozide）やアマンタジン（amantadine）による治療が報告されている．Parkinson 病患者にみられる場合，抗 Parkinson 病薬による他の症状の改善と比例しない印象があり，長期経過例では脊椎自体の変形も生じる．「半坐位徴候」は，抗 Parkinson 病薬により筋強剛や寡動が改善するとともに，みられなくなることがあるという[4]．これに対し，「斜臥位徴候」は「Pisa 徴候」と同様治療効果があまりみられない．

本論文は下記の掲載論文を一部修正して作成した．

福武敏夫：ななめ徴候．脊椎脊髄ジャーナル 12：938，1999

■文　献

1) Bronstein AM, Yardley L, Moore AP, et al：Visually and posturally mediated tilt illusion in Parkinson's disease and in labyrinthine defective subjects. Neurology **47**：651-656, 1996
2) Danta G, Hilton RC：Judgment of the visual vertical and horizontal in patients with parkinsonism. Neurology **25**：43-47, 1975
3) Ekbom K, Lindholm H, Ljungberg L：New dystonic syndrome associated with butyrophenone therapy. Z Neurol **202**：94-103, 1972
4) 古川哲雄：Parkinsonism のななめ徴候．神経内科 **25**：11-13, 1986
5) 印東利勝：Parkinson 病：症候の laterality．神経内科 **35**：599-606, 1991

7. 胸腹部のデルマトーム

デルマトームとは

　デルマトーム（dermatome：皮膚分節）とは，表在感覚の求心路が単一の脊髄髄節（分節）・神経根に入る皮膚領域を意味する．臨床的に広く用いられている，ヒトにおけるデルマトームの図（体図）は19世紀後半からいろいろな著者・研究者によって提供されてきている．すなわち，1862年に皮膚科医のBärensprung[35]は帯状疱疹の剖検例から，分節性の様相と脊髄後根神経節の病理学的相関を報告した．1893年に有名な生理学者のSherrington[34]は，単一の神経根障害では隣接する神経根による神経支配の重なりのために感覚障害が生じないと述べ，サルの後根を連続的に切断し，その領域の中央の1本だけを残して，残された後根のデルマトームを調べた．

　その後の研究を経て，現代の多くの教科書に引用または孫引きされているのは，次に示す，互いに異なる手法によって作成された3つの体図である．神経学者のHeadら[17]は帯状疱疹の皮疹の分布を基に体図を作成した．脳神経外科医のFoerster[5]は痙性対麻痺のための脊髄神経後根切断術（posterior rhizotomy）や疼痛治療のための前外側脊髄索切断術（cordotomy）などを施行したときに，神経根の断端を刺激し，皮膚に血管拡張が生じる範囲を観察して体図を作成した．この検討により，隣り合うデルマトーム間の重複が明らかになった．Keeganら[19]は神経根障害を有する，主に外科手術例（神経鞘腫切除後や椎間板ヘルニア手術時の圧排など）の感覚障害の観察から体図を作成した．これらのいずれにおいても，体幹（胸腹部）では発生学的な体節構造がそのまま残され，デルマトームは輪切り状に規則的に吻側から尾側へと配列され，ほぼ一致している．これに対し，四肢では発生期における肢芽の移動のため，デルマトームは複雑であり，特に下肢での分布が互いにかなり異なっている[11,12]．

　以上を踏まえたうえで，整形外科医の高橋は，Evans blueを静注したラットの前肢・後肢の脊髄神経を感覚神経C線維の興奮強度で刺激するときに，その脊髄神経の支配領域の皮膚に色素が漏出する現象を利用して，四肢のデルマトームを決定した[32]．さらに，ラットとヒトの四肢は解剖学的に相同関係にあり，骨・筋・末梢神経の空間的位置関係も同一であるので，ラットのデルマトームの原則性は霊長類を含む他の哺乳類と同様に，ヒトにも当てはまると推論した[31]．その結果，神経根切断例から得られた野崎の体図（第1部第1章1の**図1**を参照）[24]や神経ブロックにより決定されたBonicaの体図[2]などがこの規則性をよく示し，臨床応用にふさわしいと結論し

[注] 本文の斜体の文章は「福武敏夫：デルマトームと cervical line. Clinical Neuroscience 30：1118-1120, 2012」から許諾を得て一部改変し，再掲載した．本文の斜体以外の文章は主に「福武敏夫：胸腹部のデルマトーム．神経内科 55：19-27, 2001」から許諾を得て一部改変し，再掲載した．

表1 胸腹部のデルマトームをめぐる症候

1. 脳起源
   a. 偽性脊髄症型感覚障害
   b. 宙吊り型感覚障害
   c. 島状型感覚障害
2. 脊髄起源
   a. cervical line
   b. 帯状痛・帯状感覚
   c. 偽性局在徴候
   d. 神経皮膚症候群
      Cobb 症候群と Klippel-Trenaunay-Weber 症候群
   e. 脊髄型多発性硬化症の感覚障害
3. 末梢神経起源
   a. 帯状疱疹
   b. 糖尿病性体幹ニューロパチー
   c. notalgia paresthetica
   d. periomphalalgia paresthetica
4. デルマトームに直接関連しないが，胸腹部に生じる痛み
   a. myotomal pain（cervical angina）
   b. 筋痛

ている[31]．野崎の体図では，各脊髄髄節が皮膚のどの部分を支配しているかと同時に，皮膚のある部分がどの脊髄髄節に支配されているかが示され，筆者はこの図を好んで用いている[11,12]．ただし，どの体図を利用するにせよ，個人差があることに注意すべきである．

臨床の場では胸腹部の感覚障害がキーポイントになることもしばしばあるので，胸腹部のデルマトームをめぐる臨床事項を中枢性から末梢性へと整理して述べる（表1）．

脳病変で胸腹部に目立つ感覚障害が起きるか？

小さな脳病変，たとえばラクナ梗塞により，たとえば手と口囲に限局した感覚障害（cheiro-oral syndrome）が出現することはよく知られている．また，脳病変による片側感覚鈍麻例の中に，あるデルマトームの鈍麻が特に目立つ例があり，偽性神経根障害と呼ばれている．視床や中心後回などに体性感覚の局在再現があることから，理論的には同様のことが胸腹部に起きても不思議はない．しかし，神経線維の量や投射領域の大きさなどから，脳卒中の感覚障害は四肢遠位部に目立つ傾向があり，実際に胸腹部に目立つ症例は遭遇することがまれであるため，あまり注目されてこなかった．それでも，MRIなどの画像診断の進歩に伴い，小病変により胸腹部の感覚障害を特徴的に示す症例の報告がみられ，筆者も経験している．

1）片側体幹に感覚障害の上界を有する症例（偽性脊髄症型：pseudomyelopathic pattern）

Matsumoto ら[22]が報告した下位脳幹側方病変9例のうち1例で，延髄病変により片側顔面の感覚障害とともに対側の体幹（T6レベル）に感覚障害（表在のみ）の上界がみられている．交叉性が確認されれば，脳幹病変と推測できるが，脳と脊髄の複数病変を想定してみたり，顔面の診察がなされないと，脊髄症と誤りかねない．Bassetti ら[1]による頭頂葉卒中の感覚障害20例の検討によると，典型的な皮質症候群が7例，偽性視床症候群が10例であるのに対し，非定型的な症例が3例あり，うち1例で片側体幹以下に全感覚消失がみられ，正に脊髄症型を呈している（図1a）．頭頂葉の動静脈奇形により同様の感覚障害を呈した症例の報告もある．

2）片側体幹に感覚障害の下界を有する症例（宙吊り型：hanging sensory pattern）

前項に引用した Matsumoto ら[22]の脳幹病変9例のうち2例で，片側の顔面，一側の上

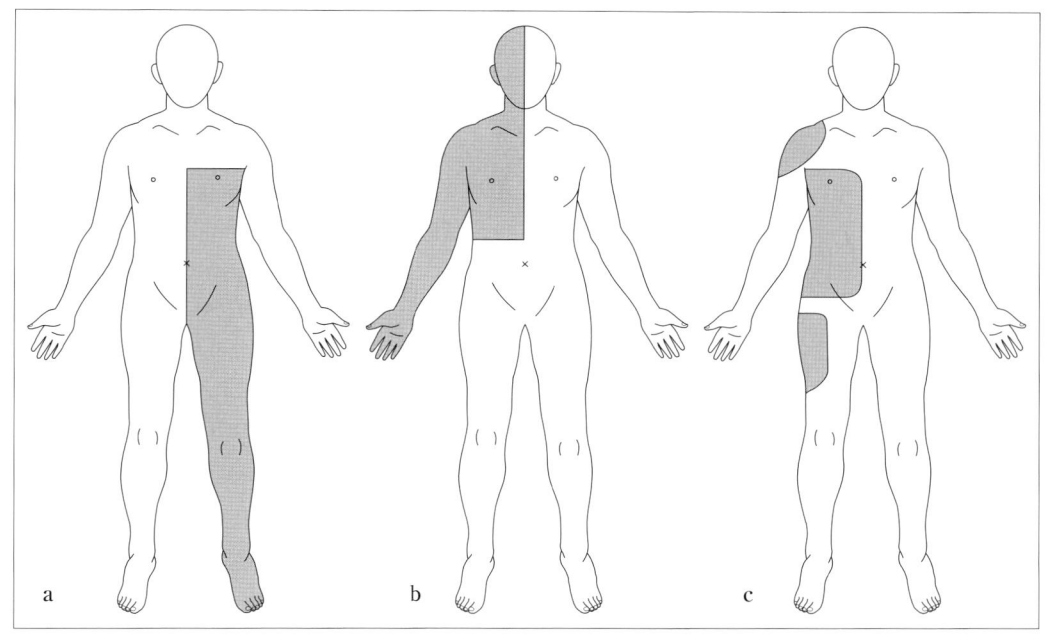

図1　脳病変例にみられた胸腹部の感覚障害の分布
a：偽性脊髄症型（文献1を改変）．b：宙吊り型（文献22を改変）．c：島状型（文献20を改変）．
感覚障害の内容は本文参照．

肢に連続して同側の体幹に感覚障害（表在のみ）の下界が認められ，いわば片側宙吊り型を呈している（図1b）．

3）片側体幹内に感覚障害の上界も下界も有する症例（島状型：island pattern）

Kim[20]は，身体の近位部に限局的な感覚障害を有する4例を「restricted nonacral sensory syndrome（限局的非先端的感覚症候群）」の表題で報告している．上下肢への進展や上下肢内の非連続な障害領域を伴うこともあるが，基本的には片側体幹内に感覚障害の上界と下界が認められ，島状型を呈している（図1c）．感覚障害の内容は症例ごとに異なり，表在覚と振動覚の低下，しびれのみ，しびれと表在覚低下などであり，病変は3例が視床，1例が被殻であった．

脊髄起源でみられる胸腹部における感覚症候

1）Cervical line

*Sherrington*が見出したように，隣接する皮膚部位の感覚は隣接する脊髄髄節・神経根によって重複的に支配されている．しかし，発生学的理由などで，5カ所においては，この原則に反して神経支配が不連続になっている（第1部第1章1の図1における太線）．この線は「*Sherrington*の軸線」と呼ばれることもあるが，平山[18]は感覚不連続線の名称を提案している．5本は頭頸部不連続線（三叉神経とC2〜C3の間），前・後面の2本の頸胸部不連続線（C4とT2の間），内・外側の2本の腰仙部不連続線（それぞれL1〜L2とS1〜S2の間，L2〜L4とS1〜S2の間）である．頭頸

部不連続線ではこの線が下顎の輪郭と一致せず，したがって下顎角が感覚障害の境界になることは解剖学的に説明できない（すなわち詐病か解離性障害を示唆する）点が重要である．

前述した頸胸部不連続線が cervical line であり，前胸部では C4 分節と T2 分節が分けられる．この不連続性が脊髄疾患の診察上で重要な手掛かりとなる．すなわち，感覚鈍麻の予想される下方から pin にて皮膚を上方に擦っていくと，ある種の患者では cervical line を越えるや否や急激に本来の痛みを訴える．これを cervical line あり，または陽性という[11,12,16]．この異常は脊髄病変が C4 髄節と T2 髄節の間にあるときにみられ，下方の痛覚鈍麻が明らかでないときにもみられる．たとえば，痛覚としては臍あたりに緩やかな境界がある場合には，cervical line があれば，病変は胸髄よりも頸髄のほうが考えやすくなる（偽性局在徴候）．経験上，この検査法は鋭敏であり，有用性が高い．しかし，もともと前頸部は比較的感覚が過敏な部位であることを考慮すべきであり，陽性とするポイントは境界線の前後で急激に変化するか，頭側での痛みがはっきりと強いかにある[6]．この診察法は過去の有名な神経診察学の教科書には記載されていない．知るかぎり，服部[16]による解説が最初である．世界的にどれほど用いられているかは不明であるが，国内では神経内科でも整形外科でも，ある程度は用いられている．

Cervical line 以外の不連続線においても同様の診察手技があり得るが，対象となる症例がそれほど多くなく，日常的には用いられていない．なお，背面の頸胸部不連続線は C5〜C7 分節と T2 分節を分けていることに注意する．C5〜C7 神経根症ではしばしば肩甲上部〜肩甲間部の痛みが現れる．

2）帯状痛・帯状感覚

帯状痛（girdle pain）や帯状感覚（girdle sensation/band-like sensation）の girdle とは，体幹の一部の帯状領域を指す．帯状痛・帯状感覚は糖尿病性体幹ニューロパチー，脊髄癆，帯状疱疹などにおける神経根痛の分布や脊髄由来の帯状感覚障害の分布を記述するのに用いられる．帯状領域は片側性のことも両側性のこともあり，また半周性のことも全周性のこともある（第1部第1章1の図1参照）．帯状の異常感覚である帯状感覚の性質としては，深部痛を思わせる「締めつけ感」が多いので，帯状痛と帯状感覚を区別する意味は少ない[10]．

脊髄由来の帯状痛・帯状感覚は，第1に胸髄の中心部病変に相当する部位に髄節性に生じることが多い．後角から脊髄視床路へ向かう神経線維が前白交連で交叉するところで障害されるので，一種の宙吊り型感覚障害である．胸髄ではもともと運動症状が現れにくいうえに，中心部病変では長経路徴候（long tract sign）が乏しいか欠ける場合もしばしばあり，帯状痛・帯状感覚だけの単独症候のことがある．疾患としては，脊髄空洞症，多発性硬化症によく伴うほか，黄色靱帯骨化症，脊髄動静脈奇形，くも膜嚢胞，サルコイドーシスなどでもみられる．筆者ら[7]は，シンクロナイズドスイミングの長時間の練習後に2〜3週間続く再発性の帯状痛を呈した女性例を報告し，その原因が MRI 上，可逆性の水脊髄症（hydromyelia）であることを示した（第1部第3章5-10を参照）．

脊髄由来の帯状痛・帯状感覚発現の第2の部位は頸髄にあり，一種の長経路徴候をなす．頸椎症性脊髄症による中位から高位の頸髄病変で偽性局在徴候はしばしば経験される[10]．この現象の解剖生理学的背景はまだ明らかで

ないが，Ochiaiら[25]は，この現象が出現する症例は出現しない症例に比べ，頸髄の正中腹側部での圧排が顕著であることを見出し，前脊髄動脈の圧迫により，その分水界の虚血が生じるのが原因ではないかと推測した．また，Nakajimaら[23]はC3/C4椎間板ヘルニア8例において乳房下の帯状感覚を記載し，中位頸髄の脊髄中心症候群（central cord syndrome）の特徴的随伴症候である可能性を指摘するとともに，機序として中心灰白質か背側の白質にある脊髄固有束の関与を推測している．

この症候は，脊髄疾患だけでなく，Pryse-Phillips[28]のいうように，糖尿病性体幹ニューロパチーのような末梢神経障害，脊髄癆，帯状疱疹などの末梢神経と脊髄にまたがる疾患でも出現し得るが，半側のものは「半側」を冠して区別するのがよいと考える．

3）偽性局在徴候

Cervical lineの意義を理解するために，偽性局在徴候として現れる体幹（胸腹部）の感覚障害について知っておきたい．偽性局在徴候には脳神経の病変に関するもの，大後頭孔から上位頸髄の病変に関するものがよく知られているが，下位頸髄と上位胸髄の病変に関するものもある[21]．もともと神経根から脊髄視床路に入っていく感覚神経は2〜3髄節上方において左右交叉するので，病変部位と感覚障害レベルが2〜3髄節も離れていることはしばしばある．しかし，臨床的にはその解離がもっと開いていることがある．Simmonsら[29]は，放射線学的に証明されたC3〜C6の無痛性の中心性椎間板ヘルニア5例で，痛覚低下のレベルがT5〜T7にみられたと報告している．すなわち，圧迫性の頸髄ミエロパチーにより，偽性局在性の胸部感覚障害の

レベルや体幹中部の帯状感覚などが，下肢筋力低下や腱反射亢進などに加えて出現することがある[23,25]．脊髄視床路の層構造，前脊髄動脈の血行障害あるいは静脈系のうっ滞で説明する以外に，前項のNakajimaら[23]と同様な考え方もあり得る．いずれにしても，胸腹部に感覚障害のレベルを見出した場合には，他の神経徴候をよく診察するとともに，それより吻側のすべての脊髄（時に脳も）を検査する必要がある．

4）神経皮膚症候群

Cobb症候群は，1915年にCobb[4]によってまとめられた神経皮膚血管腫症あるいは皮膚髄膜脊髄血管腫症であり，脊柱管内（ことに軟膜静脈）の血管腫とこれに相当するデルマトームの母斑（皮膚血管腫）を特徴とする．神経皮膚症候群の一つに数えられ，Sturge-Weber症候群の下位型（lower form）とも考えられている．同じ肋間動脈の血管撮影で脊椎あるいは脊髄の血管腫と皮膚の血管腫が造影されることがあり，筆者ら[9]も1例報告した（第1部第3章1-5の図1を参照）．これとは別に，1899〜1907年に記載されていった，皮膚徴候（血管腫あるいは母斑），血管徴候（通常は1肢の静脈瘤）およびそれらと同側肢の肥大を三徴とするKlippel-Trenaunay-Weber症候群（KTW症候群）があるが，神経皮膚症候群には含まれていない．しかし，診断技術の発達とともに脊髄血管奇形，脊髄血管腫の合併が注目され，さらにKTW症候群にSturge-Weber症候群が合併したとの報告も散見され，Cobb症候群との関係が議論になっている．

筆者ら[9]は，前述のCobb症候群患者と別のKTW症候群患者を対比する機会があり，2例に，①対応するレベルの神経領域と皮膚

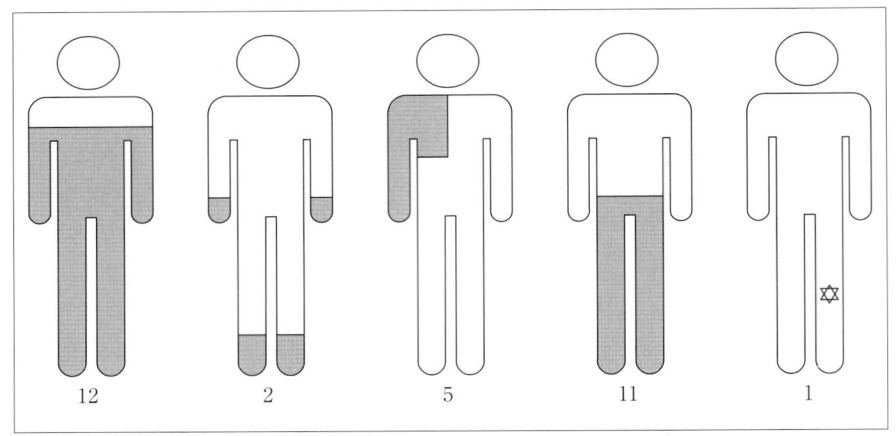

図2 脊髄型多発性硬化症患者の感覚障害の分布（文献8を引用）
図下の数は症例数を示し，右端の1例は感覚障害として一側（星印）の
母趾探し試験異常のみがみられた症例である．

の血管腫，②静脈系の異常（静脈瘤/起立性網状青色皮斑），③栄養障害（肥大/萎縮）という共通項を見出した．このため，Cobb症候群は体幹に，KTW症候群は四肢に現れる同一線上の疾患ではないかとの仮説を提唱している．この点に関しては追加の報告がなく，実証されていないが，今後は新規症例で，KTW症候群では脊髄血管異常の，Cobb症候群では静脈系の異常や体幹の栄養障害（側弯として発現する可能性がある）の確認が必要と思われる．

5）脊髄型多発性硬化症の感覚障害

多発性硬化症の感覚障害は通常，脊髄の感覚経路に生じたプラークによる．典型的には一側下肢に始まり，数日のうちに他側や臀部または胸腹部などに広がる．自覚症状はピリピリというしびれが多いが，漠としてうまく表現できないものも多い．特徴的なものとしては，かゆみ発作があり，うずく，焼けつく，圧されるなどという訴えもある．帯状痛・帯状感覚もしばしばみられる．かゆみ発作のように数十秒以内のものや1日以内に寛解するものなどもあれば，持続するものもある．頸部，時に体幹の屈曲により肢や体幹などへしびれや電撃痛などが走ることもある（Lhermitte徴候）．この痛みは後索の機械的刺激によって生じると考えられ，索痛とも呼ばれる．多発性硬化症だけにみられるわけではなく，頸椎症や悪性腫瘍，脊髄炎などでも生じる．

最近，筆者ら[8]は脊髄型多発性硬化症26例を対象とし，寛解後に以前と異なる部位で再発した場合（5例）を加えた31例について感覚障害を分析し，報告した．感覚障害の分布は図2のように，頸髄デルマトームにレベルを有する型が12例（うち4例が半側），偽多発神経炎型が2例であるのに対し，頸髄または頸胸髄の宙吊り型が5例，胸髄デルマトームにレベルを有する型が11例（うち1例が半側）であり，他の1例では一側の母趾探し試験異常のみでレベルも分節も認められなかった．帯状痛・帯状感覚は2例にみられ，MRI上の病変部位はそれぞれ頸髄単独，頸髄と胸髄の合併であった．

末梢神経起源でみられる胸腹部における感覚症候

1）帯状疱疹

　帯状疱疹では，頭部・顔面から四肢，体幹，臀部に至るまでどのデルマトームも侵され得るが，胸髄デルマトーム，ことにT5～T10が最も多く，全体の2/3を占める．胸腹部の帯状疱疹も他の部位の場合と同様，発疹出現の3～4日前に，かゆみ，しびれ，灼熱感あるいは倦怠感，発熱が現れることが多い．発疹のない間は，しばしば胸膜炎，胆嚢炎，虫垂炎などと誤診される．四肢では5～10％の患者に筋力低下がみられるが，体幹では肋間筋の評価が困難なためもあってか，0.3％という低い数字が示されている[14]．1～2週間で治癒した後，一部の患者に強い痛みが残り，帯状疱疹後神経痛として患者のみならず，神経内科医やペインクリニック医などを悩ませる．これとは別の合併症として，脳炎と脊髄炎がある．脳炎は三叉神経領域の帯状疱疹に引き続くことが多いが，その他の部位でも多髄節にわたるときに出現しやすくなる．脊髄炎は胸腹部の帯状疱疹の1～3週後にまれに（特に免疫不全のときに）続発し，非対称性の対麻痺や感覚障害，膀胱直腸障害などを呈する．脊髄炎を随伴する機序として，直接のウイルス浸潤，血管炎による梗塞，自己免疫などが考えられている．脳では三叉神経やC2領域などの帯状疱疹の平均7週後に脳梗塞が続発することが知られ，肉芽腫性血管炎によるとされる[6]．

2）糖尿病性体幹ニューロパチー

　糖尿病性体幹ニューロパチー（diabetic truncal neuropathy）は，胸腹部ニューロパチー，胸部/胸髄部神経根症，体幹単ニューロパチーなどとも呼ばれてきたが，今や糖尿病性ニューロパチーのまれな一型としてよく知られている．通常，四肢の多発ニューロパチーを有している患者に生じ，胸部と腹部，場合によってはその両方に（多くは急性発症の）灼熱痛やしびれ，感覚低下などを呈する．腹筋の筋力低下により腹壁ヘルニアが生じることもある[26]．感覚障害の分布は両側対称性になることもあり，その場合には，前述の帯状痛・帯状感覚の形をとる．多数例の検討[30]では，分布はきわめて多様で，片側であったり（図3），数髄節にわたったり，脊髄神経の前枝（腹側枝）や後枝（背側枝）などにのみ限局していたりする．帯状痛・帯状感覚などを呈する場合には，脊髄病変と誤診されることがあるので注意を要し，背部の感覚をよく診察することが大切である．治療には，他の糖尿病性ニューロパチーによる痛みと同様，mexiletineが用いられる．
　糖尿病性体幹ニューロパチーとよく似た障害は，非全身性血管炎性ニューロパチー（nonsystemic vasculitic neuropathy）でも生じることが報告されている[33]．

3）脊髄神経後枝の障害（notalgia paresthetica）

　Notalgia paresthetica（異常感覚性背部神経痛）は，1934年にAstwazaturowによって名づけられた病態で，T2～T6胸髄節に発する脊髄神経の後枝が侵される感覚ニューロパチーである．限局した領域に触覚低下と痛覚過敏がみられ，棘突起に圧痛が存在する（図

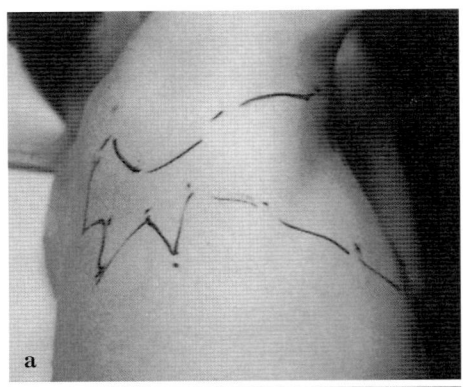

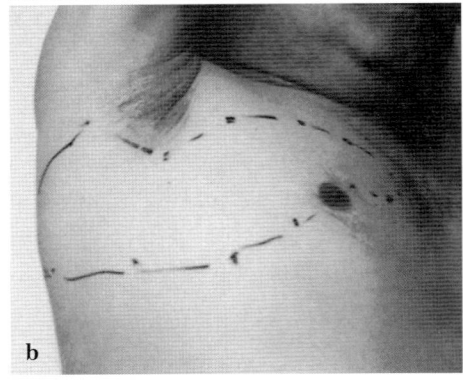

図3 糖尿病性体幹ニューロパチー（自験例）の感覚障害の分布
a：右斜め後方から背面を観察．
b：右斜め前方から前面を観察．
右T4デルマトームにほぼ一致している．

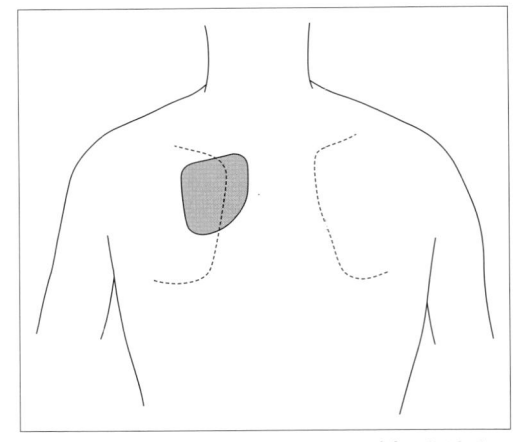

図4 Notalgia paresthetica の1例における感覚低下領域（文献27を改変）
破線：肩甲骨．

4)．あまり報告されないが，Pleet ら[27]はある1施設で1年間に6例に遭遇し，決してまれではないと述べている．彼らによると，かゆみの訴えが特徴的で，原因が不明で，経過が良好とされる．T2〜T6の脊髄神経の後枝は，多裂棘筋の中を直角に曲がって走行する点が特異的で，これが発症にかかわりがあると考えられる．前述の糖尿病性体幹ニューロパチーの報告[27]の中には，これに似た感覚障害の分布を呈した例が含まれている．

4）脊髄神経前枝の障害（peri-omphalalgia paresthetica）

Periomphalalgia paresthetica（異常感覚性臍周囲神経痛）は，1983年に古川らによって名づけられた病態で，臍周囲のビリビリする異常感覚が特徴的である．第1例目は Charcot-Marie-Tooth 病の患者で，腹筋を鍛えるために竹刀で腹部を叩かせたことから生じた，脊髄神経前枝の障害と考えられた．その後の2報告例は，それぞれ多発ニューロパチーと交通外傷，血管炎性ニューロパチーが誘因と考えられている[13]．外傷例は別にして，脊髄神経前枝の末梢は末梢神経の遠位にあるため，糖尿病性ニューロパチーやその他の多発ニューロパチーの部分症候として腹部正中付近に縦長の感覚障害が出現することがあり，千葉大学神経内科でも何例か経験がある．

デルマトームに直接関連しないが，胸腹部に生じる痛み

1）Myotomal pain（cervical angina）

Myotomal pain とは前根由来と考えられる痛みで，深い，えぐられるような，鈍い性質を持ち，内臓痛と鑑別困難である．下位頸髄神経根（C6～C8）が障害されると，大胸筋などへの神経支配から，前胸部に狭心痛様の痛み（cervical angina）が生じる（第1部第1章1の図4を参照）．労作時ではなく安楽姿勢で好発し，1～15分くらい続く．（異型）狭心症として循環器科に長く受診していた患者の中にこうした症例がある[3]．もちろん，両者は合併し得るので，即断は禁物である．なお，前根ではなく，後根や自律神経などに原因を求める考え方もある．

2）筋痛

体幹の痛みの中には筋肉由来のものも当然ある．主として筋攣縮，すなわち筋痙攣や筋膜痛症候群による．筆者は，急性腹症として救急施設に搬送されてきた患者の腹痛が腹直筋痛であり，その原因が EB ウイルス髄膜脳炎であった経験がある．レプトスピラによる Weil 病でも同様の痛みをきたすといわれる．

■文 献

1) Bassetti C, Bogousslavsky J, Regli F：Sensory syndromes in parietal stroke. Neurology **43**：1942-1949, 1993
2) Bonica JJ：Applied anatomy relevant to pain. Bonica JJ（ed）：The management of pain. Lea & Febiger, Philadelphia, 1990, pp 133-158
3) Booth RE, Rothman RH：Cervical angina. Spine（Phila Pa 1976） **1**：28-32, 1976
4) Cobb S：Haemoangioma of the spinal cord associated with skin naevi of the same metamere. Ann Surg **62**：641-649, 1915
5) Foerster O：The dermatomes in man. Brain **56**：1-39, 1933
6) Fukutake T, Hatakeyama H, Shinotoh H：Herpes zoster ophthalmicus and delayed contralateral hemiparesis：a case of ipsilateral midbrain involvement. Eur Neurol **40**：57-58, 1998
7) Fukutake T, Hattori T：Reversible hydromyelia in a synchronized swimmer with recurrent thoracic girdle pains. J Neurol Neurosurg Psychiatry **65**：606, 1998
8) Fukutake T, Kuwabara S, Kaneko M, et al：Sensory impairments in spinal multiple sclerosis：a combined clinical, magnetic resonance imaging and somatosensory evoked potential study. Clin Neurol Neurosurg **100**：199-204, 1998
9) 福武敏夫：Cobb 症候群と Klippel-Trenaunay-Weber 症候群．臨床神経 **31**：275-279, 1991
10) 福武敏夫：体幹の帯状痛・帯状感覚．脊椎脊髄 **13**：233-234, 2000
11) 福武敏夫：皮膚分節と cervical line．脊椎脊髄 **13**：1043-1044, 2000
12) 福武敏夫：脊椎・脊髄の神経症候学の現況．菊池晴彦，平林 洌（監修），花北順哉，山浦 晶，戸山芳昭（編集委員）：脊椎・脊髄外科の最前線．先端医療シリーズ15：脊椎・脊髄外科．先端医療技術研究所，2002, pp 54-60
13) 古川哲雄：続ヤヌスの顔—背面思考の神経内科学．科学評論社，1992, p 156
14) Gilden DH, Vafai A：Varicella-zoster. Vinken PJ, Bruyn GW, Klawans HL, et al：Handbook of neurology. Vol 56. Elsevier, Amsterdam, 1989, pp 229-247
15) Haerer AE：DeJong's the neurologic examination, 5th ed. JB Lippincott, Philadelphia, 1992, p 568
16) 服部孝道：頸椎症の診察上のポイント．平山惠造（編）：モダンクリニカルポイント神経内科．金原出版，1993, pp 102-103
17) Head H, Campbell AW：The pathology of herpes zoster and its bearing on sensory localisation. Brain **23**：353-362, 1900
18) 平山惠造：神経症候学．II巻，第2版．文光堂，2010, pp 364-366
19) Keegan JJ, Garrett FD：The segmental distribu-

tion of the cutaneous nerve in the limbs of man. Anat Rec **102**：409-437, 1948
20) Kim JS：Restricted nonacral sensory syndrome. Stroke **27**：988-990, 1996
21) Larner AJ：False localizing signs. J Neurol Neurosurg Psychiatry **74**：415-418, 2003
22) Matsumoto S, Okuda B, Imai T, et al：A sensory level on the trunk in lower lateral brainstem lesions. Neurology **38**：1515-1519, 1988
23) Nakajima M, Hirayama K：Midcervical central cord syndrome：numb and clumsy hands due to midline cervical disc protrusion at the C3-4 intervertebral level. J Neurol Neurosurg Psychiatry **58**：607-613, 1995
24) 野崎寛三：脊髄後根切断ニ據ル人體皮膚知覺像ノ臨牀的吟味. 日整会誌 **13**：425-485, 1938
25) Ochiai H, Yamakawa Y, Minato S, et al：Clinical features of the localized girdle sensation of mid-trunk (false localizing sign) appeared in cervical compressive myelopathy. J Neurol **249**：549-553, 2002
26) Parry GJ, Floberg J：Diabetic truncal neuropathy presenting as abdominal hernia. Neurology **39**：1488-1490, 1989
27) Pleet AB, Massey EW：Notalgia paresthetica. Neurology **28**：1310-1312, 1978
28) Pryse-Phillips W：Companion to clinical neurology, 4th ed. Little Brown, Boston, 2009, p 413
29) Simmons Z, Biller J, Beck DW, et al：Painless compressive cervical myelopathy with false localizing sensory findings. Spine (Phila Pa 1976) **11**：869-872, 1986
30) Stewart JD：Diabetic truncal neuropathy：topography of the sensory deficit. Ann Neurol **25**：233-238, 1989
31) Takahashi Y：Principles in the arrangement of dermatomes and revaluation of dermatome charts. Chiba Med J **75**：209-213, 1999
32) Takahashi Y, Nakajima Y：Dermatomes in the rat limbs as determined by antidromic stimulation of sensory C-fibers in spinal nerves. Pain **67**：197-202, 1996
33) Tsunemi T, Yokota T, Kikyc H, et al：Nonsystemic vasculitic neuropathy presenting with truncal, segmental sensory disturbance and hyperhidrosis. Muscle Nerve **22**：646-647, 1999
34) WIKIPEDIA：Charles Scott Sherrington ⟨http://en.wikipedia.org/wiki/Charles_Scott_Sherrington⟩（2012年4月15日アクセス）
35) WIKIPEDIA：Friedrich Wilhelm Felix von Bärensprung ⟨http://en.wikipedia.org/wiki/Friedrich_Wilhelm_Felix_von_B%C3% A4rensprung⟩（2012年4月15日アクセス）

8. 母指探し試験・母趾探し試験—古くて新しい鋭敏な深部感覚検査法

　日常の神経学的診察の中で，体性感覚の診察は重要な位置を占めており，病態診断および部位診断や機能判定には欠かせないものである．中でも深部感覚の評価は感覚それ自体というよりもむしろ運動機能にかかわり，さらに脊髄疾患などでは病変の広がりを知り得ることから，予後診断にとって本質的な意味を持つ．しかし，整形外科などの実際の診察では，痛覚などの表在感覚検査に比較してあまり実施されていないように見受けられる．

　その一因として，わが国で代表的な深部感覚診察法として用いられている"指（肢）節を1関節で屈伸させて止め，その行き着いた方向を問う"従来の「位置覚」検査があまり鋭敏ではないことが挙げられる．すなわち，協調運動障害（運動拙劣）が明らかでないと異常が捉えにくく，単に確認のための検査になっているきらいがある．単に方向だけでなく，細かく角度を変えて調べる方法も提案されているが，かなり煩瑣（はんさ）な検査となる．これに対し，母指探し試験は簡便で鋭敏な深部感覚の診察法であり，診断ことにスクリーニングに寄与するところ大であると思われるので，紹介したい．

［注］本文の斜体の文章は「福武敏夫：母指探し試験で検査している深部感覚は，探す手の方でしょうか，探される手の方でしょうか？ Clinical Neuroscience 28：227, 2010」から許諾を得て一部改変し，再掲載した．本文の斜体以外の文章は主に「福武敏夫：母指探し試験・母趾探し試験—古くて新しい鋭敏な深部感覚検査法．脊椎脊髄ジャーナル 10：569-573, 1997」を一部改変し，再掲載した．

　この診察法については古い原著（Head と Holmes, 1910 など）やいくつかの教科書に述べられており，その鋭敏性についても指摘されてきたが，複雑だと思われたためか，実際にはあまり実施されてこなかった．しかし，平山による紹介[9]，筆者らの症候研究[6,8,10]と症例研究[2,3,4,7,12]により，わが国でも標準的診察法に加えられるようになり，日本神経学会による2009年発売の神経診察のDVDにも採用された．さらに，神経内科領域よりもむしろリハビリテーション医学分野では，わが国のみならず世界的に筆者らの論文が引用され，活用されている[1,15]．さらに臨床解剖学的研究にも貢献している[14,16]．

　なお，両上肢の間で実施するものを「母指探し試験」と呼び，上肢と下肢の間で実施するものを「母趾探し試験」と呼んでいるが，これらの感覚試験の総称として「母指探し試験」ということもある．

診察法と記録，評価

1）母指探し試験（図1a, b）

　検者は一方の手で被検者の一方の手を握り，その母指のみフリーにして保持し，検者の他方の手で患者の肘を持ち，その上肢を空間内の任意の位置で任意の姿勢に固定する．この上肢を固定肢と呼ぶ．固定後，固定肢の母指先を他方の指でつかむよう命じる．この

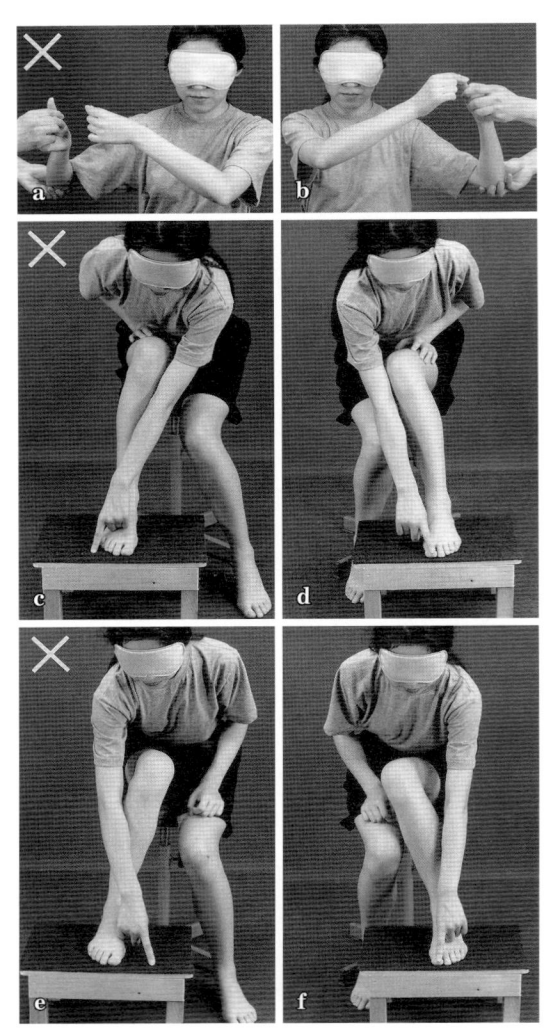

図1 母指探し試験と母趾探し試験の診察法
　　　（モデル写真）
a, b：母指探し試験．右上肢固定時に陽性．c〜f：母趾探し試験．両試験を合わせると本文に後述する「同側型」を示している．

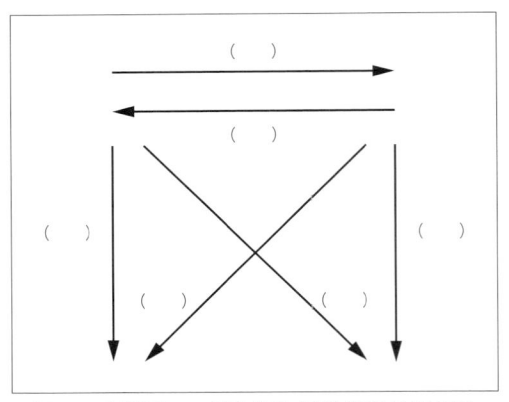

図2 母指探し・母趾探し試験結果の記録法
矢印は固定肢から運動肢への試験の方向を示す．
（　）の中に程度（0〜Ⅲ）を記録する．

2) 母趾探し試験（図1c〜f）

　被検者の一方の足を台上で固定し，検者は被検者にどちらかの示指（運動肢）で母趾（固定肢）に触れるよう命じる．開眼下で正確に届き得ることを確かめてから，閉眼させ，足または台を十分に動かし，患者の示指が母趾に届き得る範囲で足を固定した後，同様の動作を行わせる．1回の動作ごとに足（台）を移動し，数回繰り返して評価する．坐位をとれない被検者では，背臥位で検者が一側ずつ下肢を挙上し，示指が母趾に届き得る範囲内に下肢を屈曲，固定して行う．試験は左右の上肢を運動肢とし，左右の下肢を固定肢とする4つの組み合わせすべてについて行う．

3) 判定と記録法

　運動肢の指が固定肢の母指・母趾を迅速正確に探り当てられず，目標の付近を探索した後に到達するもの（Ⅱ度），あるいは到達し得ないもの（Ⅲ度）を明らかな異常とする．運動肢の指が目標から数cm程度外れても直ちに補正し，目標に達する場合（Ⅰ度）であっても，試技のうちの少数回だけであれば異常

　つかみにいく上肢を運動肢と呼ぶ．最初に開眼下で迅速かつ正確につかみ得ることを確認し，次いで閉眼させ，固定肢を十分に動かして任意の位置に固定した後，つかませる．位置は1回ごとに変更し，数回以上の結果を総合して評価する．

とは扱わない．しかし，偶然成功するような場合を除き，常にⅠ度であれば，軽度の異常といえる．左右差が明白かどうかも判定の根拠となる．なお，運動肢に軽い運動麻痺や運動失調があっても開眼時の動作と比較すれば判定できることが多い．試験結果を記録するのに図2のような略図を用いると良い．

母指探し試験・母趾探し試験の異常は何を意味するか

頸髄とそれより高位の病変を有する多数例での母指探し試験の検討と胸腰髄病変患者での母趾探し試験の検討[6,8,10]から判明した点は以下のとおりである．

①片側性脳病変患者は病変に対側の上肢を固定したときに異常を示すのに対し，対側の上肢を運動肢として用いるときには異常を示さない．すなわち，母指探し試験の異常は運動肢に由来するものではなく，固定肢による．末梢神経病変で一側のみが異常である症例は少ないが，この場合には病変と同側の上肢を固定するときに異常がみられ，やはり異常は固定肢側にあることを意味する．つまり，脳幹以上では対側，末梢神経〜脊髄では同側に病変がある．

②母指探し試験は，痛覚，温度覚とは関連しない（解離する）が，触覚，振動覚とは有意に相関し，従来の位置感覚（受動的関節運動覚と呼ぶ）とはいっそう有意に相関する．母趾探し試験は，痛覚，温度覚，振動感覚とは関連しないが，触覚，受動的関節運動覚およびRomberg試験と相関する．なお，振動感覚は深部感覚に分類されているが，実際には表在感覚と深部感覚の両方の要素を持っていると思われる[4,5]．

③しかし，母指探し試験・母趾探し試験と受動的関節運動覚は併行して障害されることもあるが，解離して障害されることもあるので，互いに異質のものとみられる．

④母指探し試験・母趾探し試験の異常は受動的関節運動覚障害の頻度の2〜3倍高く，鋭敏な指標である．感覚障害として本試験のみが異常を示す症例もあり，本試験を施行しないで感覚が正常であるというのは問題がある[11,13]．

この他に，詳細は省くが，母指探し試験が片側のみ異常の症例での母趾探し試験の異常は，同側型（母指探し試験の異常固定上肢と同側で，病変と対側の下肢を固定した場合の異常）と対側型（母指探し試験の異常固定上肢と対側で，病変と同側の下肢を固定した場合の異常）に分けられる[6]．同側型の病変は高位頸髄，脳幹，視床，視床から中心後回に至る白質，中心後回にあり，感覚入力系に対応していた．対側型の病変は後部頭頂葉と一部視床枕にあり，感覚統合系に対応していた[6]．これらのやや複雑で「不思議な」結果を理解するには，母指探し試験のみについて前述してきた「固定肢側の異常」という考え方では困難で，当該の感覚中枢と当該の運動中枢を結ぶ経路の離断を想定する必要がある[6]．

病態と解剖学的背景

母指探し試験・母趾探し試験の異常は，医師も患者も運動肢の側に障害があると錯覚することがあるが，前項の①で述べたように固定肢の側の障害によるものである．片側性脳病変患者において，病変の対側の上肢を運動肢とするときに一見異常のみられることがあるが，これは能動的運動覚（kinesthesia）が

障害されているのである．すなわち，検査前ないし検査後のチェック項目の一つとして，閉眼下での指鼻試験や指耳試験を用いて，運動肢の能動的運動覚に異常がないことを確認しておく必要があるのである[8,10]．もちろん，この運動覚異常やその他に筋力低下や運動失調があっても，軽微であれば母指探し試験としての判定ができると考えている[8,10]．

ところで，実際の臨床の場では，この運動覚異常（運動肢の異常）と母指探し試験の異常（固定肢の異常）が混在することがあり，検者を悩ませることがある．それはいずれの感覚も深部感覚に属し，神経系の中で似たような，近傍の感覚受容器と感覚経路，さらに感覚中枢により媒介されており，また感覚検査でありながら運動を利用して検査されるので，同時に障害されることがあるからである．中でもしばしば経験するのは，視床の血管障害の場合である．急性期には運動覚障害が優位であっても（病変と対側の運動肢の異常），運動覚障害が比較的早く代償されるためと思われるが，慢性期に入ると病変と対側を固定したときの母指探し試験の障害が明らかになる．先の症候研究では検査前のチェックをしたことで，ここでいう急性期の例は除外されている[8,10]．

もう一つ悩ましい場合として，脊髄や脳幹病変例で病変が両側にまたがる場合がある．検査前のチェックなしに母指探し試験を施行すると，一見両側とも異常にみえることがある．このときは，運動覚検査の結果と併記し，あくまでも参考所見と考えておき，必要に応じて受動的関節位置覚など他の感覚検査や画像検査，生理学的検査と併せて判断する[3,4,12]．

②で述べた他の感覚障害との比較から，本試験の感覚（仮に固有定位覚 proprioceptive localization と呼ぶ）は解剖生理学的に脊髄視床路系よりも後索路系との関係が深いといえる．実際，脊髄では多発性硬化症のプラークや限局性の血管腫などが後索に存在する例で本試験の著明な異常がみられている．脳幹の小梗塞が内側毛帯にほぼ限局した症例では，運動麻痺はもちろん，他の感覚障害も母指探し試験の異常もなく，母趾探し試験だけが異常を示したことがある[6]．

従来の位置覚検査と本試験との相違は，前者が単に2肢節（指節）間の相対的な2次元的位置関係（方向）を扱うのに対し，後者は多関節にかかわり，さらに身体内空間知覚による，体軸に対する母指・母趾の3次元的位置の認知にかかわるところにあると考えられる．前者は単純であるがゆえに多少の病変では検出されにくく，後者はその複雑さのために同様の病変でも検出されるのかもしれない．

代表的症例

症例1（頚髄病変）

患者：38歳，女性．

病歴：9カ月前に右手指の脱力と両肩の圧迫感が出現した．6カ月前頃から右手による巧緻動作の障害がみられるようになり，さらに右上肢の脱力が近位に及び，左手指の脱力も出現してきたので，当科に入院した．

神経学的所見：意識は正常で脳神経系は異常がなかった．運動系では，左僧帽筋，両側肩甲上・下筋，三角筋に筋萎縮がみられ，両上肢の筋力低下（4+/5）が認められた．感覚系では，温痛覚は両側 C_3〜C_4 デルマトーム（皮膚分節）で6/10程度に低下していたが，触覚，振動感覚は四肢とも保たれていた．従来の位置感覚は右手関節以遠と左手指で障害

されていた．母指探し試験は右固定で高度に，左固定で軽度に障害されていた（第1部第1章2の図2参照）．膀胱直腸障害はみられなかった．

画像所見：脊髄造影で頸髄上部〜T6にかけて脊髄腫大が認められ，造影24時間後のCTでC2レベルに縦裂状の，C5〜C7レベルに不正円形状の空洞が造影された．脊髄空洞を伴う脊髄腫瘍が疑われ，血管撮影を施行したところ，椎骨動脈造影，甲状頸動脈幹造影でC1〜C2レベルに血管に富む腫瘍像がみられた．

経過：整形外科で腫瘍摘出術がなされた結果，血管芽腫と判明した．脊髄血管芽腫に脊髄空洞症を伴った症例であった．従来の位置覚障害に併行して母指探し試験の異常がみられた．

症例2（胸髄病変）

患者：39歳，女性．

病歴：12年前，つまずきやすくなることで発症した．痙性対麻痺，排尿障害が進行し，間欠性跛行様症状がみられたため，脊髄動静脈奇形が疑われ，2度精査されたが，異常は発見されなかった．リハビリテーション目的で3回目の入院となった．

神経学的所見：意識は正常で脳神経系は異常がなかった．運動系では，痙性対麻痺（2/5）が認められた．感覚系では，温痛覚，触覚，振動感覚，従来の位置感覚とも正常であったのに対し，母趾探し試験が著明に障害されていた（**図3**）．頻尿，便秘がみられた．感覚誘発電位で上下肢とも中枢伝導時間の遅延が認められた．

画像所見：脊髄MRIで胸髄の萎縮がみられた．脳MRIにて多数のプラークがみられた．

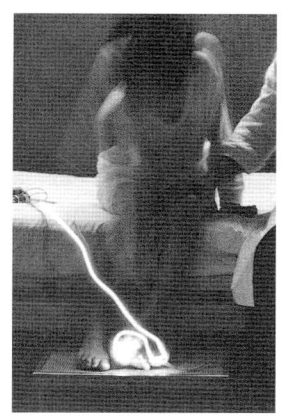

図3 母趾探し試験の光跡図（別症例）
左下肢の固定で著明な異常がみられる．

経過：慢性進行性のため診断が困難であった多発性硬化症の症例であった．感覚障害としては母趾探し試験の異常のみが認められ，感覚誘発電位の異常と対応していた．

まとめ

母指探し試験・母趾探し試験は，四肢の位置感覚の異常を検出する鋭敏なテストであり，脊髄疾患においては，後索系障害のスクリーニングに有用であるとともに，2つの試験の組み合わせにより，その高位診断にも役立ち得る．

■ 文　献

1) de Jong LD, Nieuwboer A, Aufdemkampe G：The hemiplegic arm；interrater reliability and concurrent validity of passive range of motion measurements. Disabil Rehabil　**29**：1442-1448, 2007
2) Fukutake T, Hirayama K, Komatsu T：Transient unilateral catalepsy and right parietal damage. Jpn J Psychiatry Neurol　**47**：647-650, 1993
3) Fukutake T, Kita K, Sakakibara R, et al：Late-onset hereditary ataxia with global thermoanalgesia and absence of fungiform papillae on the tongue in a Japanese family. Brain　**119**：1011-1021, 1996

4) Fukutake T, Kuwabara S, Kaneko M, et al：Sensory impairments in spinal multiple sclerosis；a combined clinical, magnetic resonance imaging and somatosensory evoked potential study. Clin Neurol Neurosurg **100**：199-204, 1998
5) 福武敏夫：神経内科疾患．谷　諭（編）：脳神経外科の常識非常識．三輪書店，2004，pp 302-320
6) 福武敏夫，平山惠造：母趾探し試験—固有感覚性定位障害の臨床的研究．臨床神経 **32**：1213-1219, 1992
7) 福武敏夫，河村　満，榊原隆次，他：意識障害を伴わない右被殻出血による感覚転位（alloesthesia）．臨床神経 **33**：130-133, 1993
8) Hirayama K, Fukutake T, Kawamura M：'Thumb localizing test' for detecting a lesion in the posterior column-medial lemniscus system. J Neurol Sci **167**：45-49, 1999
9) 平山惠造：神経症候学．文光堂，1971, pp 729-731
10) 平山惠造，福武敏夫，河村　満：母指探し試験—関節定位覚障害の検査．臨床神経 **26**：448-454, 1986
11) 亀山　隆，安藤哲朗：Pseudoathetosis と深部感覚．臨床神経 **34**：86, 1994
12) Mori M, Kuwabara S, Fukutake T, et al：Clinical features and prognosis of Miller Fisher syndrome. Neurology **56**：1104-1106, 2001
13) 大西次郎：脳卒中の軽症化と神経精神症状．神経内科 **39**：553-565, 1993
14) Tovar-Moll F, Moll J, Bramati IE, et al：The human pyramidal syndrome Redux. NeuroReport **18**：1417-1421, 2007
15) Welmer AK, von Arvon M, Murray V, et al：Determinants of mobility and self-care in older people with stroke；importance of somatosensory and perceptual functions. Phys Ther **87**：1633-1641, 2007
16) Yoshida H, Kondo T, Nakazato N：Neuromagnetic investigation of somatosensory cortical reorganization in hemiplegic patients after thalamic hemorrhage. J Phys Ther Sci **20**：123-127, 2008

9. 異常感覚またはしびれの鑑別—症例

しびれ（異常感覚）とは「自発的に生じる異常な自覚的感覚」と定義することができ，その原因や疾患は表1に示すように多岐にわたる．本稿でいう「不定のしびれ」とは，しびれのうちでその一次的原因が感覚神経系にないものの多くの場合と，一次的原因が感覚神経系にあっても神経障害との対応が明瞭でない場合を指す．前者の中では，自律神経の関与が大きい病態と心因性の病態が特に重要である．後者には migrant sensory neuritis などのまれな疾患が含まれる．不定のしびれの中には薬剤の関与が疑われるものがあるが，機序としては両者ともあり得る．

症例から学ぶ不定のしびれ

症例1

患者：32歳，女性．

病歴：1998年11月末（28歳時），背部痛，次いで腹痛，下痢，両手掌のピリピリするしびれが出現してきた．3～4日後，某病院整形外科に入院した．その3日後に頸部以下の全身に海底に沈められたような違和感と感覚鈍麻が出現し，さらに発汗減少，立ちくらみもみられるようになった．10日後には，尿閉が出現し，その後一定時間ごとの排尿で対処するようになった．明確な診断を告げられないまま退院し，1年間同院で経過が観察された．この間に体重が50 kgから30 kgに減少し

表1 しびれ（異常感覚）を起こす病変部位と代表的疾患（文献5を改変）

■一次的原因が感覚神経系以外にある場合
① 局所の諸組織
・血行障害：正座後，Burger病，閉塞性動脈硬化症
・炎症
・骨・関節・靭帯の異常
・腫瘍
② 代謝・内分泌・血液疾患などの全身性疾患：テタニー，貧血，過換気症候群
③ 筋・筋膜：多発筋炎，リウマチ性多発筋痛症，甲状腺機能低下症，高カリウム血性周期性四肢麻痺
④ 運動ニューロン・脊髄前根：Guillain-Barré症候群，頸椎症性筋萎縮症，筋萎縮性側索硬化症
⑤ 自律神経が関与する場合：カウザルギー，反射性交感神経性ジストロフィー，肢端紅痛症，急性自律（神経）性感覚性ニューロパチー，全身無汗症
⑥ 薬物性
⑦ 心因性：神経症，burning mouth症候群，セネストパチー，過換気症候群
■一次的原因が感覚神経系にある場合
① 末梢神経
・多発ニューロパチー：糖尿病性，急性感覚性，慢性炎症性脱髄性，アミロイド性，薬物性
・単ニューロパチー：手根管症候群，異常感覚性大腿神経痛，糖尿病性，帯状疱疹，頬しびれ症候群
・多発単ニューロパチー：各種膠原病，migrant sensory neuritis
② 脊髄（後角・後索）：多発性硬化症，亜急性連合性脊髄変性症，脊髄癆，SMON，脊髄空洞症
③ 脳幹：Wallenberg症候群，橋出血
④ 視床・視床近傍：視床出血・梗塞，被殻出血
⑤ 大脳皮質・皮質下：脳梗塞，脳腫瘍

た．心因性とも考えられ，精神科の診察も受けた．

2000年4月以降，別病院神経内科で経過観察されていたが，2002年4月の脊髄MRIにて頸髄後索に異常信号がみられ（**図1**），脊髄

腫瘍が疑われて同年5月にA大学病院脳神経外科に紹介され，入院した．入院時，妄想・幻覚・感情失禁著明で，リスペリドンでコントロールされた．精査にて外科的疾患が否定され，6月に神経内科に転科した．

転科時身体所見：全身の軽度の筋力低下，四肢腱反射消失，顔面以下の感覚低下，重度の起立性低血圧，排尿・排便障害，全身の発汗低下．

検査所見：前記の脊髄MRI所見以外に，各種自律神経機能検査にて広汎な障害がみられた．

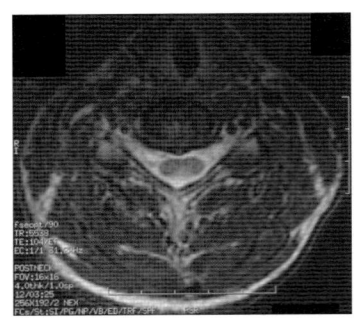

図1 急性自律神経性感覚性ニューロパチー患者の慢性期の脊髄MRI T2強調水平断像（C5レベル）
脊髄後方中央部（後索に一致）に高信号域がみられる．

【診断】 急性自律（神経）性感覚性ニューロパチーの後遺症！

急性自律神経性ニューロパチー（acute autonomic neuropathy, acute pandysautonomia）はGuillain-Barré症候群の亜型（自律神経版）と考えられる疾患で，20％くらいに先行感染があり，1～3週かけて自律神経障害が悪化する．感覚神経障害を合併すれば，急性自律（神経）性感覚性ニューロパチー（acute autonomic and sensory neuropathy）といわれる．急性期にステロイド療法，免疫グロブリン療法が奏効することがある．

●症例1の治療とフォロー

起立性低血圧としびれへの対症療法を行ったが，急性期治療の機会を失っていたので，軽度の改善のみであった．

症例2

患者：44歳，男性．
病歴：2003年頃から，背中が発作的に5～6秒間ピリピリ，チクチクするようになった．2005年，近くの整形外科や内科を受診したが，原因は不明といわれた．某クリニックでクロナゼパムなど数種の薬物治療を受けたが無効であった．2006年，当神経内科を受診した．しびれが出やすい状況として，入浴や運動などで上半身が温まるような場合が多く，日差しに当たるだけでもなる．最近汗をかかないが，昨夏はある程度汗をかき，しびれ発作は少なく，夏ばてもなかったという．

身体所見：皮膚は乾燥気味である．腱反射や感覚も含め神経学的な異常はみられない．

検査所見：血液尿検査ではIgEが高値以外に，異常はなかった．温熱発汗，ピロカルピンを用いた薬物発汗で全身的にほぼ無汗であった．

【診断】 全身無汗症（免疫学的機序が想定されている）！

後天性の全身無汗症の大半は汗腺のコリン系受容体に異常があり，免疫学的機序が想定されている．10～30代の男性に多く，コリン性（運動・温熱誘発性）蕁麻疹を伴うことがある．背中などにピリピリ，ヒリヒリ，ピチピチと表現されるしびれ～痛みが出現する．血清IgEが高値のことがある．早期ならステロイド療法が奏効する[6]．

●症例 2 の治療とフォロー

現在，他院で皮膚生検などの精査が予定されており，終了後ステロイドパルス療法が行われることになっている．寛解が期待できる．

症例 3

患者：46 歳，女性．
病歴：数日前から首が張って頭重感があった．当日の朝，レジの仕事中に動揺視が出現し，仕事を中断して休憩したところ，寒気がし，右手足がビリビリしびれてきた．救急車を要請し，病院に向かっているとき，意識がはっきりしない気がし，手の硬直感があった．同院での CT，紹介された病院での脳・脊髄MRI や脳波に異常は指摘されなかった．1週後，頭重感がとれないので，当神経内科を受診した．
身体所見：血圧は 120/70 mmHg で，脈拍は 90/分で整．項部硬直はないが，肩こりは強く，肩甲骨内上角，後頭下，こめかみに圧痛あり．神経学的に異常なし．
検査所見：一般血液尿検査，心電図，胸部X 線に異常はなかった．

【診断】 過換気症候群と緊張型頭痛！

過換気症候群では，手先などのしびれや硬直（感）がしばしばみられる．アルカローシスにより，末梢感覚神経周囲の環境が変化し，興奮性が高まって，しびれや違和感が出現する．一方，筋硬直は，アルカローシスにより筋肉内の K イオンあるいは Ca イオンが低下するためともいわれるが，やはり末梢運動神経の興奮性によるという考えもある．

●症例 3 の治療とフォロー

病歴をよくとると，13 年前から過換気症候群の発作を繰り返しており，今年になって悪化し，1 日に 3〜4 回の発作があることが判明した．背景として，再婚歴があり，今の夫に前の夫との比較の話が持ち出されること，金銭的な問題，娘が水商売に従事していること，夫の交代勤務などの関係で夜間 1 人になってしまうことなどのストレスが確認された．ペーパーバッグ法を指導し，精神科受診とカウンセリングを勧めた．

症例 4

患者：47 歳，男性．
病歴：6 カ月前から右鼠径部リンパ節の腫脹を自覚していた．左鼠径部のリンパ節の腫脹も気にしていたところ，3 日前から全身の点状紫斑とともに，下顎のしびれ（感覚鈍麻）が出現し，当院血液内科に入院した．下顎のしびれについて当神経内科へ併診された．
併診時身体所見：両頤（おとがい）神経領域の感覚鈍麻以外に神経学的異常はない．
検査所見：リンパ節生検で悪性リンパ腫が認められた．造影脳 MRI に異常はなかった．

【診断】 悪性リンパ腫に伴う頤しびれ症候群！

あごの先，すなわち頤神経領域に限局するしびれは，悪性腫瘍の広がりを示唆する徴候であり，頤しびれ症候群（numb chin syndrome）と呼ばれる．腫瘍としては乳癌が最も多く，リンパ増殖性腫瘍がこれに次ぐ．進行期にみられることが多いが，腫瘍の発見に先行することもある．口腔内の炎症も原因になり得る．

●症例4の治療とフォロー

しびれへの対症療法は行わず，血液内科で悪性リンパ腫の治療が行われたが，半年後に死亡した．

しびれが心因性のものかどうかを判断するポイント

まずしびれの分布が，単一神経の領域にあるか（単ニューロパチー），複数の単一神経領域にあるか（多発単ニューロパチー），脊髄髄節に一致するか（脊髄病変あるいは神経根病変），半身性か（脳病変あるいは頸髄病変）など，解剖学的に説明できるか考える．次には逆に，しびれをきたすよく知られた疾患（たとえば上肢では手根管症候群，下肢では異常感覚性大腿神経痛（meralgia paresthetica，顔面では傍腫瘍症候群としての numb chin syndrome など）の特徴を理解し，当てはまるか考える．これらで説明できないしびれの場合には，まず薬物性かどうか疑ってみることが大切で，抗癌薬，免疫抑制薬，高脂血症薬などで出現し得る．また，貧血や血管炎などの全身性疾患が背景にあることも多い．これらを除外して初めて心因性を疑うが，自律神経障害や多発性硬化症の場合には，時に訴えが心気的にみえることがあるので，注意が必要である．

脊椎由来のしびれと鑑別すべきいくつかの代表的な疾患・症候群

1）頤しびれ症候群

一側の頤神経領域がしびれる疾患で，高齢による歯槽の萎縮も原因になるが，全身の癌に先行したり，伴って起きることが知られている．乳癌，肺癌，リンパ増殖性疾患のことが多い．頰にも同様の病態があり，頰しびれ症候群といわれる．これらとは別に広い範囲の三叉神経領域のしびれをきたす疾患には末梢性では混合性結合組織病のような膠原病があり，中枢性では多発性硬化症や三叉神経入口部に限局した橋梗塞がある[1,3]．

2）手根管症候群

正中神経領域のしびれをきたす疾患で，第2・3指先端にみられることが多いが，全5指のしびれや上肢に広がるしびれを訴えることもある．しびれは夜間から早朝に増強し，目覚めることがある．中年女性に多く，職業に関連していることが多い．

3）異常感覚性大腿神経痛

大腿前面の外側よりの広い領域に，しばしば焼けつくような不快なしびれが出現する．外側大腿皮神経が骨盤腔から鼠径部に出て折れ曲がるところで圧迫されて生じる．急激な体重増加や減少，長期臥床，きつい衣服，下肢の反復運動，下腹部手術時の圧迫などが原因となる[2]．腰椎 L3/L4 病変でも類似症状が出現する．

4）糖尿病性ニューロパチー

潜行性に四肢遠位優位の感覚障害をきたすことが多いが，単一神経が栄養血管の閉塞により神経根部で急速に障害され，強いしびれ～痛み（と筋萎縮）をきたすことがある（体幹や大腿）．

5）Guillain-Barré 症候群

運動神経の疾患であるが，しびれや筋の把握痛，じっとしていられない感じなどを伴うことがある．運動神経の障害による"筋内感覚"の異常を反映していると考えられる[3]．同じ感染後の病態に急性感覚性ニューロパチーや急性自律・感覚性ニューロパチーがあるが，前者ではしびれとともに運動失調が現れ，後者では加えて起立性低血圧など多彩な自律神経症状が現れ，時に脊髄疾患や心因性疾患に誤られる[4]．

6）視床痛

視床の血管障害に伴って，ビリビリするしびれが対側の上下肢に発症時からみられることが多いが，一部の症例（病変がVPL核に限局）では後になって耐え難いしびれ～疼痛を呈することがある[5]．視床以外の病変でも類似病態が生じることがあり，偽視床痛と呼ばれる．

7）手口感覚症候群

視床外側などの小さな脳梗塞により一側の口囲と手先だけの感覚障害（しびれだけも多い）が出現する．手と口が隣り合う体性局在を有するためである．

8）心因性のしびれ

しびれの範囲が神経あるいは血行の解剖学で説明できないときや性状が変動してとりとめもないときには，心因性を疑う[4]．額や胸骨などの一側に音叉を当てて，振動感覚に左右差があるという場合，痛覚刺激があるとき「はい」，ないとき「いいえ」といわせる課題で，何もいわないで刺激して「いいえ」と答える場合，正中線できっかり感覚障害が出る場合などは転換性障害が疑われる．顔面のしびれが下顎角（ここはC2領域）まで及ぶ場合には，やはり同様に考えられる．過換気症候群では手先のしびれや筋硬直（感）がしばしばみられる[5]．

本論文は下記の掲載論文を一部修正して作成した．
　福武敏夫：不定のしびれ．症例から学ぶしびれの診療．JIM　16：730-733，2006
　福武敏夫：しびれを訴える患者への問診と診察のポイントは？　外来における診療のポイント．JOHNS　23：269-272，2007

■文　献

1) Fukutake T, Hattori T：Trigeminal root entry zone infarct presenting as isolatedtrogeminal sensory neuropathy. J Neurol　246：978-979, 1999
2) 福武敏夫：Meralgia paresthetica（異常感覚性大腿神経痛）．脊椎脊髄　12：1104，1999
3) 福武敏夫：神経内科的疾患．欠かせない関連領域の常識—SOSを出す前に．谷　諭（編）：脳神経外科の常識非常識．三輪書店，2004，pp 302-320
　＜numb chin syndromeの解説のほか，脳神経外科医に知ってもらいたい神経内科の常識が記述されている＞
4) 福武敏夫：不定のしびれ．JIM　16：730-733，2006
5) 福武敏夫，平山惠造：異常感覚．Clin Neurosci　12：1244-1246，1994
　＜異常感覚について，定義，機序，分類，具体例が示されている＞
6) 中里良彦，島津邦男，田村直俊：無汗症．神経内科　44：131-136，1996
　＜全身性および分節型無汗症について概説されている．具体的な症例も記載され，しびれの記述がある＞

10. 脊髄由来の難治性疼痛

痛みの分類

痛み（疼痛）は，侵害受容器刺激性疼痛，求心路遮断性疼痛，筋・筋膜性疼痛，交感神経性疼痛，心因性疼痛に分けられているが，最近では侵害受容性疼痛（nociceptive pain, 炎症・刺激による痛み），神経障害性疼痛（neuropathic pain, 神経の痛み），心因性疼痛（psychogenic pain, 心理的な要因による痛み）に大別されている．しかし，実際の症例では，これらに重なりがある．

脊髄関連の神経障害性疼痛の原因と病態機序

脊髄関連の神経障害性疼痛の原因を表1に示す．本稿では，＊をつけた疾患について述べる．

脊髄関連の神経障害性疼痛の病態機序としては，①後根の障害（神経感作による過度の神経興奮も含む），②シナプス周囲の障害，③脊髄視床路の障害，④下行性抑制系の障害，⑤運動神経系の過度の興奮による筋性の痛み，⑥脳内の記憶の機序によるものなどがある[6]．

視神経脊髄炎の痛み

視神経脊髄炎（neuromyelitis optica：NMO）については第1部第3章2-7「アクアポリン4抗体」でも解説しているが，重症の視神経炎と横断性脊髄炎を特徴とする炎症性中枢神経系疾患（以前はDevic病と呼ばれていた）であり，2004年に多発性硬化症（MS）から区別された病態である[9]．アクアポリン4（AQ4）抗体が陽性で，その抗体によりアストロサイトが攻撃されて軸索障害を生じることが病態機序の基本であり，MSにおいてオリゴデンドロサイトが障害されて脱髄を生じることと対比的である．視神経と脊髄が障害されたものをNMOと呼び，AQ4抗体によっ

表1 脊髄関連の神経障害性疼痛の原因（文献12を改変）

末梢性	中枢性
・帯状疱疹後疼痛＊	・外傷性脊髄損傷後疼痛
・幻肢痛	・多発性硬化症（視神経脊髄炎を含む）による痛み＊
・腫瘍関連神経障害	・脊柱管狭窄による脊髄症
・放射線照射後疼痛	・HIV脊髄症
・神経根障害	・虚血後脊髄症（脊髄梗塞後）＊
・腕神経叢引き抜き損傷	・放射線照射後脊髄症
・自己免疫性神経障害	・脊髄空洞症＊
・慢性馬尾障害	

て脊髄炎だけが生じるものや脳症が出現するものなどはNMOスペクトラム疾患と総称される．いずれも女性に多く，MSよりもやや高齢発症であり，重症化することが特徴である．脊髄病変は，MRI上で3椎体長以上になりやすい．脳病変は当初みられないか乏しいことが特徴とされたが，現在では特徴的部位や様相を持つことが知られている．

NMOはMSに比べ，強い難治性のしびれ・痛みを呈する．東北大学のKanamoriら[7]によりNMOの痛みがQOLを阻害しているかが報告された．痛みの性状は「針でつつかれるよう」，「締め付けられるよう」，「突き刺されるよう」と表現されたという．対象は大学の多発性硬化症センターにおけるNMO 37例とMS 51例であった．男女比（年齢）はNMOで1：36（50.8±14.5歳）で，MSで14：37（37.9±8.3歳）であり，NMOはより女性に多く，高齢であった．痛みはNMOの83.8％にみられ，MSの47.1％より多く，重症度{Pain Severity Index（max＝4）}もNMOで3.6±2.8とMSの1.5±2.1より有意に高かった（p＜0.0001）．別の重症度（Categorized Pain Severity Index [0-10]）でもsevere（7-10）がNMOで21.6％，MSで3.9％と強度症例数に差があった．生活支障度や健康関連QOL（SF-36）でもMSに比べてNMOで悪かった．Qianら[13]による同様の研究では，重症度がNMOでMSより高いうえに，治療薬を2剤以上を必要とした割合はNMOで65.5％とMSの15.2％より高く，しかも無痛（pain free）になる割合はNMOで0％とMSの48％よりも著明に低かったと報告された．

NMOにおける痛みに対する治療は，基本薬としてプレガバリン（リリカ®）とガバペンチン（ガバペン®）が推奨され，併用療法として抗うつ薬（トフラニール®，トリプタノール®，サインバルタ®，トレドミン®など）や，筋けいれんを伴う痛みの場合に抗てんかん薬（テグレトール®，アレビアチン®など），さらにトラマドール塩酸塩・アセトアミノフェン（トラムセット®）があり，ペインクリニック（星状神経節ブロック）や睡眠対策，ADL改善，気分転換なども勧められている[10]．

症例1（NMO）

患者：57歳，女性．

病歴：2004年3月（49歳時）に左耳介のピリピリする痛みで発症し，左顔面痛と左上肢〜体幹のしびれ，左下肢脱力のために3週後に入院した．MRI上でC2〜C3レベルに髄内病変があり（図1），MSと診断されてステロイドパルス療法がなされて改善した．NMOの疾患概念が発表される前であり，インターフェロン療法が開始された（現在では避けるべきとされる）．2004年5月，8月，2006年11月に再発し，その都度ステロイドパルス療法がなされたが，強いしびれ・痛みが持続し，2006年5月には自殺企図がみられた．2007年9月に右下肢麻痺で再発したときに，脊髄長大病変が認められ（図2），AQ4抗体陽性によりNMOと診断された．インターフェロン療法が中止され，プレドニゾロン20 mgが継続された．

その後，現在まで，再発で5回{脊髄4回（うち1回は三叉神経脊髄路），延髄1回}，感染症で2回，脊椎圧迫骨折で3回，自殺企図で1回の入院を反復した．この期間，頭部・顔面痛，前頸部痛，胸背部痛などが強く持続した．カルバマゼピン（テグレトール®），クロナゼパム（ランドセン®），アセトアミノフェン（カロナール®）ではわずかな効果のみで，ガバペン®やリリカ®などは副作用のために使えなかった．現在は，脊椎圧迫骨折後の腰痛

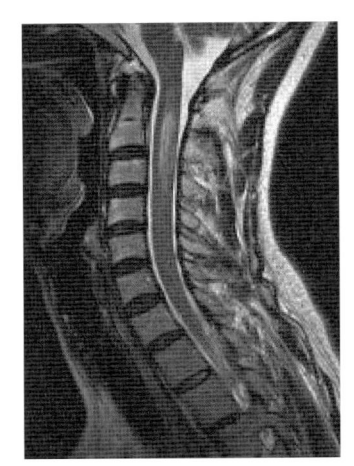

図1 NMO例の初発時の脊髄 MRI T2強調矢状断像
C2下部～C3レベルの脊髄中心部に高信号域がみられる．

と精神症状が主体となり，顔面～左上肢の頑固なしびれは軽減している．

MSの痛み

筆者ら[3]は脊髄型MSにおいて感覚障害の様相を検討したことがある．対象は26例，男女比は4：22，年齢は14～58歳（平均36.3歳）であり，再発を含めて脊髄発症の31例を検討した．脊髄MRIの横断面での病変分布（15例）は，腹側3例，外側2例，腹外側1例，背側3例，中心部2例，多発/広汎4例であったが，以下の感覚障害との対応は困難であった．発症時のしびれは20％，感覚障害は75％にみられ，かゆみ発作や胸部帯状感覚，Lhermitte徴候，有痛性筋けいれんなどが認められた．経過中のしびれは44％に認められた．

痛みあり13例と痛みなし10例のMS患者においてMRI所見を検討した報告がある[16]．アロディニアあるいはしびれは前者で

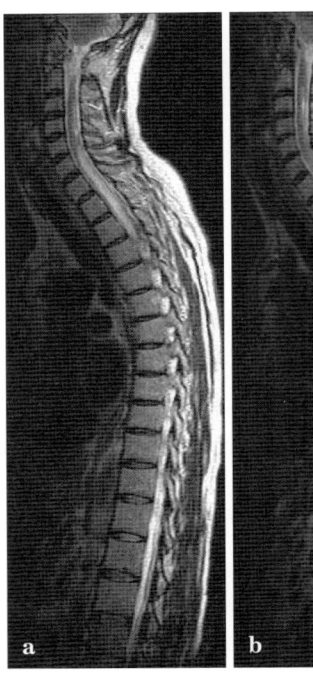

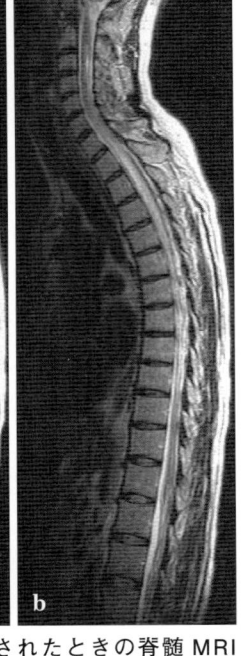

図2 NMOと診断されたときの脊髄 MRI T2強調矢状断像
C3～C4レベルの脊髄中心部に萎縮性の高信号域があり，C6以下の胸髄全長にわたって新しい腫れ気味の高信号域が認められる．

11例（85％），後者で1例（10％）にみられた．MRIでは，脊髄視床路，後索-内側毛帯，背外束，灰白質，視床および内包のプラーク数に有意差はなかった．有意ではないが，視床-皮質経路の病変が痛みのある群では痛みのない群より少なかった（8/13例：10/10例）．視床-皮質経路が正常であるほうが痛みをきたしやすいのかも知れない．

帯状疱疹性脊髄炎

帯状疱疹性脊髄炎の症候についての筆者[4]の検討では，運動障害が主体となることが多かった．感覚障害はしばしば解離性となり，皮疹に対側の温痛覚障害が多く，同側の深部

感覚障害を伴い，Brown-Séquard症候群の形ともなった．分節性/根性感覚障害，全感覚障害もみられた．自験6例では抗ウイルス薬治療だけで略治は4例であり，しびれが後遺症となったのは2例であった．帯状疱疹性脊髄炎は難治性疼痛の原因になりにくいと思われた．

脊髄梗塞

当科における自然発症した脊髄梗塞例の検討[15]では，対象は7年間で11例，男女比は10：1，年齢は16～83歳であった．初発症状としては，痛み8例，違和感2例，灼熱感1例などがみられた．他覚的感覚障害は温痛覚障害のみが8例，これに振動覚障害の合併が2例，全感覚障害が1例であった．これらのうち，慢性期に対症療法が必要なほどのしびれをきたしたのは1例のみであった．脊髄MRIの横断面での病変の検討では，中心灰白質のみが7例と多く，これに一側側索が加わるのが3例，後索が加わるのが1例であった．慢性期にしびれを後遺した症例は当初に全感覚障害があり，MRIでの病変が中心灰白質のみであった．自験例の検討では，脊髄梗塞から難治性疼痛をきたすのはまれと思われた．しかし，大動脈手術などの周術期例を半数近く含む，18年間の115例を検討した最近の報告[14]では，男女比は72：43で，年齢は9～93歳（平均64歳）であり，痛みは初期から慢性期まで31％ほどに一定してみられた（ただし，その間に37例が死亡）．このほか，18年間に経験した22例のうちで長期追跡できた9例の報告[2]では，感覚障害の程度と範囲は，減少・縮小するが，まだら状あるいは遠位優位の錯感覚，アロディニアが残る症例がある．

そして，仙髄領域で予後不良の傾向があり，何らかの合併症を有していること，病変が上位胸髄にあること，癒着性くも膜炎の存在などが非改善と関連すると記載されている．また，後索が障害され，前側索にある脊髄視床路がある程度残存されている場合は，痛み・しびれが後遺症となりやすい印象があり，体幹下肢の痛み・しびれは時間が経過するといっそう悪化する場合があるといわれる[1]．

脊髄空洞症

脊髄空洞症は痛みをきたしやすい疾患であるが，中でも後角に小さな空洞のある場合が以前から知られている[17]．多数の手術例の検討でも，痛みが改善しないことと空洞の偏在型での残存が関連しているとされる[11]．Chiari I型奇形に伴う脊髄空洞症91例を検討した当院脊椎脊髄外科の久保田[8]の報告では，大後頭孔拡大術が79例（成人39例，小児40例），自然消失が12例（成人3例，小児9例）であり，追跡可能例のうち難治性しびれ・痛みを呈したのは4例であった．これらは発症時年齢が平均56歳で，自然消失が1例含まれていた．後頸部～上肢の痛みがあり，発症が急速進行性で，術前に既に耐えがたい痛みであった．MRI上の空洞は中等大で，後側方（後角方向）に偏在する傾向があった（図3）．手術による改善は乏しく，頻回の鎮痛薬は無効で，ペインクリニック（星状神経節ブロック）や心療内科｛三環系抗うつ薬，セロトニン・ノルアドレナリン再取り込み阻害薬（SNRI）｝などでの治療もなされたが，効果は乏しかった．

脊髄空洞症の中枢性疼痛のMRIによる詳細な検討[5]では，脊髄の構造的障害がより少

第1章 脊髄脊椎の症候学

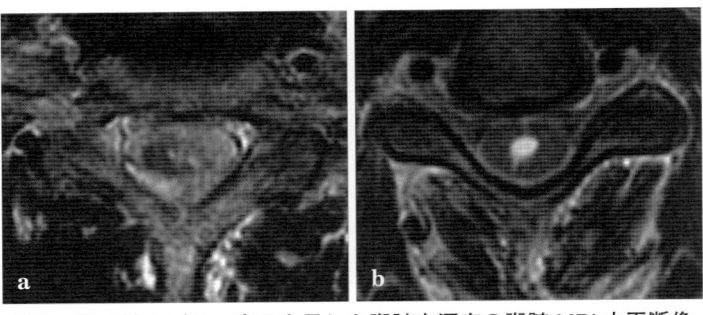

図3 難治性しびれ・痛みを呈した脊髄空洞症の脊髄 MRI 水平断像
（久保田基夫先生のご厚意による）
2例（a, b）とも空洞は後角にあるかその方向に伸びている.

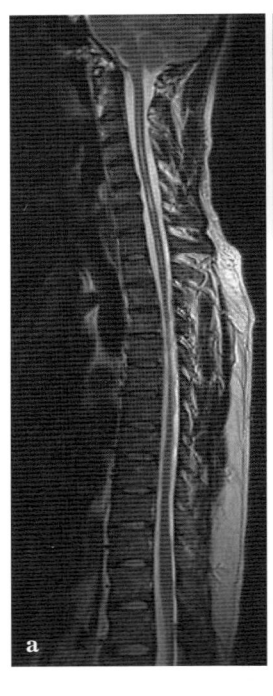

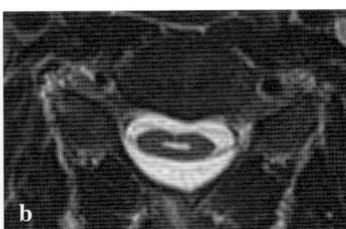

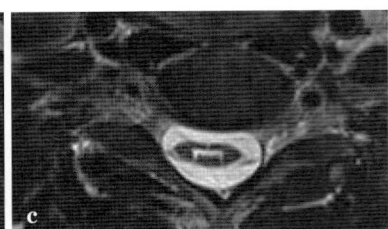

図4 空洞が自然消失したと思われる自験例の脊髄 MRI T2 強調像
a：矢状断像. 頸髄〜胸髄上部が萎縮し, その中心部に縦長の高信号域がみられる.
b, c：水平断像（b：C4 レベル, c：C7 レベル）. 脊髄中心部に横長の高信号域が認められ, C7 レベルでは両側で後角に高信号域が伸びている.

なく, 脊髄視床路も後索も比較的保存されているほうが自発痛と誘発痛を起こしやすいとされる.

症例2（空洞が自然消失したと思われる自験例）

患者：44歳, 男性.
病歴：16年前に何ともいえない浮動感で発症した. 12年前には発作性顔面紅潮や左半身の発汗過多などがみられた. 11年前に後頸部・背部鈍痛や両上腕筋肉痛, 手指のしびれなどが出現し, 当科を初診した. 軽度の側弯があり, 脊髄 MRI では, 消失した空洞と思われる脊髄中心部の横長の高信号域が認められ, C7 レベルなどでは両側で後角に高信号域が伸びていた（図4）. 8年前に前述の症候が増悪したが, 現在ではやや落ち着き, 背部痛, 手指のしびれ, 発汗過多が残存している. 後角の高信号域は空洞が抜けたときの内容液

の通路となった可能性があり，これが背部痛の主な原因と推定される．

まとめ

脊髄疾患における難治性疼痛について記載した．NMO の脊髄病変は難治性疼痛を呈しやすいと思われる．脊髄梗塞と帯状疱疹性脊髄炎では難治性疼痛はまれと思われる．脊髄空洞症における研究からみて，脊髄中心部病変における脊髄視床路と後索路の障害の程度とその相対的関係が難治性疼痛にかかわっていると考えられる．

■文　献

1) 安藤哲朗：脊髄梗塞の後遺症としての痛み・しびれ．脊椎脊髄　19：963-965，2006
2) 馬場久敏，久保田　力：脊髄閉塞性血管障害の後遺症による疼痛の長期経過．脊椎脊髄　19：956-962，2006
3) Fukutake T, Kuwabara S, Kaneko M, et al：Sensory impairments in spinal multiple sclerosis：a combined clinical, magnetic resonance imaging and somatosensory evoked potential study. Clin Neurol Neurosurg　100：199-204, 1998
4) 福武敏夫：水痘-帯状疱疹ウイルス脊髄炎．神経内科　66：422-430，2007
5) Hatem SM, Attal N, Ducreux D, et al：Clinical, functional and structural determinants of central pain in syringomyelia. Brain　133：3409-3422, 2010
6) 神谷光広，牛田享宏，内田研造：脊髄障害性疼痛―病態と最近の薬剤治療について．Clin Neurosci　30：1179-1181，2012
7) Kanamori Y, Nakashima I, Takai Y, et al：Pain in neuromyelitis optica and its effect on quality of life：a cross-sectional study. Neurology　77：652-658, 2011
8) 久保田基夫：脊髄空洞症に伴う難治性疼痛の治療．脊椎脊髄　19：983-987，2006
9) Lennon VA, Wingerchuk DM, Kryzer TJ, et al：A serum autoantibody marker of neuromyelitis optica：distinction from multiple sclerosis. Lancet　364：2106-2112, 2004
10) 中島一郎：神経障害性疼痛の治療ガイドラインに沿って痛みを治療．Banana Chips!　78：13，2012
11) 中村雅也，戸山芳昭：Chiari 奇形に伴う脊髄空洞症と疼痛―疼痛と空洞の局在に注目して．Clin Neurosci　27：518-520，2009
12) 日本ペインクリニック学会神経障害性疼痛薬物療法ガイドライン作成ワーキンググループ：神経障害性疼痛薬物療法ガイドライン．真興交易，2011
13) Qian P, Lancia S, Alvarez E, et al：Association of neuromyelitis optica with severe and intractable pain. Arch Neurol　69：1482-1487, 2012
14) Robertson CE, Brown RD Jr, Wijdicks EF, et al：Recovery after spinal cord infarcts：long-term outcome in 115 patients. Neurology　78：114-121, 2012
15) 佐藤　進，柴山秀博，福武敏夫，他：脊髄梗塞における臨床・画像的検討（抄）．臨床神経　44：1165，2004
16) Svendsen KB, Sørensen L, Jensen TS, et al：MRI of the central nervous system in MS patients with and without pain. Eur J Pain　15：395-401, 2011
17) van Gijn J, Giesbergen PC, Hoogenraad TU：Attacks of pain in the leg from classic syringomyelia. J Neurol Neurosurg Psychiatry　63：410, 1997

11. 異常感覚性大腿神経痛（meralgia paresthetica）

定　義

　外側大腿皮神経障害に基づく，大腿前外側部の疼痛，感覚鈍麻，異常感覚，とりわけ灼熱感を主症状とする病態であり，筋力低下や膝蓋腱反射の低下は伴わない．ちなみにmerosとは大腿のこと．しばしば鼠径靭帯の外側部での神経の圧迫や機械的ストレスが原因となる．左右どちらも障害され，10～20%では両側にみられる．どの年齢でも生じるが，中年に多い．概して立位や歩行で悪化するが，肥満者では椅子に坐るのが最も不快なことがある．報告者にちなんで，Bernhardt症候群，Bernhardt-Roth症候群と呼ばれることもあるが，最初の記載はRemakによるともいわれる．後述する原因に応じて原因療法（原因除去や治療）が優先されるが，概して予後は良好であり，ほとんどの症例で数カ月〜数年で治癒する．

機　序

　外側大腿皮神経は，腹斜筋の腱線維を貫く部位でほぼ90°に折れ曲がっている（図1）ため，その部位での物理的機械的障害による．股関節の伸展で悪化，屈曲で寛解し，鼠径部に圧痛点やtrigger pointがみられる．

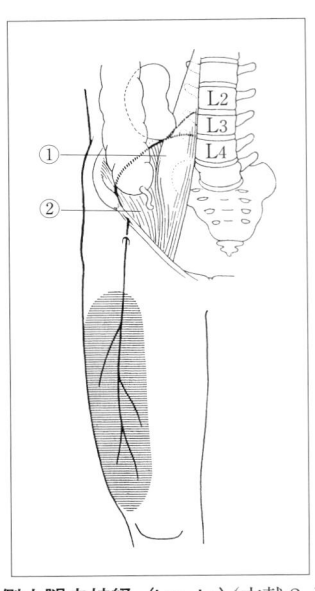

図1　外側大腿皮神経（L2〜L3）（文献2より引用）
立位をとると，神経は鼠径靭帯を通るときにほぼ水平の走行から垂直に折れ曲がる．
①大腰筋（psoas major muscle），②腸骨筋（iliac muscle）．

原　因

　①腰部から骨盤を締めつけるようなジーンズ，コルセットなどによる物理的圧迫，②妊娠や急激な肥満（時に痩せ），長距離歩行など腹筋への異常ストレス，③下腹部，骨盤（内）の手術操作（たとえば視野を確保するための鉤の牽引）や交通事故時のシートベルトなどによる機械的損傷，④糖尿病などによる単ニューロパチーなどが主な原因である．常染色体優性遺伝性の家系もあるという．筆者は

②の例として校庭の雪かきで発症した30代の男性教師例を経験した．また，立位のみならず長時間の臥位は悪化因子であり，長期間入院臥床したことによる70代の男性例の経験がある．

鑑　別

L2とL3の神経根の刺激症状が主な鑑別対象となる．筋力低下や腱反射低下などの神経症状の有無や画像検査により鑑別する．股関節症でしばしば大腿外側の不快感を訴えることがある．糖尿病性近位性ニューロパチーの発症時に本症状と同様の感覚刺激症状を伴うことがある．骨盤内や後腹膜の腫瘍性疾患が外側大腿皮神経の近位を侵せば同様の症状が出現し得るので注意を要する．

本論文は下記の掲載論文を一部修正して作成した．
　福武敏夫：Meralgia paresthetica（異常感覚性大腿神経痛）．脊椎脊髄ジャーナル　12：1104, 1999

■文　献
1) Adams RD, Victor M, Ropper AH：Principles of neurology, 6th ed. McGraw-Hill, New York, 1997, p 1362
2) Mumenthaler M, Schliack H：Peripheral nerve lesions：diagnosis and therapy. Thieme Med Pub, New York, 1991, pp 300-302

12. 腱反射

　脊髄脊椎疾患の場合に限らず，神経診察を学ぼうとするときに，人名が冠された症候名や手技名などが次々と出てくるために，神経診察は難しい，複雑だと敬遠される傾向にある．しかし，実は**神経診察の80〜90％は病歴聴取（問診）**にあり，基本的診察手技は身につける必要があるが，神経診察全体の10〜20％の役割しかない．それでも（診断困難な場合など）診察結果から病歴聴取へのフィードバックが肝要なことがある．そこで，神経系の解剖学を理解して，**単純に神経診察を進めることが推奨される**．そのために，筆者は神経診察を**系統とレベル**という捉え方で整理することを提案している．系統としては，運動系，感覚系が大きなもので，他に脳神経構造，自律神経系，高次大脳機能系，辺縁系が想定される．運動系はさらに錐体路系，錐体外路系，小脳系に分けられるが，後2者は前者への修飾因子と理解する．感覚系はさらに表在感覚系と深部感覚系に分けられる．

　腱反射は前記の系統のうち運動系や感覚系という系統とレベルとの交差点にある神経現象である．運動系では上位運動ニューロン障害により障害部位以下で腱反射は亢進する．下位運動ニューロン障害あるいは感覚障害により腱反射は低下する．レベルに関しては，反射弓そのものが障害されるレベルでは腱反射が低下し，全般的低下は末梢神経障害か筋疾患で障害が高度な場合を意味する．

腱反射の原理と診察法

1）腱反射の意義

　腱反射（tendon reflex）は単シナプス反射であり，脊髄（または脳幹）に反射路を有し，刺激から反応までの潜時が短く，反応が瞬発的である．これに対し，Babinski徴候などの皮膚粘膜反射（表在反射）は多シナプス反射であり，反射路が大脳まで上行・下行し，潜時がやや長く，反応時間もやや長い．

　DeJongの名が冠された神経診察学の教科書[1]では，神経診察における反射診察の重要性について次のような点が挙げられている．

- 反射の変化は神経機能障害の**最も早期の，最も軽微な現れ**を示してくれる．
- 反射の診察は神経学的診察の**最も客観的**な部分をなしている．反射を随意的コントロール下に置くことは，他の診察よりはるかに少ない．つまり，反射の異常はまねがしにくい（筋力試験では十分に力を入れてくれているか，感覚試験では程度をきちんと判定してくれているかの疑問が残るときがあるが，**反射の試験はうそをつかない**）．
- 反射は，注意や協力度，知的水準の程度によらないので，他の診察に**協力が得られないような場合でも施行できる**．
- かくして，**運動系・感覚系の統合**は，他の方法よりも反射の診察によって適切に評価できる．
- しかし，反射は重要な診察手技であるが，**他の診察所見の文脈の中で評価されるべき**である．

2）腱反射の選択

　意識の評価が重要な場合などを除いて（したがって，脊髄脊椎疾患が対象の場合には），**筆者は，まず，そして場合により唯一の診察として，腱反射をみることにしている**．通常は，健康な若年成人で恒常的に誘発されやすい平山の五大反射（後述）を行うが，必要に応じ，下顎，三角筋，大胸筋，腹筋，大腿内転筋などの反射を加える．後者の一群は通常

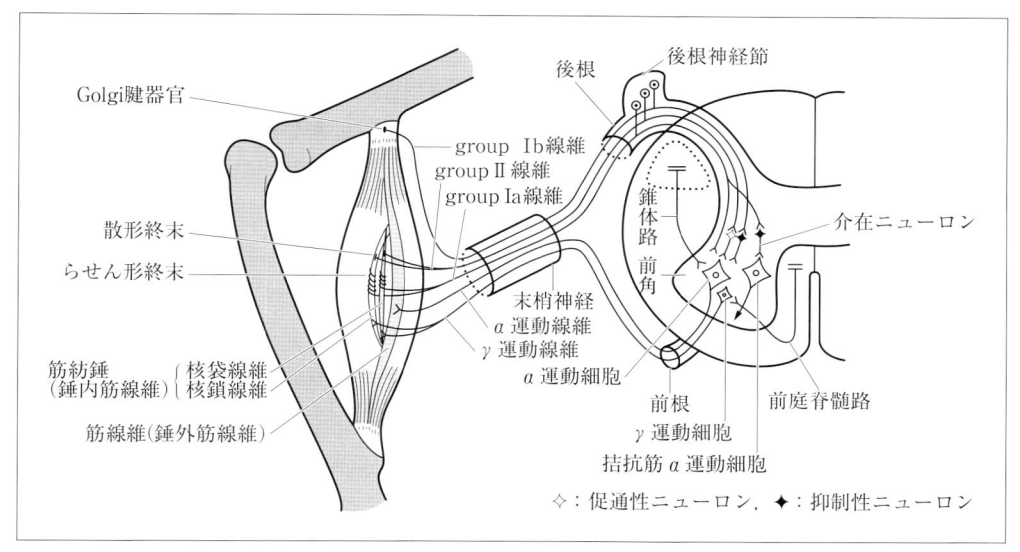

図 1　反射弓の解剖（平山惠造：神経症候学，第Ⅱ巻，第2版，文光堂，2010より引用）

では誘発されず，病的状態（上位運動ニューロン障害）で初めて誘発されることが多い．

3) 腱反射の原理に基づく診察法

　腱反射は筋伸張反射であるので，**軽く伸張させておけば出やすくなる**ことを意識しておく．通常，目的の筋の長さが最短と最長の中間になるような肢位が良い．アキレス腱では足首をやや背屈させ，上腕二頭筋や大腿内転筋などでは当てる指に筋の伸張方向へ軽く力を入れると誘発しやすい．腱反射の誘発における大切な点は，**良い道具（ハンマー）と良い手技**を持つことである．ハンマーの形にはいろいろなものがあるが，先端部分が適切な重さを持ち，叩打で痛みを起こさないような高品質の弾性体（ゴム）からなっていること，柄の部分もある程度の長さと弾力性があり，瞬間的な一撃を加えやすいことが必要である．筆者の経験では，いわゆるフランス型の先がゴム製で丸く，柄が金属性のものが使いやすく，誘発しやすい．

　反射弓の解剖（図1）に沿って手技や判断のコツを述べると，以下のようである．

　①**筋紡錘**：手首をきかせてハンマーで叩打して急激に筋を伸張させる（ポンポンと繰り返し叩打するのは適切でなく，別の現象を診ている）．

　②**求心性神経（Ia線維）**：感知できる感覚神経と別である（糖尿病患者でしばしばみられるように，**潜在的でも感覚性ニューロパチーがあれば腱反射は低下・消失する**）．

　③**シナプス・レベル（脊髄前角）**：反射中枢というものは存在しない．

　④**遠心性神経（α運動線維）**：末梢性運動麻痺があれば，腱反射は低下・消失する．

　⑤**作動筋**：筋に軽く力が入っている場合には反射が出やすく，強く力が入っている場合には出にくい（**筋疾患では当初保たれるが，筋力低下に応じて低下・消失する**）．

　⑥**γ線維の関与**：Parkinson病などで**筋強剛のあるときには，速いが小さい反応**がみられる．

　⑦**作動筋と拮抗筋の相反性支配**：拮抗筋の抑制作用で反射増強作用が出る．

　⑧**上位中枢からの反射弓制御**：抑制が減れば活発・亢進する（脊髄ショックの状態では筋緊張が消失し，反射も消失する）．

4) 腱反射の判定と所見の記載

(1) 腱反射の低下・消失

　検査を繰り返したり，姿勢を変えていった

り，増強法を用いたりしても，動きがみられない場合には，消失していると判断する．低下または低下気味の場合には**左右差があれば，より低下している側は低下と判断できる．**両側とも同程度に低下または低下気味の場合には，繰り返し施行して減弱してくれば低下と判断する．

(2) 腱反射の亢進

亢進の判断はおよそ以下の3つの方法による．

①両側とも**反射が強い場合には，左右を比較してより強い側があれば亢進と判断する．**

②反応が何度もブルブル／ガクガクとふるえるような場合（**多動性反射**），間代（後述）がみられる場合，1回の叩打で非常に強く大きく速い反応が出る場合，ハンマーで軽く叩く程度や指で軽く叩く程度で出現する場合，遠隔部位の叩打で反射がみられる場合（たとえば，腕橈骨筋反射の手技で手指屈筋の収縮がみられる場合，**膝蓋腱反射の手技で対側の大腿四頭筋の収縮がみられる場合**など），膝蓋腱反射では膝蓋骨やその上部の叩打で出現する場合も亢進と判断する．

③通常みられない反射がみられる場合は病的であり，亢進と呼んでも良い（後述）．

(3) 腱反射の特殊な変化

振子様（懸振性）反射とは，小脳障害で筋緊張が減弱しているときに，膝蓋腱反射などで，1回の叩打で下腿が大きく飛び出し，引き続き何回も振子様の運動が続くような状態を指す．亢進と誤解しやすい．**甲状腺機能亢進症**では現在に至るも機序は不明だが，腱反射は亢進する．これに対し，**甲状腺機能低下症**では腱反射において生じる筋収縮の弛緩が遅れる．

(4) 腱反射の所見の記載

残念ながら，国際的に統一された記載法はない．筆者は**正常をN**とし，正常範囲だが活発なものを↑，正常だが低下気味のものを↓，明らかな亢進を↑↑，明らかな低下を↓↓，増強法でも反応がみられずに消失と判断する場合をφで表している．記載法によって，「++」が正常とされたり，亢進とされたりしているので，どの方法をとる場合でも，後になって他者に正確に伝わるようにどの記号が正常を表しているのかを明示しておくべきである．

五大反射

通常は，健康な若年成人で恒常的に誘発されやすい平山の五大反射（上腕二頭筋，腕橈骨筋，上腕三頭筋，大腿四頭筋＝膝蓋腱，下腿三頭筋＝アキレス腱）を行う．五大反射のそれぞれの反射弓の脊髄高位は，上腕二頭筋：C5(6)，腕橈骨筋：C(5)6，上腕三頭筋：C7(8)，膝蓋腱：L(2)3,4，アキレス腱：S12である．これは 1-2, 3-4, 5-6-7 と覚えると良い．

1）上腕二頭筋反射【C5(6)；筋皮神経】

肘を中くらい屈曲させて，肘窩の少し上で，二頭筋の腱への移行部付近に指を当てて叩打する．五大反射の中で指を腱に当てるのはこの反射だけであるが，その理由は肘の屈曲により叩打部が引っ込んで直接に叩きにくいからである．このとき，**指を筋の伸展方向に軽く押しつけると反射を誘発しやすい．**健常人では恒常的にみられるので，低下・消失は異常である．

2）腕橈骨筋反射【C(5)6；橈骨神経】

肘を中くらい屈曲させ，回内，回外の中間位よりわずかに回外位で（およそでいうと**手刀を切る形で**），橈骨の遠位を叩打する．健常人では恒常的にみられるので，低下・消失は異常である．叩打により肘の屈曲とともに手指の屈曲がみられることがあるが，これは単に**手指屈筋反射の亢進（反射の広汎化）**であって，手指の屈曲をもって腕橈骨筋反射と判断してはならない．さらに，**肘の屈曲がみられないのに手指の屈曲がみられることがあり（逆転反射），高位診断に重要な所見である**（後述）．

3）上腕三頭筋反射【C7(8)；橈骨神経】

臥位では，肘を直角に曲げ，前腕を肋骨弓付近に体軸に直角に乗せた位置で，肘頭直上の三頭筋腱を叩打する．坐位では，肘を外方に突き出させ，検者が上腕を保持して前腕を垂直に下垂させて叩打する．筋の大きさや筋力の違い，上肢における屈筋優位性により，**三頭筋の反応は二頭筋の反応より弱いことを**理解しておくべきであるが，健常人では恒常的にみられる．

4）膝蓋腱反射（大腿四頭筋反射）
【L(2)3,4；大腿神経】

臥位では，両膝の下に片腕を入れて，膝関節を鈍角に屈曲させ，踵のみでベッドに接するようにして，膝蓋骨の下で腱を叩打する．足が床につかないようにしてベッドの端に坐らせて施行しても良い．坐位で足が床につくような場合には下腿の運動だけでなく，**大腿部の収縮をよく観察する必要がある**．そんなときには許可を得て，大腿部に手を当てておくと良い．四頭筋のうち内側広筋の収縮までもみられない場合には，反射消失とする．両手の指を互いに引っ掛けさせて外側に引っ張らせておいて腱を叩打すると，誘発されやすい（Jendrassikの増強法）．膝蓋腱反射が高度に亢進しているときに，膝蓋骨を足の方向に強く引っ張ると，四頭筋のグググッという律動的な収縮がみられることがあり，**膝間代（膝クローヌス）**と呼ばれる．高度の痙性麻痺でみられる．

5）アキレス腱反射（下腿三頭筋反射）【S1,2；脛骨神経】

片側ごとにカエルの肢位をとらせ，**足先を持って軽く背屈させながら**，アキレス腱を叩打する．ベッド上に膝で立たせ，足首をベッド外にはみ出させると，足首に力が入らず反射を誘発しやすい（増強法）．このとき，手を足底の趾の下に軽く当てておくと，反応が得やすくわかりやすい．アキレス腱反射が高度に亢進した場合には，足先を持って足を急速に背屈させると，足関節のガクガクする伸展・屈曲の反復する運動が現れる．これを**足間代（足クローヌス）**という．持続性のものが陽性であるが，数回で終わるものも偽陽性と扱う．坐位から起立するときや階段下降時などに足がガクガクけいれんするのも，同じ意義を有している．

逆転反射

逆転反射とは，ある腱反射が消失し，その拮抗筋あるいは隣接筋の腱反射が保たれているか亢進している場合の反射現象である．このような現象は脊髄内の病変部と健常部が隣接しているときに現れるので，局在診断に重要である．上腕二頭筋腱の叩打で腕橈骨筋の反射がみられる（C5高位病変），大腿四頭筋腱の叩打で大腿二頭筋（hamstring）の反射がみられる（L3〜L4高位病変）などである．

さらに，前項で述べたように，腕橈骨筋反射において，叩打により肘の屈曲がみられずに手指の屈曲がみられることがある（図2）が，腕橈骨筋反射と誤ってはならない．これは手指屈筋反射の亢進（反射の広汎化）であって，逆転反射の一種とされ，**橈骨逆転反射（inverted radial jerk）**と呼ばれる．これは言葉の真の意味では「逆転」していないが，**頸髄頸椎疾患で最も遭遇する重要な腱反射所見**であり，C5〜C6高位病変を示している．

真の逆転現象は，上腕二頭筋反射の診察時に，肘の屈曲でなく伸展がみられる場合（C5〜C6高位病変があり，C7〜C8への上位からの抑制ができていることを示す）や大腿四頭筋腱の叩打で大腿二頭筋（hamstring）の反射がみられる場合（L3〜L4高位病変）などである．上腕三頭筋反射の診察時に，肘の伸展でなく屈曲がみられる場合（C5〜C6より上位の錐体路障害があり，直接的な上腕三頭筋反射の反応だけでなく間接的に伝播した上腕二頭筋反射の反応が現れ，しかも優勢であることを示す）も反応が逆転しており，逆転反射といえる．

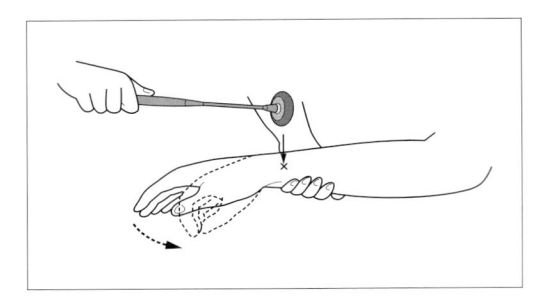

図 2　橈骨逆転反射

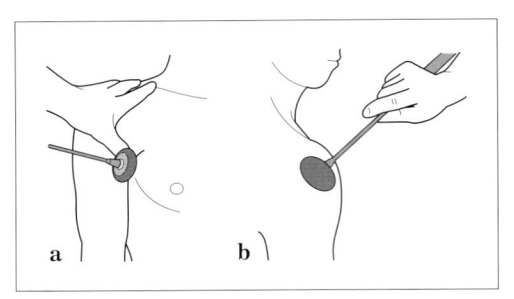

図 3　大胸筋反射(a)と三角筋反射(b)

脊髄脊椎疾患診断に有用ないわゆる病的反射

　病的反射（pathologic/pathological reflex）という用語は便利かもしれないが，明確な定義がなく，実にあいまいである．そこで，本稿では DeJong 神経診察学[1]に倣い，**健常者ではわずかに認められるか誘発が困難な腱反射ないし皮膚粘膜反射（表在反射）であるが，疾患があるときに顕著になったり活発になったりするものを病的反射**とし，腱反射におけるものを紹介する．

1）頭後屈反射【C1〜C4】

　可能なら坐位で，頭部を軽く屈曲位（前屈位）にして，人中部を頭部屈曲方向に叩打する．健常者ではみられないので，上位頸髄より上部での両側錐体路障害を示唆する．

2）肩甲上腕反射（Shimizu）

　通常の腱反射の診察では，下顎反射（咬筋反射）（橋中部レベル）から上腕二頭筋反射【C5〜C6】までが空白地帯である．次項の三角筋反射【C5(6)】も有用であるが，Shimizu ら（1993）が考案した「肩甲上腕反射」は，その亢進が C4 髄節を含むそれより頭側の上位運動ニューロン障害を示唆する手技である．肩部の僧帽筋上縁を叩打して，肩の挙上や上腕の外転で判定する．（注：本来の肩甲上腕反射は，肩甲骨の椎体縁下部を叩打するもので，主として三角筋，小円筋，棘下筋の反射性収縮を得る．この反射は一側性に欠如しているときに価値があり，その側の C5〜C6 髄節・神経根の障害を示す）．

3）大胸筋反射【C5〜T1】と三角筋反射【C5(6)】（図3）

　これらは通常，病的反射に入れられていないが，常に誘発されるものでなく，誘発される場合の大半は反射亢進である．筆者は頸髄頸椎疾患が疑われる患者ではルーチンに施行している．**大胸筋反射**（pectoral reflex）では，上肢を外転させて回外位にし，胸筋が上腕骨に付着する部位で，腱の上に置いた指を叩打する．反応として上腕の内転がみられる．反射弓の髄節の範囲が広いので，**局在診断としての価値は低いが**，恒常的に現れる反射ではないので，**上位頸髄（以上）の錐体路障害を示唆する重要な反射**である．三角筋反射では直接三角筋を叩打して，上腕の外転反応をみる．

4）指屈筋反射【C7〜T1】

(1) 指屈筋反射

　指の屈筋群を急速に伸展させることによって得られる反射であるが，非恒常的な反射である．通常，手掌を上に向けさせ，示指から小指に至る 4 本の指の基節から中節にかけて検者の指を当てて，その上をハンマーで叩打する．別法として，手掌を軽く支え，手首の背面を叩打する．前者の方法に，さらに指を屈曲するような力を軽く入れさせて叩打する方法（一種の増強法）があり，**Wartenberg 反射**と呼ばれる．

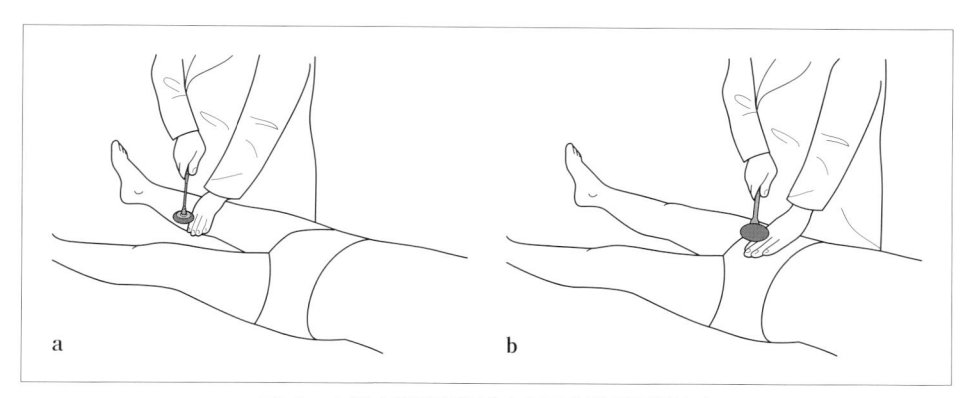

図 4　大腿内転筋反射(a)と正中恥骨反射(b)

(2) Hoffmann 徴候

反射の増強法ではなく，指の屈曲反射を引き起こすための最も弱い刺激を用いる指屈曲反射である．実際には，患者の中指の末節の腹に検者の示指を当て，母指にて患者の中指の爪を押さえたあと，急激に離し，末節を伸展させるものである．

(3) Trömner の指現象

患者に最も自然な指の位置をとらせ，その中指を手掌面から指ではじく．強い刺激であるため，健常者でもしばしば出現するので，**病的意義はほとんどない**．

(4) 指屈筋反射の判定

通常の誘発法では，健常者の場合には，反射は出たり出なかったりと恒常的にはみられない．しかし，**反射が強い場合や Hoffmann 徴候が陽性の場合には反射亢進（病的）と判断する**．Hoffmann 徴候が陽性ではないが，Trömner の指現象がみられるという場合には，反射は活発であるが，直ちに病的とはいえない．判定にとって左右差が大切になる．Wartenberg 反射も健常者で時にみられるので，反射が得られたことが病的であるのか，得られなかったことが病的であるのかは，他の診察所見によって判定される．

5) 腹筋反射【T6〜T12】

筋腹の上に指を乗せ，押しつけながらその指を叩打する．非恒常的な反射なので，両側性の亢進は，T6 髄節より上方で両側性に錐体路が障害されていることを示す．特に表在反射である腹皮反射が消失している場合には，その障害は確実である．**特に胸髄病変が疑われる場合には重要な反射**である．

6) 大腿内転筋反射【L3〜L4】（図 4）

大腿内転筋反射（adductor reflex）も病的反射として扱われていないが，常に誘発されるものでなく，誘発される場合の大半は反射亢進である．誘発するには大腿内転筋の腱を内側から外側へ向けて叩打する．**骨盤を介して対側の内転筋反射が誘発**されることがあり，その側の反射亢進である．恥骨中央に指を置き，その上を叩打すると，両側同時に誘発され，左右差を比較しやすい（**正中恥骨反射**）．筆者は脊髄脊椎疾患が疑われる患者ではルーチンに施行している．

7) 足底筋反射【L5〜S2】

腱反射の中には誘発閾値が高くて，健常者ではほとんど誘発できないものがあり，足底筋反射はその代表格である．誘発するには，趾，特に第 2 趾，第 3 趾を底面からはね上げるように叩打するか，足首を軽く背屈してお

いて足底中央部を叩打するなどの多くの誘発法が考案されているが，その間に有意な差はない．趾の屈曲で陽性とする．上肢の指屈曲反射と相同の反射であるが，筆者はルーチンでは行っていない．

脊髄脊椎疾患診断における腱反射診察の Tips

①**腱反射を亢進させる要素と低下させる要素が混在する場合**の判断：筋萎縮性側索硬化症のように上位運動ニューロンと下位運動ニューロンが障害される疾患では，当該部位でいずれの要素が強いかで反射の様相は異なる．頸椎症などで脊髄のある高位が障害される場合には，その高位では反射は低下・消失し，それより下では亢進する．さらに，**頸椎症に腰椎症や糖尿病性多発ニューロパチーを合併しているような場合**には，反応の大きさや強さが低下しているが，反応の速さが残されていて**低下と亢進の両方の要素を感じる**ことがある．これは初心者には困難で，会得するには一定の経験が必要である．

②外傷や髄内出血などで急性に脊髄障害が生じた場合には，腱反射が全般的に消失していることがある（**脊髄ショック**）．数日～数週間継続し，次第に反射がみられるようになり，障害部位以下ではついには亢進してくる．

③頸椎**後縦靱帯骨化症（OPLL）**患者では，しばしば上肢の腱反射が低下・消失していることがあり，責任病変の判断が誤られていることがある．これは OPLL による脊髄障害が緩徐に進行するため，反射弓を構成する前根・後根が多髄節性に上肢の運動・感覚障害が出るほどでなく，腱反射が出にくくなる程度に障害されることによると思われる．

④椎間板ヘルニアの高位と腱反射の態度にはおよその対応があるが，例外も多いので，丸暗記するのではなく，あくまでも参考所見として扱うのが良い．

⑤**腰痛時の下肢腱反射亢進**は，しばしば胸椎下部の黄色靱帯骨化症による脊髄症を示唆する．腰痛患者において，下肢腱反射亢進が認められるにもかかわらず，MRI にて腰椎の椎間板突出による馬尾の圧迫が認められると，それが責任病変と判断され，手術までなされることがある．**下肢腱反射亢進があれば，脊髄円錐以上の（時に頸椎の）画像検索をすべきである**．

おわりに

脊髄脊椎疾患の診断にあたっては，病歴聴取と実際の診察を通して，まず脳疾患や末梢神経疾患との鑑別をすることやそれらの合併がないかを見極めることが大切である．そのうえで，どの神経系が障害されているか，どの高位が障害されているかを判断することになる．これらの手順を進めるために最も重要な診察手技は腱反射の診察である．腱反射をめぐる解剖・生理に習熟し，診察法をマスターしておくことは，画像検査の選択にも影響するので，画像検査以上に重要である．

本論文は下記の掲載論文を一部修正して作成した．
福武敏夫：腱反射．脊椎脊髄ジャーナル 27：17-23，2014

■参考文献
1) Campbell WW：DeJong's the neurologic examination, 7th ed. Lippincott Williams & Wilkins, Philadelphia, 2013, pp 583-597
2) 福武敏夫：上位頸髄（頸椎）病変による手の症候―擬似局在症候/早期症候としての意義．脊椎脊髄 **21**：689-696，2011
3) 福武敏夫：いわゆる病的反射．*Clin Neurosci* **31**：955-958，2013
4) 平山惠造：神経症候学，第Ⅱ巻，第2版．文光堂，2010

13. 皮膚自律神経症状

　脊髄脊椎疾患でしばしば伴う自律神経障害は，生命予後や quality of life（QOL）に深くかかわる問題である．たとえば，高位脊髄損傷などの回復期にみられる自律神経過反射（autonomic dysreflexia）は，発作性の高血圧により脳内出血や心不全などを引き起こし，生命予後に影響を与える．また，脊髄脊椎疾患でよくみられる排尿障害は，尿路感染から腎不全をきたし，生命予後に影響するだけでなく，QOLを著しく低下させる．このため，脊髄脊椎疾患においてみられる自律神経障害を理解することは臨床において非常に重要であるが，自律神経障害を総括的に述べることは成書に譲り，ここでは筆者らが経験したいくつかの特徴ある皮膚自律神経症状を提示し，その臨床的意義について述べる．

Harlequin 症候群

　Harlequin 症候群は，運動負荷などにより誘発される一側顔面の発汗過多と紅潮を特徴とし，Lance ら[11]により命名された．一側顔面の皮膚交感神経障害による発汗消失と血管拡張障害があり，これに対する代償反応として健常側の発汗過多と紅潮が起こると考えられている．この一側顔面の色調変化が道化師（harlequin）を連想させることから，harlequin 症候群と名づけられた．Harlequin 症候群に似た言葉に harlequin 現象（harlequin color change）[13]がある．Harlequin 現象は，側臥位にすると下側にした半身が紅潮し，上側の半身が蒼白となる現象であり，主に低体重新生児にみられる．Harlequin 症候群とは異なる自律神経症状である．

　以下に筆者らが経験した harlequin 症候群例を提示し，その病態機序と臨床的意義について述べる．

症例 1

　患者：56 歳，女性．
　既往歴：特記すべきことはない．毎年受けていた肺癌検診でも異常を指摘されたことはなかった．
　現病歴：50 歳頃，運動後に右顔面から右上肢にかけて汗を過剰にかくようになった．56 歳時，長時間入浴した後に鏡をみたところ右顔面のみが紅潮していることに気づき，当院神経内科を受診した．
　身体所見：左顔面から左上肢にかけての皮膚乾燥以外に異常を認めず，瞳孔異常，起立性低血圧，便秘，排尿障害などもなかった．
　検査所見：一般血液検査に異常はなかったが，胸部 X 線写真では左肺尖部に T2～T3 椎体に接する径 3 cm 程度の腫瘤性病変を認めた（図1）．5 年前から毎年受診していた健診での胸部 X 線写真を再評価したところ，5 年前の写真ですでに同部位に病変が認められた．胸部 CT では T2～T3 椎体左側に境界明瞭な径 3 cm 程度の腫瘤を認め，一部が造影された．頭部 CT に異常はなかった．
　温熱発汗試験では左顔面，左頸部，左上肢，

第1章 脊髄脊椎の症候学

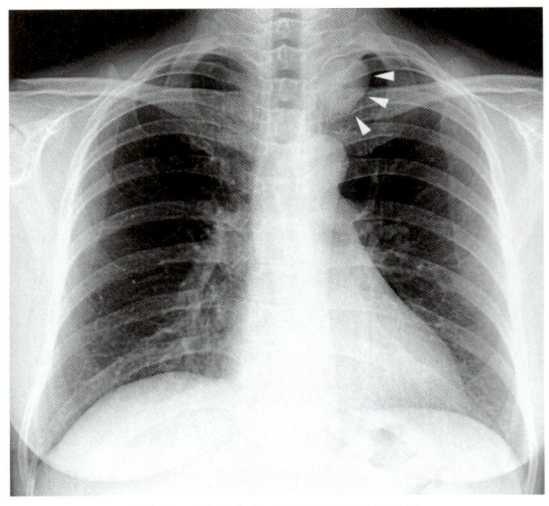

図1 症例1：胸部X線写真
左肺尖部に腫瘤性病変（矢頭）を認める．

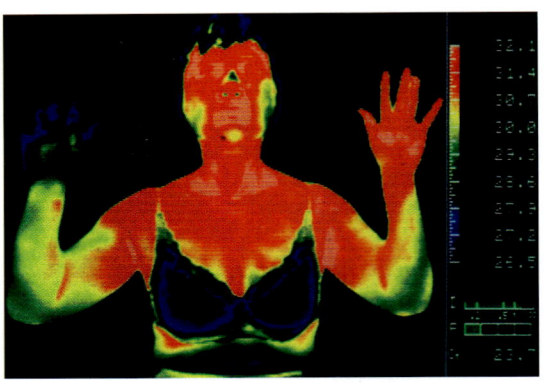

図2 症例1：上半身正面のサーモグラフィー所見
右上肢の皮膚温低下を認める．

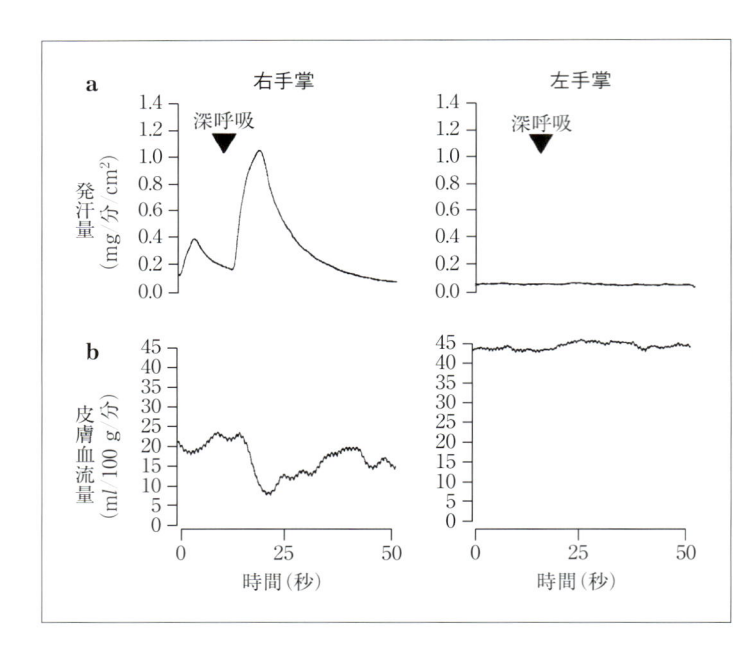

図3 症例1：深呼吸刺激に対する手掌部の発汗と皮膚血流
a：発汗．右手掌では反応（一過性の発汗量増加）を認めるが，左手掌では反応を認めない．
b：皮膚血流．右手掌では反応（一過性の皮膚血流低下）を認めるが，左手掌では反応を認めない．また，右手掌の皮膚血流量は左手掌に比べて低く，不安定である．

左体幹の乳頭より上の無汗，右顔面から右上肢にかけての発汗過多，右顔面の紅潮を認めた．室温でのサーモグラフィー検査では右上肢の皮膚温の低下を認めた（図2）．手掌部での発汗計による発汗量とレーザー皮膚血流計による皮膚血流を図3に示す．左手掌部では深呼吸に対する発汗反応および皮膚血流反応は消失していたが，右手掌部ではいずれも保たれており，発汗はむしろ亢進していた．

経過：肺尖部の腫瘤病変に対して胸腔鏡下縦隔腫瘍切除術を施行し，病理診断は神経鞘腫であった．

症例 2

患者：43歳，女性．

既往歴：特記すべきことはない．

現病歴：37歳頃から右顔面の発汗低下に気づいた．同じ頃から暑いときに左顔面に過剰に汗をかき，左顔面が紅潮するようになったため，神経内科を受診した．

身体所見：右顔面から右肩にかけての皮膚乾燥以外に異常を認めず，瞳孔異常，起立性低血圧，便秘，排尿障害などもなかった．

検査所見：一般血液検査は正常で，胸部X線写真，胸部CT，頚椎X線像，頭部CTで明らかな異常を認めなかった．温熱発汗試験では右顔面から右肩にかけての無汗，左顔面の発汗過多と紅潮を認めた．

【解説】

筆者らの症例ではHorner症候群を伴わなかったが，harlequin症候群ではHorner症候群を伴う場合があり，その有無は病変部位同定の手がかりとなる．図4に顔面を支配する交感神経路を示す．瞳孔および眼瞼を支配する交感神経節前線維は第1胸神経前根を通り，交感神経幹を上行し，上頚神経節に終わる．一方，顔面の皮膚を支配する交感神経節前線維は第2・3胸神経前根を通り，交感神経幹を上行し，上頚神経節に終わる．このため第2・3胸神経前根付近に病変がある場合には，顔面の皮膚を支配する交感神経は障害されるが，瞳孔を支配する交感神経は保たれるため，Horner症候群を伴わない．上頚神経節より末梢での交感神経の走行は，瞳孔を支配する交感神経は内頚動脈，顔面の発汗と皮膚血管を支配する交感神経は外頚動脈に沿って上行する．このため外頚動脈に沿って走行する交感神経が障害された場合はHorner症候

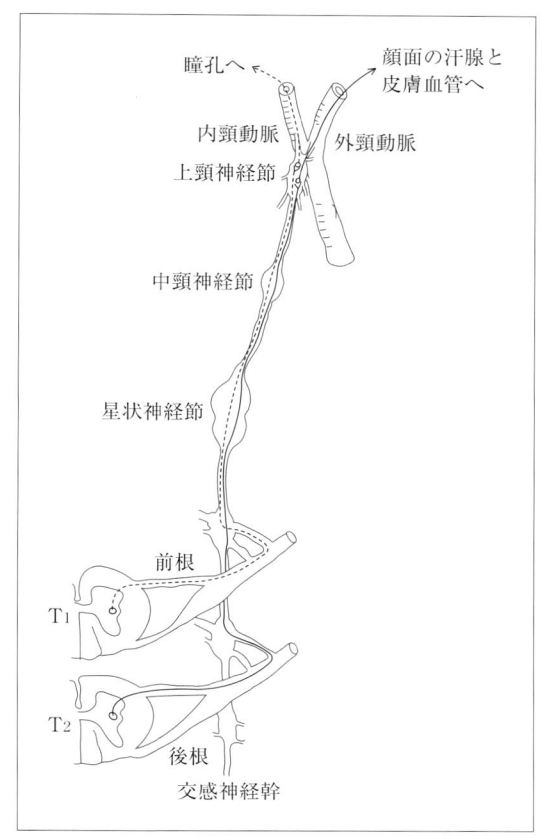

図4 顔面を支配する交感神経の経路

群を伴わないharlequin症候群を起こす可能性があるが，そのような症例の報告はまだないようである．症例1ではHorner症候群を伴わず，T2・T3交感神経病変を示唆する髄節性の無汗を認めたことから，病変として第2・3胸神経前根付近が推測され，実際にその部位に神経鞘腫を認めた．一方，Horner症候群を伴う場合には，第2・3胸神経前根付近にある病変が進行してT1も巻き込んだ可能性が考えられる．あるいは，別の可能性としてT1とT2・T3由来の交感神経節前線維が並走する頚部での交感神経障害が考えられる．この場合には，無汗部は一側の顔面および頚部に限局し，通常上肢に及ばない[16]．

Harlequin症候群の原因としては，肺尖部・縦隔腫瘍（肺尖部肺癌[21]，上縦隔神経鞘腫[14]）

のほかに，後縦靱帯骨化症[12]，鉗子分娩などに伴う頸部交感神経の外傷（先天性 Horner 症候群)[16]などが報告されている．しかし，実際には前述の症例2のように器質性病変を確認できない例が多い．Lance ら[11]はこのような症例の病態機序として前脊髄根動脈の虚血を推察したが，その後この考えを修正し(1993)[4]，Adie 症候群や Ross 症候群などとの異同が問題にされるようになっている[4,19]．Adie 症候群は緊張性瞳孔と腱反射消失を示す症候群で，これに分節性無汗が加わったものが Ross 症候群である[17]．これらの症候群において腱反射消失の責任病巣は明らかにされていないが，緊張性瞳孔は瞳孔を支配する副交感神経節である毛様体神経節，分節性無汗は交感神経神経節を含む末梢交感神経が責任病巣として考えられている．症候性のAdie 症候群あるいは Ross 症候群を起こすものとしては，Sjögren 症候群に伴う多発神経節炎がある．この疾患では自律神経節や後根神経節が多発性に障害されるため，Adie 瞳孔，Horner 症候群，分節性無汗，腱反射消失などがみられる[6,10]．Harlequin 症候群，Ross 症候群，Adie 症候群は，多発性神経節炎の臨床型の一つとしてみられる場合があると推測される．

T2・T3 の交感神経切除は臨床的には手掌足底発汗過多症などの治療に用いられ，術後慢性期にほとんどの症例で代償性発汗過多がみられる[2]．一側 T2・T3 交感神経切除ではHorner 症候群を伴わずに切除側の顔面から上肢にかけての無汗を呈するため[20]，慢性期合併症として harlequin 症候群が出現する可能性がある．手掌足底発汗過多症や赤面症などに対する治療は通常両側に施行されるため，harlequin 症候群を呈することはないと思われるが，一側 T2・T3 交感神経切除を行う場合は合併症として harlequin 症候群に留意する．

Harlequin 症候群を起こすその他の責任病巣に関しては，中枢性病変を伴う症例の報告が散見される[3,11]．しかし，中枢病変が本当に harlequin 症候群の原因となるかについては十分に明らかにされておらず，今後の症例の蓄積が必要と思われる．

髄節性立毛

ヒトの体毛は一義的には体性感覚に関連しているが，種々の皮膚刺激によって立毛筋が収縮し，鳥肌が立つことを立毛反射といい[7]，ヒトでは動物と違い不明瞭なことが多く痕跡的だが，自律神経機能の一つである．皮膚表面にある立毛筋はゆっくり収縮して毛を逆立て，毛嚢をふさぐ．その働きは頸部，腹壁上部，背部，四肢近位部などの皮膚に著明で，その他でははっきりしない．睫毛，眼瞼皮膚および鼻部の細かい毛，口唇部の毛，腋毛は立毛筋を欠如する[18]．立毛筋は平滑筋で，汗腺や近傍の血管とともに交感神経の支配を受けている．1本の交感神経枝起始部の刺激で，その末梢部を中心とした2〜3分節の領域で立毛がみられる．立毛時には皮膚は蒼白となり，汗腺活動も亢進する．全身発熱や悪寒，寒冷刺激に際しては広汎な立毛が起こり，体温放散を防ぐが，恐怖や驚愕などの精神的ストレスでも立毛がみられるので，この現象に中枢機序も働いていることは確かである[7,15]．

誘発刺激として，氷やアルコールなどによる寒冷刺激，くすぐり，圧迫，鋭い音などがあるが，試験としては電流刺激や1％アセチルコリン 0.1 ml 皮内注射が用いられる[9]．刺激後4〜5秒の潜時をおいて立毛が生じ，10秒くらいで最大に達し，数分持続する．軸索

反射により，刺激部に起こった立毛は周辺に拡大していく．この軸索反射は1％ピロカルピン皮内注射でブロックされる．

立毛反射の異常として低下と亢進がある．

低下は気づかれないことが多いが，糖尿病性などのニューロパチーやGuillain-Barré症候群の自律神経版である急性汎自律神経異常症（acute pandysautonomia）でみられ，さらに脊髄ショック時にもみられる．

亢進の代表的病態は自律神経過反射（Head-Riddoch症候群）であり，膀胱・直腸の充満刺激や体性感覚刺激などにより，高血圧，発汗，紅潮，頭痛，時にけいれんなどとともに，T6以上の高位脊髄疾患による四肢麻痺患者に生じる[1]．筆者ら[5]は運動障害を伴わないKlippel-Trenaunay-Weber症候群患者において，表在覚の低下している左胸部での立毛反射亢進を観察したことがある．亢進を起こす薬物としては，メスカリン，リゼルギン酸ジエチルアミド（LSD），ドパミン，ニコチン，ミドドリンなどがある．アナフィラキシー反応や全身硬直症候群（stiff-person syndrome）に伴ったとの報告もある．

非常にまれな病態としては，自律神経てんかんの一型であるpilomotor seizureがある[15]．側頭葉てんかんに関連して両側あるいは片側優位に立毛がみられる．まだ20例ほどの報告しかないが，見過ごされている可能性がある．悪寒，発汗，特有の上腹部症状などを伴うが，特異的な脳波異常はない．カルバマゼピンやフェニトインが有効である．原因としては，脳腫瘍が最も多いが，非ケトン性高血糖に伴ったという報告がある[15]．責任病巣は議論の分かれるところで，視床下部，辺縁系，前頭葉眼窩面，運動前野などが挙げられている．

筆者らは，髄節性の発作性立毛を呈した多発性硬化症例を経験したので以下に提示する．

症例3

患者：39歳，女性．

既往歴：37歳時に背部痛と両下肢のしびれで発症した．診察上は，左T6以下および右膝以下の表在感覚鈍麻と両下肢の軽度の痙縮を認めた．MRIでT2～T6椎体レベルの脊髄内に，T1強調で淡い低信号，T2強調で高信号を示す，浮腫を伴う長軸方向に長い病変を認めた．脳脊髄液所見は細胞数19/μl（単核球），蛋白47 mg/dl，ミエリン塩基性蛋白陽性であった．ステロイド・パルス療法にて症状は消失した．

3カ月後，背部痛と頸部のしびれが出現した．診察上は，Lhermitte徴候陽性でC4以下の表在感覚鈍麻と両下肢に軽度の痙縮を認めた．脊髄MRIではC5～C6椎体レベルの脊髄左背側にT2強調で高信号の浮腫を伴う病変を認めた．多発性硬化症の再発と診断し，ステロイド・パルス療法を開始し，自覚症状は消失した．

38歳時に両側胸部以下のしびれと歩行時のふらつきが出現した．診察上は，両側C4以下の表在感覚低下，両下肢の深部感覚障害，軽度の痙性対麻痺，Romberg徴候を認めた．治療により症状は改善したが，C4以下の軽度の表在感覚低下と両下肢の深部感覚障害が残存した．

現病歴：39歳時に両上肢（左優位）のかゆみと胸部の締めつけ感が出現し，下肢の脱力としびれも増悪した．左前腕に発作性の痛みが出現し，それに続いて左前腕に立毛がみられるようになった（図5）．痛み発作と立毛は数分～20分程度持続し，有痛部位を触れると痛みは増強した．

身体所見：C4以下の表在感覚低下，両下肢

第1章　脊髄脊椎の症候学

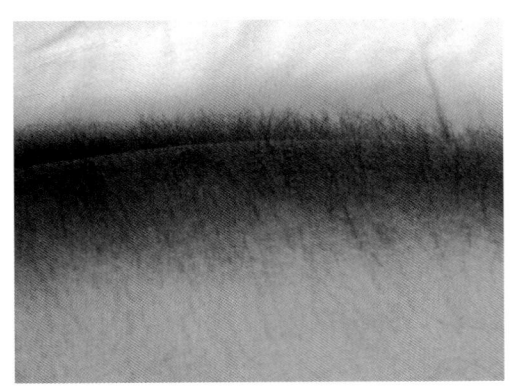

図5　症例3：左前腕にみられた立毛発作

の深部感覚障害，軽度の痙性対麻痺を認めた．

検査所見：脳脊髄液所見は細胞数 40/μl（単核球），蛋白 101 mg/dl と異常を認め，多発性硬化症の再発を考えたが，脊髄 MRI では以前からある頸髄と胸髄の病変以外に新しい病変を確認できなかった．

【解説】

多発性硬化症では発作性疼痛（paroxysmal paresthesia or pain）や発作性かゆみ（paroxysmal itching）などの発作性感覚障害がみられることが知られており，しばしば髄節性に出現する．症例3でみられた左上肢の発作性の痛みも発作性感覚障害の範疇に入ると考えられる．発作性感覚障害では MRI で脊髄背側に病変を認めることが多く，脊髄後角での中枢性脱髄の関与が指摘されている[8]．症例3でも MRI で C5〜C6 椎体レベルの脊髄左背側に病変を認めた．

立毛を起こす刺激としては，寒冷刺激，不快な音，心理的刺激などが知られているが，このような場合には大脳皮質-視床下部の関与が推察される．しかし，局所的な皮膚刺激でも立毛が起こることが知られており，脊髄自律神経反射の関与が推測されている．症例3では多発性硬化症の発作性疼痛に伴う髄節性の感覚神経の興奮により髄節性の立毛反射が誘発されたと考えられ，脊髄レベルの反射が関与していた可能性がある．

局所皮膚温低下

神経疾患ではしばしば局所の皮膚温低下がみられる．以下に右胸髄病変による Brown-Séquard 症候群と一側下肢の著明な皮膚温低下を呈した多発性硬化症例について述べる．

症例4

患者：29歳，女性．

既往歴：15歳時に左視神経炎で発症し，その4週後に四肢のしびれが出現した．診察にて四肢の自覚的しびれと深部感覚障害，軽度の両下肢痙縮を認め，多発性硬化症と診断された．プレドニゾロン（プレドニン®）60 mg 内服にて完全寛解した．その後は脊髄炎の再発を繰り返していたが，症状はいずれも軽く，常に完全寛解していた．

現病歴：29歳時に左下肢の脱力と右下肢のしびれが出現し入院した．

身体所見：左下肢の中等度の筋力低下，左下肢の深部感覚障害，右 T10 以下の表在感覚低下を認めた．皮膚温は左下肢遠位優位に顕著に低下していたが，発汗異常や皮膚の色調変化はなく，足背動脈の触れは良好であった．

検査所見：脊髄 MRI では明らかな病変を確認できなかった．サーモグラフィー検査では下肢の皮膚温の顕著な左右差を認めた（図6a）．サーミスターによる測定では皮膚温は足先で左は 23.8℃，右は 27.7℃と約 4℃の差を認めた．レーザー皮膚血流計により測定した足先の皮膚血流は左 1.5 ml/100 g/分，右

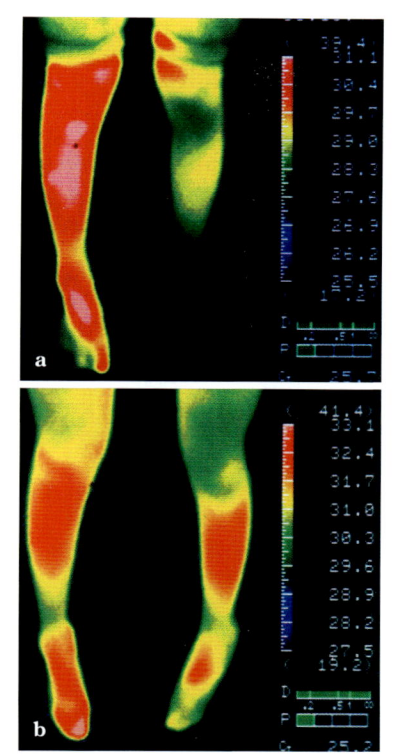

図6 症例4：治療前と治療後のサーモグラフィー所見
a：治療前．b：治療後．
治療前は左下肢で皮膚温が著明に低下している．

4.0 ml/100 g/分と左で低下していた．

経過：ステロイドパルス療法を開始し，神経学的所見は徐々に改善し，皮膚温の左右差も目立たなくなった．治療開始5日後に行ったサーモグラフィー検査でも，左右差は目立たなくなり（図6b），皮膚温は足先で左は32.6℃，右は33.3℃となった．足先の皮膚血流も左7.0 ml/100 g/分，右7.0 ml/100 g/分と左右差がなくなり，両側とも血流が増加した．

【解説】

皮膚温低下の病態としては，皮膚血管運動機能障害，発汗過多，運動麻痺や筋萎縮による熱産生低下などが考えられる．症例4では発汗異常や筋萎縮を伴っていなかったが，左下肢の錐体路性の筋力低下を認めた．しかし，これは不全麻痺であり，筋力低下による熱産生の低下に伴う皮膚温低下と考えるには，左右差があまりに顕著であった．左下肢で皮膚血流が低下していたことから，皮膚温低下は皮膚血流低下に伴うものと判断した．下肢，特に遠位部における皮膚血管は主に血管収縮性交感神経により調節されていることから，症例4では左胸髄病変により左下肢の皮膚血管を支配する交感神経が亢進していた可能性がある．

おわりに

皮膚自律神経症状について，経験症例を提示し，その意義を述べた．これらの皮膚自律神経症状は，病変部位を特定するときの手がかりとなるという点で臨床的に重要と思われる．

本論文は下記の掲載論文を一部修正して作成した．
朝比奈正人，鈴木淳也，福武敏夫，服部孝道：皮膚自律神経症状．脊椎脊髄ジャーナル 18：603-608，2005
福武敏夫：立毛反射．脊椎脊髄ジャーナル 14：144，2001

■ 文　献

1) Appenzeller O：The autonomic nervous system, 3rd ed. Elsevier, Amsterdam, 1982, pp 406-408
2) Cameron AE：Specific complications and mortality of endoscopic thoracic sympathectomy. Clin Auton Res **13**（Suppl 1）：I31-I35, 2003
3) Carroll CB, Zajicek JP：The 'harlequin' sign in association with multiple sclerosis. J Neurol **252**：1145-1146, 2004
4) Drummond PD, Lance JW：Site of autonomic

4) deficit in harlequin syndrome ; local autonomic failure affecting the arm and the face. Ann Neurol **34**:814-819, 1993
 5) 福武敏夫, 河村 満, 師尾 郁, 他：Cobb 症候群と Klippel-Trenaunay-Weber 症候群. 臨床神経 **31**:275-279, 1991
 6) Griffin JW, Cornblath DR, Alexander E, et al : Ataxic sensory neuropathy and dorsal root ganglionitis associated with Sjögren's syndrome. Ann Neurol **27**:304-315, 1990
 7) 井形昭弘：立毛反射. 野間惟道（編）：医科学大辞典, 第58巻. 講談社, 1983, p 27
 8) 河野 優, 井上聖啓：多発性硬化症と痒み. 神経内科 **58**:42-47, 2003
 9) Khurana RK : Acral sympathetic dysfunctions and hyperhidrosis. Low PA (ed) : Clinical autonomic disorders. Boston, Little-Brown, 1993, pp 770-771
 10) Kumazawa K, Sobue G, Yamamoto K, et al : Segmental anhidrosis in the spinal dermatomes in Sjögren's syndrome-associated neuropathy. Neurology **43**:1820-1823, 1993
 11) Lance JW, Drummond PD, Gandevia SC, et al : Harlequin syndrome ; the sudden onset of unilateral flushing and sweating. J Neurol Neurosurg Psychiatry **51**:635-642, 1988
 12) 中里良彦, 島津邦男, 田村直哉, 他：第2, 3胸椎体レベルに後縦靭帯骨化症が確認された harlequin 症候群. 自律神経 **33**:517-520, 1996
 13) Neligan GA, Strang LB : A "harlequin" colour change in the newborn. Lancet **2** (6743):1005-1007, 1952
 14) 野田昌作, 梅崎博敏, 伊藤裕昭, 他：上縦隔 neurinoma による harlequin 症候群の1例. 神経内科 **31**:409-410, 1989
 15) Roze E, Oubary P, Chedru F : Status-like recurrent pilomotor seizures ; Case report and review of the literature. J Neurol Neurosurg Psychiatry **68**:647-649, 2000
 16) Saito H : Congenital Horner's syndrome with unilateral facial flushing. J Neurol Neurosurg Psychiatry **53**:85-86, 1990
 17) 斎藤 博：Ross 症候群. 神経症候群 V. 別冊日本臨牀 領域別症候群シリーズ （30）:238-239, 2000
 18) 佐藤良夫：立毛筋. 野間惟道（編）：医科学大辞典, 第58巻. 講談社, 1983, p 27
 19) Shin RK, Galetta SL, Ting TY, et al : Ross syndrome plus ; beyond Horner, Holmes-Adie, and harlequin. Neurology **55**:1841-1846, 2000
 20) Swan MC, Nicolaou M, Paes TR : Iatrogenic harlequin syndrome. Postgrad Med J **79**:278, 2003
 21) 梅木茂宣, 玉井 仁, 矢木 晋, 他：左肺尖部肺癌の脊髄浸潤による harlequin 症候群（発作性片側性紅潮・発汗）. 臨床神経 **30**:94-99, 1990

14. 高齢者の歩行障害と頸椎症性脊髄症

高齢者の歩行障害は多因子性である

　高齢者の歩行は特に明確な神経系・筋骨格系疾患がなくても，速度が遅く，歩隔（左右の足幅）が広くなり，歩幅（足の出）が狭くなる．これに何らかの疾患が加わると病的な歩行障害となるが，大半の場合には多因子性である．その主な因子を体の下部から上部に向かって挙げていくと，膝や股関節の可動性や痛み，腰椎症，腹部・背部の筋力低下，頸椎症，視力・聴力低下，多発性ラクナ梗塞，parkinsonism，脳室開大（水頭症），転倒恐怖症などである．

「小刻み歩行」という用語が安易に用いられている

　平山[1]によると，「健常者の歩行では，前進させる足の踵は，支持する足の爪先より前へ出る．…（中略）…歩行中，常に，この踵が足先を超えられない歩行が小刻み歩行（démarche à petits pas）である」．Démarche à petits pas は直訳すると，「小さな歩みの歩行障害」であるが，高齢者でよくみられる小股歩行（small step/marche a petits pas）と区別して用いるほうがよい．
　小刻み歩行の特徴を列挙すると，以下のとおりである[2,3]．
・運動足の踵が支持足の足先を超えない．
・両足を逆ハの字に開き気味にする．
・（わずかな）躊躇があり，足を出す速度が遅い．
・足が上がらず，摺り足になりやすい．
・下肢はこわばり（突っ張る感じで），上体はわずかに前傾する．
・方向転換にやや難があり，特に苦手な回転方向があることがある．
・歩隔が広い場合がある．

　この歩行が典型的にみられる疾患は，多発性ラクナ梗塞（偽性球麻痺を伴うような）や正常圧水頭症などであり，前頭葉前部白質の両側性病変が想定される．

Parkinson 病の歩行は？

　Parkinson 病の初期には通常歩行そのものの障害は目立たない．歩幅は狭くないが，筋緊張が強い側の腕振りは減少するのが特徴的であり，振戦優位型では歩行時にその腕のふるえが顕著になる．歩き始めにすくみ足が早期からみられることもあるが，しばしば進行性核上性麻痺のことがある．また，摺り足が目立つものは線条体黒質変性症（MSA-P）のほうが考えやすい．
　Parkinson 病では進行に伴い，歩幅が減少していくが，それは直ちに「小刻み歩行」になるというものではない．中等度に進行すると，前傾・前屈姿勢が目立つようになり，歩き始めにはそれほどでなくても歩行中に歩幅

が減少していき，小刻み歩行になるが，このときには歩行の速度が加速し，小走りとなり，遂には突進・転倒してしまう現象がみられるようになる．また，歩き始めや狭い場所を通るときなどには小刻みが強調され，足がすくみ，遂には立ち止まるか転倒することもある．

以上とは別に，Parkinson病には kinésie paradoxale（奇異性運動）という現象が知られ，横断歩道やタイル床の縞模様や階段などの横線の目標があると，歩幅が伸びて，足が出やすいことがある．

頸椎症は小刻み歩行の原因か？

教科書には，錐体路が両側性に障害されると，はさみ足が出ると記載されているが，これは錐体路が主でしかも慢性的に障害される家族性痙性対麻痺やある種の脳性麻痺などにみられる．しかし，はさみ足は，下位運動ニューロンの障害による筋力低下（筋萎縮性硬化症）や後索・小脳障害による運動失調・筋緊張低下などを合併する場合には明瞭でなくなる．頸椎症で錐体路障害が出る場合には，後索などの他の系統の障害も伴い，また，しばしば腰椎症を合併して腰仙髄の多発性神経根障害も伴っているため，はさみ足がみられることはやはりきわめてまれである．むしろ，ふらつき歩行が多いともいわれる．さらに，高齢者の頸椎症では，何らかの潜在的脳障害を伴っていると思われ，また，高位頸髄には前頭葉に支配される下位歩行中枢が想定されることから，典型的でないにせよ，小股歩行，さらに小刻み歩行を示し得ると思われる．実際，高齢者の歩行障害についてのある調査によると，歩行障害のパターンとしては小刻み歩行が最多であると報告されている．

■文　献
1) 橋本光宏，山崎正志，望月眞人，他：高齢者頸髄症の病態と治療．千葉医学　87：87-97，2011
2) 平山惠造：神経症候学，Ⅱ巻，第2版．文光堂，2010
3) 岩田　誠：神経症候学を学ぶ人のために．医学書院，1994

第 2 章

脊髄脊椎疾患と内科

1. 脊髄脊椎疾患と頭痛

脊髄脊椎疾患に関連して頭痛が生じることがあり，疾患によってはかなり頻度が高い．たとえば，頚椎症では13〜79％，非直接的外傷では48〜79％という数字も示されている[4]．脊髄脊椎疾患に関連した頭痛は性状，病態とも多様であるが，いずれの場合も原因が見逃されやすく，したがって治療が不適切・不十分になりやすいという共通点がある．一方，逆に，一次性の頭痛（緊張型頭痛や片頭痛など）が単に後頭部に痛みがみられるという理由で頚部（頚椎）由来と即断されることも多い．こうした状況にもかかわらず，脊髄脊椎疾患と頭痛を扱った総説は少なく[5,6]，依拠すべき系統的分類もない．したがって，本稿では，個人的経験に基づき，①脳脊髄液圧の異常に関連する頭痛，②環軸関節を含む大後頭孔周辺の病変に関連する頭痛，③頚椎症（頚椎椎間板ヘルニアを含む）に関連する頭痛，④むち打ち損傷に関連する頭痛，⑤その他の脊髄脊椎疾患と頭痛，に分けて原因疾患や機序などについて論じ，2つの病態については症例を提示する．

原因と機序

1）脳脊髄液圧の異常に関連する頭痛

(1) 脳脊髄液圧亢進に伴う頭痛

脊髄以下の病変で髄液圧亢進をきたすものとしてまれであるが，脊髄腫瘍がまず挙げられる．中でも上皮腫が多く，次いで髄膜腫，神経鞘腫，乏突起膠腫も知られている．症候は偽性脳腫瘍（pseudotumor cerebri），すなわち本態性頭蓋内圧亢進症（idiopathic intracranial hypertension）に似て，頭痛，めまい，嘔吐，こめかみ徴候，外転神経麻痺，乳頭浮腫，盲点拡大/視野障害などであり，これに腫瘍の局在部位に応じた痛み（しばしば夜間に増強）が出現する．これらをきたす腫瘍の半数は腰部に，残りの半分は胸部または胸腰部にあり，頚部はまれである[19]．機序としては，脳脊髄液蛋白増加による髄液吸収障害が想定されている．脊髄根の疾患とも捉え得るGuillain-Barré症候群でも同様の病態が生じ得る．この場合には機序として他に，くも膜顆粒への自己免疫的作用も考えられている．

(2) 脳脊髄液圧低下に伴う頭痛

脳脊髄液圧が低下する（50〜90 mmH$_2$O以下）と，頭蓋内の組織（脳）が下方へ牽引され，脳表の架橋静脈が引っ張られて頭痛が生

じる．原因不明で特発性とされるものを除けば，何らかの理由による髄液漏が原因となる．すなわち，腰椎穿刺後，外傷（神経根の引き抜き損傷など），手術，骨腫瘍，骨髄炎などである．くも膜嚢胞や根嚢欠損なども原因となることがある（症例1を参照）[10]．特徴的な症候は体位性の頭痛である．すなわち，坐位または立位になると数分～15分ほどで頭痛が現れ，臥位になると30分ほどで軽減する．頭痛の部位は，前頭，後頭，頭頂，項部，あるいはそれらの組み合わせといろいろあり，性状は，バンドで締めつけられる，重い，真空様，頭に響くなどと形容される．他の症候は脳脊髄液圧亢進時と似ているが，耳鳴，光過敏，音過敏も現れることがある．腰椎穿刺後，頭痛は10％くらいの例（若年，女性に優位）で現れ，眼症候，聴覚症候は0.4％にみられるという[23]．

2) 環軸関節を含む大後頭孔周辺の病変に関連する頭痛

この近傍の病変は必ずしも一様な症候を呈さないが，いくつかの特徴的症候を示す場合には，大後頭孔症候群と呼ばれる．その一つの症候として頸部痛・後頭部痛がある．以下に代表的病態・疾患を挙げる．

(1) 大後頭孔腫瘍

神経鞘腫（高位頸髄根から発生）や髄膜腫などが多い．後頭蓋窩内で脳脊髄液のブロックが生じ，頭痛，乳頭浮腫，項部硬直などが出現する．

(2) ChiariⅠ型奇形

ChiariⅠ型奇形を疑わせる症候としては，頸部痛や筋力低下のほかに，説明できない感音性難聴，めまい，運動失調，平衡障害，嚥下障害，他の脳神経障害などがあるが，さらに頭痛が注目される[20]．34例の検討では，5分より短い咳嗽性頭痛（cough headache）が10例，3時間～数日続く比較的長い頭痛が14例，持続性の頭痛が8例であり，持続の長いものはいきみでは誘発されなかった[22]．機序としては，脳幹の圧迫，脊髄の中心性変化，頭蓋内圧亢進が考えられている．労作性頭痛（exertional headache）だけを呈した症例[12]もある．咳嗽性頭痛を調べた報告では，そのかなりの症例がChiariⅠ型奇形であったとされる[17]．交通性脊髄空洞症では14％に頭痛がみられ，咳などの中心静脈圧を上げる行為で悪化したとの報告がある[8]．頭痛が唯一の症候であった例もあるという．

(3) 環軸亜脱臼/脱臼

環軸亜脱臼/脱臼（atlantoaxial sublaxation/dislocation）は，関節リウマチ，外傷，発育異常（頭蓋底陥入症）などにより生じる．その症候は，後頭部痛，頸部痛，神経根痛，脊髄症候などであり，上位頸髄症候群とも呼ばれる．後頭部の深部の痛みを訴え，起床時や頭頸部の運動時（ことに前屈時）などに発現増強し，しばしば重度になる．鋭い痛みの場合もあり，鉢巻き状の分布やこめかみ，眼部などへの限局痛の場合もある．後頭部の末梢神経群の圧痛や圧迫による頭痛の誘発もみられる．頭痛の成因としては，上位頸椎椎間関節の関節症に反射性の筋収縮が伴うことによるとの考え方がある[5]．頭痛が唯一の症候のこともあるので，（環軸亜脱臼/脱臼が否定されないかぎり）頸部の徒手的な扱いには細心の注意が必要である．

(4) 化膿性軸椎骨髄炎

軸椎骨髄炎はきわめてまれであるが，診断が困難でしばしば遅延するので要注意であ

る．病変が周囲に拡大した場合には大後頭孔症候群として現れるが，実際には症候の現れ方が多様で軽微なこともあるので見逃しやすい．典型的な初発症状は頸部痛であり，しばしば頭痛を合併する．血液の炎症反応（特に血沈亢進）が著明なことが参考になる[9]．診断が遅れる理由として，この部位が他の椎体にない解剖学的特性を有することが挙げられる．すなわち，C1〜C2間には椎間板がなく滑液包だけなので，他の部位でみられる椎間板炎が生じずに菌血症的関節炎の形になり，X線検査上も変化が捉えにくい[14]．少しでも疑われる場合には，矢状断の断層撮影やMRIが有用である（症例2を参照）．

3）頸椎症（頸椎椎間板ヘルニアを含む）に関連する頭痛

頸椎症は中年以上（特に男性）では高頻度にみられ，無症候のことも多いので，頭痛を直ちにX線検査上の変化と結びつけるべきではない．しかし，根症候や脊髄症候を有するような患者の40％において，頭痛が主訴の一つとしてみられるとの報告[6]がある．頸椎の痛みは局所の炎症性変化，神経根の関連痛，近傍の筋肉の反射性異常収縮によって生じると考えられ，頭痛も同様の機序によるものと思われる．頸椎症に関連する頭痛は朝に始まり，持続性で頑固な痛みになることもある．性状は緊張型頭痛の形であり，頸部筋の収縮や後頭下部の圧痛などが高率に認められる．

歯突起による脊髄圧迫で，頭部顔面周囲にスノーマスク状の分布で痛みないし締めつけ感などの異常感覚が出現することがある[2]．筆者もC3〜C4の椎間板ヘルニアによる同様の症例を経験し，手術により直ちに軽快したが，診断を受けるまでに十数カ所も病院を巡り，神経症と扱われていた．

4）むち打ち損傷に関連する頭痛

むち打ち損傷では，環椎の横靭帯，上位頸椎の滑液包および周囲の軟部組織が障害される．後頭部の末梢神経群も同時に損傷を受ける．これらにより，急性にも慢性にも頭痛が生じる．300例を6カ月以上追跡した報告[1]によると，2/3が女性で，頭痛は59％で毎日，14％で毎週程度起こり，残りの27％で時に起きるか全くなかった．毎日出現するものは全般的で後方に強い頭痛を訴えた．週単位かそれ以下のものは普通型片頭痛に似ていた．こうした頭痛に関連する概念としては，Barré-Liéou症候群[注1]，cervical migraine，cervicogenic headache[注2]などがある．

5）その他の脊髄脊椎疾患と頭痛

(1) 後頭神経痛

後頭神経痛は，大後頭神経または小後頭神経の領域に発作性の頑固な神経痛をきたす．時に同部位の感覚鈍麻や感覚過敏，神経出口部の圧痛などを伴う．上位頸椎の異常や筋・血管による頸部神経根の圧迫などで説明される．発症の誘因は，運動不足，頭頸部姿勢の異常，ストレス，寒冷など，緊張型頭痛と同様である．同側の三叉神経第1枝にも放散することがあり，大後頭三叉神経症候群と呼ばれ，脊髄内へのインパルスが同側の三叉神経脊髄路を刺激して生じると考えられている．大後頭神経痛に皮疹が合併し，C2帯状疱疹と診断されることがある．その際，被髪部であるために皮疹が見出しにくいだけでなく，浮腫状の局面を形成しているだけのこともあるので，注意が必要である[11]．

(2) Neck-tongue 症候群

これは小児や若年者において急激な頸部の回旋で生じる症候群である[13]．患者は一側の上位頸部か後頭部に鋭い痛みを覚える（同部位にビリビリまたはピリピリしたしびれを伴うこともある）．同時に同側の舌のしびれが出現する上位頸椎の異常や外傷による症例以外に原因不明例もある．舌からの固有感覚を伝える神経が舌神経から舌下神経を経由してC2神経に至っていることで説明されている．

(3) 脊髄くも膜下出血・炎症性くも膜癒着による頭痛

報告は少ないが，脊髄くも膜下出血・炎症性くも膜癒着による頭痛もある[15,16]．いずれの症例も急性発症している．

(4) 腰椎疾患・腰痛症由来の頭痛

明確な統計が知られていないが，経験的にみて腰痛症患者において頸椎など他に原因が求められない頭痛が合併し，腰痛の改善とともに頭痛も消失することがある．頭痛の性状は緊張型頭痛と考えられるものが多く，筆者は腰痛をその危険因子の一つに数えている．さらに，片頭痛が腰痛により発現したり増強したりすることもあるとされ，腰痛症の女性患者における片頭痛の有病率は，一般女性のそれより有意に高かったという報告がある[3]．

[注1] Barré-Liéou 症候群：1926 年に Barré が提唱し，2 年後に弟子の Liéou が発展させた Barré-Liéou 症候群（後頸部交感神経症候群）は，Horner 症候群（前頸部交感神経症候群）に対峙するものとされ，頸椎症や頸部外傷などで生じる次のような症候群を指す．すなわち，主症状は後頭部の強い頭痛で，同部に限局することもある．さらに，眼症候（眼痛，視力障害），耳症候（耳痛，耳鳴り），めまい，顔面の症候（神経痛，血管運動発作），発声障害（小声，嗄声），咽頭部異常感覚がみられ，椎骨動脈に随伴する交感神経の障害に原因を求めている．しかし，症候が非特異的でほとんど自覚的なものだけであること，検査では客観的異常所見が捉えられないことなどから，独立した疾患概念として良いか問題がある[7]．一方，脊髄造影では C4 神経根嚢像の欠損と関連があるとする報告[18]もある．

[注2] Cervicogenic headache：Sjaastad らによって提唱されてきた．発作性の非拍動性の一側性（一定の側に限られることが強調されている）の頭痛で，側頭部，前頭部，眼窩周辺にみられる．3 時間〜1 週間持続し，2 日〜2 カ月ごとに再発する．女性，若年者に多く，嘔気，嘔吐，羞明などの片頭痛様症候を伴うという．彼らの主張では，頸部の動きが制限されて捻髪音が聞こえたり，頸部の動きで頭痛が誘発されたりする点が片頭痛との鑑別点とされる．また，C2（時に C3）根のブロックで完全寛解あるいは部分的寛解が得られることも鑑別の根拠となっている．Wolff の名を冠した頭痛の教科書[21]にも1章を設けられるようになったが，編者自身も，独立した疾患なのか，前兆のない片頭痛（普通型片頭痛）の一型なのか，現時点では定かでないと注釈をつけている．

症例提示

症例 1（Marfan 症候群に腰仙部くも膜憩室を伴った患者にみられた起立性頭痛）[10]

患者：初診時 21 歳，女性．

既往歴：水晶体亜脱臼，大動脈弁疾患．

家族歴：父親：体型，眼・心症候から Marfan 症候群と診断されている．母親：前兆のある片頭痛がみられる．

現病歴：6 歳頃から連日のように頭痛があり，薬物抵抗性で，学校や仕事などを休むことが多かった．10 代に家族からしばしば暴力

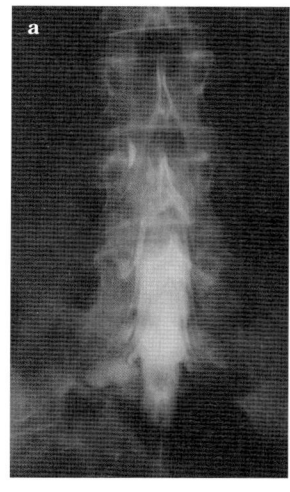

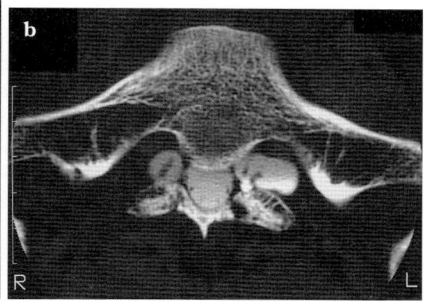

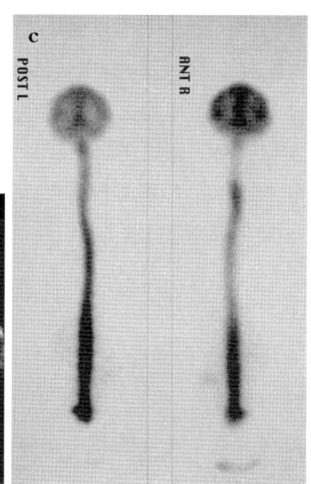

図1 症例1の画像所見
a：脊髄造影．b：CT 脊髄造影．腰仙部の多発性くも膜憩室がみられる．
c：RI 脳槽シンチグラフィー．注入2時間後．右が前面．膀胱の超早期描出と右腰仙部の突起様 RI 集積がみられる．

を受けていた．21歳時，頭痛が増強してきたため，当科を初診した．

経過：既往歴とくも状指などの身体的特徴，家族歴から Marfan 症候群と診断した．頭痛は拍動性または圧迫性で，いずれも起立で悪化した．拍動性の際には，しばしば視覚性前兆を伴った．23歳時，当科に入院した．頭部 CT や脳波は正常であった．腰椎穿刺で脳脊髄液は正常であったが，初圧が40 mmH₂O であり，検査後に頭痛が増強したため，他の検査を拒否して退院した．

32歳時，頭痛に加え，めまいや右足底のしびれなどが出現してきたため，再入院した．脊髄造影と CT 脊髄造影では腰仙髄神経根に多発性くも膜憩室があり（図1a, b），放射性同位元素（RI）脳槽シンチグラフィーでは右腰仙部の膨隆と膀胱の超早期描出（髄液漏）が認められた（図1c）ため，低髄液圧症候群（髄液量減少症）と診断した．薬物はほとんど無効であったが，麻酔科にて自家血硬膜外パッチが行われ，頭痛のうちの起立性部分は軽快した．本症例では家人により繰り返し暴力を受けていたため，Marfan 症候群による髄膜の異常に軽微な外力が加わり，くも膜憩室が形成され，そこから髄液漏が生じたものと推定される．

【解説】

Marfan 症候群において頭痛は注目されてこなかったが，最近，起立性の頭痛と硬膜異常を合併する症例の報告がある．本症例では家人により暴力を受けることが多かったことから，Marfan 症候群による髄膜の異常に軽微な外傷が繰り返し加わってくも膜憩室が形成され，髄液漏が生じるようになったと考えられる．

症例2（頸部痛，頭痛，大後頭孔症候群を呈した肺炎球菌性軸椎炎）[9]

（第1部第1章2の症例1，第3章5-8の症例1を参照）

患者：74歳，男性．

既往歴：4カ月前に前立腺肥大に対する経

尿道的前立腺摘除術を受けた．

現病歴：2カ月前から頸部痛があり，1カ月前に，高熱が出現し，千葉県立佐原病院内科に入院した．血沈 127 mm/h などの血液炎症反応，胸部 X 線所見，痰と血液の培養から肺炎球菌性肺炎と診断された．歩行困難がみられたが，肺炎のためと考えられた．抗生物質療法により解熱して 3 週間で退院した．しかし，1週後に再度発熱し，頸部痛の増強，歩行困難の悪化とともに両上肢のしびれが出現し，再入院した．血沈 142 mm/h．抗生物質の再開で解熱とともに頸部痛も軽減したが，尿閉となり神経内科で併診された．

神経学的所見：頭痛，頸部痛を訴え，明らかな運動麻痺がないが，四肢で深部感覚が低下し，偽性アテトーゼ，運動失調がみられた．

脳脊髄液所見：初圧 130 mmH$_2$O，細胞数 2/μl，蛋白 78 mg/dl，糖 69 mg/dl で，細菌培養は陰性であった．

画像所見：頸部 MRI では軸椎後方に腫瘤があり，頸髄を圧迫していた．

経過：2カ月後に C1〜C2 後方固定・骨移植術が施行され，軽快退院した．

【解説】

肺炎に隠されていた大後頭孔症候群を見出し，同部に焦点を当てた検査で軸椎炎と診断した．患者は一貫して頸部痛，頭痛を訴えており，それに着眼すれば早期診断も可能であったと考えられる．

本論文は下記の掲載論文を一部修正して作成した．

福武敏夫：脊髄脊椎疾患と頭痛．脊椎脊髄 11：119-123，1998

Fukutake T, Sakakibara R, Mori M, Araki M, Hattori T : Chronic Intractable Headache in a Patient With Marfan's Syndrome. Headache 37 : 291-295, 1997

■文　献

1) Balla JI : The late whiplash syndrome. Aust N Z J Surg 50 : 610-614, 1980
2) Chang HS : Cervical central cord syndrome involving the spinal trigeminal nucleus : a case report. Surg Neurol 44 : 236-240, 1995
3) Duckro PN, Schultz KT, Chibnall JT : Migraine as a sequela to chronic low back pain. Headache 34 : 279-281, 1994
4) Dvorak J, Walchli B : Headache in cervical syndrome. Therapeutische Umschau 54 : 94-97, 1997
5) Edmeads JR : Headaches and head pains associated with diseases of the cervical spine. Med Clin North Am 62 : 533-544, 1978
6) Edmeads JR : The cervical spine and headache. Neurology 38 : 1874-1878, 1988
7) Edmeads JR : Céphalées d'origine cervicale. Rev Prat 40 : 399-400, 1990
8) Foster JB, Hudgson P : The clinical features of communicating syringomyelia. Barnett HJM, Foster JB, Hudgson P (eds) : Syringomyelia : major problems in neurology, vol 1. WB Saunders, London, 1973, p 17
9) Fukutake T, Kitazaki H, Hattori T : Odontoid osteomyelitis complicating pneumococcal pneumonia. Eur Neurol 39 : 126-127, 1998
10) Fukutake T, Sakakibara R, Mori M, et al : Chronic intractable headache in a patient with Marfan's syndrome. Headache 37 : 291-295, 1997
11) 福武敏夫，服部孝道：当科における頭痛の診断と治療．真興交易医書出版部編：頭痛の診断と治療．真興交易，1998，pp 54-65
12) Hubert P, Viader F, Houtteville JP, et al : Isolated exertion headache and Chiari's malformation. Rev Neurol 147 : 155-157, 1991
13) Lance JW, Anthony M : Neck-tongue syndrome on sudden turning of the head. J Neurol Neurosurg Psychiatry 43 : 97-101, 1980
14) Limbird TJ, Brick GW, Boulas HJ, et al : Osteomyelitis of the odontoid process. J Spinal Disord 1 : 66-74, 1988
15) 松島一士，篠原幸人，滝沢俊也，他：亜急性髄膜炎様所見を呈した脊髄上衣腫による脊髄性くも膜下出血．臨床神経 30 : 199-202，1990
16) 新妻　博，樋口　紘，田島達郎：Cryptococcus による脊髄肉芽腫性くも膜炎の1例．No Shinkei Geka 7 : 805-808，1979
17) Pascual J, Iglesias F, Oterino A, et al : Cough, exertional, and sexual headaches : an analysis of 72 benign and symptomatic cases. Neurology 46 : 1520-1524, 1996
18) 斉藤正也，添田修一：Whiplash injury の後遺症（Barré-Liéou 症候群を含む）―後遺症存続の機序と妥当性の評価について．骨関節靱帯 3 : 249-262，1990

19) Schliack H, Stille D : Clinical symptomatology of intraspinal tumors. Vinken PJ, Bruyn G (eds) : Handbook of clinical neurology, vol 19. North-Holland, Amsterdam, 1975, pp 23-49
20) Sclafani AP, DeDio RM, Hendrix RA : The Chiari-I malformation. Ear Nose Throat J **70** : 208-212, 1991
21) Sjaastad O : Cervicogenic headache. Dalessio DJ, Silberstein SD (eds) : Wolff's headache and other head pain, 6th ed. Oxford University Press, New York, 1993, pp 203-208
22) Stovner LJ : Headache associated with the Chiari type I malformation. Headache **33** : 175-181, 1993
23) Vandam LD, Dripps RD : Long-term follow-up of patients who received 10,098 spinal anesthetics ; syndrome of decreased intracranial pressure (headache and ocular and auditory difficulties). J Am Med Assoc **161** : 586-591, 1956

2. 神経内科疾患と腰痛

神経内科疾患が一次的に腰痛をきたすことはあまり多くないが，Parkinson病や脊髄疾患，末梢神経障害などいくつかの疾患では臨床的に腰痛が問題となる（表1）．神経内科疾患患者に腰痛がみられる場合には，腰痛のみを切り離して扱うのでなく，神経疾患本来の機序や様相との関連を常に考慮する必要がある．特に治療では，単に鎮痛薬を処方すればよいわけでなく，機序に応じた治療法が必要となるからである．神経疾患に伴う腰痛の機序は，局所痛，関連痛，神経根痛，種々の筋由来疼痛などが考えられるが，判然としないときもあり，腰椎疾患との合併やそれとの鑑別が鍵になる症例もある．本稿では，できるだけ多くの神経内科疾患について，腰痛の合併する様相，特徴，鑑別点などを紹介することを主眼とし，付随的に腰痛の神経内科的合併症について述べる．

表1 神経内科疾患における腰痛

1. 神経変性疾患
    a. 錐体外路疾患
        Parkinson病
        多系統萎縮症
    b. 運動ニューロン疾患（筋萎縮性側索硬化症）
2. 脳血管障害
    a. 片麻痺による腰椎への負担の増大
    b. 肩手症候群類似の機序
    c. 禿頭と腰痛を伴う特殊な遺伝性脳血管性デメンチア（CARASIL）
3. 脊髄の炎症性・脱髄性疾患
    a. 多発性硬化症
    b. 脊髄炎
        HAM（ヒトTリンパ球向性ウイルス脊髄症）
        傍腫瘍性壊死性脊髄症
    c. 髄膜炎
4. 末梢神経障害（末梢性ニューロパチー）
    a. 糖尿病性神経根症
    b. 腰仙神経叢症（神経痛性筋萎縮症）
    c. 慢性炎症性脱髄性多発ニューロパチー（CIDP）
    d. Guillain-Barré症候群
5. 筋疾患
    a. 近位筋（体幹筋）の筋力低下に伴う腰痛
    b. リウマチ性多発筋痛

神経内科疾患における腰痛

1）神経変性疾患

(1) Parkinson病とその類縁疾患

Parkinson病（PD）は腰痛を伴い得る代表的な神経疾患である．初発症状として，PDに特徴的な神経症状以外では腰痛（4％）はうつ状態（6％）に次いで多い[20]．腰痛で発症した症例が何年も整形外科などで漫然と診療されていることもある．PDにおける痛みを調査した報告[15]によると，痛みは約半数の患者の経過中にみられ，その性質としては，筋けいれんまたは筋のこわばり（74％），有痛性ジストニア（28％），神経根痛（14％），関節痛（14％）などが多く，まれにアカシジアに伴う強い耐えがたい痛みを訴える患者もいた（2％）．抗PD薬治療に関連した運動症状の変動に併行して消長する痛みも多く，この時間的関連の有無を確かめることは機序の診断に重要であり，それが明らかな場合には，鎮

痛薬よりも抗 PD 薬を見直すほうが効果的である[23]．もちろん，年齢/進行とともに（筋強剛の左右差や増強，姿勢障害やななめ徴候[10]などの出現の結果として），腰椎自体の変形も出現し（図1），骨粗鬆症の合併も一般の腰痛患者よりも高率で（特に閉経後の女性患者），腰椎椎体骨折も多い[14]ので，整形外科への併診が必要になることもある．

　PD における腰痛の機序は，疼痛閾値や神経伝達物質についても検討されている[29]．それによると，痛みを伴う PD 患者群では伴わない患者群よりも閾値が有意に低く，またうつ状態スケールが有意に高く，髄液の 5-ハイドロキシインドール酢酸（5-HIAA）が有意に低いので，抗 PD 薬に反応しない痛みにはセロトニン系の関与が考えられる．このほか，基底核の機能そのものが運動障害以外に痛みに関連するかもしれないとの仮説も出されている[2]．

　PD 類縁疾患の代表格である多系統萎縮症（MSA）での検討によると，PD と同様に半数近くに痛みがみられ，その内訳はリウマチ様 64％，感覚神経障害様 28％，ジストニアに伴うもの 21％，ドパ治療に関連するもの（多くは off 時または二相性ジストニアに関連）16％などであり，PD と様相が異なっていた[28]．発症から平均 3 年で痛みが出現しているが，発症前や発症時にみられるものも 30％あった．女性に多いが，疼痛例と非疼痛例とに臨床的差異はなかった．

(2) 運動ニューロン疾患

　筋萎縮性側索硬化症（ALS）に代表される運動ニューロン疾患（MND）は，本来は感覚症状を呈さない．しかし，痙性や筋けいれんにより，また筋萎縮・筋力低下の結果として神経圧迫や骨格系への負担増が生じ，腰痛を含む各種の痛みをきたすことがある．中でも，

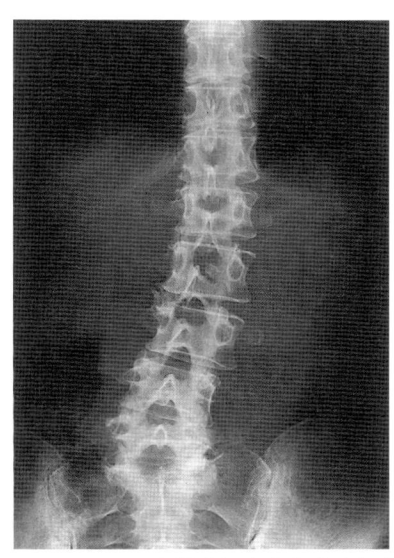

図1　Parkinson 病患者にみられた左に凸の腰椎側弯と腰椎症
患者は 58 歳，女性．9 年前の発症時から軽度の腰痛があったが，4 年前に重い物を運んでから増強し，主訴の一つとなった．Parkinson 病は左側優位である．

臨床的に最も問題になるのは脊椎病変の合併時である．頸椎・腰椎に骨変性があれば，上位および下位運動ニューロン症候を呈し得るので，ALS の診断自体にも問題となり，早期には鑑別できないこともある．このため，時として脊椎手術後の不成功によって初めて ALS と診断されることもある．さらに，手術侵襲は運動ニューロンの変性を促進する可能性があり，腰痛と運動ニューロン症候を伴った患者が術後に急速な進行を示すこともある[25]．腰痛患者で MND の合併が疑われる場合には，上肢および舌の針筋電図，脊髄 MRI，傍脊柱筋の CT などが鑑別に有用である．合併が確実な場合の手術適応は生命的危機を乗り切る意味があるときのみと考えられる．

2) 脳血管障害

(1) 一般

　脳血管障害または脳卒中と腰痛とには，次項で述べるような特殊な疾患を除き，特別の関連は成書にも記載がない．しかし，自律神経の異常反射によって生じるとされる肩手症候群と同様の機転によって股関節などの痛みが生じることがあるし，麻痺により腰椎への負担が増大して腰痛が発生し得る．視床痛が下肢近位部にみられることもあるが，腰椎疾患との鑑別が問題になる例の経験はない．

(2) 禿頭と腰痛を伴う特殊な遺伝性脳血管性デメンチア

　若年成人において遺伝性に脳血管性デメンチアをきたす疾患の中で，初めて遺伝子異常が捉えられた疾患として常染色体優性遺伝のCADASIL（cerebral autosomal dominant arteriopathy with leukoencephalopathy and subcortical infarcts）が神経内科領域では注目されているが，それに次ぐ第二の疾患として，常染色体劣性遺伝と考えられることから，Dの代わりにrecessiveのRを用いてCARASILと呼ばれる疾患がわが国から多く報告されている[7]．痛みの観点でみると，CADASILでは片頭痛の合併が多いのに対し，CARASILでは反復性の急性腰痛の出現がある．その発症は中枢神経症状の出現時期にほぼ一致している．腰痛の性状としては，急性腰痛症（ぎっくり腰）様であり，腰椎椎間板ヘルニアと診断されることが多く，変形性脊椎症も大多数の症例で確認されている．しかし，脊髄造影された症例のブロック高位が上位腰椎に多いとか，手術時の診断がくも膜癒着や神経鞘腫（疑い）の例もあることから，真の病態は不明と考えられる．血管病変を介する二次的な機序や未知の蛋白の異常による一次的な機序も想定される．

3) 脊髄の炎症性・脱髄性疾患

(1) 多発性硬化症[19]

　多発性硬化症（MS）は，時間的，空間的に多発する中枢神経系内脱髄巣によって特徴づけられる疾患であり，病巣の部位により各種の痛みをきたし得るが，脊髄症と関連するものが多い．痛みの性状としては，発作性のものと慢性のものがあり，三叉神経痛や発作性有痛性強直性けいれん（PTS）のような発作性の病態がMSの脱髄との関連で注目されてきたが，実際には比較的まれであり，持続性のPTSや筋骨格系由来と考えられるものが多い．疾患の経過中に半数を超える患者が頭痛以外の何らかの痛みを経験し，経過とともに合併率が高くなるが，初発症状のこともある．

　腰痛に限ると，317例中12例（3.8％）で主訴であったとの報告がある[4]．別の報告では，腰痛での初発が117例中5例（4.3％）でみられ，いずれも慢性化している[26]．その病態としては，筋骨格系由来のものが大半を占め，まれなものとして，帯状痛[11]/神経根痛，PTSの部分症状がある．筋骨格系由来のものは疾患による障害度と関連しており，体幹/脊柱支持筋の筋力低下を反映した二次的なものと考えられ，罹病期間や痙性の程度と相関している[27]．筆者は下肢症状（主として側索-後索症状）の再発ごとに腰痛が併行して出現した症例の経験がある．神経根性のものは，一次性にも二次性にも，また発作性にも慢性にも現れ得るが，一次性のものは脱髄巣での非シナプス性伝達による異常発火が原因と考えられる．患者の痛みの訴えは鈍い，ビリビリす

る，電気が走る，焼けつく，締めつけられるなど多様である．いずれにしても，一次性と二次性の鑑別には注意が必要であり，明確な根拠がないかぎり安易な手術療法は控えるべきである[30]．

MSと腰椎病変が共存することもあり[30]，診断上も治療上も一層問題である．脊椎病変の存在がその高位でのMS病変の出現の危険因子との考えもある[3]．MSの程度が軽く，突然に神経根の分布に一致した痛みと腱反射の低下がみられるときは，腰椎病変を想起しやすく，典型的なMSの再発とは鑑別できると思われる．しかし，MRI上の軽度の腰椎病変は年齢によらず，無症候性の場合もよくみられることに留意しなければならない．一方，外科的治療の適応には議論はあるものの，根拠が明確であれば，安全で効果的との報告がある[30]．

薬物療法として，通常の鎮痛薬で対処できないものについてはカルバマゼピン（carbamazepine）のような抗けいれん薬や筋弛緩薬，抗うつ薬などが用いられる．MSや次項の横断性脊髄炎での中枢性疼痛に対し，筋弛緩薬であるバクロフェン（baclofen）の髄注の試みもある[16]．

(2) 脊髄炎

各種脊髄炎で腰痛が合併することがあり，下肢への放散痛を伴う腰痛で初発することもある．その機序はMSの場合とおよそ同様と考えられるが，病態・病理機序別に詳しく検討されていない．HTLV-I（ヒトTリンパ球向性ウイルス-I）と関連した慢性脊髄炎であるHAMにおいては，診断基準の主要項目に「下肢に放散する下部腰痛がまれではない」と述べられている（1988年鹿児島WHO学術会議）．脊髄炎の範疇には入れられていないが，傍腫瘍性壊死性脊髄症も時に腰背部痛を伴い，他の神経症状に先行することもある[13]．

(3) 髄膜炎

化膿性髄膜炎などで腰痛を伴うことがあり，時に強度であるが，発熱，頭痛，意識障害などの存在から，診断に苦慮することはないと考えられる．

4）末梢神経障害（末梢ニューロパチー）

(1) 糖尿病性神経根症

糖尿病の末梢神経障害の現れ方は多様であるが，最も頻度が高いのは両側対称性の遠位優位の感覚運動型多発ニューロパチーである．この型では通常痛みを伴わず，潜在的に発症する．これに対し，非対称性に近位優位にしばしば急性に発症し，痛みを伴う一群があり，糖尿病性神経根症（diabetic radiculopathy：DR）あるいは糖尿病性筋萎縮症，糖尿病性腰神経叢症と呼ばれている．このDRが急性の腰痛，特に坐骨神経痛を伴っているときは，腰椎椎間板ヘルニアとの鑑別が問題となり，誤って手術されることもある[21]．

DRでは痛みの範囲は腰部から鼠径部，大腿前面，下肢に及ぶことがある．膀胱直腸障害はまれであるが，体重減少がしばしばみられる．筋力低下は一側性もしくは非対称性で，上位〜中位腰髄根によって支配される大腿前面の筋群に目立つ．時に筋力低下は進行性で，対側にも広がる．半数以上の患者は遠位優位の多発ニューロパチーも伴っており，四肢の腱反射低下，遠位優位の振動覚低下がみられる．しかし，腱反射には非対称性が確認されることもある．椎間板ヘルニアの場合と異なり，痛みの割には神経根の分布に沿った他覚

的感覚低下はあまりみられず，下肢伸展挙上テスト（SLR テスト）も陰性のことが多い．

DR の発生機序としては，神経根または神経叢での神経栄養血管の障害による虚血/梗塞が考えられている．ヘルニアや脊柱管狭窄症および腹部腫瘍性病変または骨盤内腫瘍性病変の除外のために画像検査が必須である．電気診断がきわめて重要であり，脱神経所見は臨床像より広い範囲で認められる．筋萎縮の回復には1年かかることもあるが，痛みは自然に4～5カ月で治まることが多い．しかし，それまでの間，痛みには抗けいれん薬，抗うつ薬，麻薬などの薬物療法が必要となることも多い．

(2) 腰仙神経叢症

この部位での各種疾患（前述の糖尿病性神経根症を含む）で腰痛がみられることがあるが，まとまった報告はない．上肢にみられる神経痛性筋萎縮症（neuralgic amyotrophy）と同様の病態も存在するが，まれである．まだよく認知されておらず，椎間板ヘルニアと安易に診断されている可能性がある．一側の大腿前面または臀部から大腿後面にかけての激しい痛みで発症する．5～10日以内に筋力低下が出現し始めるとともに痛みは軽快するが，筋力低下は数日～数週にわたって進行する．大腿伸展テストまたは SLR テストが陽性となる．アキレス腱反射は消失することが多く，痛みの後には下肢のしびれ感が約半数に，他覚的感覚障害が1/3に残る．数カ月～数年かけて自然寛解がみられるが，強い障害は残さないものの回復は不完全であることが多い．ステロイドの効果は不明である．

(3) 慢性炎症性脱髄性多発ニューロパチー

慢性炎症性脱髄性多発ニューロパチー（CIDP）は神経内科領域ではよく知られ，時間的空間的多発性と脱髄機転から多発性硬化症の末梢神経版と考えられている．神経根と末梢神経の近位部が好んで侵され，繰り返す脱髄と修復のために，神経が肥厚する．神経根の肥厚は MRI（第1部第3章2-4の図8を参照）や脊髄造影により画像的に示されることがあるだけでなく，臨床的にも腰痛や腰部脊柱管狭窄症をきたすことがある[5]．診断に際しては，四肢で腱反射が低下または消失していること，上肢遠位筋の筋力低下がみられることが手がかりになる．検査としては，電気生理学的検査，脳脊髄液検査，さらに腓腹神経生検が診断的価値をもつ．MRI では馬尾の肥厚とともに造影剤増強効果がみられる．

(4) Guillain-Barré 症候群

急性または亜急性に上行する四肢麻痺を呈する Guillain-Barré 症候群（GBS）において，痛みはよくみられる症状で，約半数の患者に認められる．激しい運動の数時間後ないし翌日に経験するものによく似た身の置き所がないような感じが多い．腰痛の頻度が高いが，大腿や臀部などの近位部に痛みがみられ，腰痛にはしばしば坐骨神経痛が伴う．筋力低下や感覚障害の程度とは相関しない[24]．夜間に増悪することが多く，膝や股関節を軽く屈曲させると少しよく，冷湿布または温湿布や緩やかなマッサージが効果的な場合がある．通常の薬物療法はあまり奏効しないか，効果が一定しないので，麻薬が用いられることもある．

GBS の亜型として認識されてきた急性軸索性運動ニューロパチー（AMAN）は，脱髄でなく，軸索障害によって生じる．この亜型でも腰痛とともに発症した小児例の報告がある[22]．

5）筋疾患

(1) 近位筋（体幹筋）の筋力低下に伴う腰痛

　筋疾患は，多発筋炎，進行性筋ジストロフィーに代表されるように，原則的に近位優位の筋力低下を示す．これらの疾患に慢性腰痛が伴うことがあり，筋力低下のためと考えられる．筋疾患が対象ではないが，体幹筋の筋力低下や不均衡が腰痛の危険因子であるとの報告がある[18]．腰部筋に及ぶ筋の炎症が直接に腰痛を起こすという機序は報告されていない．

(2) リウマチ性多発筋痛

　本疾患は筋内中隔の炎症による全身性の疾患で，側頭動脈炎と関連が深く，中高年に限られている．患者は肢帯筋の痛み・こわばり（朝に増悪する）を訴え，疲労，倦怠，食思不振，体重減少，微熱などの全身症状を伴う．血清CKは正常範囲だが，血沈が著明に亢進し，ステロイドが著効を示す．中高年での腰痛で念頭に置くべき疾患の一つである．本疾患と同様の腰痛と血沈亢進を呈したが，ステロイドに反応が乏しいことから，腰腹部の精査がなされ，腎細胞腫瘍が発見された症例がある[17]．

腰痛の神経合併症

1）頭痛

　慢性腰痛の合併症として頭痛が生じることがあり[9]，腰痛の改善とともに消失する．筆者の経験では緊張型頭痛と考えられるものが多く，腰痛をその危険因子の一つに数えている[12]．しかし，片頭痛も腰痛により出現したり，増悪したりするといわれ，腰痛持ちの女性における片頭痛の有病率が一般のそれより有意に高かったとの報告がある[6]．同報告では，腰痛に引き続く片頭痛の頻度が高い理由として，筋緊張の増大，心理社会的要因，鎮痛薬の過剰服用などが論じられている．

2）反射性交感神経性ジストロフィー

　本疾患（RSD）は外傷などの原因によって生じた交感神経系の過剰な反応により，血管運動異常を伴って，皮膚，筋，骨などの萎縮をきたす難治性の疼痛症候群である．原因は多岐にわたるが，腰椎椎間板ヘルニアに合併した症例がまれにある[1]．腰椎への治療を考えるとき，脊椎への手術侵襲がRSDを起こす可能性があり，またRSDの存在下では神経根症状を正確に評価するのは困難である．したがって，第一選択として，早期ならステロイドあるいは腰部交感神経節ブロック，進行期なら同ブロックを施行し，RSDの症状を取り除いてから外科療法の適応を検討すべきである．

　本論文は下記の掲載論文を一部修正して作成した．
　福武敏夫：内科的神経疾患と腰痛．脊椎脊髄ジャーナル　13：560-566，2000

■文　献

1) 安達充芳，玉岡　晃，原田勝利，他：腰椎椎間板ヘルニアに合併した reflex sympathetic dystrophy の1例．臨床神経　**34**：61-64，1994
2) Baker RA : The basal ganglia and pain. Int J Neurosci **41**：29-34, 1988
3) Burgerman R, Rigamonti D, Randle JM, et al : The association of cervical spondylosis and multiple sclerosis. Surg Neurol **38**：265-270,

1992
4) Clifford DB, Trotter JL：Pain in multiple sclerosis. Arch Neurol **41**：1270-1272, 1984
5) Di Guglielmo G, Di Muzio A, Torrieri F, et al：Low back pain due to hypertrophic roots as presenting symptom of CIDP. Ital J Neurol Sci **18**：297-299, 1997
6) Duckro PN, Schultz KT, Chibnall JT：Migraine as a sequela to chronic low back pain. Headache **34**：279-281, 1994
7) Fukutake T, Hirayama K：Familial young-adult-onset arteriosclerotic leukoencephalopathy with alopecia and lumbago without arterial hypertension. Eur Neurol **35**：69-79, 1995
8) 福武敏夫：脊髄の脱髄性・炎症性疾患の画像診断. 脊椎脊髄 **10**：381-392, 1997
9) 福武敏夫：脊椎脊髄疾患と頭痛. 脊椎脊髄 **11**：119-123, 1998
10) 福武敏夫：ななめ徴候. 脊椎脊髄 **12**：938, 1999
11) 福武敏夫：体幹の帯状痛・帯状感覚. 脊椎脊髄 **13**：233, 2000
12) 福武敏夫, 服部孝道：当科における頭痛の診断と治療. 真興交易医書出版部：頭痛の診断と治療. 30の大学および施設による診断と治療シリーズ. 真興交易, 1998, pp 54-65
13) 福武敏夫, 服部孝道：傍腫瘍性壊死性脊髄症. 神経症候群 IV. 別冊日本臨牀 領域別症候群シリーズ（29）：351-354, 2000
14) 福武敏夫, 榊原隆次, 森 雅裕：パーキンソン病罹患患者にみられた骨折反復要因の検討. リハ医学 **33**：628-631, 1996
15) Goetz CG, Tanner CM, Levy M, et al：Pain in Parkinson's disease. Mov Disord **1**：45-49, 1986
16) Herman RM, D'Luzansky SC, Ippoloto R：Intrathecal baclofen suppresses central pain in patients with spinal lesions；A pilot study. Clin J Pain **8**：338-345, 1992
17) Hopkinson N, Myint AA, Benjamin S：Polymyalgia and low back pain；A common cause not to be missed. Ann Rheum Dis **58**：462-464, 1999
18) Lee JH, Hoshino Y, Nakamura K, et al：Trunk muscle weakness as a risk factor for low back pain：A 5-year prospective study. Spine（Phila Pa 1976）**24**：54-57, 1999
19) Maloni H, Schapiro RT：Pain. in van den Noort S, Holland NJ（eds）：Multiple sclerosis in clinical practice. Demos, New York, 1999, pp 57-66
20) 森松光紀：老年者パーキンソン病の診断と治療. 日老医誌 **28**：123-128, 1991
21) Naftulin S, Fast A, Thomas M：Diabetic lumbar radiculopathy；Sciatica without disc herniation. Spine（Phila Pa 1976）**18**：19-22, 1993
22) Phillips JP, Kincaid JC, Garg BP：Acute motor axonal neuropathy in childhood；Clinical and MRI findings. Pediatr Neurol **16**：152-155, 1997
23) Quinn NP, Lang AE, Koller WC, et al：Painful Parkinson's disease. Lancet **1**（8494）：1366-1369, 1986
24) Ropper AH, Wijdicks EFM, Truax BT：Guillain-Barré syndrome. FA Davis, Philadelphia, 1991, pp 86-87, 245-246, 277-278
25) Sostarco M, Vranjes D, Brinar V, et al：Severe progression of ALS/MND after intervertebral discectomy. J Neurol Sci **160**（Suppl 1）：S42-S46, 1998
26) Stenager E, Knudsen L, Jensen K：Acute and chronic pain syndromes in multiple sclerosis. Acta Neurol Scand **84**：197-200, 1991
27) Stenager E, Knudsen L, Jensen K：Acute and chronic pain syndromes in multiple sclerosis；A 5-year follow-up study. Ital J Neurol Sci **16**：629-632, 1995
28) Tison F, Wenning GK, Volonte MA, et al：Pain in multiple system atrophy. J Neurol **243**：153-156, 1996
29) Urakami K, Takahashi K, Matsushima E, et al：The threshold of pain and neurotransmitter's change on pain in Parkinson's disease. Jpn J Psychiatry Neurol **44**：589-593, 1990
30) Young WF, Weaver M, Mishra B：Surgical outcome in patients with coexisting multiple sclerosis and spondylosis. Acta Neurol Scand **100**：84-87, 1999

3. Parkinson病の姿勢異常
—骨粗鬆症性骨折後の異常姿勢を理解するために

　Parkinson病という疾患名は，臨床神経学の祖であるCharcotによるが，その大きな理由は「振戦麻痺に関するエッセイ」と題された原著（1817）[24]における臨床症状の子細な記載によると思われる．病因と病変部位はまだ解明されていなかったからである．実際，Parkinson自身は「病理解剖学的検査があればもたらすであろう光明を得ているわけでない」ので，意見として「想定される近因は脊髄の障害，特に上部頸椎で囲まれる脊椎管内に含まれる頸髄の部分の病変で，これが進行すれば延髄に及ぶ」と述べている．もちろん，現在ではこの意見は支持されないが，Parkinson病と脊椎の関連では考えさせられるところがある．

　Parkinsonは振戦や急ぎ足などの歩行障害（突進現象／加速歩行）について詳しく述べており，さらに，現在ではレム睡眠行動異常として知られる症候や便秘などについても述べている．姿勢異常については自然史の記載の中で，「さらに，2，3カ月もすると，患者はいつものちゃんとした真っ直ぐの姿勢を保つことがおっくうのようにみえる．これは歩行時に最も顕著であるが，時には座位または起立位でも認められる」，「体の前屈傾向に打ち勝つことができず，患者は足指と足の前面で歩かざるを得ない状態になるので上半身はひどく前方に投げ出されるような恰好となり，真正面から倒れがちとなる」，「病気が末期に近づくと，躯幹はほとんど前屈位に固定され」，「顎は胸骨のあたりまで前屈してほとんど動かない」と経過を追って詳細に具体的に述べている[24]．さらに，報告された6例のうちの症例5（72歳，男性）には「約20年前激しい腰痛にしばらくの間悩んだ」という記載があり，脊椎圧迫骨折との関連をうかがわせる．

　Parkinsonによる原著の発表から半世紀を経た1861年に，Charcotは振戦麻痺の症候学に着眼し，（「金曜講義」の中で）多発性硬化症と区別すべき疾患として記載した[16]．その中でParkinsonが述べていなかった筋強剛について触れ，それが四肢筋だけでなく体幹筋にも生じ，体幹の筋強剛が屈筋のほうに強く現れるため，体幹は屈曲（前屈）すると述べている．1888年には（「火曜講義」の中で）Parkinsonの原著の再発見と惜しみない称賛の言葉を吐露したといい，振戦のない症例の存在や真の運動麻痺のない点などから「振戦麻痺」の病名を不適とし，Parkinson病と呼ぶことを提唱した[16]．

　ほぼ同時期のGowersの教科書（1893）[11]にはParkinson病の典型的な立位姿勢の図（**図1**）が示されており，「体幹は前屈しているが，頭部は体軸に対し伸展している」と記載されている．頭部が伸展（後屈）しているか，首下がりを示しているかはさておき，Parkinson病における体幹の姿勢異常は旧来から一つの大きな特徴であり，研究テーマとなってきた．以下では，まずParkinson病に自然にあるいは治療の結果として現れる体幹の異常姿勢について概説し，次にParkinson病と骨粗鬆症や骨折，転倒との関連について触れ，骨粗鬆症性骨折後の異常姿勢を理解する一助としたい．

107

第2章 脊髄脊椎疾患と内科

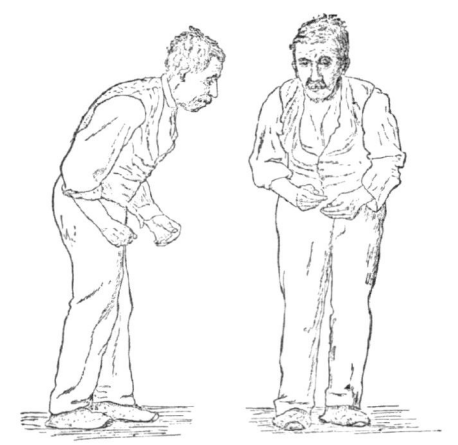

図1 Gowers[11]によるParkinson病の姿勢
(Gowers WR : Paralysis agitans. *A Manual of Diseases of the Nervous System. Vol II, Diseases of the Brain and Cranial Nerves, General and Functional Diseases of the Nervous System*, 2nd ed. 1893, p 639の図148より引用)
体幹は前屈姿勢となり，肘と膝が屈曲している．頭部は体幹に対しては伸展位にある．

Parkinson病における体幹の異常姿勢

　Charcotが指摘したように，Parkinson病の主徴の一つである筋強剛により，体幹の異常姿勢が生じ，頸部の伸展や体幹の前傾前屈や肘・膝の屈曲などがみられる．しかし，筋強剛が発症早期からみられる症候であるのに対し，Parkinsonの原著に述べられているように，前屈姿勢は後期になって現れる．その異常姿勢の極端なものとして，camptocormiaや首下がり，斜め徴候/Pisa症候群/側屈姿勢がある．これらは別々に扱われることが多いが，統一的に捉えようという考えもある[32]．

1) Camptocormia

　Camptocormiaは，起立・歩行時に現れ，仰臥位で消失する異常な体幹屈曲と定義される．体幹屈曲や前屈姿勢は骨粗鬆症性椎体骨折などの骨格性疾患で生じ，正常加齢によってもみられるが，臥位における前屈姿勢の軽減・消失の有無でcamptocormiaと鑑別できる．当初camptocormiaは傍脊柱筋のミオパチーと考えられ，その後，次のような神経筋疾患に伴う例が報告されてきた．すなわち，重症筋無力症，先天性ミオパチー（ネマリンミオパチー），封入体筋炎，多発筋炎，筋萎縮性側索硬化症，傍腫瘍性症候群，バルプロ酸中毒などである．CamptocormiaとParkinson症候群との関係は偶然とか，多系統萎縮症の様相とか，末梢由来のまれなジストニアとか考えられてきたが，最近ではまれながら一定の割合でParkinson病にcamptocormiaが合併するとの見解が受け入れられてきている．1施設での連続例の研究では，Parkinson病患者の275例中19例（6.9％）にcamptocormiaがみられ，Parkinson病としての重症度，ドーパ治療期間の長さ，1日薬用量の多さ，デメンチアの存在に関連していた[31]．屈曲の程度と年齢やそれらの因子の間には関係がなかったが，過去の脊椎手術が危険因子とされた．Camptocormiaの有無で分けた2群間の比較研究では，camptocormiaはparkinson症候の発症から平均8.5±5.3年で現れ，ドーパ治療への反応性が悪く，軸性ジストニアと考えられる様相を呈していた[3]．さらに，亀山は腰部外傷後に急速にcamptocormiaを呈したParkinson病患者を報告し，ジストニアとの関係を考察している[8,17]．

　Parkinson病におけるcamptocormiaの機序としては，前述のジストニア説が有力であるが，傍脊柱筋に限局するミオパチー説[14,22]もある．ジストニア説は，表面筋電図で腹直筋に持続性放電がみられたこと，感覚トリックが認められる例があること，起立・歩行時に現れて仰臥位で消失する点が動作特異性と

表1 Camptocormia と首下がりの類似点と相違点（文献23を改変）

	類似点	相違点
症候など	高齢者 ある種の錐体外路疾患では同じ患者に生じる	首下がりはしばしば亜急性に発症；Camptocormia は潜行性
基礎疾患	類似の神経筋疾患と錐体外路疾患	Camptocormia はしばしば神経原性疾患よりも筋原性疾患に関連
傍脊柱筋病理	筋原性と神経原性の混在	
予後/転帰	レボドパ治療で改善したり悪化することがどちらの場合にもある	Camptocormia は自然に改善する報告がなく，進行性の傾向がある

捉えられることなどで支持される．一方，ミオパチー説は，傍脊柱筋の針筋電図検査で筋原性所見が認められること，同筋の生検で筋萎縮，脂肪変性が認められることが根拠になっているが，これらは非特異的所見であり，原因でなく結果の可能性がある．機序との関連で，非麦角系ドパミン作動薬の増量後にParkinson病や多系統萎縮症などにおいてcamptocormiaがしばしば出現し，中止により改善することが注目される．

Camptocormiaは薬物治療が困難であるが，脳深部刺激（deep brain stimulation：DBS）の効果が興味深い．ジストニア患者の36例中3例のcamptocormiaに両側淡蒼球内節のDBSがなされたわが国の報告[6]では，ほかのジストニアに比べて改善率が良かった（92.2±5.5％：71.2±27.0％）という．

2）首下がり

首下がり｛欧米ではdropped head（syndrome）ないしhead drop｝は頸部伸筋群の筋力低下[29]または頸部屈筋群の筋緊張亢進によって生じる．頸部が著明に屈曲し，顎が胸につくほどになる．前項で挙げた多様な神経筋疾患が原因となるほかに，Parkinson症候群に伴うことが知られている．Parkinson症候群の中では多系統萎縮症（特にMSA-P；線条体黒質変性症）での合併が多く，わが国の報告[23]では7.7％程度とされる．Parkinson病での合併はまれで，0.4〜0.6％程度である．したがって，Parkinson病と診断していた患者が首下がりをきたした場合には，parkinson症候を主徴とする多系統萎縮症（MSA-P）である可能性を再検討すべきである[23]．

Parkinson病における首下がりの特徴としては，女性に多く，ドパミン作動薬の開始・増量に伴うことが多い，MSA-Pと比較して前頸部筋の筋緊張亢進が軽く，筋力低下によると思われるという指摘がある[21]．機序はcamptocormiaと同様，ジストニア説が有力であるが，傍脊柱筋に限局するミオパチー説[29]があり，実際にミオパチー例の報告がある．

3）Camptocormiaと首下がりの対比

多くの場合には，camptocormiaと首下がりは関連しない．多系統萎縮症と脳炎後Parkinson症候群など以外では，両者が併存することはまれである．しかし，両者には類似点も多く（表1），両者が脊椎の異なる部位での傍脊柱筋を侵す同じ病態生理機序の結果であることが示唆される[32]．個々の患者においては，慢性脱神経や組織弾性の喪失のような局所的因子が障害高位を決めているのかもしれない．

4）ななめ徴候/Pisa症候群/側屈姿勢

　古川[10]は，Parkinson症候群患者にみられる，体軸が斜位をとる姿勢をまとめて「ななめ徴候」と呼んだ．これには半座位徴候，斜臥位徴候，Pisa徴候が含まれる．

　半座位徴候とは，患者に仰臥位から手を使わずにそのまま起き上がるように命じたときに，完全な座位に至らないで，傾斜した位置で止まってしまう現象である[10]．垂直座位をとれている場合にも，肩を少し後ろに押して上体を傾斜させると，そのままの姿勢にとどまることがある．筋強剛や寡動などの強い患者でしばしばみられる．

　斜臥位徴候とは，患者に診察ベッドに寝るように命じたときに，ベッドの縦軸に真っ直ぐにならないで，斜めになる現象で，患者は気にしない[10]．これらの「ななめ徴候」について古川[10]は，黒質線条体経路の左右差とともに，Parkinson病での垂直・水平位の認知障害の関与を指摘した．最近のParkinson病における姿勢の研究でも，固有感覚と運動の高次レベルの統合障害が示唆されている[33]．

　Pisa症候群（徴候）とは，体幹が軽度後方回旋を伴い，側方屈曲（側屈）を示す姿勢異常のことであり，Ekbomら[5]が最初に名づけた．そのときは向精神薬の副作用として記載されたが，現在ではそれ以外に，精神疾患そのものによるもの，Parkinson病などの神経変性疾患によるもの，特に原因の見当たらないものも報告されている．

　Parkinson病は左右差が話題となる疾患であり[7]，注意して観察すると，ごく初期の段階を除き，程度の差はあれ側屈姿勢をとっている（図2）．筋強剛の強い側に傾くかどうかには定説がないが，Yokochi[37]は，出現経過により慢性型と亜慢性型に分けて考察してい

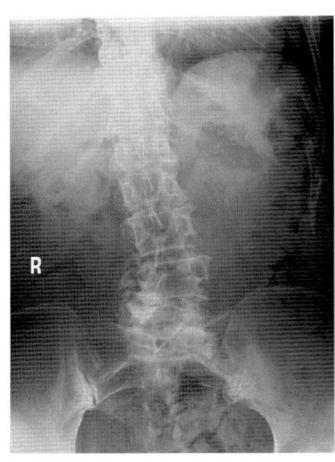

図2　経過11年のParkinson病患者の腰椎単純X線正面像
64歳，女性．椅子座位で右へのななめ徴候がみられ，筋強剛は左肩，右肘で軽度にみられた．画像では腰椎に左凸の側弯が認められ，L4/L5右に骨硬化像が目立つ．

る．慢性型は潜行性に出現・進行し，症候の左右差と病勢の進行に関連する一方，亜慢性型は亜急性に出現し，数カ月で急速に悪化するもので，向精神薬によるPisa症候群に類似しているという[37]．

　Pisa症候群を呈したParkinson病患者の20例で，臨床的・筋電図的・放射線学的特徴を検討した報告[30]では，13例が体幹はParkinson病の発症側と対側に曲がり，5例が同側に曲がり，2例が両側性の発症であった．筋電図では傾斜側の傍脊柱筋と腹斜筋に異常な強直性の過活動がみられ，腰部傍脊柱筋のCTでは傾斜側の筋萎縮が目立った．多くの例は数カ月で進行したが，少数例はもっと速く2～3週で進行した．

　最近，側屈姿勢にボツリヌス毒素注射を使う場合に傾斜側とその反対側のいずれに打つべきかという報告[13]があり，『Parkinson病における体軸ジストニア（ななめ徴候）では，①傾斜側の傍脊柱筋の緊張が亢進するために傾斜するのか，②傾斜と反対側の傍脊柱筋のボリュームが大きくなり，圧迫するために傾

斜する（「盆栽症候群」）のか』を見極めることが重要と述べられている．

Parkinson 病における骨粗鬆症と骨折

筆者ら[9]は，経過10年のParkinson病患者（68歳，女性，身長148 cm，体重35 kg）が，潜行性の円背（前屈姿勢）と腰椎圧迫骨折に加え，Hoehn-Yahr IV度に進行してからの近時3年間に，転倒に伴い，第12胸椎，左橈骨・尺骨，右上腕骨，左大腿骨頸部と頻回の骨折を起こした症例を報告した．本症例を通して，閉経後の高齢女性は骨粗鬆症の危険性がもともと高いが，Parkinson病も骨粗鬆症の危険因子であり，さらにParkinson病に伴う易転倒性や注意力低下が問題であると考察した．さらに，本症例では胃切除の既往を有していたが，65歳以上の多数の一般女性例を対象とした報告[2]では，骨量減少の因子の第一に胃切除が挙げられている．

このテーマに関する重要な研究は主にわが国からなされている．山田ら[35]は，多重スキャンX線光密度法（MD/MS）を用いて，Parkinson病患者では男女ともに腰椎での骨量減少の頻度が高く，特に女性患者で対照者と男性患者より有意に高いと報告した．さらに，女性患者をやせ型と肥満型に分けると，やせ型で骨粗鬆症や骨折などの頻度が高く，運動障害や体重減少などとの関連が推測された．Ishizakiら[15]は，骨量減少がParkinson病の女性患者で59％，男性患者で19％にみられ，対照者のそれぞれ24％，9％より高いこと，骨折の発生頻度も同様の傾向であること，女性患者ではParkinson病の重症度に相関していることを報告した．さらに，Parkinson病としての障害の強い側で骨量減少も重度で

あったことから，Parkinson病の病態生理が骨量減少に関連していると推測した．Satoら（2001）[27]は，大腿骨骨折の最大の危険因子は低body mass index（BMI），低ビタミンD，低骨密度であることを見出した．さらに，骨密度と関連する因子の検討では，Parkinson病の病悩期間と重症度が骨密度と有意に相関すると報告した．興味深いことに，低ビタミンDは日光曝露の少なさと関連し，同じ著者らの別の報告（1997）[28]では，日光曝露の減少はParkinson病の進行期ではよくあることと述べられている．

結局，今日までに判明しているのは，Parkinson病における骨粗鬆症には，運動減少（寡動），低ビタミンDのような内分泌因子（日光曝露減少など），栄養因子（嚥下障害や消化管運動障害など），医原性因子（抗Parkinson病薬の多剤服用や胃酸低下薬など）がかかわっているのではないかということであり[25]，さらなる研究の進歩が待たれる．

Parkinson 病における転倒

Parkinson病の薬物治療の進歩は著しいが，すくみ足などの体軸の症候は治療が困難であり，進行期には転倒しやすくなる．以下に転倒のリスクに関する最近の研究を紹介する．

Parkinson病患者の113例（平均年齢66歳）における臨床的・生理学的検討[18]では，1年間の追跡期間中に45％の患者が転倒を経験したが，転倒しなかった患者との比較の多変量解析にて，体幹の異常姿勢，認知障害（特に前頭葉機能），すくみ足，姿勢反射障害，下肢筋力低下が独立の危険因子であったと報告された．早期のParkinson病患者の413例に

おける1.5年間の追跡研究[34]では，易転倒性といくつかの疾患評価尺度に関連はあるが，これまで転倒していない患者が新たに転倒するかを予測するには不十分と結論された．転倒しやすい患者の36例と転倒しない患者の18例の比較研究[4]では，運動症状以外に，日中の眠気やうつ気分などの非運動症状が関連していると報告された．既診断患者群の232人と新規診断・未投薬の患者群の207例，対照群の175例における研究[12]では，既診断群の易転倒者が19％，稀転倒者が25％であり，日常生活動作と運動合併症が転倒に有意に独立に関連していた．新規診断群の前向き調査では，易転倒者が2％，稀転倒者が15％であり，年齢・性を一致させた対照群には易転倒者がなく，稀転倒者が2％であった．さらに，既診断群でも新規診断群でも振戦優位型のParkinson病患者は転倒しなかったという．

Parkinson病における脊椎圧迫骨折と体幹の異常姿勢

以上で述べてきたように，Parkinson病には体幹の異常姿勢がまれならずみられる．関与する事柄として，Parkinson病に固有の病態生理としてのcamptocormia・首下がり・ななめ徴候，骨粗鬆症と骨折のしやすさ（図3），易転倒性があり，その背景には運動減少（寡動），筋強剛とその左右差，姿勢反射障害や下肢の筋力低下，認知障害，傍脊柱筋の変性や筋力低下などがある．Parkinson病の脊椎手術では再手術が多い[1]ことにもこうした背景がある．最近の，Parkinson病患者の92例を対象とした5年間の前向き研究[26]では，前屈姿勢（stooped posture）を34例が呈するようになり，残りの58例が呈さなかったとし，姿勢異常には代償的副甲状腺機能亢進を伴うビタミンD欠乏症の結果としての脊椎骨折が関与している可能性が指摘されている．

これらの因子を考慮すると，脊椎圧迫骨折と体幹の異常姿勢には互いに影響し合う関連が示唆される．すなわち，体幹の異常姿勢も脊椎骨折の危険因子であり，脊椎骨折が体幹の異常姿勢を悪化させる．前述したように，camptocormiaの危険因子として過去の脊椎手術が挙げられている．Parkinson病では圧迫骨折による椎体変形が軽度であっても後側弯変形が著明に進行し，矯正固定術を必要とした症例がある[36]．骨粗鬆症性椎体骨折への後方・前方連合手術後に，ハードブレイスとボディキャストの長期装着が必要であるほどに，術後の姿勢保持の困難さが指摘されている[20]．また，2004年以降にわが国で手術がなされたParkinson病の骨粗鬆症性椎体骨折患者の8例の検討[19]では，腰痛や神経症状の改善が得られ，instrumentation failureがなく，骨癒合が全例で得られたが，経過観察中に6例（75％）で新規椎体骨折が生じ，うち5例では術後1カ月以内に生じたという．このため，著者らは，神経障害例は手術の良い適応であるが，それ以外では慎重に判断すべきと述べている．

おわりに

Parkinson病における体幹の異常姿勢には，もちろん筋強剛や寡動などのParkinson病本来の運動障害が関与しているが，それ以上にまだ十分に解明されていない骨代謝異常や非運動症状（認知障害や嚥下・消化管運動障害など）が深くかかわっている．さらに，骨粗鬆症性椎体骨折は体幹の異常姿勢と相互

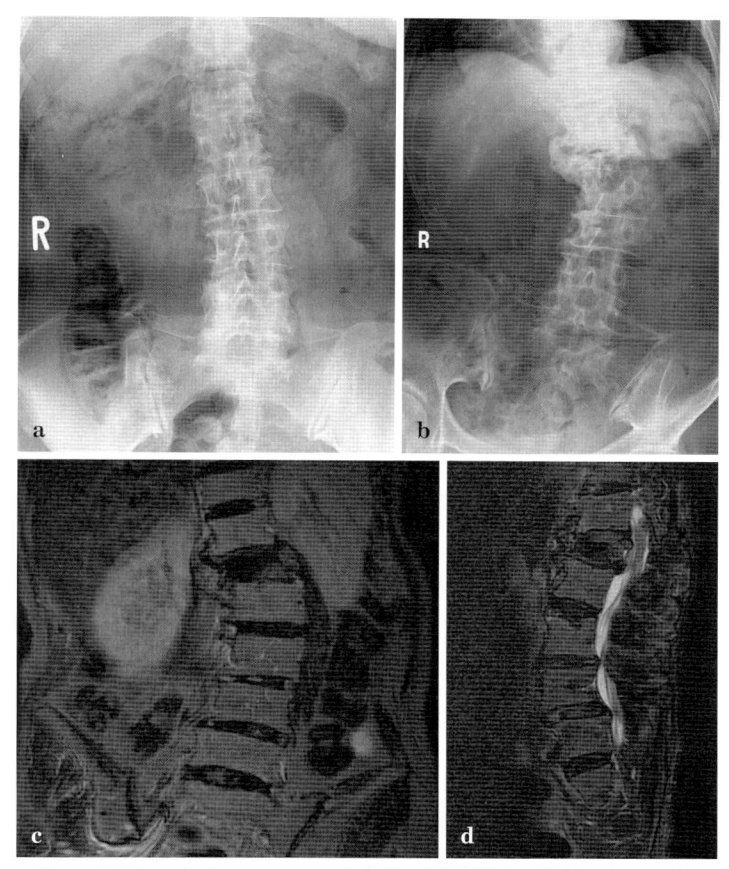

図3 経過11年のParkinson病患者の腰椎側弯と椎体骨折の画像

80歳,女性.69歳時に右手のふるえで発症し,72歳頃から腰痛が出現した.73歳時の診察で,左優位の筋強剛がみられ,軽度のcamptocormiaがあった.77歳時に腰痛の増悪があり,L1椎体の圧迫骨折が確認されたが,経皮的椎体形成術は希望されなかった.現在,腰痛がなお主訴であるが,痛みはまずまずコントロールされている.筋強剛はみられないが,右へのななめ徴候と前屈姿勢(円背)が著明である.

a:73歳時の腰椎単純X線正面像.左凸の軽度側弯がみられる.
b:80歳時の腰椎単純X線正面像.L1椎体の圧迫骨折後に右優位の骨化が著明であり,側弯は進行があるが,自然に固定された状態である.
c:80歳時の腰椎MRI T2強調冠状断像.L1の圧迫骨折後の変化がみられる.
d:80歳時の腰椎MRI T2強調矢状断像.L1に圧迫骨折後の変化がみられるが,脊髄・馬尾への影響はうかがわれない.むしろ,L3/L4, L5/S1での脊柱管狭窄が目立つ.

的にかかわり,Parkinson病の重要な症候といえる.今後,Parkinson病における骨粗鬆症の機序の解明とともに,その薬物治療の進歩が期待されるが,さらに転倒対策などのリハビリテーション医学的対策,ボツリヌス毒素やDBSなどによる異常姿勢の治療,結果としての脊椎骨折への整形外科的・脊椎外科的治療の発展が期待される.

本論文は下記の掲載論文を一部修正して作成した.

福武敏夫:Parkinson病の姿勢異常—骨粗鬆症性骨折後の姿勢異常を理解するために.脊椎脊髄 25:1025-1032, 2012

■文献

1) Babat LB, McLain RF, Bingaman W, et al：Spinal surgery in patients with Parkinson's disease—construct failure and progressive deformity. Spine（Phila Pa 1976） **29**：2006-2012, 2004
2) Bauer DC, Browner WS, Cauley JA, et al：Factors associated with appendicular bone mass in older women. The Study of Osteoporotic Fractures Research Group. Ann Intern Med **118**：657-665, 1993
3) Bloch F, Houeto JL, Tezenas du Montcel S, et al：Parkinson's disease with camptocormia. J Neurol Neurosurg Psychiatry **77**：1223-1228, 2006
4) Bryant MS, Rintala DH, Hou JG, et al：The relation of falls to fatigue, depression and daytime sleepiness in Parkinson's disease. Eur Neurol **67**：326-330, 2012
5) Ekbom K, Lindholm H, Ljungberg L：New dystonic syndrome associated with butyrophenone therapy. Z Neurol **202**：94-103, 1972
6) Fukaya C, Otaka T, Obuchi T, et al：Pallidal high-frequency deep brain stimulation for camptocormia：an experience of three cases. Acta Neurochir Suppl **99**：25-28, 2006
7) 福武敏夫：Parkinson 病の左右差．Clin Neurosci **29**：706-709, 2011
8) 福武敏夫：Camptocormia と外傷，そしてジストニア．脊椎脊髄 **26**：927, 2013
9) 福武敏夫，榊原隆次，森 雅裕：パーキンソン病罹患女性患者にみられた骨折反復の要因の検討．リハ医学 **33**：628-631, 1996
10) 古川哲雄：Parkinsonism のななめ徴候．神経内科 **25**：11-13, 1986
11) Gowers WR：Paralysis agitans. A manual of diseases of the nervous system. Vol II, Diseases of the brain and cranial nerves, general and functional diseases of the nervous system, 2nd ed. J & A Churchill, London, 1893, pp 636-657（reprinted in 1970 by Hafner Pub, Darien）
12) Hiorth YH, Lode K, Larsen JP：Frequencies of falls and associated features at different stages of Parkinson's disease. Eur J Neurol **20**：160-166, 2013
13) 堀内正浩，長谷川泰弘：Parkinson 病における側方屈曲を伴う体軸ジストニア—盆栽症候群と Pisa 症候群の比較．神経内科 **74**：79-81, 2011
14) 石原智彦，下畑享良，西澤正豊：Parkinson 病の camptocormia と首下がり．神経内科 **74**：64-67, 2011
15) Ishizaki F, Harada T, Katayama S, et al：Relationship between osteopenia and clinical characteristics of Parkinson's disease. Mov Disord **8**：507-511, 1993
16) 岩田 誠：パーキンソンからシャルコーまで．in 豊倉康夫（編著）：ジェイムズ・パーキンソンの人と業績—1755-1817-21 世紀へ向けて．診断と治療社，2004, pp 149-168
17) 亀山 隆：Parkinson 病における camptocormia の発症機序．脊椎脊髄 **26**：926, 2013
18) Latt MD, Lord SR, Morris JG, et al：Clinical and physiological assessments for elucidating falls risk in Parkinson's disease. Mov Disord **24**：1280-1289, 2009
19) 室田栄宏，織田 格，長谷川匡一，他：パーキンソン病患者の骨粗鬆症性椎体圧潰に対する手術治療成績．J Spine Res **1**：1898-1903, 2010
20) Nakashima H, Yukawa Y, Ito K, et al：Combined posteroanterior surgery for osteoporotic delayed vertebral fracture and neural deficit in patients with Parkinson's disease. Orthopedics **32**（10）doi：10.3928/01477447-20090818-21
21) 滑川道人，藤本健一，中野今治：パーキンソニズムと首下がり．神経内科 **51**：20-25, 1999
22) 野中晶子，市川博雄，河村 満：腰曲がり．神経内科 **51**：26-32, 1999
23) Oyama G, Hayashi A, Mizuno Y, et al：Mechanism and treatment of dropped head syndrome associated with parkinsonism. Parkinsonism Relat Disord **15**：181-186, 2009
24) Parkinson J：An Essay on the Shaking Palsy. Sherwood, Neely and, Jones, London, 1817, pp 1-80〔英文原典と豊倉康夫，萬年 徹，岩田 誠によるその全訳が，豊倉康夫（編著）：ジェイムズ・パーキンソンの人と業績—1755-1817-21 世紀へ向けて．診断と治療社，2004, pp 9-128 に収載されている〕
25) Raglione LM, Sorbi S, Nacmias B：Osteoporosis and Parkinson's disease. Clin Cases Miner Bone Metab **8**（3）：16-18, 2011
26) Sato Y, Iwamoto J, Honda Y：Vitamin D deficiency-induced vertebral fractures may cause stooped posture in Parkinson disease. Am J Phys Med Rehabil **90**：281-286, 2011
27) Sato Y, Kaji M, Tsuru T, et al：Risk factors for hip fracture among elderly patients with Parkinson's disease. J Neurol Sci **182**：89-93, 2001
28) Sato Y, Kikuyama M, Oizumi K：High prevalence of vitamin D deficiency and reduced bone mass in Parkinson's disease. Neurology **49**：1273-1278, 1997
29) Suarez GA, Kelly JJ Jr：The dropped head syndrome. Neurology **42**：1625-1627, 1992
30) Tassorelli C, Furnari A, Buscone S, et al：Pisa syndrome in Parkinson's disease：clinical, electromyographic, and radiological characterization. Mov Disord **27**：227-235, 2012
31) Tiple D, Fabbrini G, Colosimo C, et al：Camptocormia in Parkinson disease：an epidemiological and clinical study. J Neurol Neurosurg Psychiatry **80**：145-148, 2009
32) Umapathi T, Chaudhry V, Cornblath D, et al：Head drop and camptocormia. J Neurol Neurosurg Psychiatry **73**：1-7, 2002
33) Vaugoyeau M, Hakam H, Azulay JP：Proprio-

34) Voss TS, Elm JJ, Wielinski CL, et al：Fall frequency and risk assessment in early Parkinson's disease. Parkinsonism Relat Disord **18**：837-841, 2012
35) 山田孝子, 加知輝彦, 安藤和也：パーキンソン病における骨粗鬆症と骨折. 日老医誌 **32**：637-640, 1995
36) 山下太郎, 辻 崇, 渡辺航太, 他：腰椎圧迫骨折後に著しい後側弯変形を呈したパーキンソン病の1治験例. 関東整災誌 **43**：6-12, 2012
37) Yokochi F：Lateral flexion in Parkinson's disease and Pisa syndrome. J Neurol **253**（Suppl 7）：VII17-20, 2006

33) ceptive impairment and postural orientation control in Parkinson's disease. Hum Mov Sci **30**：405-414, 2011

第 3 章

脊髄脊椎疾患

1. 脊髄血管障害

1. 脊髄血管障害

病態と診断

　脊髄血管障害は虚血性と出血性に分けられる．脊髄血管奇形はいずれも起こし得る．虚血性脊髄血管障害は通常，脊髄の動脈閉塞（脊髄梗塞）によるが，静脈うっ滞によることもある．脊髄梗塞は脊髄に直接分布する前脊髄動脈や後脊髄動脈，根動脈など自体の閉塞よりは，その親動脈である，大動脈や腸骨動脈，椎骨動脈などの病変（アテローム硬化，動脈解離，大動脈手術など）によって生じることが多い．脊髄内の動脈は終動脈であり，吻合がないため，虚血は灰白質周囲にドーナツ状に広がる範囲に生じる．発症は急性で，症候は遅くても数日以内に完成する．髄節性分布の痛みで初発することが多く，病変高位に応じて四肢麻痺・対麻痺をきたし，膀胱直腸障害も伴う．腱反射は髄節性障害で減弱し，錐体路障害で当初に消失し（脊髄ショック），後に亢進する．病型としての前脊髄動脈症候群は温痛覚障害（時に一側性）と髄節性の運動障害が中核であり，錐体路障害がみられないことがある．まれな後脊髄動脈症候群は深部覚・振動覚障害や錐体路障害などがみられる．

　出血性脊髄血管障害は，髄内血腫，くも膜下血腫，硬膜下血腫，硬膜外血腫に分けられる．髄内血腫の原因は外傷，海綿状血管腫などの血管奇形，髄内腫瘍，血液疾患などである．くも膜下血腫はきわめてまれであるが，同様の原因のほかに腰椎穿刺や脊髄くも膜下麻酔の合併症として起こることがある．硬膜下血腫は腰椎穿刺の合併症であることが多い．硬膜外血腫の原因は外傷，抗凝固療法の合併症，血管奇形，妊娠中の腹圧上昇などである．症候の経過，性状は脊髄梗塞に類似する．

　脊髄血管奇形は動静脈奇形，海綿状血管腫，静脈奇形などに分けられる．脊髄動静脈奇形は硬膜動静脈瘻，髄内動静脈奇形，辺縁部動静脈瘻に分けられているが，硬膜動静脈瘻が大半を占める．症候の発現は，静脈うっ血による灌流障害や脊髄梗塞，流出静脈の拡張による神経根圧迫，盗血機序による脊髄虚血，血管破綻による出血などによる．

　以上の診断では病歴聴取と診察により脊髄病変を疑い，MRIを駆使して（拡散強調画像や椎体所見なども含む）病変高位と病態を明らかにする．必要に応じ，脊髄血管撮影を行う．

治 療

　全身的ケアや二次的悪化防止を基本とし，脊髄腫脹がみられる場合にはステロイドやグリセオール®などを使用する．脊髄梗塞では脳梗塞に準じてエダラボンを用いることがある．親動脈の解離による病態の場合には血圧管理などを十分に行う．出血性で症候の進行がみられる場合には減圧手術を行う．その後，血管撮影所見に応じて血管内手術や摘出術などを考慮する．リハビリテーションは急性期から開始し，慢性期に継続する．血行改善薬も用いることがある．

2. 頸髄梗塞——一側椎骨動脈の高度狭窄・閉塞で脊髄梗塞が起きる

　脊髄の血管支配は，大きく椎骨動脈，鎖骨下動脈，後肋間動脈，腰動脈（Adamkiewicz動脈）および正中仙骨動脈によるものに分けられる[4]．椎骨動脈は後下小脳動脈を分岐後に左右合流して脳底動脈を形成するが，合流する手前で，脊髄に向かう分枝を下方に向かって出し，左右合わさって前脊髄動脈の上端部を形成する．一側椎骨動脈の閉塞により後下小脳動脈領域の脳梗塞が生じるが，特に延髄外側症候群（Wallenberg症候群）が有名であり，頻度も高い．これに対し，前脊髄動脈の閉塞は延髄内側症候群（Dejerine症候群）を生じるが，両側から供給され得ることからまれであり，その頻度は延髄外側症候群の1/20といわれる．一側椎骨動脈の閉塞が脊髄虚血を起こすことはさらにきわめてまれで，これまで20例ほどが報告されているにすぎず，脳幹・小脳を含まず脊髄だけが梗塞に陥った症例は10例ほどに過ぎない．本稿では経験した2症例を紹介し[3,5]，臨床的特徴，想定される発症機序とまれな理由などについて論じる．

症例提示

症例1

　患者：44歳，男性（マッサージ師）．
　既往歴：全盲（先天性緑内障），高尿酸血症，高血圧症．1年前に頭痛にてMRI検査を受け，正常といわれた．
　家族歴：特記すべきことはない．
　現病歴：X年12月某日朝，洗顔中（頸部は屈曲位（前屈位））に左頸部の痛みと左上肢のしびれ（感覚鈍麻）が出現した．翌日に当院整形外科を受診し，頸椎症性神経根症の疑いで経過観察となった．症状が改善しなかったため，発症5日後に脊椎脊髄外科に紹介された．このときの主訴は左手で点字が読めないことであった．脳・頸椎MRIにて，左椎骨動脈閉塞と頸髄C3レベルの髄内高信号域が認められ，病態解明のため発症10日後に筆者の外来に紹介された．血圧は129/72 mmHgであった（降圧薬服用中）．

神経学的所見：
- 意識は清明で，知的・精神的な異常は認めない．
- 脳神経領域に異常はない．
- 上肢Barré試験で左上肢が回内し，左手対立筋の軽度の筋力低下がみられる．
- 腱反射は四肢で正常範囲内にあるが，Wartenberg連合運動が左でみられる．
- 感覚検査では左手指に痛覚過敏と触覚低下がみられる．左手で点字が読めない．皮膚書字覚は左右とも不能である．
- 上肢の反復交互動作は左で拙劣である．
- 歩行異常，膀胱直腸障害はみられない．

　患者は急性に左手の識別的触覚の低下をきたした全盲者であり，既に画像検査がなされていたので，左椎骨動脈閉塞による脊髄灌流障害からC3レベルの左後索部に梗塞が生じたことはすぐに診断できた．皮膚書字覚は生来の全盲によりもともとその能力が獲得されておらず，本例における識別感覚の検査とし

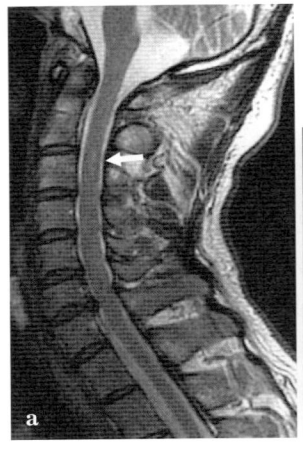

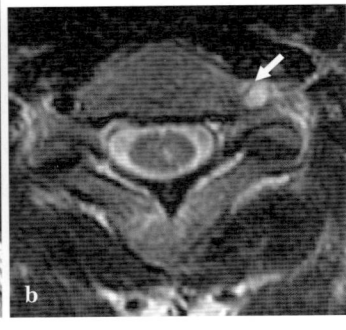

図1 症例1：頸椎 MRI T2 強調像
a：矢状断像．軽度の脊柱管狭窄とC6/C7 レベルの椎間板突出・黄色靱帯肥厚がみられたが，脊髄圧迫は認められない．C3 レベルの髄内に1 椎体長の縦長の高信号域がみられる（矢印）．
b：C3 レベルの水平断像．中心部左後方寄りに高信号域があり，左横突起内の椎骨動脈で flow void が消失して高信号を呈している（矢印）．

ては不適当であった．

画像所見：頸椎 MRI ではいずれも軽度の脊柱管狭窄と C6/C7 レベルの椎間板突出・黄色靱帯肥厚がみられたが，脊髄圧迫は認められなかった（図1a）．矢状断像ではC3 レベルの髄内に1 椎体長の縦長の高信号域がみられた（図1a）．水平断像では中心部左後方寄りに存在した（図1b）．撮像範囲内の左椎骨動脈で flow void が消失して高信号を呈していた．

頭部 MRI では脳実質に特に異常はみられなかったが，椎骨動脈で flow void が消失して高信号を呈していた（図2a）．MRA にて左椎骨動脈の信号強度が低下していた（図2b）．この点は1 年前の MRA（図2c）と比較して，最近の変化と考えられた．

経過：脳血管撮影は施行しておらず，MRI では偽腔は明瞭に確認できなかったが，若年者であること，頸部屈曲姿勢時の発症，頸部痛の存在，1 年前に正常に開存していた椎骨動脈の高度狭窄の様相などから，血管障害の機序は動脈解離と思われた．抗血小板療法を開始し，自宅安静 1.5 カ月後に現職に復帰した．半年後の診察でも左手による点字読みはできなかった．痛覚，触覚，振動感覚とともに，通常の立体覚には異常なく，コインや紙幣の同定はできたが，以前できていた種類の判別まではできなかった[3]．

症例2

患者：80 歳，男性．
既往歴：高血圧症（未服薬），気管支喘息，左小脳梗塞（1 年前）．
家族歴：特記すべきことはない．
現病歴：X 年7 月某日朝，坐椅子でテレビ視聴中に，突然背部に重苦しい痛みが出現した．横になって様子をみていたところ，15 分くらいして両上肢のしびれと脱力が出現し，救急車にて当院救命救急センターに搬送された．血圧は 200/106 mmHg と高かった．

神経学的所見：
・意識は清明で，知的・精神的な異常は認めない．
・脳神経領域に異常はない．
・両上肢挙上や肘屈曲に筋力低下はないが，肘伸展（上腕三頭筋），手関節伸展・屈曲は MMT が 1/5 に低下している．下肢筋力低下はみられない．
・腱反射は両側上腕三頭筋で消失しているが，Babinski 徴候は陰性である．
・感覚検査では両前腕以遠にしびれがあり，

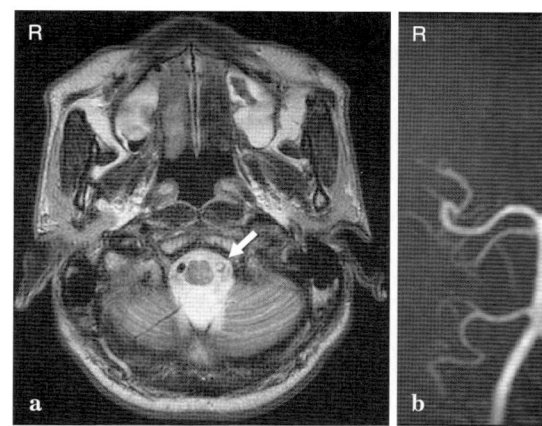

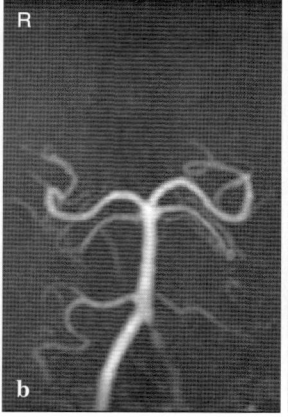

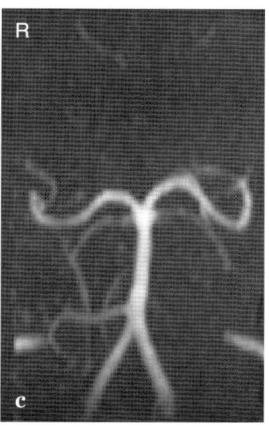

図2 症例1:頭部MR画像
a:MRI T2強調水平断像.脳実質に異常ないが,椎骨動脈でflow voidが消失して高信号を呈している(矢印).
b:MRA.左椎骨動脈の信号強度が低下しており,血流低下が疑われる.
c:1年前のMRA.椎骨動脈に異常はみられない.

同部で痛覚が減弱しているが,振動感覚,受動関節位置覚は正常である.
・指鼻試験は筋力低下のため実施できない.踵膝試験は左で拙劣である.
・歩行はふらついて困難である.
・排尿困難と肛門括約筋の緊張低下がみられる.

背部痛に引き続き,急性に両上肢遠位の脱力としびれが生じており,頸髄の血管障害性ミエロパチーが疑われる.

画像所見:発症4時間後の頸椎MRIでは,いずれも軽度の脊柱管狭窄とC3/C4レベルの黄色靱帯肥厚がみられたが,脊髄圧迫は認められなかった(図3a).C4～C5レベルの髄内に矢状断像で2椎体長の縦長の高信号域がみられたが,水平断像でははっきりしなかった(図3d).撮像範囲内の左椎骨動脈でflow voidが消失して軽度高信号を呈していた(図3d).発症4日後のMRI矢状断像では,C2下部レベルの後方とC4～C6レベルの中心の髄内に縦長の高信号域がみられ(図3b),水平断像では前者は右後方に,後者は中心部やや前方両側に存在した(snake eyes像)(図3e).

椎骨動脈の高信号はより明瞭になっていた.発症5カ月後のMRIでは髄内高信号域は縮小して目立たなくなったが(図3c),椎骨動脈の高信号は軽度ながら持続していた(図3f).

頭部MRIでは左小脳半球に点状の高信号域(陳旧性脳梗塞)がみられたほか,椎骨動脈でflow voidが消失して等信号化していた(図4a).MRAにて左椎骨動脈の信号強度が後下小脳動脈分岐部以下の近位で低下しており(図4b),1年前のMRA(図4c)と比較して,最近の変化と考えられた.

経過:左椎骨動脈の解離による上位・中位頸髄の脊髄梗塞と診断された.ステロイド大量投与がなされ,進行がなく,尿閉も軽快し,発症18日目に自宅退院した.その後,数カ月内に筋力低下も改善した.

考 察

症例1,2は一側椎骨動脈の高度狭窄・閉塞

第3章 脊髄脊椎疾患

発症4時間後　　　　　　　　発症4日後　　　　　　　　発症5カ月後

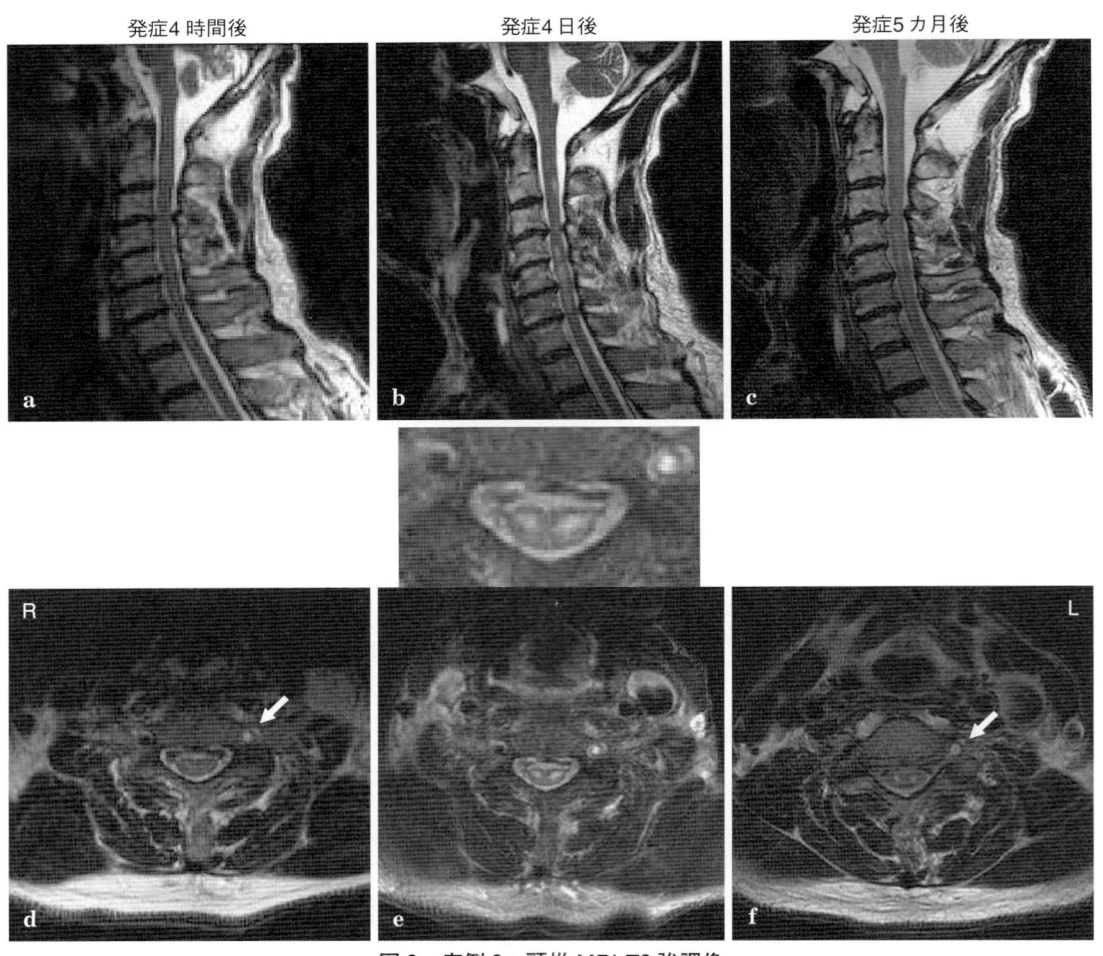

図3　症例2：頸椎 MRI T2 強調像

a～c：矢状断像.
a：発症4時間後. 軽度の脊柱管狭窄と C3/C4 レベルの黄色靱帯肥厚がみられるが, 脊髄圧迫は認められない. C4～C5 レベルの髄内に2椎体長の縦長の高信号域がみられる.
b：発症4日後. C2 下部レベルの後方と C4～C6 レベルの中心の髄内に縦長の高信号域がみられる.
c：発症5カ月後. 髄内高信号域は縮小して目立たなくなっている.
d～f：C5 レベルの水平断像.
d：発症4時間後. 髄内高信号域ははっきりしないが, 左横突起内の椎骨動脈で flow void が消失して軽度高信号を呈している（矢印）.
e：発症4日後. 右後方, 中心部やや前方両側に高信号域がみられる（snake eyes 像；拡大像）. 椎骨動脈の高信号は明瞭化している.
f：発症5カ月後. 椎骨動脈の高信号は軽度ながら残存している（矢印）.

により頸髄梗塞を起こした例であるが, いずれも脊髄水平面内の分水界（図5）に病変がみられた. 症例1では C3 レベルの片側後方分水界にあり, 同側の識別覚障害を主症状とし, 症例2では C2 レベルの片側後方分水界と C4～C6 レベルの両側前方分水界にあり, 両上肢遠位の脱力を主症状としていた. 機序はともに動脈解離と考えられるが, 血管撮影での証明はなされていない. ともに血管危険因子を有し, 発症時の痛みは筋の虚血で説明可能であるので, アテローム血栓症であることを否定できない. しかし, ともに1年前の

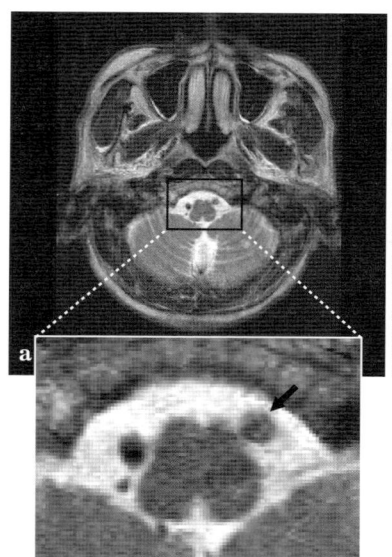

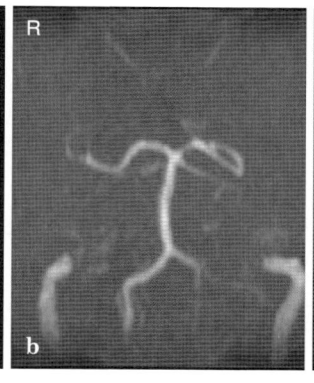

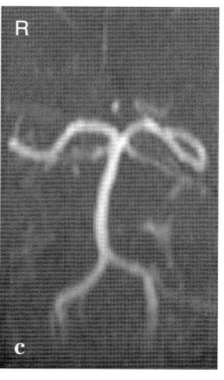

図4 症例2：頭部 MR 画像
a：小脳レベルの MRI T2 強調水平断像．左小脳半球に点状の高信号域がみられるほか，椎骨動脈で flow void が消失して等信号化している（拡大像の矢印）．
b：MRA．左椎骨動脈の信号強度が後下小脳動脈分岐部以下の近位で低下している．
c：1年前の MRA．椎骨動脈に異常はみられない．

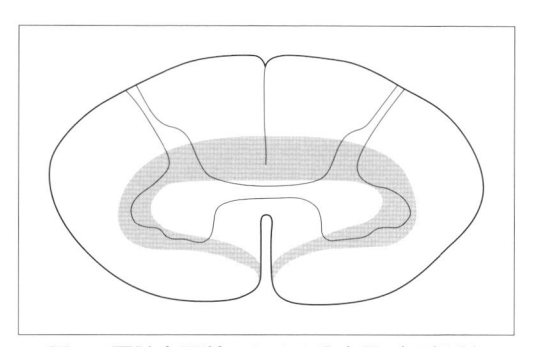

図5 頸髄水平断における分水界（■部分）

MRI 検査で狭窄のないこと，経過が比較的良好であったことは解離の経過に一致する．

脊髄梗塞は脳梗塞に比べ，かなりまれな疾患である．16例という比較的多数例の報告では，男女比は 11：5 と男性優位であった[7]．MRI 異常は T2 強調矢状断像で最もよく示され，全例で症例1，2と同様，鉛筆様の高信号域がみられ，半数強（9/16）で脊髄腫脹が認められている．T2 強調水平断像では，症例2のような両側性が多く（13/16），症例1のような一側性は少なかった（3/16）．ほとんど（15/16）は前脊髄動脈領域にあり，うち一部（3/15）は脊髄溝動脈領域にあった．16例中1例だけが，症例1と同様，後脊髄動脈領域の障害であった．障害レベルについては，頸椎レベル（特に C2〜C3）が7例，上位胸椎レベル（T3〜T5）が2例，円錐を含む胸腰椎レベル（T10〜L1）が7例であった．これは，従来の脊髄分水界説から唱えられていた上位胸椎レベルが多いという考えと一致しない．

Weidauer ら[7]の症例で想定される病因としては，大血管手術（3例），腎動脈レベル以下の大動脈瘤（1例），両側椎骨動脈解離（1例），低血圧（1例），脊椎手術（1例），コカイン中毒（1例），心原性椎骨動脈閉塞（1例）が挙げられ，不明7例中の6例では高血圧症や糖尿病，喫煙などの血管危険因子がみられている．なお，44例の原因を検討した別の報告では椎骨動脈病変は含まれていない[1]．

これまで椎骨動脈閉塞による頸髄梗塞は20例ほどの報告があるにすぎず，さらに一側閉塞による例は10例ほどである[5]．これらでは50歳未満の例が過半を占め，男性が多数を占める．機序としては圧倒的に動脈解離が多い．水平断像で前方部がやや多いが，後方部も約 1/3 と少なくない[2,5]．片側障害例もあ

る．また，Weidauerらの報告と同様，上位頸椎部（C2〜C3）が多数であることが特筆される[5]．症例1，2はまれな例の追加であるが，その限りで典型例と考えられる．上位〜中位頸髄は，上からの前脊髄動脈とともに，椎骨動脈から分枝する2〜4本の前根動脈と主に後下小脳動脈から分岐する後脊髄動脈によって灌流されている．前根動脈には左右差があることが知られ，片側優位が11％，片側のみが19％もあり，左側優位とされている．脊髄の動脈では吻合がよく発達していて，1本の栄養血管の閉塞だけで梗塞が生じることはまれと思われるが，もともと何らかの左右差があるところへ，基幹動脈の一つである椎骨動脈が閉塞ないし高度狭窄したような場合には，複数の灌流が同時に低下し，分水界領域に虚血をきたすことが考えられる．閉塞の機転としては前述のように動脈解離が多いが，頸椎症の存在下に頸部の動的因子が加わり，血管閉塞をきたした例の報告もある[6]．

今後，上肢遠位の脱力または深部覚障害をみた場合には，上位〜中位頸髄梗塞を考慮に入れる必要があり，さらに，その血管性機序として椎骨動脈病変も考慮する必要がある．

本論文は下記の掲載論文を一部修正して作成した．
福武敏夫：一側椎骨動脈の高度狭窄・閉塞で脊髄梗塞が起きる．脊椎脊髄ジャーナル　21：1053-1058，2008

■文　献

1) Cheshire WP, Santos CC, Massey W, et al：Spinal cord infarction；etiology and outcome. Neurology　47：321-330, 1996
2) 福田　準，木谷光博：椎骨動脈閉塞により発症した高位頸髄の片側脊髄動脈領域梗塞．臨床神経　34：1171-1174，1994
3) 福武敏夫：点字読み障害を呈した限局性頸髄梗塞の1例―点字失読との差異について（抄録）．第32回日本高次脳機能学会総会，2008
4) Hong MK, Hong MK, Pan WR, et al：The angiosome territories of the spinal cord；exploring the issue of preoperative spinal angiography. Laboratory investigation. J Neurosurg Spine　8：352-364, 2008
5) 片多史明，佐藤　進，柴山秀博，他：椎骨動脈閉塞による頸髄梗塞の2例（抄録）．第184回日本神経学会関東地方会，2008
6) Okuno S, Touho H, Ohnishi H, et al：Cervical infarction associated with vertebral artery occlusion due to spondylotic degeneration；case report. Acta Neurochir（Wien）　140：981-985, 1998
7) Weidauer S, Nichtweiss M, Lanfermann H, et al：Spinal cord infarction；MR imaging and clinical features in 16 cases. Neuroradiology　44：851-857, 2002

3. 脊髄の TIA—反復性一過性の両手指脱力を呈した1手術例

一過性の神経症候としては脳血管性の TIA（transient ischemic attacks of the brain and eyes：脳と眼の一過性虚血発作）が有名かつ重要であるが，その鑑別にあたっては，まず非血管性の TND（transient neurological deficits：一過性神経障害）を鑑別しておくことが必要である[3]．紹介されてくる患者群での TIA の鑑別診断としては，表1のような疾患がおよそ上から順に比較的多いといわれる[3]．頸椎症も TND の原因になり得るし，頸椎症性神経根症による一過性のしびれは高頻度と思われるが，表1になく，脊椎由来の TND に関するまとまった報告も見当たらない．これはこの問題が整形外科・脊椎脊髄外科と神経内科の境界領域にあり，そのいずれからもあまり注目されてこなかったからかもしれない．前者はもっぱら手術例に関心があり，後者は外科的疾患だからとほとんど関心を示してこなかったと思われる．わずかに関連の病態として，スポーツ選手における一過性の外傷性障害が「cervical neurapraxia」という概念で報告されている[5]．これは当然若年者に多いが，脊柱管狭窄や椎間板ヘルニアが高率に認められている．症状としては両上肢ないし四肢のしびれが多く，時に運動麻痺も認められている．

本稿では，スポーツや運動ではなく，映画鑑賞や洗濯物干しなどの頸部伸展の保持により反復性一過性に両手指の脱力を呈した症例を紹介する．

表1　TIA の鑑別診断[3]

- 前失神または失神
- 片頭痛の前兆（頭痛の有無は問わず）
- 迷路性疾患（良性発作性頭位めまいや他の末梢性前庭神経障害）
- 部分（局所）けいれん（発作後の Todd 麻痺）
- 過換気症候群，不安ないしパニック発作，身体化障害
- 頭蓋内器質的病変（髄膜腫，巨大動脈瘤，動静脈奇形，慢性硬膜下血腫）
- 一過性全健忘
- 急性脱髄（多発性硬化症）
- 転倒発作（椎骨脳底動脈循環不全）
- 代謝性疾患（低血糖，高血糖，高カルシウム血症，低ナトリウム血症）
- 単ニューロパチー/神経根症（Bell 麻痺，橈骨神経麻痺）
- 重症筋無力症
- 脱力発作（cataplexy）

紹介例を多い順に並べてある．

症例提示

症例1

患者：67歳，女性（主婦）．
既往歴：高血圧症にて内服中．
家族歴：特記すべきことはない．
現病歴：1年半前，公民館で映画をみた後，両手指の力が1分間ほど低下した．しびれはなかった．その後，4カ月前まで，1〜2カ月に1度ほど同様のエピソードを繰り返した．数日前の午前11時頃，洗濯物を取り込んでいるうちに，両手指の脱力が再び出現し，15分ほど続いた．このため，近医を受診し，当科に紹介された．血圧は 148/78 mmHg であった．

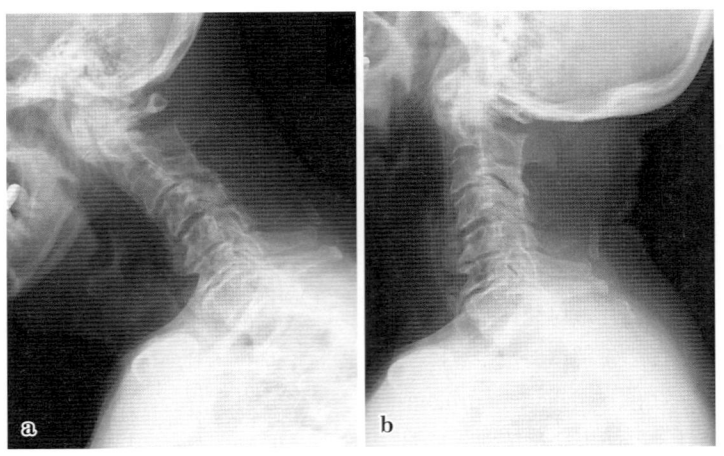

図1　症例1：頸椎単純X線像
a：屈曲位，b：伸展位．
C3/C4，C5/C6，C6/C7などの椎間板腔の狭小化と同部の棘形成，脊柱管の狭小，可動性の減少が認められる．

神経学的所見：
- 意識は清明で，知的・精神的な異常は認めない．
- 脳神経領域に異常はない．
- 筋力は腹直筋，右大腿二頭筋で軽度低下しているが，両手指などその他では保たれている．
- 腱反射は左の三角筋，大胸筋にもみられ，やや左優位に両側上腕二頭筋以下で活発〜亢進しているが，アキレス腱で低下している．右でHoffmann徴候が陽性であり，左でWartenberg連合運動がみられ，両側ともWartenberg増強法で陽性である．
- 感覚は右第1〜3指でごく軽度の痛覚鈍麻がみられるが，深部感覚・振動感覚には異常ない．
- 協調運動障害はみられない．
- 歩行異常，膀胱直腸障害はみられない．

両手の脱力の病歴と腱反射の様相から，容易に頸髄病変が想起される．反復の経過を問診すると，映画鑑賞や洗濯物取り込みなどで頸部を伸展したときに症状が出現していることがわかり，頸部伸展による脊髄圧迫の増強が原因と推定される．

画像所見：頸椎単純X線では，C3/C4，C5/C6，C6/C7などの椎間板腔の狭小化と同部の棘形成，脊柱管の狭小，可動性の減少が認められた（図1）．頸椎MRIではC3/C4〜C6/C7の脊柱管の狭小により脊髄はtightであったが，高度の圧迫や髄内高信号域は認められなかった（図2a）．

経過：脊椎脊髄外科に紹介され，2週後，頸椎椎弓形成術（C3切除＋C4〜C7縦割り拡大）が施行された．術後のMRIではtightさは十分に解除されていた（図2b）．術後半年までの追跡では脱力のエピソードはなく，屈曲作業で頸部が少し重くなる程度であり，術後に出現した指先のしびれも気にならない程度に改善した．

考察

両手の麻痺に関しては，man-in-the-barrel症候群として報告されていることが多い．

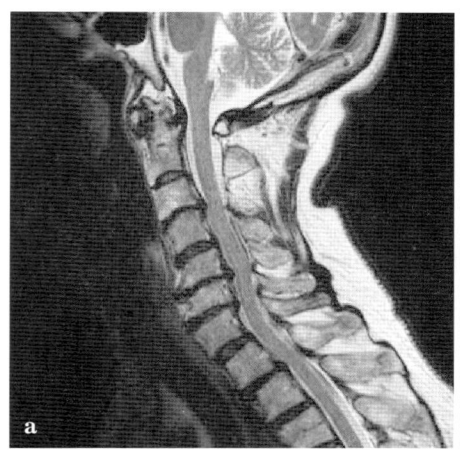

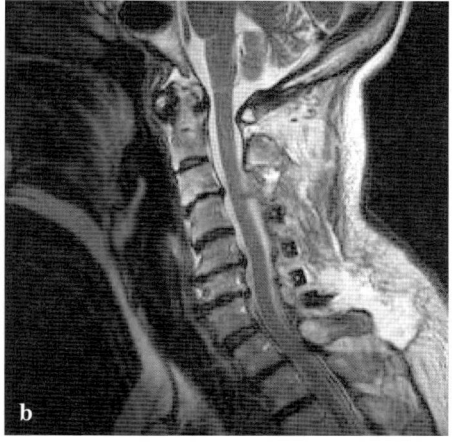

図2　症例1：頸椎MRI T2強調像
a：椎弓形成術術前，b：椎弓形成術術後．
C3/C4～C6/C7の脊柱管の狭小がみられ，脊髄はtightであるが，
高度の圧迫や髄内高信号域は認められない．

原著的には同症候群は心血管手術などに伴う脳低灌流による両側前頭葉分水界梗塞の結果である[6]が，その後にはさまざまな病態による場合にも用いられている．大脳では両側脳腫瘍内出血，外傷など，脳幹では橋や延髄での血管障害，橋中心髄鞘崩壊などの報告があり，末梢でも両側腕神経叢疾患での報告があるし，筋萎縮性側索硬化症のような系統変性症でもみられる．しかし，一過性となると大脳・脳幹のTIAが考えられるが，実際には知るかぎり報告はない．筆者の経験では，高または正カリウム性周期性四肢麻痺において，反復性一過性の両上肢麻痺がみられたことがある．この場合には，麻痺の持続は数時間であった．

脊髄病変によるman-in-the-barrel症候群の症例報告は渉猟し得た範囲で1つだけしかない[1]．同様の自験例は前節で記載した．いずれも椎骨動脈閉塞で生じ，一過性の前兆は示さず，一過性の経過はとっていない．

一過性の脊髄虚血を呈したと思われる症例の報告もまれである．池田ら[4]は頸椎OPLLと頸椎症を持つ54歳の男性にみられたTNDを報告した．その患者は受診前1年にわたり，早朝にピリピリとした頭痛のために覚醒し，同時に四肢の脱力としびれを自覚し，ベッドからの起き上がりが困難になるエピソードを繰り返した．症状は10分間ほどで軽快するが，次第に頻度が増し，冬季には連日で出現することがあったという．診察では筋力や腱反射は異常なく，感覚系は左顔面・左上肢（C5のデルマトーム以下）と左下肢（L3のデルマトーム以下）の表在感覚には低下がみられたが，深部感覚には異常なかった．頸椎単純X線検査では頸椎OPLL（C1～C6）と頸椎症（特にC4，C5），脊柱管狭窄がみられ，脊髄造影ではOPLLによる前方からの圧迫が明らかであった．脳血管撮影では特に異常がなかったことから，脊髄の姿勢性の圧迫増強による虚血性機序が想定されている．枕をしなかった日に症状が軽かったという病歴も聴取されている．これとは別に，脊髄梗塞44例をまとめた報告では，3例の脊髄TIAが含まれているが，いずれも胸・腰髄の虚血であり，それぞれ1分間，3分間，20分～1日の一過性の対麻痺を呈したとされる[2]．

症例1では，脳血管撮影は施行されていないが，術前の画像検査では椎骨動脈と頸椎との関係は異常がみられなかった．また，椎骨動脈とその経路（横突起孔）に全く触れない椎弓形成術により改善がみられており，発症に椎骨動脈など脊柱管外の血管の障害は関与していないと考えられる．したがって，脊柱管狭窄による慢性脊髄圧迫のうえに，頸部伸展による脊柱管内の循環障害が加わり，前脊髄動脈の終末に当たる脊髄前角の異変が現れたものと思われる．ただし，頸部脊柱管狭窄の症例は数多いのに，このような一過性の脱力を呈する症例がまれであることからみて，機序の考察になお慎重さが必要かもしれない．

本論文は下記の掲載論文を一部修正して作成した．

福武敏夫：反復性一過性の両手指脱力を呈した1手術例．脊椎脊髄ジャーナル　21：1163-1166, 2008

■文　献

1) Berg D, Müllges W, Koltzenburg M, et al：Man-in-the-barrel syndrome caused by cervical spinal cord infarction. Acta Neurol Scand　97：417-419, 1998
2) Cheshire WP, Santos CC, Massey W, et al：Spinal cord infarction；etiology and outcome. Neurology　47：321-330, 1996
3) Hankey GJ：When the patient fails to respond to treatment：TIAs that go on, and on. Pract Neurol　8：103-111, 2008
4) 池田宏也，生塩之敬，早川　徹：Transient neurological deficits を主徴とした頸髄症の1手術症例．No Shinkei Geka　11：757-762, 1983
5) Maroon JC, El-Kadi H, Abla AA, et al：Cervical neurapraxia in elite athletes；evaluation and surgical treatment. Report of five cases. J Neurosurg Spine　6：356-363, 2007
6) Sage JL, Van Uitert RL：Man-in-the-barrel syndrome. Neurology　36：1102-1103, 1986

4. von Willebrand 病による髄内出血

髄内出血の多くは外傷に起因し，その他の原因によるものはまれである[22]．原因の中でも血液疾患によるものは古くから知られてはいるが[6]，その報告は比較的少ない．筆者らは，頸部〜肩部の痛みにて発症し，四肢不全麻痺，尿閉などの神経症候を呈し，脊髄造影にて C3 椎体レベルに比較的限局性の腫脹を認め，さらに CT にて頸髄中心部に数髄節にわたる高吸収域の存在することにより，髄内出血と診断し，その原因については入院中発見された軽度の出血傾向の精査より von Willebrand 病（以下，vW 病）と考えられた 23 歳の女性例を経験したので報告する．髄内出血は比較的特有な症状を呈するが，その CT の報告は少なく，またその原因が注意深い観察によって初めて見出し得るような血液疾患と考えられる点で貴重な症例と思われる．

症例提示

症例 1

患者：23 歳，女性．
主訴：頸部痛，四肢脱力，尿閉．
現病歴：1983 年 6 月中旬，感冒様症状が出現し，その後の 1 週間に何度か風邪薬を服用した．8 日後，冷房の風の強く当たる所で勤務した後，後頸部にこわばり感を覚えた．10 日後の深夜，両肩の痛みのために覚醒した．11 日後の午前，近医の整形外科を訪れ，待合室で待機中に右上下肢のしびれ感が出現し，つかまり歩きとなった．解熱鎮痛薬の処方を受け，帰宅後 2 度ほど服用した．その夜，尿意はあるが排尿できないのに気づいた．12 日後，肩の痛みは減弱したが，後頸部に痛みが出現し，そのため横臥していた．近医の往診にて導尿を受け，約 1,000 ml の尿が得られた．13 日後，千葉大学神経内科に緊急入院した．

既往歴：幼少時には鼻出血や打撲による紫斑を比較的起こしやすかった．

家族歴：父親（59 歳）は 20 歳頃に抜歯の後で止血困難なことがあった．父方祖母は 89 歳にて子宮癌で死亡したが，生前にあおあざができやすかったという．また，父方叔母が分娩出血で死亡している．

入院時現症：体格中等度．栄養良．血圧 135/95 mmHg．脈拍 80/分．体温 37.3℃．乾性咳嗽があるが，聴打診上で異常はない．皮下出血斑や点状出血は認められない．前胸部に長径 1〜2 cm 大の淡紅色の紅斑が散在し，診察中に短時間で出現と消退を繰り返す．

神経学的所見：意識は清明で，脳神経は異常がない．痛みを伴う頸部運動制限が回転も含め全方向にみられ，特に前屈時に強い．右にやや強い軽度の四肢不全麻痺があり（MMT 4+/5），腱反射は上肢で低下し，下肢では正常に保たれ，左右差はない．Babinski 徴候を両側に認める．脊髄自動反射は誘発されない．温痛覚が右 C3〜C4 領域と L3 以下の範囲で消失し，関節運動位置覚および関節固定位置覚（母指探し試験）の低下が右上肢で，振動覚の軽度の低下が右上下肢でみられる．

131

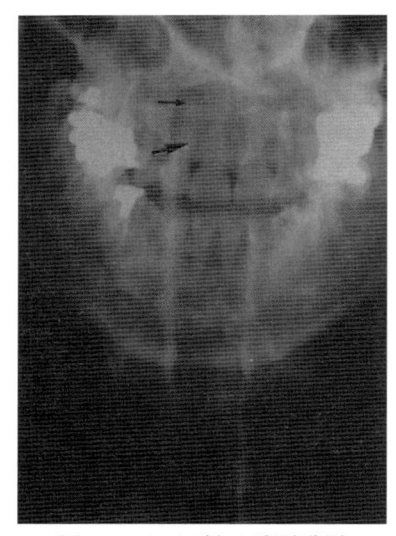

図1 メトリザミド脊髄造影
C3レベルに比較的限局性の脊髄腫脹を認める（矢印）．

協調運動は脱力のため明らかにできない．尿閉・便秘を認める．

入院時検査所見：血算は白血球9,800/μl，赤血球441万/μl，Hb 12.4 g/dl，Ht 37.7%，血小板30.6万/μl．血液化学検査は総蛋白7.4 g/dl，BUN 24 mg/dl，Cr 1.0 mg/dl，AST 26 IU/l，ALT 12 IU/l，LDH 207 IU/l，ALP 91 IU/l．電解質はNa 135 mEq/l，K 4.5 mEq/l．血糖値83 mg/dl．血沈16 mm/h．血清学的検査はTPHA（−），HBsAg（−），CRP（−）．尿検査は蛋白（−），糖（−），ケトン体（+），沈渣で赤血球100〜150/毎視野．脳脊髄液検査は初圧140 mmH₂Oで水様透明，細胞数は白血球2/μl，赤血球40/μl，蛋白66 mg/dl，糖54 mg/dl．Queckenstedt試験で不完全ブロック．IgG産生率2.38 mg/日，各種ウイルス抗体価は陰性．

特殊検査所見：頸椎単純X線撮影では異常はない．メトリザミド（metrizamide）脊髄造影（入院4日目）で，C3レベルに比較的限局性の腫脹がみられ，不完全ブロックを呈した（図1）．単純CT（入院3日目），メトリザミド髄注後6時間のCT（入院10日目）および経静脈的造影CT（入院7日目）で頸椎C2〜C6高位にかけて髄内中央に不定形の高吸収域を認めた（図2）．髄内には造影効果はなかった．両側椎骨動脈，甲状頸動脈幹の血管造影（8月中旬）で前脊髄動脈は正常で，動静脈奇形などの異常所見はなかった．頭部CTは正常であった．

出血・凝固系検査：出血時間は15分に延長，凝固時間は9分30秒で正常であった．Rumpel-Leede試験（±）．血小板粘着能はやや亢進し，血小板凝集能はリストセチン凝集でわずかに低下が疑われたが，コラーゲン凝集およびADP（アデノシン二リン酸）凝集，エピネフリン凝集は正常であった．プロトロンビン時間12.6秒，APTT 32.2秒，フィブリノゲン268 mg/dl，FDP 2.5/mlと正常値を示した．第Ⅷ因子活性は39%と軽度に低下し，第Ⅷ因子関連抗原は90%で正常であった．von Willebrand因子の中でlarge multimerが欠如していた．第Ⅷ因子輸注試験（200単位投与）で前24%，48時間後30%と期待値（25%）以上の増加がみられた．

経過：入院当日（発症13日後）夜から後頸部痛に加えて右上肢に締めつけられるような痛みが出現し，数日間持続した．入院2日目から四肢腱反射が消失し，麻痺も進行した．また，吃逆や38〜39℃の発熱が出現し，吃逆は1週間，発熱は3週間持続した．発熱に対し抗生物質の投与を開始し，またインドメタシン（indomethacin）坐薬（25 mg）を1回投与した．入院4日目，筋注部位，腰椎穿刺部位に出血傾向のあるのが認められ，すべての薬物を中止した．入院6日目頃から頸部の疼痛および運動制限は軽快傾向となり，脊髄自動反射が両足首以下で誘発されるようになった．しかし，四肢麻痺は進行性のため，入院9日目から脊髄腫脹軽減目的にてデキサメタゾン（dexamethasone）静注を開始した（当

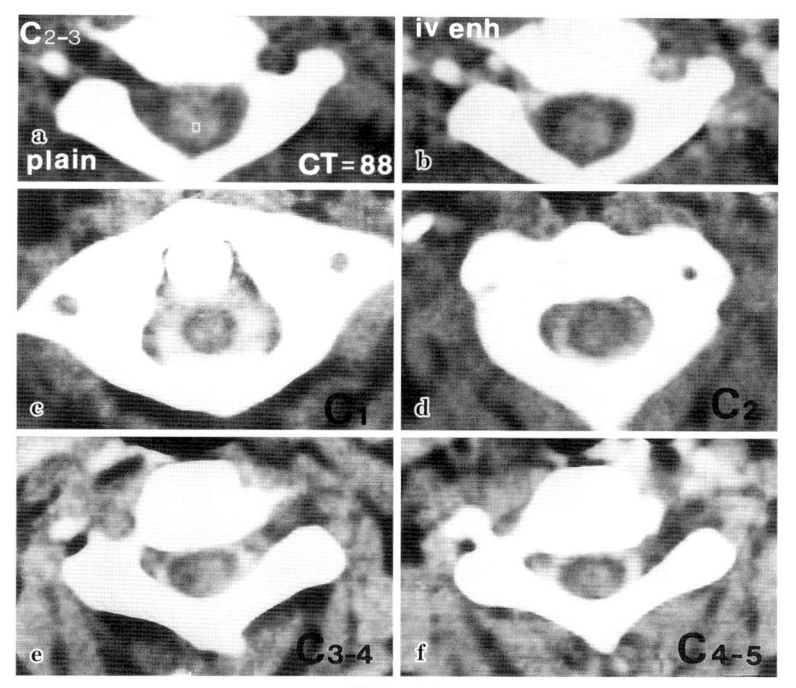

図2 CT

a：脊髄単純CT．髄内中央に高吸収域を認める（関心領域のCT値＝Hounsfield 単位は88である）．
b：経静脈的造影CT．硬膜外腔が造影されているが，髄内には造影効果はない．
c：メトリザミド脊髄CT．髄内中央に高吸収域を認める．C3〜C4レベルでは右側優位であり，また脊髄腫脹も認められる．

初16 mg/日より始め，2週間で6 mg/日に漸減し，続けてプレドニゾロン（prednisolone）60 mg/日の経口投与に換え，6週間後に中止した）．翌日には四肢麻痺は最高となり（MMT 1〜2/5），両側上腕二頭筋，両側小手筋，右僧帽筋などでは筋萎縮もみられるようになった．しかし，同日には腱反射が左下肢に出現しはじめた．その後次第に四肢腱反射は回復し，四肢麻痺，排尿障害も改善していった．2カ月後には自力歩行が可能となった．なお，第Ⅷ因子輸注にて血清肝炎の出現をみたが，後に軽快した．

父親についても出血・凝固系検査を施行したところ，出血時間延長，凝固時間正常，血小板凝集におけるリストセチン凝集の低下，第Ⅷ因子活性の低下など，本症例とほぼ同様の所見が得られた．

考 察

本症例の臨床経過は，前駆症状として後頸部のこわばり感が出現した後，夜間覚醒するほどの両肩の痛みにて発症，24時間内に四肢不全麻痺，知覚障害，尿閉が出現し，約10日間の症状の進展の後で，回復に向かったとまとめられる．

一般に髄内出血では前駆症状はないことが多いが，麻痺に先行して本症例のようにわずかな知覚障害やしびれ感がみられることがある[1,6,14,18]．また，本症例のような夜間睡眠中の発症の報告もある[2,6]．発症は急激で麻痺，知覚脱失，尿閉などの神経症候が完成するとされるが[6,7,22]，本症例のようにそれより長く

完成までに1週間から1カ月要した例もある[13]. その理由としては繰り返す小出血や循環動態の影響が考えられている[13]. 痛みは, 脊椎, 体幹周囲, 前胸部, 心窩部, 時に四肢に起こるといわれているが[6], 本症例のように後頸部にある場合には髄膜刺激症状としての項部硬直と紛らわしいことがある.

髄内出血の発症の誘因としては, 小外傷[21], 過激な運動[9], 寒冷曝露[12], 性交などが挙げられている[6]. 本症例では後述するようにvW病の基礎のうえに風邪薬・消炎鎮痛薬の服薬が引き金になったものと考えられるが, 冷房下での勤務も誘因となった可能性がある.

神経症候の中では, 急性期にみられる強い自律神経症状として, 脈拍や血圧の変動, 発赤, 発汗, 腹部膨満などが注目されるが[6], 本症例において入院当初みられた前胸部に出現と消退を繰り返した紅斑もこうした自律神経症状と思われる. また, 発症数日後から本症例にみられた体温の上昇も体温調節系の脊髄レベルの障害と考えられる. 一般に髄内出血の予後は脊髄梗塞などに比べて良好とされているが[22], 本症例も現在では日常生活に支障をみないまでに回復している.

当時, 髄内出血のCTの報告は少なく[3], 非外傷性の髄内出血については筆者らが調べ得た範囲ではわが国では本症例が初めてと思われるが, 本症例のように, 中心部に縦軸方向への広がりをもった高吸収域が存在することは脊髄の解剖学的構築から予想されることである[12,22]. また一見, 脊髄空洞症のメトリザミドCTと似るが, 単純CTにて高吸収域が認められること, 高吸収域のいわゆるCT値 (Hounsfield単位) が異なることで鑑別し得る[3].

髄内出血は, 原因別に, ①外傷性, ②出血傾向 (血液疾患[19], 抗凝固療法[10,16]), ③その他の脊髄疾患 (動静脈奇形, 髄内腫瘍[17,18], 脊髄空洞症[4]など) に分けられるが[22], 本症例では外傷の既往はなく, 血管造影, CTなどから①と③は否定的で, 抗凝固療法は施行されていないことおよび後に述べる理由から, ②の血液疾患のうちvW病が原因と考えられる. 血液疾患としては報告例では血友病によるものが最も多く[4,11,19], 他に血小板減少性紫斑病, 鎌状赤血球症などがある[19]. vW病によって髄内出血をきたしたとの報告は筆者らが検索したかぎりではなく, わずかに菊地ら[12]の症例1が, 既往にvW病が指摘されていることより, その可能性を有しているのみである. これはvW病が疾病として独立していなかった時代はともかく, 血友病に比べて頻度が少ないことや出血症状が軽微なため見逃されやすいことなどとともに, 出血機転の差にもよると思われる. 頭蓋内出血の合併率においても, 血友病の2.8〜15%との報告に比べて, vW病では2%ないしそれ以下であるといわれている[8]. vW病は, 1926年にvon Willebrand[20]によって初めて報告されて以来, 多くの研究がなされてきているが, 現在ではその特徴は, ①常染色体優生遺伝形質, ②出血時間延長, ③血小板粘着能低下, ④第Ⅷ因子活性低下, ⑤第Ⅷ因子輸注による第Ⅷ因子活性の期待値以上の上昇と比較的長時間の持続, ⑥第Ⅷ因子関連抗原の欠如または低下, ⑦von Willebrand因子の低下によるリストセチン凝集の欠如または低下などとされている[5]. 本病にはいくつかの亜型があり (表1), 本症例は上記の①, ②, ④, ⑤, ⑦を満たしていることから, F型と考えられる.

vW病は, その典型例や重症例では各種の出血を起こすことから診断されるに至るが, 軽症例では, 鼻出血などが軽度にみられるのみで, 手術時の過剰出血で初めて発見されることもあり[5], また本症例のように神経症候が出現することによって診断の機会を得るこ

表1 von Willebrand 病の典型例および亜型例（文献5を改変）

		ⅧR：WF	Ⅷ：AG	Ⅷ：C	文献例
典型例	A-a	欠	欠	低	最も多い
	A-b	欠～低	低	低	
亜型例	B	低	低	正	まれ
	C	正	欠	低	報告なし
	D	正	欠	正	報告なし
	E	低	正	正	十数例
	F	低	正	低	十数例
	G	正	正	低	数例（血友病 A もこの所見）

ⅧR：WF　von Willebrand 因子活性
ⅧR：AG　第Ⅷ因子関連抗原
Ⅷ：C　　第Ⅷ因子凝固活性

ともある[15]．なお，本症例の発症に際しては潜在的な出血傾向に加えて感冒症状に対して投与された風邪薬や消炎鎮痛薬による血小板機能抑制の関与があったと推定される．

本症例で診断確定に至るまでには2つの要点がある．第1は，当初の感冒様症状，発熱，項部硬直から髄膜炎や髄膜脊髄炎も疑われ得るところであるが，筆者らは夜間覚醒するほどの肩の痛みを重視し，上部頸髄レベルに焦点を合わせて神経放射線学的検査を行うことによって髄内出血を早期に確定することができた点である．第2は，その原因がvW病によることが明らかになる前には，進行する脊髄症状のため，腫瘍に続発する出血なども考慮して緊急脊髄減圧術の適否の検討も行われたが，軽度ながら出血傾向のあることに注目して行った詳細な問診と一連の出血・凝固系の検査がvW病の存在を明らかにした点である．

前述のようにvW病による髄内出血の報告はないが，その亜型，軽症例は気づかれないままに見逃される可能性がある．本症例における幼少時からの軽い出血傾向，家族歴における止血困難などはvW病を含む遺伝性血液疾患の存在を十分に示唆するものであり，本症例は髄内出血を思わせる症例での出血傾向の確認と検索の必要性を示したものである．

謝　辞

稿を終えるにあたり，特殊血液学的検査にご協力いただいた当時・千葉大学第二内科の王伯銘先生および放射線学的検査にご助言を賜った当時・千葉大学整形外科の井上駿一教授，鎌田栄先生に心から深謝いたします．

本論文は下記の掲載論文を一部修正して作成した．

福武敏夫，平山惠造，北　耕平，服部孝道：von Willebrand病による脊髄内出血．臨床神経学 25：705-710，1985

■**文　献**

1) 安藤一也，小森康彦：血液疾患に伴った脊髄出血．神経進歩　4：299-302，1960
2) 浅野良夫，古瀬和寛，山田博是，他：Spontaneous Hematomyelia の1手術例．脳外　7：1209-1212，1979
3) Brant-Zawadzki M, Post MJD：Trauma. Newton TH, Potts DG (eds)：Modern neuroradiology. vol 1, Computed tomography of the spine and spinal cord. Clavadel Press, San Anselmo, 1983, pp 149-186
4) Fessey BM, Meynell MJ：Haemorrhagic involving the central nervous system in haemophilia ; account of the management of five cases. Br Med J　2：211-212，1966
5) 福井　弘，奥田忠美：von Willebrand病．山村雄一（監），萩田善一，大浦敏明（編）：先天性代謝

病免疫病ハンドブック. 中山書店, 1982, pp 200-201

6) Gowers WR: A manual of diseases of the nervous system. vol II, Diseases of the brain and cranial nerves, general and functional diseases of the nervous system, 2nd ed. J & A Churchill, London, 1893, pp 390-395（reprinted in 1970 by Hafner Pub, Darien）

7) Holmes JM: Spontaneous haematomyelia. Br Med J **1**: 946-947, 1938

8) 一瀬白帝, 丸山征郎, 井形昭弘, 他: 血友病及び類縁疾患における頭蓋内出血とその治療. 臨床神経 **21**: 471-479, 1981

9) 加藤 允, 海老原貴一, 新原博之: 骨損傷を伴わない脊髄出血により横断性麻痺を起した小児症例. 災害医学 **5**: 466-469, 1962

10) Kawakami Y, Mair WGP: Haematomyelia associated with anticoagulant therapy, an intramedullary ependymoma and Schwann cells. Acta Neuropathol（Berl）**26**: 253-258, 1973

11) 川村硯彬, 村上隆一, 月村泰治, 他: 脊髄麻痺を来たしたPTC欠乏性血友病の1症例. 臨整外 **11**: 77-81, 1976

12) 菊地臣一, 蓮江光男, 武村民子, 他: 脊髄鉛筆状軟化と神経症状の対比―臨床的意義について. 整形外科 **35**: 289-294, 1984

13) 北原孝雄, 宮坂佳男, 大和田 隆, 他: 頸髄 Spontaneous hematomyelia の1手術例. 脳外 **10**: 675-679, 1982

14) 前川孫三郎, 沢見春康: Spinal Apoplexy の一症例. 神経進歩 **4**: 321-325, 1960

15) 溝井和夫, 小沼武英, 甲州啓二, 他: 頭蓋内出血を来たした von Willebrand 病の1治験例. 脳外 **11**: 667-671, 1983

16) Odom GL, Woodhall B, Margolis G: Spontaneous hematomyelia and angiomas of the spinal cord. J Neurosurg **14**: 192-202, 1957

17) Perot P, Feindel W, Lloyd-Smith D, et al: Hematomyelia as a complication of syringomyelia: Cowers' syringal hemorrhage. Case report. J Neurosurg **25**: 447-451, 1966

18) Richardson JC: Spontaneous haematomyelia: a short review and a report of cases illustrating intramedullary angioma and syphilis of the spinal cord as possible causes. Brain **61**: 17-36, 1938

19) Silverstein A: Neurological complications in patients with hemorrhagic diathesis. Vinken PJ, Bruyn GW (eds): Handbook of clinical neurology. vol 38, Neurological manifestations of systemic diseases. North-Holland Pub, Amsterdam, 1979, p 60, 69, 77

20) von Willebrand EA: Hereditär Pseudohemofili. Finska Läk Sallsk Handl **67**: 87-112, 1926

21) Wu WQ: Cervical hematomyelia as cause of death after mild head injury. Surg Neurol **9**: 270-272, 1978

22) 柳 務: 脊髄血管障害. 森 健躬, 白馬 明, 柳 務（編）: 脊椎・脊髄疾患―診断と治療. 医歯薬出版, 1981, pp 357-368

5. Cobb 症候群と Klippel-Trenaunay-Weber 症候群

　Cobb 症候群は対応する髄節レベルの神経系と皮膚とを侵す血管腫症であり[1]，Sturge-Weber 症候群（SW 症候群）の lower form とも考えられている[7]が，報告はまだ少数である[6,12]．これに対し，Klippel-Trenaunay-Weber 症候群（KTW 症候群）は本来，神経皮膚血管腫症には含まれていないが，診断技術の発達とともに脊髄血管奇形の合併が注目されてきている[8,9]．さらに，KTW 症候群には SW 症候群との合併例も存在することから[2,10,11,16]，Cobb 症候群との関係が議論に上っている．われわれは一側下肢の萎縮と同肢の起立性の網状青色皮斑を伴った Cobb 症候群と脊髄血管奇形を伴った KTW 症候群とを対比する機会を得たので，ここに 2 症候群の関連について論じる．

症例提示

症例 1（Cobb 症候群）

　患者：36 歳，女性．
　主訴：左下肢のやせと冷感．
　現病歴：出生時から，背部の赤あざと左下肢が斑状に白いことに気づかれていた．2～3 歳時，左下肢の疲れやすさを訴えたが，その後は洋舞を習うなど，日常生活に支障はなかった．26 歳時，四肢・顔面の浮腫と一過性高血圧が認められ，この頃から左下肢に冷感を覚えるようになった．33 歳頃，左下肢のやせに気づき，34 歳頃から左下肢前面が斑状に紫色になり，立位・寒冷で増強するようになった．36 歳時，千葉大学神経内科に入院した．

　既往歴・家族歴：特記すべきことはない．
　入院時現症：上背部のポートワイン血管腫（図 1a）と，立位で出現し，臥位で消失する左下肢の網状青色皮斑（livedo reticularis）（図 1b,c），および胸椎上部に右に凸の側弯が認められる．神経学的には，精神状態・知能および脳神経に異常がなく，運動系で左下肢の全体的な萎縮（図 1b,c）と軽度の筋力低下がみられる．腱反射は正常で，知覚系では図 1d に示すように，背部・左下肢に表在覚の低下が認められる．協調運動は正常である．自律神経系では左下肢の皮膚温の低下が認められるが，膀胱直腸障害はない．
　一般血液尿検査：軽度の腎障害が認められたが，他には異常はなかった．
　針筋電図検査：四肢・傍脊柱の諸筋で施行されたが，正常であった．
　放射線学的検査：脊髄造影で第 11 胸椎レベル～第 4 胸椎レベルにかけて異常血管像が認められた（図 2a）．脊髄血管造影では第 5 胸椎の横突起部に血管濃染像がみられ（図 2b），それと起源を同じくする肋間動脈から皮膚の血管腫が造影された（図 2c）．

症例 2（KTW 症候群）

　患者：47 歳，男性．
　主訴：胸背部の帯状痛，右腰部以下のしびれと知覚低下．
　現病歴：出生時から，背部の赤あざと右大腿の静脈瘤に気づかれ，また右第二・第三指

第3章 脊髄脊椎疾患

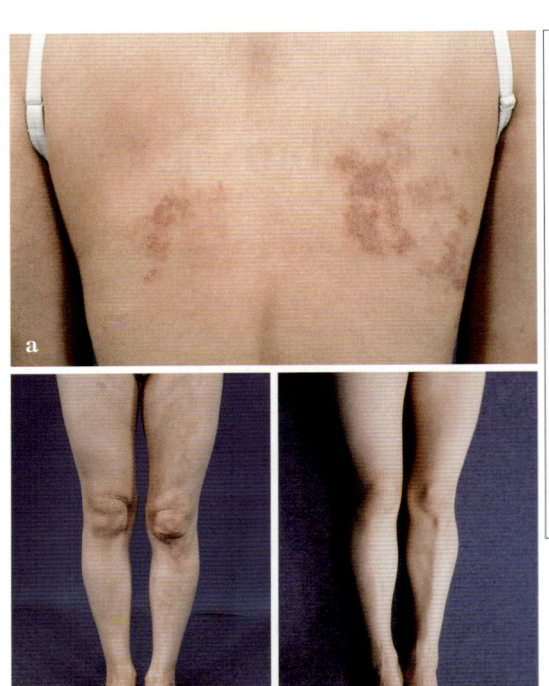

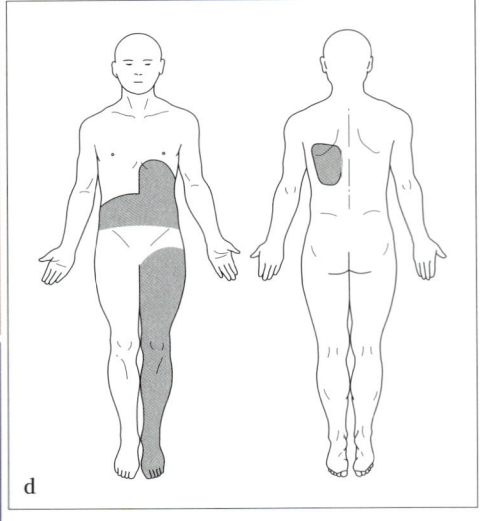

図1 症例1（Cobb 症候群）
a：上背部のポートワイン血管腫．
b, c：左下肢の網状青色皮斑．立位（b）で出現し，臥位（c）で消失している．左下腿の萎縮が認められる．
d：感覚障害の分布．■部で温痛覚が低下している．

と第一・第二趾の合指症があり，手術を受けた．16歳時，両下肢が腫脹し，その後に静脈瘤が下肢全体に拡大した．44歳時，熱発した後，両胸背部に帯状の痛みが出現し，3カ月間持続した．47歳時の1月，右腰部以下の温痛覚の低下が急に出現し，後に同部のしびれ感とともに両胸背部に帯状の痛みが出現した．7月，千葉大学神経内科に入院した．

既往歴：32歳時に十二指腸穿孔の手術を受けた．

家族歴：特記すべきことはない．

入院時現症：上背部のポートワイン血管腫（図3a），腰部以下のポートワイン血管腫と静脈瘤および右優位の下肢肥大が認められる（図3b）．右第二・第三指の合指症（術後）と右第一・第二趾の合指症（術後）（図3b）が認められる．神経学的には，精神状態・知能および脳神経に異常がなく，運動系では筋力，筋緊張が正常であるが，両下肢で腱反射が減弱している．知覚系では図3cに示すように，左胸第2～第7皮節にかけて軽度の，右胸第9皮節以下で中等度の痛覚・温度覚の低下と，右胸第11皮節以下の触覚の低下が認められる．膀胱直腸障害はない．

一般血液尿検査：異常所見は認められなかった．

放射線学的検査：脊髄造影では異常がみられなかった．脊髄血管造影で左第4胸椎レベルに（図4a），また digital subtraction angiography（DSA）で左第5頸椎レベルに（図4b），nidus 様の血管濃染像が認められた．このうち前者は MRI で脊髄左後方に接する無信号域として認められた（図4c）．

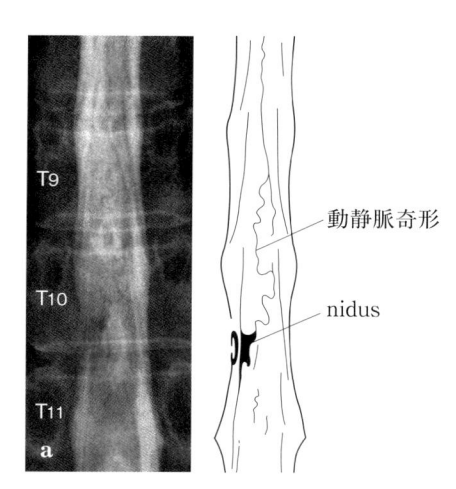

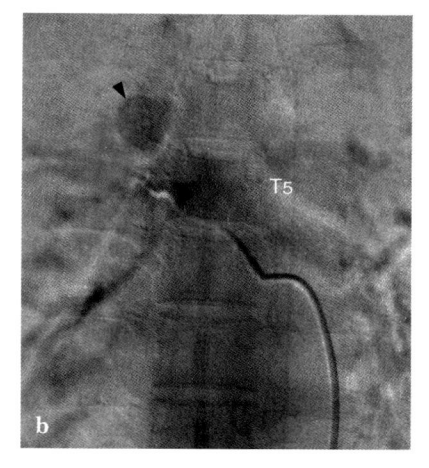

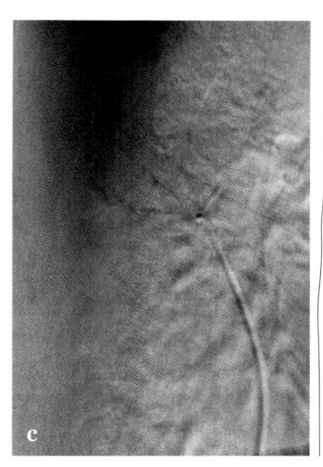

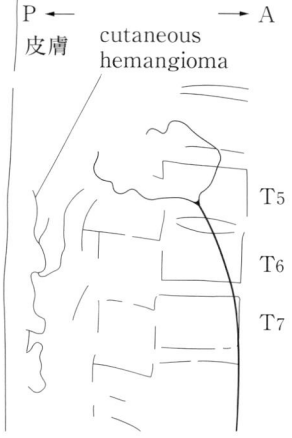

図2 症例1の画像所見
a：脊髄造影．T11高位から上行する異常血管像（動静脈奇形）とT10/11レベルの巣状部（nidus）様陰影欠損を認める．
b：脊髄血管造影．T5の横突起部に血管濃染像（矢印）を認める．
c：脊髄血管造影．同じ肋間動脈から皮膚の血管腫が造影されている．

考察

Cobb症候群は，1915年Cobb[1]によってまとめられた神経皮膚血管腫症（neurocutaneous angiomatosis）ないし皮膚髄膜脊髄血管腫症（cutaneomenigospinal angiomatosis）で，皮膚血管腫（cutaneous angioma or vascular skin naevus）と脊髄腔内の血管腫を有し，それらの髄節レベルが1，2髄節内で対応しているものをいう．一方，KTW症候群は，名称や定義に種々の変遷があったものの，現在では皮膚症候（血管腫：skin naevus or angioma），血管症候（通常は1肢の静脈瘤），それらと同じ側の肢の肥大（osteohypertrophy）を三徴とする症候群ということができるが[5,10,14]，定義上は神経皮膚血管腫症には属していない．

先に症例2についてみると，皮膚血管腫と両下肢の静脈瘤・肥大があり，両側性のKTW症候群を呈していると診断される．KTW症候群における肢の肥大は当初は片側性とされていたが，現在では両側例が5～10%存在することが知られている[5,14]．KTW症候群に脊髄動静脈奇形（血管腫）を伴う症例の報告は神経放射線学的診断技術の進歩とともに増加してきており，本症例でも皮膚血

第3章　脊髄脊椎疾患

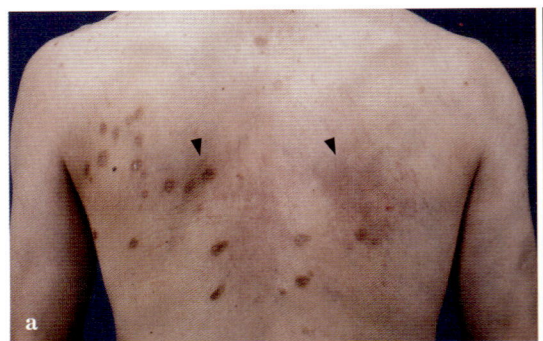

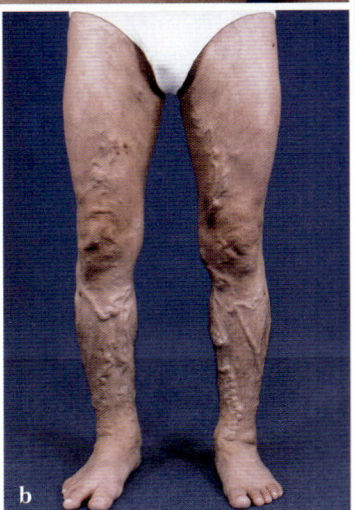

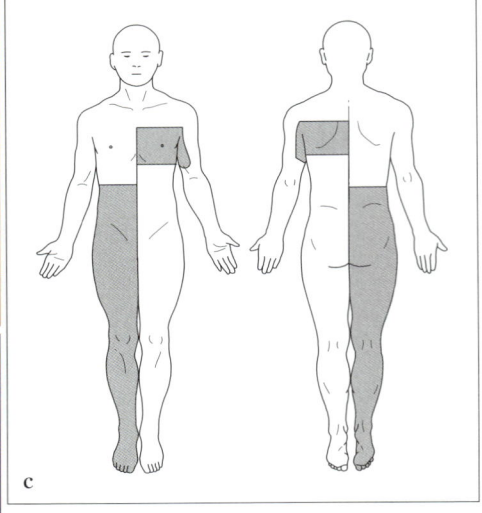

図3　症例2（Klippel-Trenaunay-Weber症候群）
a：上背部のポートワイン血管腫（矢印）．散在する小円状の色素斑は灸の痕である．
b：下肢．静脈瘤と下腿の肥大および右第一・第二趾の合指症（術後）を認める．ポートワイン血管腫は明瞭でない．
c：知覚障害の分布．▨部で温痛覚が低下している．

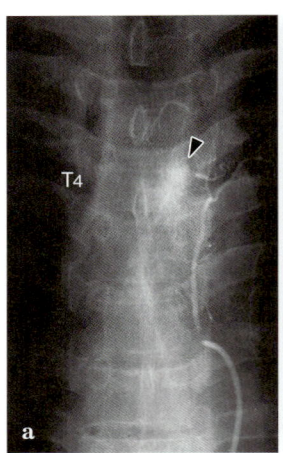

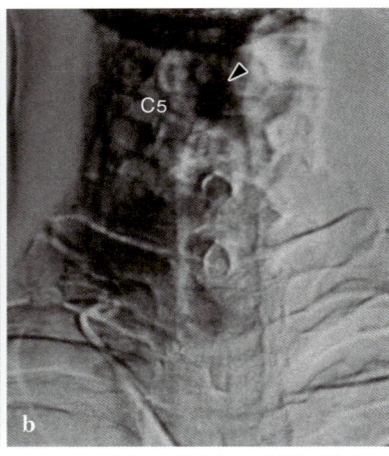

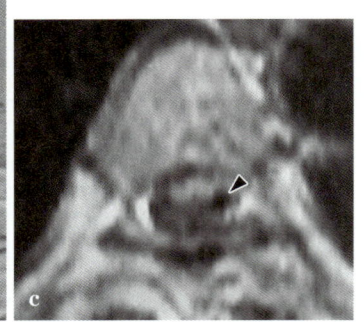

図4　症例2の画像所見
a：脊髄血管撮影．T4高位に血管濃染像（矢印）を認める．
b：DSA．C5高位に血管濃染像（矢印）を認める．
c：MRI（T4高位水平断像）．脊髄左後方に接して無信号域（矢印）を認める．

管腫に対応する脊髄レベルに神経系の異常血管（血管腫）を伴っている．このような対応があることはすでに報告されているが[8]，これは視点を変えればCobb症候群を呈しているともいえる．

一方，症例1は相対応するレベルの皮膚と神経系に血管腫（異常血管）があり，Cobb症候群であると診断されるが，左下肢の萎縮と起立時に出現する網状青色皮斑[3,4]を伴っている点が特異である．四肢の萎縮は，Kisselら[7]がまとめた1968年までのCobb症候群文献例では17例中2例で記載されている．また，その後に一側上下肢の肥大を伴った症例も報告されている[17]．本症例の萎縮はいわゆる神経原性でも筋原性でもないことから栄養障害（trophic change）と考えられるが，KTW症候群における肥大症状が現在では萎縮症状と併せて栄養障害の範疇でとらえられており[13,17]，両症候群間の共通性をうかがわせる．起立性網状青色皮斑は，われわれが文献を渉猟し得た範囲では脊髄血管奇形に合併するものとしては本報告が初めての記載であるが，起立時に出現することから静脈系の異常であることが示唆され，やはりKTW症候群との関連をうかがわせる．つまり，これら萎縮と起立性網状青色皮斑の2つの合併症はCobb症候群にはまれなものであるが，本症例がKTW症候群の不全型であることを示唆している．

まとめると，症例1はCobb症候群であってかつKTW症候群の要素を持ち，症例2はKTW症候群であってかつCobb症候群の要素を持っている．さらにいえば，2症例には①対応するレベルの神経系と皮膚との血管腫と，②静脈系の異常（静脈瘤/起立性網状青色皮斑）や，③栄養障害（肥大/萎縮）をもつという共通性がある．KTW症候群とCobb症候群とは，その確立されてきた経緯の相違[7,9]

から，定義上の骨格症状は異なるが，合併症状にまで注目するとかなりの共通性を持った神経皮膚症候群である可能性がある．これまで2つの症候群の関連がほとんど議論されていなかった理由の第1は，KTW症候群の患者において脊髄血管の検索が十分なされなかったことであり，第2は，Cobb症候群において皮膚血管腫が体幹で観察されることが多い[7]のに対し，栄養障害は体幹よりも四肢で発現ないし認知しやすいことにある．後者に関しては，Kisselら[7]の報告した17例中4例（体幹例に限ると15例中4例）で脊柱の側弯や後弯が認められており，これを体幹の栄養障害の観点から再考してみる価値があろう．この2つの症候群の関連を明らかにするには，今後の新規症例について，KTW症候群では脊髄血管奇形の検索が，Cobb症候群では静脈系の異常や栄養障害の有無の確認が必要と思われる．

本論文の要旨は第112回日本神経学会関東地方会（1990年3月3日，東京）で発表した．

本論文は下記の掲載論文を一部修正して作成した．
福武敏夫，河村　満，師尾　郁，朝比奈正人，平山惠造：Cobb症候群とKlippel-Trenaunay-Weber症候群．臨床神経学　31：275-279，1991

■文　献
1) Cobb S : Haemangioma of the spinal cord : Associated with skin naevi of the same metamere. Ann Surg　62 : 641-649, 1915
2) Furukawa T, Igata A, Toyokura Y : Sturge-Weber and Klippel-Trénaunay syndrome with nevus of Ota and Ito. Arch Dermatol　102 : 640-645, 1970
3) 古川哲雄：起立性網状青色皮斑（Livedo reticularis orthostatica）．神経内科　31：312，1989
4) 古川哲雄：脊髄型Sneddon症候群．内科　58：766，1986
5) Gloviczki P, Hollier LH, Telander RL, et al : Surgical implications of Klippel-Trenaunay syn-

drome. Ann Surg **197**：353-362, 1983
6) 海渡裕郎, 桑田隆志, 野原 勉, 他：画像診断から Cobb 症候群を診断し得た1例. 日内会誌 **78**：1758-1764, 1989
7) Kissel P, Dureux JB：Cobb syndrome：Cutaneomeningospinal angiomatosis. Vinken PJ, Bruyn GW (eds)：The phakomatoses. Handbook of clinical neurology, vol 14. North-Holland, Amsterdam, 1972, pp 429-445
8) 小松義成, 葛原茂樹, 金澤一郎, 他：脊髄動静脈奇形を合併した Klippel-Trénaunay-Weber 症候群の1例. 臨床神経 **25**：830-836, 1985
9) Kramer W：Klippel-Trénaunay syndrome. Vinken PJ, Bruyn GW (eds)：The phakomatoses. Handbook of clinical neurology, vol 14. North-Holland, Amsterdam, 1972, pp 390-404
10) Kramer W：Syndromes of Klippel-Trénaunay and Sturge-Weber in the same patient. Psychiat Neurol Neurochir **66**：362-370, 1963
11) 鯨井 隆, 白井日出男, 本田耕一, 他：Sturge-Weber 症候群と Klippel-Trénaunay-Weber 症候群を同時併発した1成人例. 神経内科 **30**：195-201, 1989
12) Miyatake S, Kikuchi H, Koide T, et al：Cobb's syndrome and its treatment with embolization. Case report. J Neurosurg **72**：497-499, 1990
13) Mullins JF, Naylor D, Redetski J：The Klippel-Trénaunay-Weber syndrome：naevus vasculosus osteohypertrophics. Arch Dermatol **86**：202-206, 1962
14) Servelle M：Klippel and Trenaunay's syndrome. 768 operated cases. Ann Surg **201**：365-373, 1985
15) 島田義昌, 向井秀樹, 増沢幹夫, 他：Klippel-Weber 症候群の1例―特にその発現機序について. 臨皮 **31**：305-310, 1977
16) 高橋志雄, 小泉伸介, 丸子一夫, 他：同一患者に認められた Sturge-Weber syndrome と Klippel-Weber syndrome. 臨床神経 **12**：578-583, 1972
17) Zala L, Mumenthaler M：Cobb-Syndrome：Assoziation mit verrukösem Angiom, ipsilateraler Hypertrophie der Extermitäten und Café-au-lait-Flecken. Dermatologica **163**：417-425, 1981

2. 脊髄炎・脊髄脱髄疾患

1. 脊髄炎

概念と分類

かつて，ほとんどすべての脊髄疾患は脊髄炎と称されたが，現在では感染性ないし非感染性（感染後性，脱髄性，免疫関連性など）の炎症性疾患に限られる．その原因は**表1**に示すように多岐にわたるうえに，脱髄性疾患として独立して扱われることのある多発性硬

表1 炎症性脊髄疾患の分類（文献5を改変）

1．ウイルス性脊髄炎
　a．帯状疱疹ウイルス（HZV）
　b．単純ヘルペスウイルス（HSV），サイトメガロウイルス（CMV）【上行性脊髄炎】
　c．エンテロウイルス属（ポリオウイルス，コクサッキーウイルスAとB，エコーウイルス70と71など）【灰白質脊髄炎】
　d．Epstein-Barrウイルス（EBV）
　e．狂犬病
　f．アルボウイルス属・フラビウイルス属（日本脳炎，西ナイル熱など）
　g．後天性免疫不全症候群（AIDS）｛ヒト免疫不全ウイルス（HIV）｝の脊髄炎
　h．ヒトTリンパ球向性ウイルス脊髄症（HAM）｛ヒトTリンパ球向性ウイルス-I（HTLV-I）｝【慢性脊髄炎】
2．脊髄や脊椎髄膜の細菌性，真菌性，寄生虫性の疾患による脊髄炎
　a．マイコプラズマ肺炎【急性ウイルス性に類似】
　b．ライム病
　c．化膿性
　d．結核性
　e．寄生虫性・真菌性
　f．梅毒性【慢性脊髄炎】
3．非感染性炎症による脊髄炎（脊髄症）
　a．感染後性・ワクチン接種後性脊髄炎
　　　（関連する病原体：麻疹ウイルス，風疹ウイルス，HZV，ムンプスウイルス，インフルエンザウイルス，エコーウイルス，HSV，EBV，溶連菌，百日咳菌，マイコプラズマ，肺炎球菌など）
　b．多発性硬化症・急性播種性脳脊髄炎（ADEM）
　c．亜急性壊死性脊髄炎
　d．免疫関連性（自己免疫性）
　　　全身性エリテマトーデス（SLE），Sjögren症候群，混合性結合組織病，抗リン脂質抗体症候群，核周囲型抗好中球細胞質抗体（p-ANCA）関連性，アトピー性脊髄炎
　e．サルコイドーシス
　f．神経Behçet病
　g．傍腫瘍性ミエロパチー

化症や急性播種性脳脊髄炎（ADEM）を除けばそれぞれはまれで，原因同定は困難なことが多い．対麻痺・四肢麻痺や歩行障害，感覚障害，膀胱直腸障害などの脊髄障害が急性ないし亜急性に生じ，圧迫性脊髄疾患や脊髄腫瘍，出血や血管障害などが否定された場合に脊髄炎が考慮される．互いに鑑別すべきものとして臨床的に最も問題になるのは，ウイルス性，（ウイルス）感染後性や ADEM の部分症としての脊髄障害，免疫関連性，多発性硬化症の初回発作，サルコイドーシスである．ウイルス性（急性）の中で原因が証明されるものとしては，帯状疱疹ウイルス（HZV）によるものが最も多い．ウイルス以外の病原体も脊髄障害を起こすことがある．慢性に経過するものとして HAM や梅毒性疾患がある．

病態生理

多くは上行路（主に後索や脊髄視床路の感覚系）や下行路（主に錐体路）を含む脊髄白質と身体各髄節レベルの感覚・運動の中継部位としての脊髄灰白質とがともに侵される．感覚・運動障害に上界レベルを有することが多く，そのような場合は横断性脊髄炎と呼ばれる．病変は 2 髄節程度のことが多い（例：感染後）が，それより長いものもあり，脊髄全長に及ぶこともある（例：Sjögren 症候群）．白質を主に侵すものの代表は感染後性脊髄炎であり，灰白質（前角）障害をきたすものにポリオウイルスやエンテロウイルス属の感染がある．その他に，病変が脊髄円錐から中部脊髄に連続し，症候が上行型 { 例：単純ヘルペスウイルス（HSV）2 型やサイトメガロウイルス（CMV）}，散在型（例：多発性硬化症，ADEM）などがある．

臨床的特徴

1）ウイルス性（急性～亜急性）

ウイルス性では発熱，倦怠感，皮疹を伴うことがある．感染後性の場合は上気道炎などの先行感染から 7～10 日後に急性発症することが多い．ウイルス性を感染後性から区別するのは困難なことが多い．病変が 2 髄節程度に止まる限局型では，下肢・体幹の筋力低下・感覚障害が急性に出現し，しばしば膀胱直腸障害もみられる．通常表在感覚が障害されるが，深部感覚は免れることがある．病変以下の腱反射は当初低下し，後に亢進してくる．

上行型（例：HSV2 型や CMV）では，排尿障害や臀部の神経痛，下肢のしびれや脱力で発症し，運動・感覚障害が急速に上行し，四肢麻痺や脳幹障害をきたすこともある．

HZV では皮疹と同側の運動麻痺で亜急性に発症し，全感覚障害や排尿障害が加わる．脊髄症候が非対称のことが多い．感覚神経根が障害される．皮疹のない症例や皮疹と障害高位が異なる症例などもある．

灰白質型のポリオではいったん解熱した後の発熱とともに，髄膜刺激症状，四肢の一部の筋痛や線維束性収縮が現れ，次いで脱力と筋萎縮が出現する．罹患筋の腱反射は低下する．数日で麻痺の拡大は停止するが，筋萎縮は持続する．罹患後 30 年ほどを経て緩徐に罹患肢（または他肢）の筋痛，筋萎縮が出現することがあり，ポリオ後症候群と呼ばれる．日本ではポリオは根絶しているが，世界ではなお流行が続いている．類似の病態を示すものにエンテロウイルス属（例：エンテロウイルス 70）がある．

西ナイル熱は有熱性の髄膜脊髄炎の病像を

呈し，前角障害が目立ち，Guillain-Barré症候群との鑑別が問題になる．

2) ウイルス性（慢性進行性）

ウイルス性慢性脊髄炎の代表的疾患はHAM（HTLV-1関連ミエロパチー）であり，脊髄炎全体の1/3を占める．HTLV-1キャリアの1,000人に1人が発症する．日本では九州，沖縄に多く，母子垂直感染と輸血や性交渉による水平感染がある．緩徐進行性の痙性対麻痺を呈し，膀胱直腸障害や軽度の感覚障害を伴う．中下部胸髄に病変主座を有することが多い．最近，頸髄病変例も注目されている．

同じレトロウイルス科に属するHIVによるAIDS患者の20～30％に脊髄障害（空胞性脊髄症）がみられ，緩徐進行性の痙性対麻痺，運動失調性歩行，排尿障害がみられる．日和見感染（HZV，HSV，CMVなど）による急性の場合もある．

3) マイコプラズマ肺炎

マイコプラズマ肺炎の原因であるマイコプラズマは脊髄炎を起こすが，臨床的には急性ウイルス性と区別しにくい．

4) 寄生虫性

寄生虫が脊髄炎をきたすことはまれであるが，最近日本ではイヌ回虫やブタ回虫による幼虫移行症が知られている．イヌ回虫ではイヌとの接触やイヌ肉摂取が，ブタ回虫ではブタの糞便を利用した有機野菜や汚染されたブタ，ウシ，ニワトリのレバーの生食が誘因となる．亜急性にしびれや感覚障害と腱反射亢進が出現，進行する．MRIで造影効果をもつ病変がみられる．血液・髄液の好酸球増多や血清IgE高値を伴うことが多い．（第1部第3章2-3を参照）．

5) 梅毒性

梅毒感染後，長期を経て潜行性に歩行時ふらつきや下肢などの電撃痛が出現し，特有の瞳孔異常（Argyll Robertson瞳孔）とRomberg徴候がみられることがあり，脊髄癆といわれる．現在の日本には典型例の発生はほとんどない．

6) 感染後性

感染後性の場合には，原因にかかわらず症候や経過は比較的均一である．先行感染から7～10日後に急性発症することが多い．関連する病原体は表1に示してある．下肢の運動・感覚障害（表在感覚に限られることが多い），背部（根性）疼痛ないししびれ感は必発で，排尿障害はややまれである．ワクチン接種後に同様の症候が出現することがある．

7) 多発性硬化症

脳，脊髄，視神経に多巣性にみられる血管周囲の脱髄巣と繰り返す再発・寛解という空間的・時間的多発性によって特徴づけられる．病変は大脳白質や脊髄白質に出現しやすいが，神経症候とその程度は病巣の部位や大きさにより異なる．特定の病原体は見出されず，自己免疫機序が考えられる．日本に多い視神経脊髄型の多くの症例に特有のアクアポリン4抗体が同定され，視神経脊髄炎（NMO）として分離された．

欧米での有病率は人口10万対40～100人と高いが，日本ではその約1/10と少ない．進行様式により再発寛解型，二次性進行型，一

次性進行型，進行性再発型に分類される．まれだが，急激に死に至るものは悪性といわれ，1〜2回の発作の後，長く寛解の続くものは良性といわれる．病変部位でも脊髄型，視神経脊髄型，大脳型，脳幹-小脳型などに分けられる．

女性優位であり，発症年齢は平均30歳だが，視神経脊髄型ではやや高い．特異的な初発症状はないが，視力障害が比較的多く，球後視神経炎の約20％は多発性硬化症に進展する．大脳白質の病変は明確な症候を呈さないことが多いが，認知機能の低下や性格変化に関連する．視神経，脳幹，小脳，脊髄の病変は対応する症候を呈する．主症状は視力障害，複視，対麻痺や片麻痺，表在感覚や深部感覚の障害，膀胱直腸障害，小脳性運動失調である．脱髄性疾患に比較的特徴的な症状として，胸部帯状痛，Lhermitte徴候，かゆみ発作，三叉神経痛，有痛性強直性けいれんがある．入浴などで体温が上昇すると，神経症候が悪化する（Uthoff徴候）．易疲労性もみられる．

8）自己免疫性（免疫関連性）

SLEは妊娠可能年齢の女性に多い疾患であるが，脊髄炎の合併は1〜2％にみられる．脊髄障害で発症することはきわめてまれである．急性発症で胸髄にレベルを有する．視神経炎を伴うことがある．

Sjögren症候群に伴う脊髄炎は高齢女性に多く，背部痛や四肢・体幹のしびれなどの感覚障害が目立つ．MRIにて症候に比べて目立つ広汎な高信号域と腫脹がみられる．アクアポリン4抗体がしばしば陽性である．

アトピー性脊髄炎はアトピー性皮膚炎や喘息に合併し得る．急性〜亜急性に発症し，階段状の進行，慢性動揺性の経過をとる．四肢遠位のジンジンするしびれが主徴で，腱反射は軽度亢進するが，明らかな運動麻痺は少ない．

9）サルコイドーシス

サルコイドーシスの脊髄炎の発症は1％以下とまれである．急性から慢性までさまざまであるが，白質障害が先行する傾向がある．MRI上，頸椎症による狭窄部での病変や髄膜に沿った造影効果がみられることがある．診断確定のためには肺や筋においてサルコイド結節を証明することが必要であり，部位探索にガリウム（Ga）シンチグラフィーやPET-CTが有用である．

検　査

脊髄MRIは必須であり，原則としてT2強調像および造影前後のT1強調像の水平断像と矢状断像を撮像する．臨床的に偽性局在症候があるので，事前に病変部位をよく検討しておくことが大切である．原因や型別に多少の特徴があるが，疾患特異的所見は少なく，病変を描出できないこともある．髄内高信号域，脊髄腫脹，造影効果について脊髄横断面，レベルの広がりを評価する（図1）．神経根や髄膜の造影効果にも留意する．HZVでは皮疹高位との差がみられたり，広汎化ないし多発していたり斑状の小出血がみられることがある．CMVやSjögren症候群では脊髄全長に広がることがある．サルコイドーシスでは脊髄腫脹が強く，病巣や近接の脊髄表面が造影される．多発性硬化症やADEMでは脳MRIが有用である．HAMでは急性期に腫脹とT2高信号域がみられることもあるが，通

2. 脊髄炎・脊髄脱髄疾患

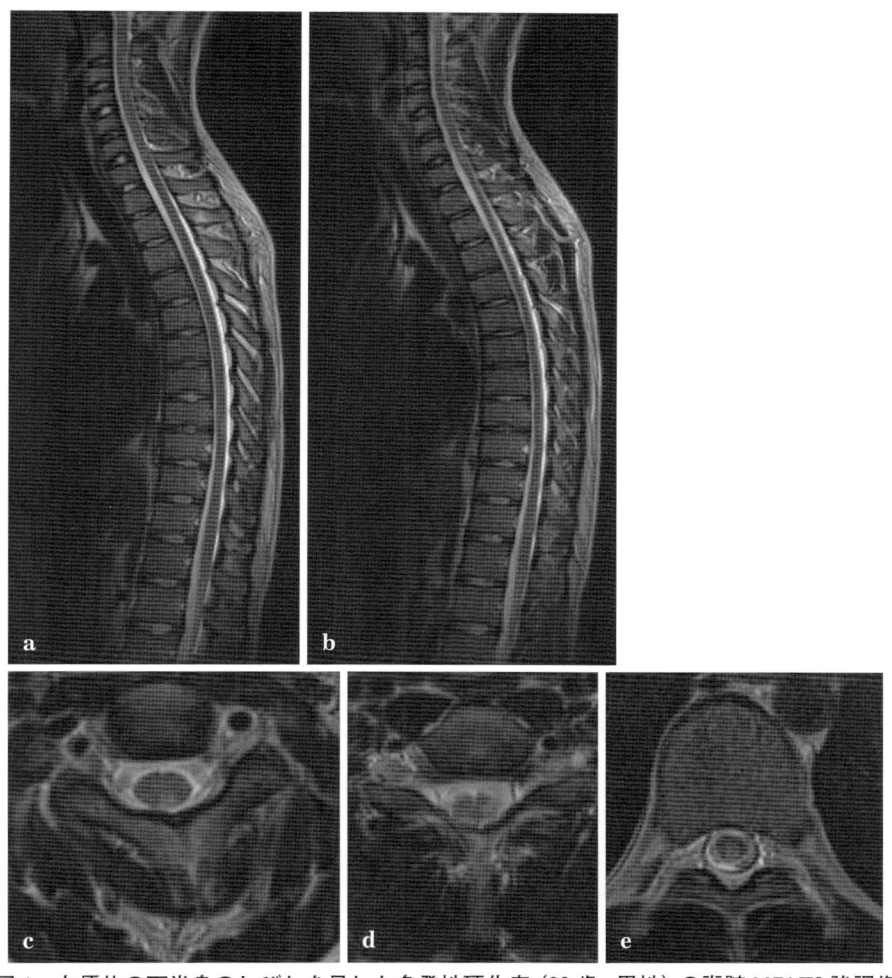

図1 左優位の下半身のしびれを呈した多発性硬化症（20歳，男性）の脊髄 MRI T2 強調像
a：ほぼ正中の矢状断像．T8〜T9 レベルの髄内後方に 1 椎体長の高信号域がみられる．
b：正中から左寄りの矢状断像．C6〜C7 レベルの髄内中心部に 1 椎体長の高信号域がみられる．
c：C2〜C3 レベルの水平断像．髄内後部やや左寄りに楔形の高信号域がみられる．
d：C6〜C7 レベルの水平断像．髄内左寄りに円形の高信号域がみられる．
e：T8〜T9 レベルの水平断像．髄内後方に不整円形の高信号域がみられる．
まとめると，3つの脊髄内プラークが認められる．

常は胸髄萎縮しかみられない．

脳脊髄液では，一般検査項目に加え，細胞診，IgG index，oligoclonal band，ミエリン塩基性蛋白（myelin basic protein）および必要度に応じ，各種ウイルス抗体価，ウイルス PCR（ポリメラーゼ連鎖反応）などを提出する．

血液検査では，血算，血液像，炎症反応に加え，必要度に応じ，各種ウイルス抗体価，ウイルス PCR，免疫学的検査，Wasserman 反応，アンジオテンシン変換酵素（ACE）やリゾチーム（サルコイドーシス），IgE（寄生虫性やアトピー性）などを提出する．

神経生理検査では，針筋電図が前角などの評価に，神経伝導速度が末梢神経への広がりの評価に，体性感覚誘発電位が後索の障害の評価に用いられ，補助診断，病巣の範囲の確認，経過観察，予後判定に有用である．最近

では磁気刺激による運動ニューロン機能の評価も行われる．

診断・鑑別診断

脊髄障害をきたすほとんどの疾患が鑑別対象になる．診断のポイントは，①発症前の全身感染の有無，②発症および進行様式，③髄膜炎の有無，④白質と灰白質の障害度，⑤脳や末梢神経病変の有無，⑥MRI 所見の考察などである．再発する症例では多発性硬化症が考慮されるが，他に SLE やサルコイドーシス，HSV-2 感染も疑われる．

治　療

原因病原体が判明ないし強く疑われる場合はなるべくそれに応じた治療を行う．たとえば，HSV や HZV，EBV などの DNA ウイルス（deoxyribonucleic acid virus）では，アシクロビル（acyclovir）やバラシクロビル（valaciclovir）などの抗ウイルス薬を用いる．CMV ではガンシクロビル（ganciclovir）が考慮される．多くの場合（原因不明でも），脊髄浮腫や炎症性脱髄反応の軽減目的にてステロイドパルス療法が推奨される．免疫学的機序がある場合（たとえば Sjögren 症候群）に

は，免疫抑制薬も考慮する．多発性硬化症の再発防止，HAM の進行防止には，インターフェロンが用いられる．急性期の安静，排尿障害の管理，疼痛対策も重要である．

予　後

感染後のものは予後良好のことが多いが，感染性のもの，免疫関連性のものでは後遺症を残すことがある．後索の障害程度が予後予測に有用といわれる．脱髄性の予後はさまざまである．

「福武敏夫：脊髄炎，整形外科専門医テキスト（長野　昭ほか編），p. 528-532, 2010, 南江堂」より許諾を得て一部改変し再掲載．

■参考文献
1) 安藤哲朗，杉浦　真，加藤博子：脊髄炎の診断．脊椎脊髄　18：508-512, 2005
2) 福武敏夫："脊髄炎"の多様性―診断のポイント―．脊椎脊髄　7：913-919, 1994
3) 福武敏夫：ウイルス性脊髄炎，感染後・ワクチン接種後脊髄炎，HAM．二ノ宮節夫，冨士川恭輔，越智隆弘，他（編）：今日の整形外科治療指針，第4版．医学書院，2004, pp 523-524
4) Hauser SL, Ropper AH：Disease of the spinal cord. Hauser SL（ed）：Harrison's neurology in clinical medicine. McGraw-Hill, New York, 2006, p 349-364
5) Ropper AH, Brown RH：Adams and victor's principles of neurology, 8th ed. McGraw-Hill, New York, 2005, pp 1049-1091

2. 水痘-帯状疱疹ウイルス脊髄炎

水痘-帯状疱疹ウイルス（VZV）が脳脊髄炎を起こすことはよく知られている．その中にまれながら脊髄病変を主体としたり，脊髄に限局する一群がある．病態機序は一様でなく，直接感染以外に感染後の免疫反応や血管炎によるものなどがあり得るので，VZV関連脊髄炎と呼ばれることもある．本稿では包含的にVZV脊髄炎と呼び，千葉大学神経内科で1982～2001年の20年間に経験した6成人例のうち互いに異なる特徴を有する5例を提示しつつ，その概説をする．

疫　学

VZV脊髄炎の最初の報告は1876年に遡るといわれるが，まれなためにまとまった報告はほとんどなく，1991年にDevinskyら[5]が自験13例と文献33例を併せて報告したのが最大の研究である．頻度については，1970年代の文献に一般人口中で0％，免疫不全患者で0.8％という数字がある．VZVによる神経合併症における頻度は1,000例に1例以下といわれ[8]，最近の100例の検討では，帯状疱疹後疼痛の88例に対し，脊髄炎は1例のみであった[21]．急性ウイルス性脊髄炎の中では最も多い原因とされているが，慢性のものを含むウイルス性脊髄炎内での頻度は，わが国の疫学調査でHTLV-I関連ミエロパチーが人口10万あたり年間発生率1.8±0.1と大多数を占めたのに対し，VZV脊髄炎は単純ヘルペス脊髄炎と同様に0.05±0.05と推定されている[15]．

発症年齢は，10～80代に及び，平均50歳前後である．男女差はない．免疫不全などの背景因子を有する例が多いが，免疫不全がないこともしばしばある[5]．

脊髄が侵される機序と病理

VZVは通常，障害された後根神経節と感覚神経の対応するレベルから脊髄に感染する．病態機序として，神経やグリア細胞への直接感染，感染後の免疫反応（脱髄），血管炎と虚血性壊死が考えられている．病理学的には後根入口部と後索に強い病変がみられ，水平方向にも垂直方向にもさまざまに進展する．脊髄髄膜の炎症とともにさまざまな程度の脊髄壊死，脱髄，ミクログリアの増生が認められる．オリゴデンドログリアなどにVZV抗原やCowdry A型核内封入体が認められたり，血管炎が認められることがある[5]．

症候と経過

VZV脊髄炎の臨床経過はさまざまで，発症様式は急性，亜急性，慢性，そして再発性ないし寛解・増悪性のものがある[5,8,9]．通常，皮疹発現から数日～数週で発症し1～2週のことが多い．皮疹に先行することもあるし，免疫不全患者では皮疹を欠くことが少なく

い（症例4参照）．症状完成までの期間は通常10日前後であるが，数時間ないし数日と急性の場合や3週以上と長いこともある．皮疹は胸髄部が多く，頸髄部，腰仙髄部がこれに次ぎ，まれに三叉神経部のこともある．皮疹と脊髄病変部位は対応することが多いが，対応しない症例もある[11]（症例1, 2を参照）．

主症状は対麻痺，感覚障害，括約筋障害である．運動-感覚症候は一側から発症することが特徴的であり，両側性の場合にも一側優位のことが多い[5,8,9,20]．運動障害が主体をなすことが多く，皮疹と同側の錐体路徴候，筋力低下や筋萎縮がみられる．頸髄病変では四肢麻痺や横隔膜麻痺をきたすこともある．感覚障害はしばしば解離して皮疹に対側の温痛覚障害として現れるが，時に同側の深部覚障害を伴い，Brown-Séquard症候群の形を呈する．分節性〜根性分布の局所性麻痺ないし全感覚障害を伴うことも多い．上行性脊髄炎の病型もある．約半数に排尿障害がみられるが，仙髄部（臀部）に皮疹を有する症例では通常の脊髄症の症候がなく，排尿障害（尿閉）が主徴となることがある（症例3を参照）．症状完成期には2/3以上の症例が対麻痺を呈し，1/3の症例で境界鮮明な感覚障害レベルがみられる[5]．一部の症例は意識混乱，傾眠なども呈する．

症例1

患者：23歳，女性（学生）．
主訴：首以下右上半身のジンジンするしびれ，右手の脱力．
既往歴：15歳時，右上背部の帯状疱疹．
現病歴：外国留学時のX年12月初め頃，右耳に痛みがあり，外耳道炎と診断された．同月中旬に右鎖骨上窩にズキンという痛みが出現したが，数日で消失した．26日朝，右手にかじかむようなしびれを覚えた．右鎖骨上窩の痛みも再発し，圧痛を伴い持続した．その後，しびれは右上肢全体から首以下の右上半身に広がり，左手にも軽く出現してきた．30日には右手握力が0kgに低下し，痛みのせいか右上肢の挙上が不能になり，歩行バランスも悪化し，近医を受診した．急性多発神経根炎と診断され，ビタミン薬が処方された．31日には右鎖骨上窩の痛みが増強し，両手掌や腋窩の発汗が減少し，夜間2回排尿に起きるようになった．翌年1月3日に同医を再訪し，プレドニゾロン30mg/日の経口投与が開始され，しびれの範囲は変化がないが，右鎖骨上窩の痛みが減少した．精査を希望して帰国し，9日に当科を受診，13日に入院した．

入院時現症：体温37.6℃．右外耳道に凝血塊を伴う痂皮化した皮疹がみられる（耳鼻咽喉科で帯状疱疹疑い）．筋緊張は両上肢と左下肢で低下し，右下肢で軽度痙縮性である．筋力は右上肢全体, 左上肢遠位, 両下肢屈筋でMMT 4/5に低下している．頸部以下，特に右上半身に強いジンジンするしびれがあり，右のC3〜T3デルマトームに温痛覚低下，右上肢に振動覚低下がみられ，右上肢固定での母指探し試験が高度に異常である．右手に偽アテトーゼがみられ，Lhermitte徴候が陽性である．腱反射は両側上腕三頭筋以下で活発であり，右膝蓋腱反射が亢進している．Hoffmann反射やBabinski徴候は誘発されない．協調運動や起立・歩行は異常がなく，Romberg徴候もみられない．軽度発汗低下があり，夜間に2回排尿がみられる．

検査所見
主な血液検査：血沈2mm/h，白血球数12,400/μl，CRP陰性．
血清・脳脊髄液ウイルス抗体価：エンテロウイルス70, ムンプスウイルス，麻疹ウイルス，風疹ウイルス，Epstein-Barrウイルス

2. 脊髄炎・脊髄脱髄疾患

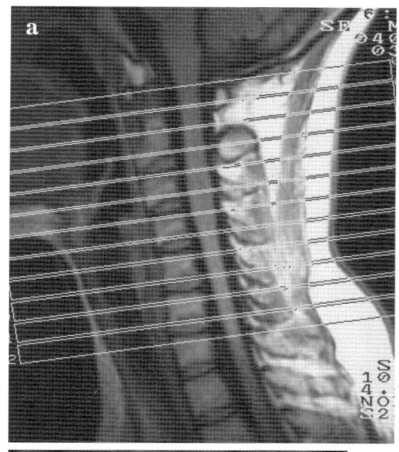

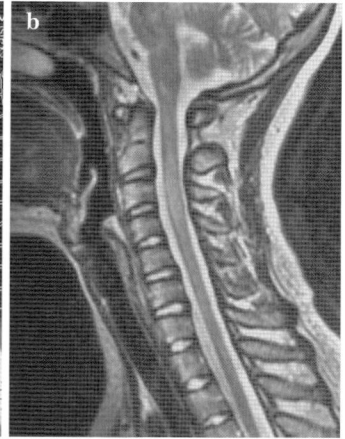

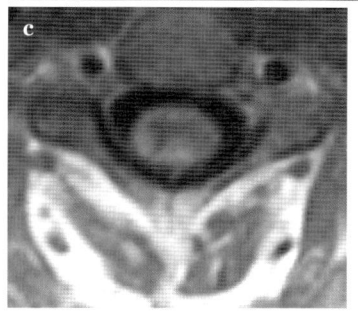

図1 症例1の頸髄MRI
a：T1強調正中矢状断像．頸髄中部の腫脹がみられる．
b：T2強調正中矢状断像．C2〜C5レベルの髄内に高信号域がみられる．
c：造影T1強調水平断像（C3/C4レベル）．右側の前索，側索，後索が腫脹し，造影効果がみられる．

（EBV）で陰性．

脳脊髄液：細胞数 14/3/μl，蛋白 20 mg/dl，糖 57 mg/dl（同時血糖 97 mg/dl），オリゴクローナルバンド（OCB）陰性およびミエリン塩基性蛋白（MBP）陰性．

画像検査：頸髄MRIでC3〜C4レベルで右側に脊髄腫脹と造影効果がみられた（図1）．脳MRIには異常はなかった．

経過：プレドニゾロンの経口投与に加え，デキサメサゾン4mgの髄注1回とメチルプレドニゾロン1g×3日のパルス療法が施行され，経口投与は1ヵ月で漸減中止された．MRIの脊髄腫脹は改善し，わずかなしびれを残して退院した．

小括：外耳炎発症から約10日後に右鎖骨上窩痛が出現し，右C3〜C4分節性の症状が急性に完成した脊髄炎例である．残念ながらウイルス学的な証明は欠落しているが，右上背部帯状疱疹の既往があり，帯状疱疹疑いの右外耳道炎に続発していることからVZV脊髄炎と考えられた．抗ウイルス薬なしにステロイド療法でほぼ完治し，感染後の脱髄性機序が疑われる．

症例2

患者：64歳，男性（元会社員）．
主訴：左手と両下肢のしびれ．
既往歴：5〜6年前に尿糖を指摘された．
現病歴：X年9月24日頃，左腹部から背部にかけて（T8〜T10デルマトーム）の帯状疱疹に罹患した．その後，同部が軽くピリピリしていた．11月中旬から左膝以下のしびれ，次いで左手のしびれと使いにくさが出現し，左下肢のしびれは体幹に上行し，左手のしびれも前腕まで拡大した．25日から右膝以

151

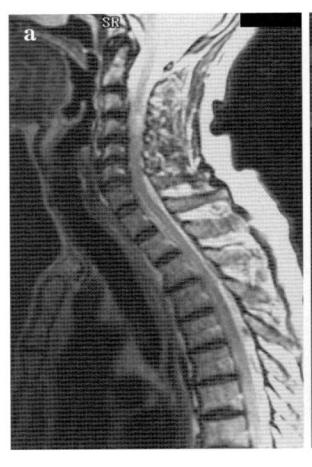

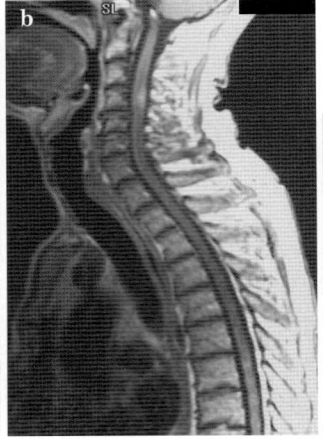

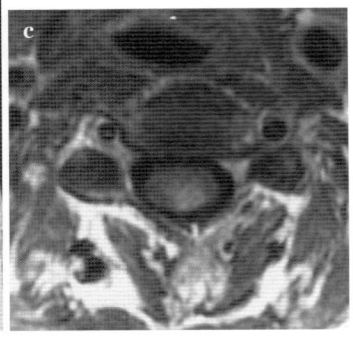

図 2　症例 2 の頸髄 MRI
a：T2 強調正中矢状断像．C4 レベルの髄内に高信号域がみられる．
b，c：造影 T1 強調正中矢状断像，水平断像：C4 レベルの髄内背側（左寄り）に造影効果がみられる．

下のしびれも出現し，翌日に近医を受診した．紹介により 11 月 29 日に当科を受診し，12 月 3 日に入院した．

入院時現症：対光反射が弱く，近見反射がない以外に脳神経に異常はない．左手指が屈曲拘縮気味で，筋力も MMT 4/5 に低下し，両下肢筋力も MMT 4＋/5 に低下している．上胸部以下で触覚と振動感覚が低下し，痛覚は過敏である．母指探し試験は四肢とも異常である．上肢腱反射は右上腕二頭筋と腕橈骨筋で正常な以外は低下している．膝蓋腱では保たれ，アキレス腱で消失している．Hoffmann 反射は陰性で，Babinski 徴候は右で屈曲，左でどちらともとれる（equivocal）である．協調運動は左上肢で高度に，右上肢と両下肢で軽度に障害されている．閉眼起立でふらつくが，Romberg 徴候は陰性であり，歩行は正常である．排尿・排便に異常はない．

検査所見

主な血液検査：白血球数 17,700/μl，血糖 246 mg/dl，HbA1C 9.6％．

血清ウイルス抗体価：VZV IgM 0.12（＜0.8），IgG 128.0（＜2.0），2 週後それぞれ 0.07, 103.0．調べた他のウイルス抗体は陰性．

脳脊髄液：一般検査結果は欠落．OCB は陰性であるが，MBP は 9.0 ng/ml（＜4.0）と上昇．VZV DNA（PCR）陰性．IgM 0.06，IgG 0.54．

画像検査：頸髄 MRI で C4 レベルの背側部に脊髄炎像があり，造影効果がみられた（**図 2**）．

経過：糖尿病のためにステロイドの使用を見合わせ，マンニトールとアシクロビル 1.5 g/日の点滴を 2 週間継続した．その後，ステロイドパルス療法を 3 日間行い，初日から症状の著明な改善がみられ，翌年 1 月 8 日に退院した．

小括：未治療の糖尿病を背景とし，腹部帯状疱疹の 6〜7 週後に出現した C4 高位の脊髄炎であり，マンニトールとアシクロビルに引き続くステロイドパルス療法が著効した．直接浸潤よりも自己免疫性あるいは血管炎性の機序が疑われる．

検査所見

1）検査室検査

　VZV 脊髄炎の診断はおおかたの場合には，皮疹との時間的関係でなされる[5,8]．しかし，脳脊髄液における VZV DNA（PCR 法）が陽性であれば，皮疹のない急性あるいは再発性の脊髄炎での診断ができる[6,16]．もし発症から数カ月でも陽性であれば，脊髄症の発症機序におけるウイルスの役割が示唆される[9]．時期により VZV DNA が陰性のこともしばしばあるので，陰性でも VZV 脊髄炎の診断は否定できず，特に血管炎によるものでは陰性も十分あり得る[18]．その場合には，脳脊髄液における VZV 抗体の上昇が診断に有用である[16,18]．水痘既感染のことが多いので，血清 VZV 抗体だけでは判断しにくい．脳脊髄液の一般検査は軽度の細胞・蛋白増多を示すことが多いが，正常の場合もある．

2）MRI 所見

　MRI 病変は脊髄のさまざまな部位に出現し得る．T1 強調像で低信号の，T2 強調像で高信号の境界が不鮮明または鮮明な局所病変を示し，1〜数髄節に及び，時に頸髄や胸髄の全長に及ぶ．病変が連続せず，複数みられることもある[7,10]．内部は均一のことが多いが不均一でリング状や線状のこともある．病変は脊髄後方にみられることが多く，初期には一側性のことが少なくない．横断性の大きな病変では腫脹を示す．ガドリニウム（Gd）による造影効果はないこともあるが，ある場合には中心部にみられたり，不均一・斑状であったりする．

特異例

1）皮膚病変を伴わない症例

　VZV は後根神経節細胞から中枢側にも末梢側にも広がり得る．中枢側に限局すれば，皮疹なしに神経合併症が出現し得る[12,17]．これは免疫不全患者で生じやすい（症例 4 参照）．

2）排尿障害を主徴とする症例

　423 例の帯状疱疹患者の検討では 4%（17 例）に感染と関連した排尿障害が認められたが，膀胱炎関連が多く（12 例），次いでニューロパチー関連が 4 例で，脊髄炎は 1 例のみであった[13]．その 19 歳の男性例は横溢性尿失禁を呈し，左 T4〜T5 レベルの MRI 病変が証明され，臨床的には Brown-Séquard 症候群を伴っていた．

症例 3

　患者：64 歳，男性（元会社員）．
　主訴：排尿障害（尿閉，尿失禁），左下肢のしびれ，歩行時ふらつき．
　既往歴：特記すべきことはない．
　現病歴：X 年 2 月頃，急に左下肢側面・後面の痛みが出現し，3〜4 日後に左臀部に水疱が出現した．同じ頃から排尿困難が出現した．近医で帯状疱疹と診断され，塗布薬と内服薬が処方された．2〜3 日で排尿困難は少し改善したが，遷延性で残尿感があった．1 カ月で皮疹は収まり，痛みはピリピリ感に変化した．同年夏に某病院泌尿器科を受診したが，異常はないといわれた．その頃から歩行が遅く，

左下肢を引きずるようになり，急ぐと前屈姿勢になることに気づいた．

X＋1年11月頃には歩行時ふらつきも加わった．X＋2年2月，発熱後から下肢の脱力感と排尿困難が増悪し，尿失禁も出現してきた．同年9月に紹介により当院泌尿器科を受診し，自己導尿が開始された．紹介により10月当科に入院した．

入院時現症：脂漏性顔貌がみられる．左上下肢に筋強剛がみられ，両手はつぼみ手様である．左やや優位に両下肢L4～S2支配筋に4/5の筋力低下がみられる．両下肢L1以下に全感覚低下があり，S1～S2皮節で程度が強い．腱反射は低下し，膝蓋腱とアキレス腱で消失している．四肢協調運動は軽度に障害されている．歩行は運動失調性であり，左下肢を引きずる．排尿困難と便秘がある．

検査所見

血清ウイルス抗体価：VZV IgM＜×10, IgG×40．EBV ウイルスカプシド抗原（VCA）IgG×2,560，VCA IgM×10，VCA IgA×10，early antigen-diffuse and restricted（EADR）IgG×80，EADR IgA＜×10，EBV核内抗原（EBNA）×40．

脳脊髄液：細胞数 2/μl, 蛋白 45 mg/dl, 糖 56 mg/dl．VZV抗体価はすべて＜×1．EBV VCA IgG×16．

画像検査：頭部CTに異常はなかった（MRI普及以前）．

神経生理検査：針筋電図は左大腿二頭筋で著明高振幅．神経伝導検査は運動神経で足首以下で記録できず，感覚神経で四肢とも導出できなかった．

排尿機能検査：残尿が200～300 ml あり，自律パターンと排尿筋括約筋協働不全（DSD）が認められた．

経過：VZV感染の再増悪が否定できないため，アシクロビルの点滴 750 mg/日を1週間継続したが，症候は不変であった．

小括：臀部の帯状疱疹直後に尿閉が出現し，経過が遷延したうえに原因不明の parkinsonism が加わり，2年後に発熱を契機に排尿障害の増悪とともに下肢運動・感覚障害が出現した症例である．当初の神経症候は仙髄神経根炎でも説明できるが，増悪時は腰仙髄部ミエロパチーと考えられた．増悪にはEBV感染の影響も疑われる．

3）再発例

再発例は脳脊髄炎を含めても1997年までに4例ときわめてまれである[2,19]．その後，2例追加された[1,14]．これらの半数は免疫不全患者ではない．

文献[19]と文献[2]例の比較[19]では，脊髄炎の発症は，前者で発疹から2週後と長く，後者で4日，7日と短かった．再発部位は，前者で異なっていたが後者では同一であり，皮疹部位との対応も前者になく，後者にはあった．アシクロビルの効果もなし，ありと異なった．再発機序は不明であるが，前者では，アシクロビルの効果のなさ，皮疹からの長い潜時から脱髄性と推測され，後者では治療効果と短い潜時から直接感染が疑われた．

4）AIDSに伴う症例

VZV脊髄炎は免疫不全と関連して発症することが多く，背景因子として，リンパ腫，白血病，AIDS，（転移性）腫瘍，腎不全，SLEなどが知られている[5]．

HIV患者におけるVZV関連合併症の管理にはPCR法が有用である．HIV感染と神経障害を有する514例の検討で，13例（2.5％）が髄液でのPCR法でVZV DNA陽性であった．このうち4例が脳炎か脳脊髄炎を呈し抗

ウイルス治療を受け，2例は改善しVZV DNAは陰性化したが，陰性化しなかった2例は悪化し，うち1例は死亡した[4]．

症例4

患者：59歳，男性（会社員）[20]．

主訴：頸部以下，左半身の感覚鈍麻，右下肢の脱力．

既往歴：47歳頃から本態性振戦．59歳時に糖尿病判明．帯状疱疹の既往はない．

現病歴：X年10月に歯肉出血し，12月に某院で自己免疫性血小板減少性紫斑病と診断された．翌年1月にHIV陽性が判明し，抗HIV治療が開始された．

11月初め頃，入浴時に左半身の温覚低下に気づいた．同月10日に右下肢脱力が出現し，階段上昇に手すりが必要になった．その後，右優位に激しい腋窩部痛が出現し，13日同院を受診，紹介で17日に当科を受診した．頸髄MRIでC6～T2レベルに脊髄炎像がみられた（図3）が，入院を拒否し，外来でアシクロビル1g/日の経口投与を1週間受けた．症候に改善がなく，倦怠感や息切れも出現してきたので，12月4日当科に入院した．

入院時現症：皮疹はみられない．四肢筋緊張は低下している．筋力は右下肢で遠位優位に高度に低下し，左下肢でも軽度に低下している．左上胸部以下で温痛覚が脱失し，左腰以下で振動覚が低下している．腱反射は両下肢で亢進している．Hoffmann反射やBabinski徴候はみられない．協調運動は異常がないが，四肢は姿勢時振戦がみられる．排尿・排便に時に困難感がある．

検査所見

主な血液検査：CD4 160/μl．血清ウイルス抗体価：VZV IgM 0.71（<0.8），IgG 128.0（<2.0），2週後それぞれ0.37，95.6．調べた

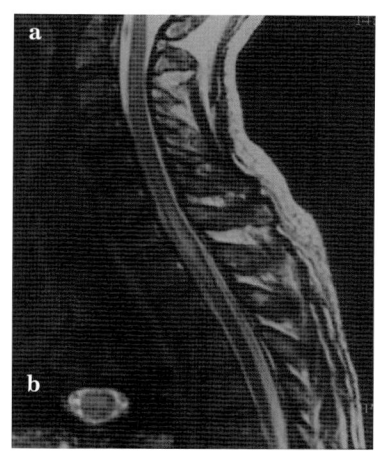

図3 症例4の頸髄MRI
a：T2強調正中矢状断像．C6～T2レベルの髄内に高信号域がみられる．
b：T2強調水平断像（C6/C7レベル）．右優位腹側優位に高信号域がみられる．

他のウイルス抗体は陰性．

脳脊髄液：細胞数53/3/μl，蛋白59 mg/dl，糖58 mg/dl（同時血糖167 mg/dl），OCBは陰性であるがMBPは6.5 ng/ml（<4.0）と上昇．VZV DNA（PCR）陰性．IgM 0.17，IgG 61.3．

画像検査：入院2週後のMRIでは初回同様の脊髄炎像がみられたが，造影効果はなかった．

経過：入院1週後から2週間，アシクロビル1g/日の点滴が施行された．倦怠感と息切れはかなり改善し，右下肢脱力も少し改善し，左半身の感覚障害の範囲が少し狭くなった．アシクロビル600 mg/日の経口投与を継続することにして，3週間で退院した．

小括：HIV感染症治療中に右腋窩部痛を伴ってBrown-Séquard症候群で発症した脊髄炎である．皮疹はなく，VZV DNAも陰性であったが，分節性の激痛と神経症候，MRI所見，VZV抗体価の変動などから，VZV脊髄炎と考えられた．アシクロビルのみで治療したが，後遺症が残った．

5）軽症例

症例5

患者：62歳，女性（主婦）．
主訴：右手のしびれと脱力．
既往歴：高血圧症と糖尿病．
現病歴：X年9月20日頃，右上腕部に皮疹が出現し，25日に某病院内科・皮膚科を受診し，帯状疱疹と診断され，アシクロビル4g/日を1週間服用した．10月10日頃から右手にしびれと脱力が出現し，紹介により21日に当科を受診した．
受診時現症：右小指球に軽度筋萎縮があるが，四肢とも筋緊張は正常範囲である．右手内筋に筋力低下がある．右背部の帯状疱疹部に軽度の痛覚低下がある以外は感覚系に異常はない．腱反射は右上腕二頭筋，腕橈骨筋，両アキレス腱で低下している以外はやや活発である．協調運動，起立・歩行，排尿・排便に異常はない．

検査所見
血清VZV抗体価：(CF) 128倍．
針筋電図：C7～T1支配筋の神経原性変化がみられた．
画像検査：頸髄MRIで下部頸髄にわずかな高信号域が疑われた．
経過：ビタミンB_{12}注射を隔日で3週間行い，しびれと脱力はかなり改善した．
小括：上腕部帯状疱疹の3週後に出現したC7～T1髄節に限局する脊髄炎と考えられた．しびれに対しビタミンB_{12}注射療法が有効と思われた．

自験例のまとめ

軽症の70歳男性例も加え，自験6例のまとめを表1に示した．

治療

臨床的に診断されたらアシクロビルの投与を直ちに開始する[8]．免疫不全状態にある場合はなおさらである．アシクロビルは点滴静注により成人で10 mg/kgを8時間ごとに7日間投与する．免疫不全患者ではより長く（たとえば10～14日間）投与する[8]．ステロイドの短期間の使用（プレドニゾロン60～80 mg，3～5日間）は副作用もなく効果的と考えられている[8]．

予後

予後は完全回復から死亡までさまざまであるが，早期診断により抗ウイルス治療が早期に開始された場合には比較的良好である．免疫不全患者では発症が潜行性で，経過も進行性で死に至ることがある[10]．脊髄炎発症後16カ月になってpainful legs and moving toes症候群が出現した報告がある[13]．

結語

水痘-帯状疱疹ウイルス（VZV）脊髄炎は

2. 脊髄炎・脊髄脱髄疾患

表1 自験6例のまとめ

	症例1	症例2	症例3	症例4	症例5	症例6
年齢・性	23歳,女性	64歳,男性	61歳,男性	59歳,男性	62歳,女性	70歳,男性
感染背景因子	留学のストレス?	糖尿病(未治療)	なし	AIDS	糖尿病	なし
帯状疱疹	右上背部(8年前),右外耳道(三叉神経第3枝)	左腹部(T8~T10)	左臀部(S2~S3)	なし	右上腕部(C7)	左胸部(T6)
帯状疱疹からの期間	10日ないし2週	6~7週	4日	—	3週	1週
初発症状	右鎖骨上窩の痛み	左膝以下のしびれ	排尿困難	左半身温覚低下	右手しびれと脱力	左胸部以下の筋痛様疼痛
完成期の神経症候の概略	右C3(~T3)のBrown-Séquard症候群	左C3~C4以下の感覚障害と左上肢遠位・両下肢の軽度筋力低下	L4~S2支配筋の筋力低下とL1以下の感覚障害	右T2のBrown-Séquard症候群	右手しびれと脱力・筋萎縮	下記
完成期の感覚症候	全感覚低下(右上肢母指探し異常)	上胸部以下の触覚と振動感覚の低下,四肢の母指探し異常	L1以下の全感覚低下	右で表在覚,左で振動感覚の低下,両下肢の母指探し異常	(発疹部の表在覚障害のみ)	左胸部(T6~T9)の痛覚過敏帯と左下肢の触覚と振動感覚の低下,両T10以下の痛覚低下
完成期の排尿症状	軽度頻尿	なし	排尿困難	排尿困難感	なし	なし
ウイルス学的検査	未施行	血清抗体価上昇,髄液PCR陰性	血清抗体価上昇(PCR時代以前)	髄液抗体価上昇,髄液PCR陰性	血清抗体価上昇	髄液抗体価上昇
脊髄MRI所見	C3~C4右白質	C4後部	(MRI時代以前)	C6~T2右前方	下部頸髄	異常所見なし
治療	ステロイド(経口,髄注,パルス)	マンニトール,アシクロビル,ステロイドパルス	アシクロビル	アシクロビル	アシクロビル経口,ビタミンB12注射	アシクロビル
転帰	8週で略治	7週で略治	遷延	後遺症	5週で略治	2週で略治
推定病態機序	感染後性/脱髄性	感染後性/血管炎性	直接浸潤	直接浸潤	直接浸潤	感染後性/脱髄性

まれな疾患であるが,AIDSの増加などに伴って今後増加する可能性がある.皮疹を伴わないこともあるので,神経根痛などの神経症候やMRI所見の非対称性などの特徴に注意してVZV DNAの検出を試みることが大切である.VZV DNAが同定されない場合でも臨床的に帯状疱疹との関連が疑われる場合には,早期に抗ウイルス薬の投与や免疫機序に対する治療が考慮されるべきである.

本論文は下記の掲載論文を一部修正して作成した.
福武敏夫:水痘-帯状疱疹ウイルス脊髄炎.神経内科 66:422-430,2007

■文　献

1) Au WY, Hon C, Cheng VC, et al：Concomitant zoster myelitis and cerebral leukemia relapse after stem cell transplantation. Ann Hematol **84**：59-60, 2005
2) Baik JS, Kim WC, Heo JH, et al：Reccurent herpes zoster myelitis. J Korean Med Sci **12**：360-363, 1997
3) Chen PH, Hsueh HF, Hong CZ：Herpes zoster-associated voiding dysfunction：a retrospective study and literature review. Arch Phys Med Rehabil **83**：1624-1628, 2002
4) Cinque P, Bossolasco S, Vago L, et al：Varicella-zoster virus（VZV）DNA in cerebrospinal fluid of patients infected with human immunodeficiency virus：VZV disease of the central nervous system or subclinical reactivation of VZV infection? Clin Infect Dis **25**：634-639, 1997
5) Devinsky O, Cho ES, Petito CK, et al：Herpes zoster myelitis. Brain **114**：1181-1196, 1991
6) Echevarria JM, Casas I, Martinez-Martin P：Infections of the nervous system caused by varicella-zoster virus：a review. Intervirology **40**：72-84, 1997
7) Friedman DP：Herpes zoster myelitis：MRI appearance. AJNR Am J Neuroradiol **13**：1404-1406, 1992
8) Gilden D：Varicella zoster virus and central nervous system syndromes. Herpes **11**（Suppl 2）：89A-94A, 2004
9) Gilden DH, Beinlich BR, Rubinstein EM, et al：Varicell-zoster virus myelitis：an expanding spectrum. Neurology **44**：1818-1823, 1994
10) Gilden DH, Kleinschmidt-DeMasters BK, La Guardia JJ, et al：Neurologic complications of varicella zoster virus reactivation. N Engl J Med **342**：635-646, 2000
11) 橋口修二, 乾　俊夫, 馬木良文, 他：皮疹と脊髄障害レベルに乖離を示した帯状疱疹性脊髄炎の1例—MRIによる長期観察. 神経内科 **60**：305-308, 2004
12) Heller HM, Calnevale NT, Steigbigel RT：Varicella zoster virus transverse myelitis without cutaneous rash. Am J Med **88**：550-551, 1990
13) Ikeda K, Deguchi K, Touge T, et al：Painful legs and moving toes syndrome associated with herpes zoster myelitis. J Neurol Sci **219**：147-150, 2004
14) Jacobus Gilhuis H, Visser CE, Portegies P：Recurrent varicella-zoster virus myelitis in an immunocompetent patient. Eur Neurol **52**：121-122, 2004
15) Kamei S, Takasu T：Nationwide survey of the annual prevalence of viral and other neurological infections in Japanese inpatients. Int Med **39**：894-900, 2000
16) Kleinschmidt-DeMasters BK, Gilden DH：Varicella-Zoster virus infections of the nervous system：clinical and pathologic correlates. Arch Pathol Lab Med **125**：770-780, 2001
17) Manian FA, Kindred M, Fulling KH：Chronic varicell-zoster virus myelitis without cutaneous eruption in a patient with AIDS：report of a fatal case. Clin Infect Dis **21**：986-988, 1995
18) Nagel MA, Forghani B, Mahalingam R, et al：The value of detecting anti-VZV IgG antibody in CSF to diagnose VZV vasculopathy. Neurology **68**：1069-1073, 2007
19) Nakano T, Awaki E, Araga S, et al：Recurrent herpes zoster myelitis treated with human interferon alpha：a case report. Acta Neurol Scand **85**：372-375, 1992
20) 榊原隆次, 福武敏夫, 服部孝道：帯状疱疹性脊髄炎. 脊椎脊髄 **14**：426-428, 2001
21) Sánchez-Guerra M, Infante J, Pascual J, et al：Neurologic complications of herpes zoster. A retrospective study in 100 patients. Neurologia **16**：112-117, 2001［Article in Spanish］

3. 寄生虫感染症

　寄生虫は本来，脳脊髄を寄生の場としないが，異所寄生として肺吸虫が，幼虫移行症（larva migrans）[8]として有鉤嚢虫，広東住血線虫，回虫，包虫が，虫卵の体内転移によるものとして日本住血吸虫がある．衛生環境の改善や予防対策などにより減少傾向にあったが，最近の自然食ブームやペットブーム，海外旅行の普及などにより再び増加傾向にあり，病像の多様化もみられる．

広東住血線虫症

1）疾患概念

　本来，広東住血線虫（*Angiostrongylus cantonensis*）はネズミ（肺動脈）を固有宿主とする寄生線虫で，カタツムリやナメクジなどの中間宿主またはカニ，エビ，カエルなどの待機宿主とともに，第3期幼虫を摂取したヒトの体内では成虫まで発育できずにくも膜下腔にとどまって，幼虫移行症として好酸球性髄膜炎（髄膜脳炎，脊髄炎）を起こす．東南アジアから南太平洋地域に分布し，日本でも各地にみられる[11]．

2）病態生理

　広東住血線虫症（angiostrongyliasis）の病態生理としては，虫体の移動による直接の機械的損傷だけでなく，髄膜の炎症，幼虫の周囲の肉芽腫，血管壊死や梗塞，アレルギー反応などの間接的機序が考えられる．

3）症候

　潜伏期間は1〜35日で，軽度の発熱と重度の頭痛や体幹・四肢の痛みなどをきたす．

4）診断

　髄膜刺激症候があり，血液，髄液には好酸球増多がみられる．脳脊髄液圧は高い．虫体の検出は困難で，海外渡航歴，食事歴と併せ，血清診断として酵素結合免疫吸着薬検定法｛enzyme-linked immunosorbent assay（ELISA）｝を行う．

5）治療

　特効的な薬物はないが，対症療法のみで4週以内に改善することが多い．アルベンダゾールとデキサメタゾンの併用療法が有効との報告がある．

イヌ回虫幼虫移行症

1）疾患概念

　イヌ回虫（*Toxocara canis*）は子イヌを終宿主とする回虫で，ヒトでは汚染された土壌の摂取により内臓幼虫移行症が引き起こされる．イヌの感染はどの地域でも高率で，工業

国の都市でも成人の2.5〜5%に抗体がみられる．幼虫移行症は肝臓，皮膚，肺や眼などにみられ，神経系ではまれである．

2）病態生理

虫卵がヒトに摂取されると，消化管内で孵化してほかの臓器に移行する．その後の機序は広東住血線虫症と同じである．

3）症候

発熱，けいれん，肝腫大，皮疹がみられる．脊髄炎の形をとる症例もあり[1]，次に自験例を示す．

症例1

患　者：31歳，男性．
現病歴：会社の健康診断で白血球増多，好酸球増多を指摘されたが，放置していたところ，4カ月後に右前胸部に皮疹を伴わずにビリビリした痛みが2週間続いた．その後，頸部の屈曲時に右足底にジーンとしたしびれが出現し，次第に頸部屈曲と関係なくしびれが右胸部まで上行した．MRIにて第1〜2胸椎レベルに造影される髄内病変が認められ，当院神経内科に紹介された．
神経学的所見：筋力低下はないものの，右胸髄第4〜5髄節領域と右足外側は軽度の痛覚低下がみられ，腱反射は全般的に亢進していた．
免疫学的所見：Ouchterlony法にて抗イヌ回虫抗体陽性が判明した．
治　療：メベンダゾールとプレドニゾロンを投与した．

4）診断

イヌとの接触歴，血液・脳脊髄液の好酸球増多があれば，血清の抗体を検査する．

5）治療

メベンダゾールなどが用いられる．ステロイドの併用も行われる．

ブタ回虫幼虫移行症

1）疾患概念

ブタ回虫（*Ascaris suum*）はブタを終宿主とするが，その虫卵をヒトが摂取すると肺や肝臓などで幼虫移行症を引き起こすことがある．主要な感染源として，ブタの糞便を利用した有機野菜の摂取などが最も疑われるが，ブタ回虫の幼虫に汚染されたウシやニワトリなどのレバーの生食による感染も指摘されている[3]．ブタ回虫による幼虫移行症はMaruyamaら[7]の報告後に注目されるようになり，中枢神経病変を認めた報告が九州地方からされている[2,4,10]．最近，国内からの報告が増加している[5,7]ほか，「アトピー性脊髄炎」における高ブタ回虫IgE抗体応答が注目されている．

症例2[5]

患者：50歳，男性．
主訴：右下肢のしびれ．
既往歴：特記すべきことはない（アトピー素因なし）．
生活歴：年に10回前後の海外出張がある

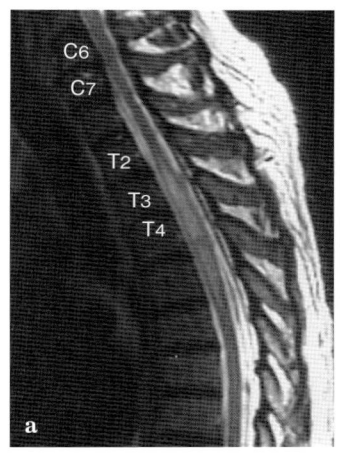

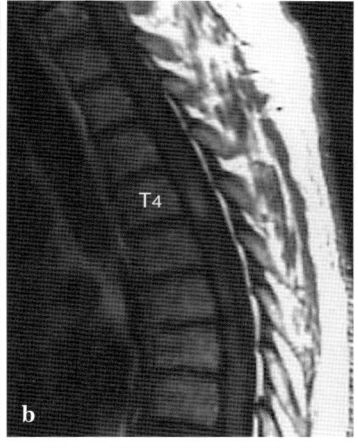

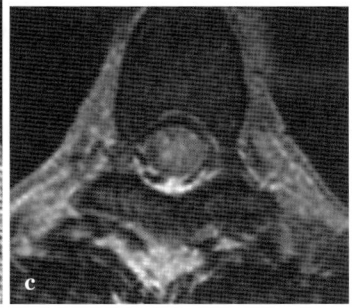

図1 初回入院時の胸椎MRI
a：T2強調矢状断像，b：ガドリニウム造影T1強調矢状断像，c：T2強調水平断像（T4レベル）．

（東南アジアが中心）．

現病歴：X年1月中旬，椅子に坐ったところ右大腿後面にポーッとした違和感が出現した．右下肢全体がしびれ，入浴時に温かさが右下肢でわかりにくくなった．1週後に胸部に帯状の締めつけ感が出現してきたため，2週後に千葉大学神経内科を受診した．診察では右下肢の温痛覚低下（5/10），両膝蓋腱反射（両大腿四頭筋反射）の亢進，左の足間代（ankle clonus）が認められた．胸部脊髄症が疑われ，2月初旬にMRIが施行されて入院した．

胸椎MRI T2強調矢状断像（図1a）では，T4椎体レベルを中心にT2～T6椎体のレベルに至る脊髄の腫脹と髄内高信号域を認めた．また，ガドリニウム造影T1強調矢状断像（図1b）ではT4椎体レベルに造影される病変を認めた．T2強調水平断像（図1c）でも脊髄の腫脹が目立った．脳MRIでは異常を認めなかった．

血液検査では好酸球増多（15.3%）がみられた．生化学検査ではIgEは56 mg/dlと正常範囲だった．脳脊髄液検査では21/μl（単核球：多核球＝17：4）と細胞数の上昇が認められ，多核球のほとんどが好酸球で占められていた．蛋白，糖は正常範囲であった．ミエリン塩基性蛋白は0.9 ng/mlと正常範囲で，オリゴクローナルバンドは陰性だった．培養，細胞診は陰性であった．

2日後からメチルプレドニゾロンコハク酸エステルナトリウム（ソル・メドロール®）1,000 mg×3日（ステロイドパルス療法）を施行したところ，翌日から胸部締めつけ感は消失し，右下肢の温痛覚低下も若干改善した．MRIでは脊髄の腫脹は消失したものの，造影増強効果は残存した．脊髄炎と診断されたが，その原因としてのウイルス感染，肉芽腫性病変などは検査結果からは否定的だった．

3月初旬に退院した．4月中旬のMRIでは再び脊髄の腫脹がみられ，その頃からしびれが両下肢に広がり，胸部締めつけ感が再燃した．脊髄の腫脹が強い割には症候が軽いため，6月中旬に脊髄腫瘍，脊髄血管病変が疑われ，紹介にて当院脳神経外科に入院した．脊髄造影，CT脊髄造影，脊髄血管造影が施行されたが，異常所見は認められなかった．経過中一貫して脳脊髄液中の好酸球数増多が認められたため，寄生虫感染症（parasite infection），

アトピー性脊髄炎の精査加療目的で7月中旬に当科に再入院した．

入院時現症：一般身体所見は異常がなかった．

神経学的所見：脳神経系は異常がなかった．筋緊張（muscle tonus）は下肢で右優位に亢進し，右下肢筋力は MMT 4+/5 と低下していた．感覚系では T6〜T8 デルマトームのレベルに幅 10 cm の帯状の締めつけ感と T10 デルマトームのレベル以下の全感覚低下（5/10）が認められた．腱反射は両側下肢で亢進し，Babinski 反射と脊髄自動反射も両側で認められた．協調運動は正常であった．1日 15 回前後の頻尿が認められた．

検査所見：血液検査では白血球中の好酸球は 4.3% と正常範囲であった．生化学検査では，IgE，アンジオテンシン変換酵素（ACE），リゾチーム，ビタミン B_6，ビタミン B_{12} は正常範囲であった．免疫学検査では，各種ウイルス抗体，トキソプラズマ抗体，ライム病抗体，抗核抗体，特異的 IgE（ダニ，ハウスダスト）は陰性であった．Ouchterlony 法による血清診断では，イヌ回虫，ウエステルマン肺吸虫，有鉤嚢虫，赤痢アメーバ，日本住血吸虫は陰性であった．Dott-ELISA 法による IgG，IgE 抗体測定法では，ウエステルマン肺吸虫，マンソン弧虫，有鉤嚢虫，イヌ回虫，アニサキス，エキノコックス，顎口虫は陰性であった．

脳脊髄液検査では細胞数は 14/μl（単核球：多核球＝4：1）で，多核球はほとんどが好酸球だった．蛋白，糖は正常範囲であった．

鑑別診断のポイントと苦慮事項：MRI 上の脊髄の腫脹と髄内病変から，多発性硬化症などの脱髄性疾患，炎症性疾患，感染性疾患，腫瘍，血管奇形などが鑑別診断として挙げられた．

画像所見として，病変は脊髄の腫脹が強く，髄内病変が造影されること，ステロイドパルス療法後に腫脹が改善するものの造影増強効果が続いたこと，画像所見に比べて症候が比較的軽度なことなどが特徴として挙げられ，その点で多発性硬化症以外の原因を考えた．腫瘍と血管病変が否定された時点で，第1回目の入院時の血液検査で好酸球増多があり，経過中一貫して脳脊髄液中に好酸球増多が認められたことから，寄生虫感染症，アトピー性脊髄炎が鑑別に挙がった．

しかし，寄生虫のスクリーニング検査では異常がなく，また既往歴，血清 IgE 値，ダニ特異的 IgE の結果からはアトピー性脊髄炎を示唆する所見がなく，診断に難渋した．

確定診断までのプロセス：再入院後，脊髄の腫脹に対してステロイドパルス療法を2クール施行後，プレドニゾロン（プレドニン®）の内服（60 mg/日）を開始したところ，下肢の筋力低下は改善し，感覚低下はやや改善した．外来にて経過観察していたが，海外出張時に野菜やブタ肉などの生食歴があること，近所に養豚場があることが判明したため，ブタ回虫の血清診断（Dott-ELISA 法）を施行した．抗ブタ回虫 IgG 抗体陽性（IgE 抗体は陰性）であり，ブタ回虫（幼虫移行症）による脊髄炎と診断された．

その後，患者は下肢のしびれが軽く残存するものの増悪がないので，特異的な治療を行わずに経過観察中である．

【解説】

髄液の好酸球が増加する疾患としては，まずアトピー性脊髄炎，寄生虫感染症が挙げられ，頻度は低いものの炎症性疾患やウイルス感染症，多発性硬化症，白血病，悪性リンパ腫などが挙げられる．寄生虫感染症としてはブタ回虫，イヌ回虫[9]，広東住血線虫などの

報告がある．

本症例では診断が判明した時点で症候がかなり改善していたこと，肺や肝臓などの他臓器障害がないことから，抗寄生虫薬による治療は患者と相談のうえで行わなかった．しかし，過去には抗寄生虫薬であるアルベンダゾール（albendazole）を使用し，症候，抗体値，および画像所見の改善がみられたという報告が散見される[4,10]．

好酸球性脊髄炎（eosinophilic myelitis）には，まれだが急激に重篤な経過をたどるものもあり[6]，早期診断が望ましい．本症例のように寄生虫感染による好酸球性脊髄炎は原因不明の脊髄炎の鑑別診断として重要であり，疑われた場合には食生活，環境，渡航歴の詳細な聴取と，抗体検査，他臓器障害の検査を行う必要がある．

本論文は下記の掲載論文を一部修正して作成した．
福武敏夫：寄生虫・原虫感染症．山浦　晶（総編集・担当編集）：神経外傷 感染・炎症性疾患．脳神経外科学大系第12巻．中山書店，2005，pp 420-421
小松幹一郎，福武敏夫，大木　剛，小河原一恵，服部孝道，矢野朋彦：経過中，一貫して好酸球増多が認められた脊髄炎．脊椎脊髄ジャーナル 15：1209-1211，2002

■文　献

1) Goffette S, Jeanjean AP, Duprez TP, et al：Eosinophilic pleocytosis and myelitis related to *Toxocara canis* infection. Eur J Neurol **7**：703-706, 2000
2) Inatomi Y, Murakami T, Tokunaga M, et al：Encephalopathy caused by visceral larva migrans due to *Ascaris suum*. J Neurol Sci **164**：195-199, 1999
3) 石渡賢治，名和行文：動物由来の回虫による幼虫移行症．化学療法の領域 **17**：752-758，2001
4) 川尻真和，小副川　学，大八木保政，他：Lhermitte徴候のみを呈したブタ回虫幼虫移行症にともなう脊髄炎の1症例．臨床神経 **41**：310-313，2001
5) 小松幹一郎，福武敏夫，大木　剛，他：経過中，一貫して好酸球増多が認められた脊髄炎．脊椎脊髄 **15**：1209-1211，2002
6) 楠本浩一郎，木下郁夫，名和行文：急激な経過をたどった好酸球性脊髄炎．神経内科 **54**：78-80，2001
7) Maruyama H, Nawa Y, Noda S, et al：An outbreak of visceral larva migrans due to *Ascaris suum* in Kyusyu, Japan. Lancet **347**：1766-1767, 1996
8) 西村謙一：人体神経系寄生虫症．新興医学出版社，1991
9) 太田秀一，小宮山　純，城倉　健，他：犬回虫による好酸球性髄膜脳脊髄炎．臨床神経 **34**：1148-1152，1994
10) Osoegawa M, Matsumoto S, Ochi H, et al：Localised myelitis caused by visceral larva migrans due to *Ascaris suum* masquerading as an isolated spinal cord tumor. J Neurol Neurosurg Psychiatry **70**：265-266, 2001
11) 高島　洋：線虫症．神経症候群I．別冊日本臨牀領域別症候群シリーズ（26）：672-675，1999

4. 脊髄の脱髄性・炎症性疾患の画像診断

　今日，脊髄の炎症性疾患の画像診断においてはMRIが中心的役割を果たしている．脊椎や神経根など周辺組織への波及がある場合も，従来の検査で検出できなかった変化がMRIによって明確に示される．疾患別の特異性の検出には限界があり，髄内病変の多様な原因を鑑別するのは困難である[18]が，この分野でのMRIは，その感度のよさにより，他のすべての画像検査より優れている．本稿では脊髄自体の脱髄性・炎症性病変のMRI所見を中心に述べ，一部くも膜・神経根の炎症性変化に言及する．

脱髄性疾患

　本稿では狭義の脱髄性疾患のうち多発性硬化症（MS）について述べる．

1) MSとは

　MSは脳，脊髄，視神経を時間的・空間的にいろいろな組み合わせで侵す疾患であり，脊髄症候は欧米では1/3の患者にしかみられないが，わが国では約7割にみられる．最近，ヒト白血球抗原（HLA）遺伝子の解析によりわが国のMSには西洋型とアジア型の2型があることが指摘された[12]．アジア型は4割を占め，西洋型に比べ，①発症年齢が高い，②再発寛解しやすい，③脊髄-視神経の選択的障害が多い，④脳脊髄液で細胞数・蛋白が高い，⑤MRI上の脳病変が少ない半面，脊髄のガドリニウム（Gd）造影病変が有意に多い，などの違いがある．これと別に，進行様式により，再発寛解型，慢性進行型（一次性進行型），混合型（二次性進行型），良性型に分けられる．慢性進行型は一般に治療抵抗性で，予後不良である．新たに見出されたバイオマーカーであるアクアポリン4抗体（AQ4抗体）により，MSから視神経脊髄炎（NMO）が分離され，症候，MRI所見，治療法に差異が示されている．

2) MSにおける脊髄MRI

　MSは現在なお厳密な臨床的基準にのっとって診断されるが，脳MRIは有用で重要な検査として確立され，治療モニターとしてのガイドラインも提唱されている[19]．しかし，剖検でも脳病変のない症例があり，またMSの診断基準を確実に満たす症例のMRIで典型的な病変が脳になく，脊髄だけにみられることがある[11]．これまでは脊髄症でMSの診断を確立しようとする場合には，CTでまれに病変が見出される[13]ほかは，電気生理学的検査（SEP）に頼ることが多かったが，脊髄MRIの最近の技術的進歩により画像的診断能力に進歩がみられる[11]．

　MSが疑われる患者において脊髄MRIには3つの役割がある[32]．第1に，脊髄症候を呈する患者においてMRIは他の，特に圧迫性の病変を除外する最適の方法である．第2に，MS病変を検出する鋭敏性を高める．低磁場で通常の表面コイルを用いたシリーズでは19%で脳も脊髄も正常であったが，脊髄

MRIにphased-array coilと高速スピンエコー（fast spin echo：FSE）パルス系列を用いた場合には，異常所見がない症例はなかったとされる．第3に，脊髄MRIは診断特異性を高める．脳MRIに1〜2個の白質病変があっても，中年以上の患者ではよくみられることなので，MSの診断は支持されないが，脊髄にみられた場合には，ふつう50歳以上でもそうした異常はまれなので，より特異的で診断に寄与する．MRI上脊髄に複数病変がみられたら，脳MRIが正常でもMSの疑いが強くなる．この他，造影増強効果や萎縮の程度などをみることによって，治療効果の判定や治療方針の決定にも役立つ[11]．

3）MRIの撮像方法

現在，わが国で用いられているMRIの機種はさまざまで，磁場強度や撮像速度にかなりの違いがあるが，MSの撮像についての基本は同様である．脊髄の場合には，解像度の点からは高磁場（1.5 tesla以上）の機種が望ましく，何らかの高速撮像法が可能であれば現在の最高水準と考えられる．パルス系列には種々のものがあるが，一般的にはスピンエコー法（SE）によるT1強調像とT2強調像とを用いることが多い．T1強調像は鮮明な解剖学的形態を捉えるのに適しているが，病変（病理学的変化）の描出にはあまり適さない．一方，T2強調像は鮮明な解剖学的構築を伴った像を得にくいが，病変の描出には優れている．それぞれの長所，短所を相補うために両画像を撮像することが望ましい．FSEでは位相エンコードを変化させながらマルチエコーを収集してT2強調像を撮像する．撮像時間が短く体動によるアーチファクトが減るため，普及しつつあるが，体動がなければSEのほうがコントラスト分解能が高いだけ

病変検出率は高くなる．任意の断面の撮像が可能であるが，MS脊髄病変の検査として冠状断像から得られる情報は乏しく，多くの場合には，矢状断像，ことに正中矢状断像と水平断像が用いられる．Phased-array coilを用いると，全脊髄が1回で撮れ，1〜2画面でみられる（図1）．

（1）標準的プロトコール―パルス系列（1.5 tesla）

①T1強調像：繰り返し時間（TR）400〜500，エコー時間（TE）15〜20（単位ms：以下略）．

②T2強調像：TR 2,000〜3,000（FSEは〜5,000），TE 80〜120（FSEのときは，センターに入れるエコーによって決まる実効値TEeffまたはEfで示す）．

③3〜5 mmスライス（intersection gapなし〜1 mm）または椎間・椎体．

④矢状断像と水平断像．

⑤Gd造影｜Gd-ジエチレントリアミン五酢酸（DTPA）0.1 mmol/kg｜：静注後少なくとも5分以上してから撮像されるべきで，5〜30分後[9]ないし45〜60分後[16]の時期に造影効果が最大とされる．

4）新しく推奨され始めた撮像方法

MSの脊髄病変の描出に最適の方法については議論が続けられてきた．最近，short T1 inversion recovery（STIR）法が病変検出を改善したという報告が相次いでいる[21]．

5）病理学的関連

MSのプラークはT2強調像で高信号を呈する．これは病変での水分量の増加によるといわれ，いくつかの病理学的過程が考えられている[24]．急性期の初期には髄鞘の断片化と

第 3 章　脊髄脊椎疾患

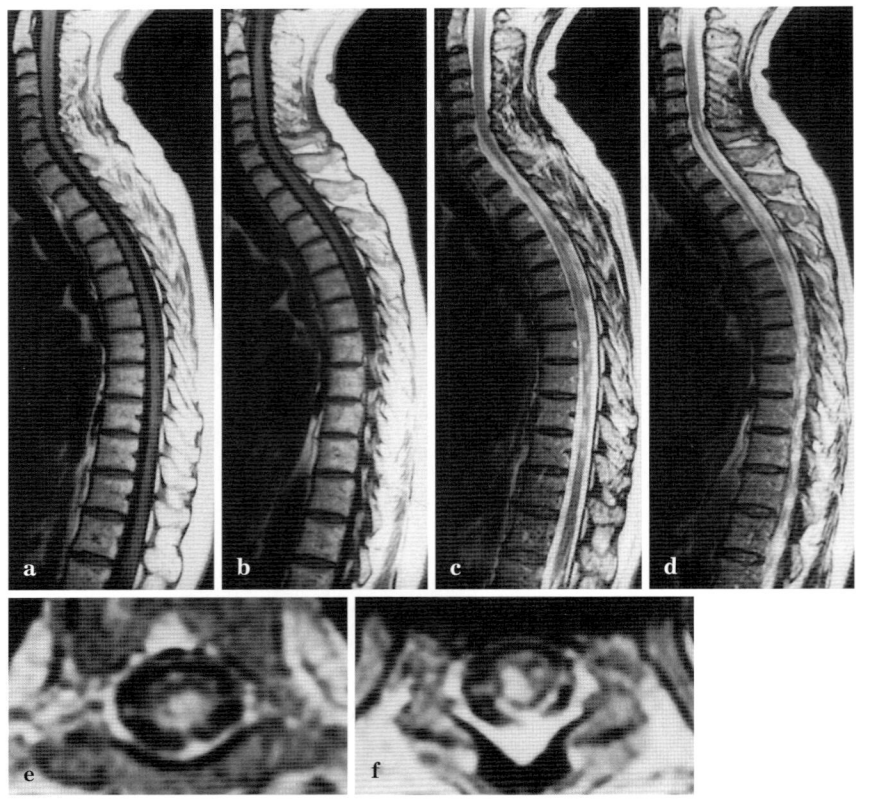

図1　56歳，女性．多発性硬化症例（脳-脊髄-視神経型，再発寛解型）の MRI 所見
経過 13 年，最終再発後 2 年．撮像時の脊髄症候は軽度の対麻痺，腱反射低下，C5 皮膚分節以下のしびれと軽度の全感覚低下である．
　a，b：T1 強調（TR/TE ＝ 400/14），全脊髄矢状断像．脊柱の弯曲を考慮して 2 断面を併せて判断すると，明らかな脊髄萎縮はない．
　c，d：T2 強調（TR/TE ＝ 4,000/112/Ef），FSE，全脊髄矢状断像．C6〜T10 にかけて断続的に高信号域がみられる．頸髄では後部に線状にみられ，胸髄では散在性にみられる．
　e：T2 強調（TR/TE ＝ 4,000/96/Ef），FSE，胸髄（T2/T3）水平断像．髄内後方やや左寄りに高信号域がみられる．
　f：T2 強調（TR/TE ＝ 4,000/96/Ef），FSE，胸髄（T7/T8）水平断像．髄内右寄り後方寄りに高信号域がみられる．輝度が高い．

ミクログリアの増殖がみられ，軸索は保たれている．引き続く数週のうちに髄鞘は崩壊し，小静脈や毛細血管の周囲を中心にリンパ球や形質細胞などによる細胞浸潤，崩壊した髄鞘を貪食したマクロファージ，ミクログリアの集積が認められる．脱髄の結果として生じた過剰な空隙は浮腫や細胞質に富むアストロサイトの突起で置き換わる[23]．病変が重篤な場合には，軸索の崩壊を生じ，軟化巣がみられる．病変は側索，後索の中心部から始まり，外に向かって広がるので，扇状形になるといわれる[4]．プラークが灰白質を侵す場合でも細胞体はかなり保存される．数ヵ月たつと線維性グリオーシスが完成する．プラークの辺縁に鉄の沈着がみられることがあり[16]，T2 強調像で時にみられる低信号域を説明できるかもしれない[18]．

以上の病理学的所見から，初期には主として脱髄によって生じた炎症に伴う浮腫を反映して MRI 上の脊髄腫脹と髄内高信号域がみ

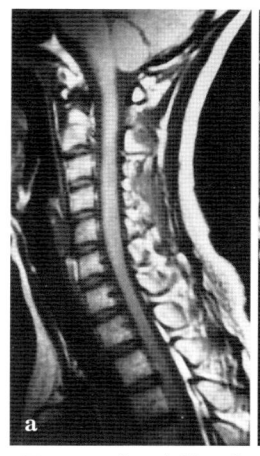

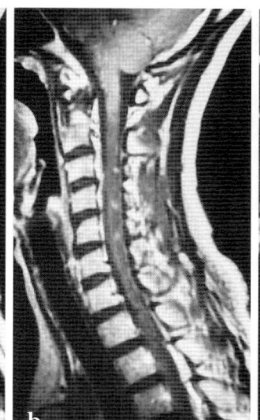

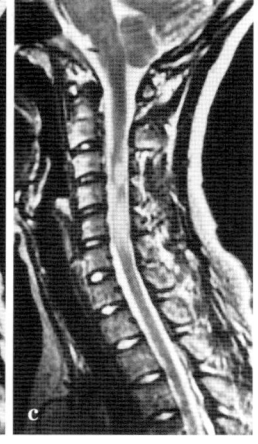

図2 21歳，女性．多発性硬化症例（脊髄-視神経型，再発寛解型）のMRI所見

初回発作1カ月後，4カ月後に右視神経炎を起こした．撮像時の脊髄症候は右上下肢の麻痺である．

a：T1強調（TR/TE＝400/17），頸髄正中（やや右寄り）矢状断像．頸髄全体が腫脹している．

b：Gd造影T1強調（TR/TE＝400/17），頸髄正中（やや右寄り）矢状断像．3カ所に点状の造影効果がみられる．いずれもcでみられる病変（プラーク）の辺縁にあたる部位である．

c：T2強調（TR/TE＝4,000/108/Ef），FSE，頸髄正中（やや右寄り）矢状断像．C3/C4レベルの髄内に比較的境界明瞭な高信号域が認められる．C4/C5〜C6中央にかけてもやや境界不明瞭な高信号域がみられる．

られる．また，血管周囲性の細胞浸潤による血液脳関門の破綻のため，Gdによる増強効果がみられる[9]（図2）．慢性期に残存する高信号域にはグリオーシス，脱髄，細胞外腔の増大などが寄与している．脊髄の特殊性として，狭い脊柱管内での脊髄腫脹により二次的な機械的圧迫や循環障害が生じ，浮腫の増強や壊死性変化がもたらされる．

6）病変の検出率

これまでMS脊髄病変の検出率はT2強調像で50〜60%といわれ，脳での90〜95%より低かった．脊髄病変の検出率の低さには，患者の体動や脳脊髄液の動きのアーチファクト，低い信号ノイズ比（SN比）などが関係している．また，従来のT2強調像を得るには撮像時間が長く，それらのアーチファクトに対処しにくかった．さらに，従来の表面コイルでは全脊髄の情報を得るための時間もかなり要した．最近，phased-array coilとFSEが導入され，解像力と撮像時間の改善がなされてきた[11,32]．この方法で脊髄も脳も正常所見という症例はなかったと述べられている．

7）高位診断

矢状断でのプラークの形態は縦長の卵円状で，境界は比較的鮮明である．胸腰髄より頸髄に多く，頸髄では中位頸髄に多い．これは病理学的研究と一致している[29]．ある検討では，病変の縦への広がりは90%で2椎体長以下であり，それより長いものは脊髄腫脹か萎縮を伴いやすい[29]．脳MRI上の新規病変の出現は活動性と関連するのに対し，脊髄MRI上の病変量（主として縦の広がり）と運動障

第3章　脊髄脊椎疾患

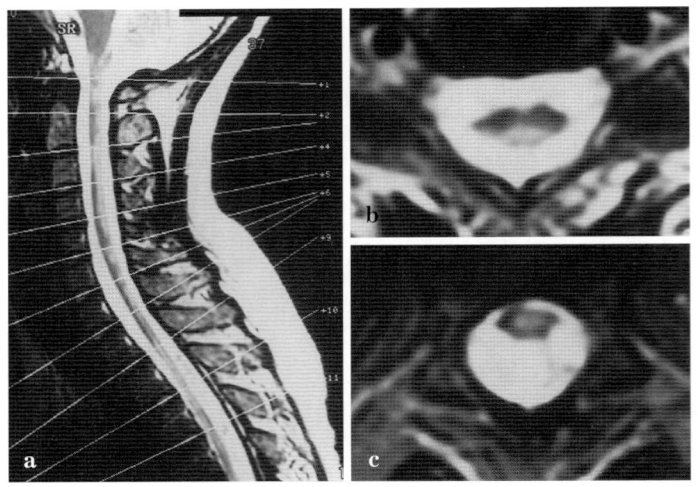

図3　37歳，女性．多発性硬化症例（脊髄-視神経型，二次性進行型）のMRI所見

経過17年，最終再発後6カ月．撮像時の脊髄症候は痙性対麻痺，胸部宙吊り型表在覚鈍麻，両下肢深部感覚障害（振動覚障害，母趾探し試験異常）である．

a：T2強調（TR/TE＝2,857/95/Ef），FSE，頸髄～胸髄上部矢状断像．全長にわたって脊髄萎縮が著明で，背側優位に断続的に高信号域がみられる．

b：T2強調（TR/TE＝2,769/90/Ef），FSE，頸髄（C3/C4）水平断像．脊髄萎縮が著明で，髄内後部（後索領域）に高信号域がみられる．痙性対麻痺，両下肢深部感覚障害（振動覚障害，母趾探し試験異常）に対応している．

c：T2強調（TR/TE＝2,769/90/Ef），FSE，胸髄（T3/T4）水平断像．脊髄萎縮が高度で，髄内中央部にやや淡い高信号域がみられる．胸部宙吊り型表在覚鈍麻に対応している．

害度は一致しない[11]．この理由として，以下の点が挙げられている．すなわち，萎縮のほうが関係する可能性があるし，萎縮があるとCSFの部分容量効果（partial volume effect）の影響を受けて病変がわかりにくくなる．解像度の問題もあり，横断面の評価がしにくい点もある．さらに最も重要な点として，病理学的にみて病変間に不均一性があることが響いている．

8）横断面での広がり

以前に比べ横断面での広がりも捉えられるようになってきた．プラークには円みがあり，境界は比較的鮮明である．従来の報告[11,29]で

も後索と側索に相当する部位に異常が認められることが多いとされ，大多数の病変が断面積の半分以下と小さいこと，病変の中心が脊髄中心部に位置することが少ないことが指摘されている[29]．最近の研究では，後部41％，側方部25％，中心部13％，前方部9％，多発性・びまん性5％と述べられている[30]．われわれの検討では前方部が後部，側方部と同程度に多かった[6]（図3）．

9）MRI病変と症候の対応

従来，MRI上の脊髄病変と症候の対応はあまりないとされてきた[4]．最近の研究でも運動系の長経路徴候（錐体路徴候）とはよく対

2. 脊髄炎・脊髄脱髄疾患

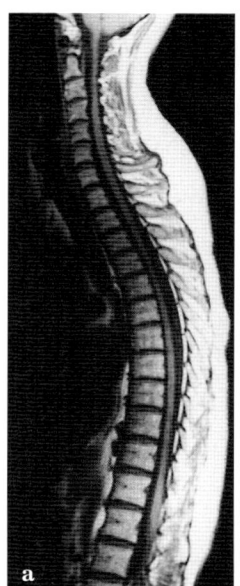

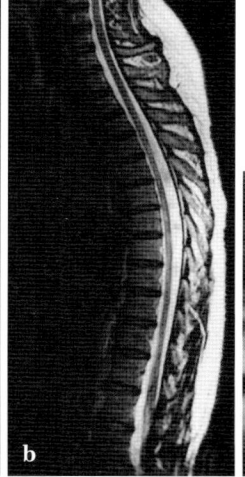

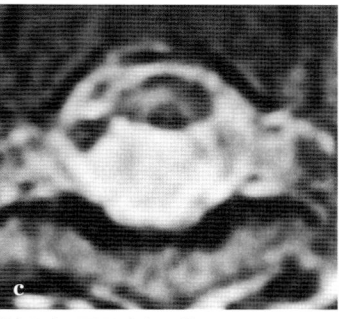

図4 47歳，女性．多発性硬化症例（脊髄-視神経型，再発寛解型）のMRI所見
経過10年，最終再発後3年．撮像時の脊髄症候は胸部以下の締めつけ感，胸部以下の右優位の表在感覚鈍麻と歩行時疲労感である．
a：T1強調（TR/TE＝400/14），全脊髄矢状断像．中位胸髄（T4〜T6）の萎縮がみられる．
b：T2強調（TR/TE＝4,000/112/Ef），FSE，全脊髄矢状断像．胸髄全体の萎縮性変化に加え，同部の髄内中央に線状の高信号域がみられる．後者は水平断像の変化に一致している．
c：T2強調（TR/TE＝4,000/112/Ef），胸髄（T6）水平断像．脊髄萎縮が著明で，髄内中央部に高信号域がみられる．この変化は陳旧性の病変を示しているが，グリオーシスだけで説明できるかどうかはわからない．

応するが，感覚症候との対応は1/4の患者でしかみられていない[25]．症候と対応するものが61％という検討もある[34]．われわれ[6]の検討でもよく対応している例もあった（図3）が，全体としてみれば表在・深部感覚と前方・後方病変の対応は十分にはつけられなかった．

10）慢性期

信号異常については前述した以外に，空洞様所見がみられるとの報告がある[8]．しかし，慢性期に主に問題になるのは萎縮であり（図4），空洞様所見も萎縮の過程に関与しているといわれる．MSの生活レベルの障害の大半は脊髄病変によって生じると考えられており，脊髄萎縮との相関が注目されてきたが，測定方法にあまり再現性がなく，実際の応用には限界があった．Fast spoiled gradient echo法（TR 7.8, TE 4.2, TI 450）による画像で計測を工夫した研究[17]によると，C2高位での断面積は障害度とよく負の相関を示し，治療効果のモニターとして有用である可能性が示された．また，病型別に二次性進行型で断面積が最も小さく，一次性進行型，良性型と続き，これらは対照と有意差を示したが，再発寛解型の断面積は大きく，有意差はなかったという．

169

11）病型別の特徴

　初期の再発寛解型10例に1年間毎月，造影脳・脊髄MRIを施行した研究[31]では，6例に11回再発があり，うち8回は脊髄も含まれていた．脊髄の新病変の1/3は症候性で，臨床的に脊髄症状を再発した症例の3/4で症状に対応するMRI上の新病変がみられたという．脳と脊髄のMRIの活動性は互いに相関しており，全身的なトリガーの存在が示唆される．この期間に脊髄萎縮の進行はみられず，有意な軸索喪失は生じないと推定されている．一次性進行型10例と二次性進行型9例を対象とした同様の研究[10]では，1年間に3個ずつ脊髄の新病変が確認された．MRI上の活動性は前者で低く，後者で高かったが，脳と脊髄のMRIの活動性は相関しなかった．活動性病変が少ないので，疾患の追跡には断面積の測定のほうが重要と結論されている．比較的短期間に脊髄と視神経が侵されるDevic型は古典的なMSとの異同が常に問題となってきたが，MRIでは，非常に長い髄節にわたる著明な脊髄腫脹の存在，異常信号域の不均一性，不明瞭で斑状の造影効果，脳病変がないか目立たないことで鑑別できる[28]（図2）．

12）pitfall

　①脊髄の他の疾患の場合と同様，体動，脳脊髄液，脳脊髄液流，Gibbs効果などのアーチファクトに十分に注意する必要がある[27]．全脊髄撮像の場合には，脊柱の弯曲に注意する必要がある．

　②多発性病変や脳病変の存在からMSであると即断してはいけない．逆に，単一病変だからMSではないとするのも，しばしば誤診の原因となっている．

　③他疾患との合併に注意すべきである．ことに頻度の高い頸椎症，頸椎椎間板ヘルニアとの合併例が時々ある．脱髄は圧迫部位でも生じるし，どちらの疾患も中位頸髄に多い．機械的因子がMSにも影響を与えている可能性がある[1]．

13）視神経脊髄炎（NMO）の脊髄病変とのMRIでの鑑別

　MRIにおける脊髄病変として，急性発症の連続性のある長大病変（3椎体長以上）がNMOを示唆するのに対し，斑状で1椎体長より長く連続するのがまれであればMSが考えやすい[15]．NMO病変は脊髄中心部に位置しやすく，脊髄表面にまで広がるのがまれであるのに対し，MS病変は周辺に扇状に位置することが多い．NMOにおける慢性脊髄病変は時間経過でしばしば変化して斑状になり，前述の区別が当てはまらなくなる．

　さらに，最近，T2強調水平断像での強い高信号のspottyな病変がNMOでMSより有意に多い（54% vs 3%；$p<0.01$）ことが報告され，鑑別に有用な可能性がある[35]．

炎症性疾患

　本稿では筆者が経験した疾患から選んで，その特徴[5]とMRI所見について概説する．

1）ウイルス性脊髄炎

　脊髄を侵すウイルスは種々知られている．ヘルペス属はその代表格であり，単純ヘルペスウイルス1，2型，サイトメガロウイルス，帯状疱疹ウイルスなどがある．帯状疱疹ウイ

2. 脊髄炎・脊髄脱髄疾患

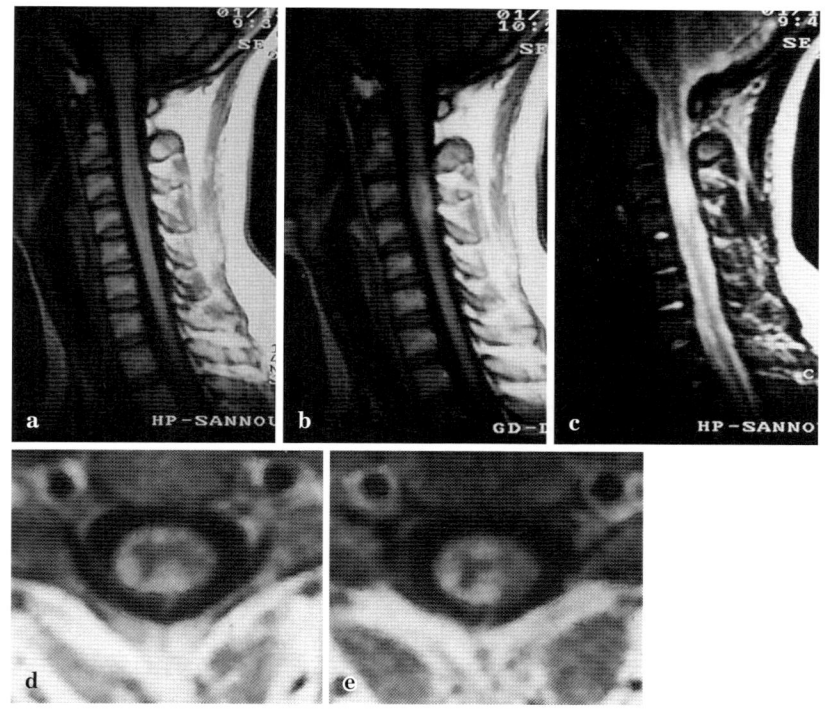

図5 23歳，女性．帯状疱疹との関連が疑われた脊髄炎例の MRI 所見
発症 18 日目．主症状は右 C$_3$〜T$_3$ 皮膚分節のしびれと全感覚低下，右上肢の筋力低下，右大腿四頭筋の腱反射亢進で，Lhermitte 徴候陽性である．3 カ月の経過で完全回復し，2 年後まで再発はない．15 歳時に右背部に帯状疱疹の既往がある．
a：T1 強調（TR/TE = 400/30），頚髄正中矢状断像．C$_3$〜C$_4$ レベルに著明な脊髄腫脹がみられる．
b：Gd 造影 T1 強調（TR/TE = 400/30），頚髄正中矢状断像．a の腫脹部に一致して造影効果がみられる．
c：T2 強調（TR/TE = 2,000/100），頚髄正中矢状断像．髄内中央部に紡錘形の高信号域が，a および b より上方に広がって認められる．脊髄腫脹はわかりにくい．
d, e：T1 強調（TR/TE = 400/30），頚髄（C$_3$/C$_4$）水平断像．Gd 造影前（d）と後（e）．右後索，側索，前索に造影効果が認められる．

ルスによる脊髄炎は，デルマトームに一致した皮疹の存在によって興味を持たれるが，皮疹の髄節レベルと MRI 上の髄節レベルには必ずしも対応がないうえ，広く侵される症例や多発例もある[3]．皮疹の数週〜数カ月後に出現することが多く，病態機序として後根神経節からの直接浸潤，血管炎による虚血性壊死，免疫的・傍感染性機序が想定される（図5）．

サイトメガロウイルスは免疫不全患者で脊髄根炎を起こし，MRI で神経根や軟膜に造影増強効果がみられる[28]．健常成人でも脊髄炎を起こす報告があり[26,33]，病変には限局性の横断型とより広い上行型がある．

2）HTLV-I 関連脊髄症（HAM）

HAM とはヒト T リンパ球向性ウイルス-I（HTLV-I）に関連した慢性の脊髄症で，熱帯から亜熱帯に多く，わが国では九州に集積している．病理学的には胸髄に強く，側索（特に中央部），次いで後索に優位な，巣状の海綿状脱髄と壊死，血管周囲やくも膜下腔への細胞浸潤，灰白質の細胞浸潤とグリオーシスか

171

第3章　脊髄脊椎疾患

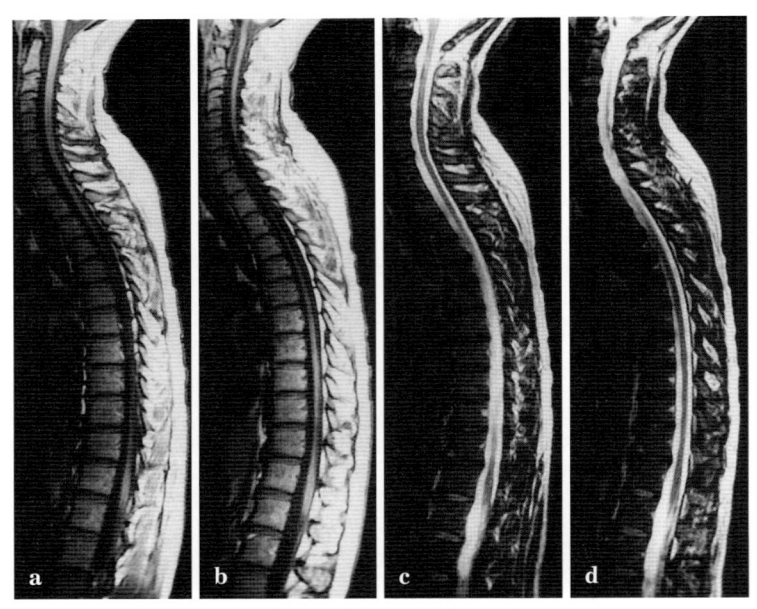

図6　33歳，女性．HAM例のMRI所見
経過20年．主症状は痙性対麻痺と頻尿で，他覚的感覚障害はない．
a，b：T1強調（TR/TE＝400/14），全脊髄矢状断像．脊椎の弯曲のために2つの画像を併せて判断すると，胸髄萎縮がある．
c，d：T2強調（TR/TE＝4,000/112/Ef），FSE，全脊髄矢状断像．上位頸髄の中心部に縦に線状の高信号域がみられるが，その意義ははっきりしない．

らなる．特異な分布は血流の分水嶺で説明されている[7]．MRIでは，初期に非特異的な脊髄腫脹とT2高信号域がみられることもあるが，慢性期には萎縮しかみられない（図6）．

3）サルコイドーシス

　サルコイドーシスは全身臓器を侵し得る疾患であり，神経系でも脳，脊髄，末梢神経および筋病変が知られているが，脊髄が侵されるのはきわめてまれである．臨床的には亜急性ないし慢性進行性の脊髄症を呈するが，特異的な脊髄症状はない．画像ではGd造影MRIの所見が特徴的である[22]．すなわち，罹患部位の脊髄腫脹，髄膜に接した脊髄実質内の多巣性の造影病変，線状の髄膜造影効果がみられる．

4）膠原病

　膠原病に急性ないし亜急性の脊髄障害がみられることがあり，全身性エリテマトーデス（SLE）での報告が多い．Sjögren症候群に伴う報告も注目される．脊髄障害の病型として急性横断性脊髄炎，慢性進行性ミエロパチーおよび脊髄くも膜下出血がある．視神経障害も伴うことがあるので，MSやNMOとの鑑別が問題となる．脊髄MRIでは，急性期でもGd造影がなく，慢性期にも広範な異常信号域が残存することがあることから，脱髄性ではなく血管炎性機転が推定されている[20]（図7）．

172

2. 脊髄炎・脊髄脱髄疾患

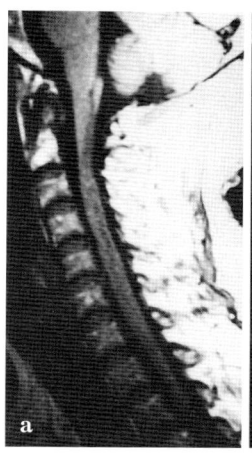

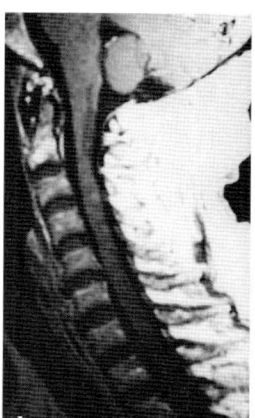

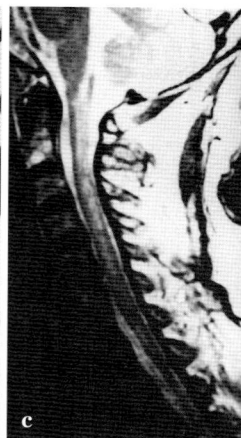

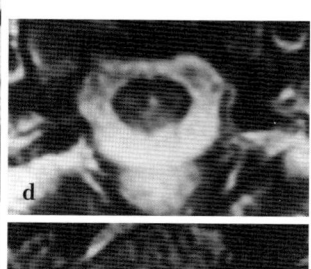

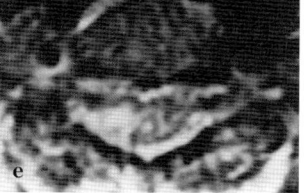

図7 63歳,女性. Sjögren症候群に伴う脊髄炎例のMRI所見

経過6カ月. 撮像時の主症状はC5皮節以下の下肢優位の感覚鈍麻と下肢の強い弛緩性麻痺である.

a：T1強調（TR/TE＝400/14），頸髄正中矢状断像. C2〜C5レベルにかけて上方では髄内後部に, 下方では中央部に辺縁のやや不明瞭な低信号域がみられる.

b：Gd造影T1強調（TR/TE＝400/14），頸髄正中矢状断像. aでの病変のうちC2レベルのものは造影されない. C3〜C4, C4〜C5レベルに淡い斑状の造影効果がみられる.

c：T2強調（TR/TE＝2,678/96/Ef），FSE, 頸髄正中矢状断像. aの低信号域に一致して高信号域がみられる. 下方ほど不均一で辺縁不明瞭である.

d：T2強調（TR/TE＝2,678/96/Ef），FSE, 頸髄（C1）水平断像. 髄内中心部に小さく高輝度の高信号域がみられ, その後部にも淡い高信号域がある. 前者は中心管に一致している可能性がある.

e：T2強調（TR/TE＝2,678/96/Ef），FSE, 頸髄（C5）水平断像. 髄内右側方に高信号域がみられる.

慢性炎症性脱髄性多発ニューロパチーの神経根肥厚

慢性炎症性脱髄性多発ニューロパチー（CIDP）は進行性ないし再発性の運動・感覚障害を呈する多発ニューロパチーであり, 神経伝導のブロックないし遅延, 髄液蛋白増加, 病理学上の節性脱髄を特徴とする疾患である. 時にMRIでは, 無症候性の脳白質病変がみられることがあり, MSとの病因的関係が議論されている. また変性と再生の繰り返しを反映して末梢神経の肥厚がみられることがある[2,14]. 神経根の肥厚が脊柱管内にみられる場合には（図8），神経鞘腫と誤られたり, 脊髄圧迫症状を示すことがあり, 注意を要する.

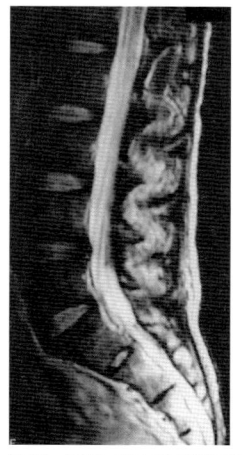

図8 48歳,男性. 慢性炎症性脱髄性多発ニューロパチー（CIDP）例のMRI所見
（千葉大学神経内科の桑原 聡先生のご厚意による）

経過6カ月. 四肢の運動・感覚障害を呈する.
T2強調（TR/TE＝4,000/96/Ef），腰椎矢状断像. 脊髄腔内の神経根が肥厚している.

第3章 脊髄脊椎疾患

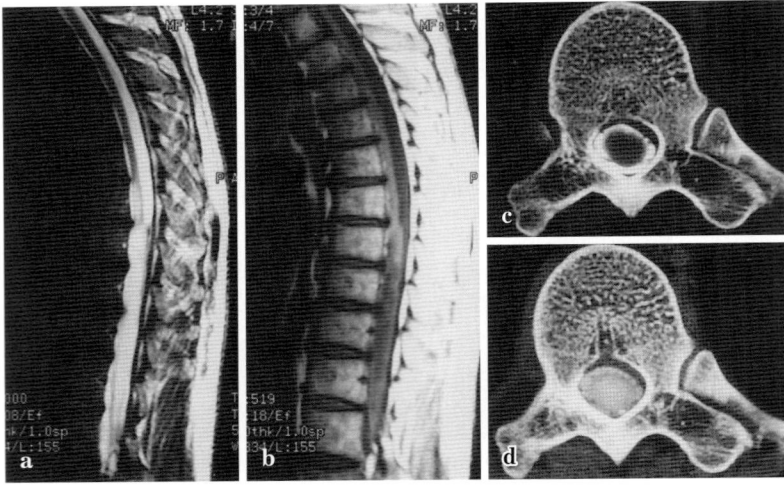

図9 43歳，男性．くも膜癒着に続発した空洞形成例の画像所見
経過17年．半年前に対麻痺が増悪した．
a：MRI T2強調（TR/TE＝2,000/108/Ef），胸髄正中矢状断像．T_7下端で急激に脊髄が拡大し，内部は高信号である．T_7部分でも髄内に高信号域がみられる．
b：MRI T1強調（TR/TE＝519/18/Ef），胸髄正中矢状断像．T2強調像を白黒反転したような所見がみられる．これらの所見は空洞形成を示唆している．
c：CT脊髄造影，胸髄（T_{10}水平断像，造影2時間後．くも膜下腔に造影剤がみられ，脊髄は腫脹しているが，周辺を除き髄内に異常な低吸収域がある．
d：CT脊髄造影，胸髄（T_{10}）水平断像，24時間後．くも膜下腔の造影剤は淡くなり，同程度の高吸収域が髄内に大きくみられる．2時間後の低吸収域と一致する．これらの所見は空洞を意味する．

くも膜炎，くも膜癒着とその続発症

　くも膜炎，くも膜癒着は感染，外傷，手術，造影剤の使用などによって生じるが，多くは原因不明である．脊髄造影，CT脊髄造影による画像所見がよく知られている．腰椎部でのMRI所見は癒着した神経根の脊髄腔中心部への集簇や神経根の周辺への癒着，脊髄腔を閉塞する軟部組織などである．髄内空洞形成が続発することがあり，胸髄に多い（図9）．そのMRI所見はChiari奇形に伴う脊髄空洞症のそれと異なる．すなわち，①脊髄-脳脊髄液界面の鋭さが消失する，②空洞内分節形成がみられない，③内腔が平滑ではなく，隔壁がみられるなどである．また，髄外にくも膜嚢胞を伴うことが多い[18]．

　本論文は下記の掲載論文を一部修正して作成した．
　福武敏夫：脊髄の脱髄性・炎症性疾患の画像診断．脊椎脊髄ジャーナル　10：381-392，1997

■文　献

1) Burgerman R, Rigamonti D, Randle JM, et al：The association of cervical spondylosis and multiple sclerosis. Surg Neurol **38**：265-270, 1992
2) De Silva RN, Willison HJ, Doyle D, et al：Nerve root hypertrophy in chronic inflammatory demyelinating polyneuropathy. Muscle Nerve **17**：168-170, 1994
3) De Silva SM, Mark AS, Gilden DH, et al：Zoster myelitis：improvement with antiviral therapy in two cases. Neurology **47**：929-931, 1996
4) Fog T：Topographic distribution of plaques in the spinal cord in multiple sclerosis. Arch Neurol Psychiatry **50**：382-414, 1950
5) 福武敏夫："脊髄炎"の多様性―診断のポイント．脊椎脊髄　**7**：913-919, 1994
6) 福武敏夫，金子　克，桑原　聡，他：脊髄型多発性硬化症（MS）の感覚障害―因子分析と臨床-検査（MRI/SEP）対応．第38回日本神経学会総会

抄録集，1997
7) Izumo S, Ijichi T, Higuchi I, et al：Neuropathology of HTLV-Ⅰ-associated myelopathy：a report of two autopsy cases. Acta Paediatr Jpn **34**：358, 1992
8) 加藤裕司，舟川　格，原　賢治，他：多発性硬化症における脊髄病変のMRI—22例についての検討．臨床神経　**34**：229-235, 1994
9) Kermode AG, Tofts PS, Thompson AJ, et al：Heterogeneity of blood-brain barrier changes in multiple sclerosis：an MRI study with gadolinium-DTPA enhancement. Neurology　**40**：229-235, 1990
10) Kidd D, Thorpe JW, Kendall BE, et al：MRI dynamics of brain and spinal cord in progressive multiple sclerosis. J Neurol Neurosurg Psychiatry　**60**：15-19, 1996
11) Kidd D, Thorpe JW, Thompson AJ, et al：Spinal cord MRI using multi-array coils and fast spin echo．Ⅱ．Findings in multiple sclerosis. Neurology　**43**：2632-2637, 1993
12) Kira J, Kanai T, Nishimura Y, et al：Western versus Asian types of multiple sclerosis：immunogenetically and clinically distinct disorders. Ann Neurol　**40**：569-574, 1996
13) 小島重幸，八木下敏志行，福武敏夫，他：多発性硬化症の脊髄病変における磁気共鳴像—病変の高位診断とT1時間の推移．臨床神経　**27**：552-558, 1987
14) 桑原　聡，河村　満，南雲清美，他：初発症状として限局性の神経根症を呈した慢性炎症性脱髄性多発神経根炎．臨床神経　**31**：310-313, 1991
15) Lalan S, Khan M, Schlakman B, et al：Differentiation of neuromyelitis optica from multiple sclerosis on spinal magnetic resonance imaging. Int J MS Care　**14**：209-214, 2012
16) Larsson E-M, Holtas S, Nilsson O：Gd-DTPA-enhanced MR of suspected spinal multiple sclerosis. AJNR Am J Neuroradiol　**10**：1071-1076, 1989
17) Losseff NA, Webb SL, O'Riodan JI, et al：Spinal cord atrophy and disability in multiple sclerosis：a new reproducible and sensitive MRI method with potential to monitor disease progression. Brain　**119**：701-708, 1996
18) Mark AS：Infectious and inflammatory diseases of the spine. Atlas SW (ed)：Magnetic resonance imaging of the brain and spine, 2nd ed. Lippincott-Raven, Philadelphia, pp 1207-1264, 1996
19) Miller DH, Albert PS, Barkhof F, et al：Guidlines for the use of magnetic resonance techniques in monitoring the treatment of multiple sclerosis. Ann Neurol　**39**：6-16, 1996
20) 宮岸隆司，森若文雄，田代邦雄：原発性Sjögren症候群とミエロパチー．脊椎脊髄　**6**：713-717, 1993
21) Nayak NB, Salah R, Huang JC, et al：A comparison of sagittal short T1 inversion recovery and T2-weighted FSE sequences for detection of multiple sclerosis spinal cord lesions. Acta Neurol Scand　**129**：198-203, 2014
22) Nesbit GM, Miller GM, Baker HL, et al：Spinal cord sarcoidosis：a new finding a MR imaging with Gd-DTPA enhancement. Radiology　**173**：839-843, 1989
23) Ohmerod IEC, Miller DH, McDonald WI：The role of NMR imaging in the assessment of multiple sclerosis and isolated neurological lesions：a quantitative study. Brain　**110**：1579-1616, 1987
24) Oppenheimer DR：The cervical cord in multiple sclerosis. Neuropathol Appl Neurobiol　**4**：151-162, 1978
25) Papadopoulos A, Gatzonis S, Gouliamos A, et al：Correlation between spinal cord MRI and clinical features in patients with demyelinating disease. Neuroradiology　**36**：130-133, 1994
26) 菅宮　斉，榊原隆次，福武敏夫，他：サイトメガロウイルスによる急性横断性脊髄炎．臨床神経　**34**：624, 1994
27) 多田信平，荒木　力（編）：新編誰にもわかるMRI—読影の基礎から新技術まで．秀潤社，1995
28) Talpos D, Tien RD, Hesselink JR：Magnetic resonance imaging of AIDS related polyradiculopathy. Neurology　**41**：1996-1997, 1991
29) Tartaglino LM, Friedman DP, Flanders AE, et al：Multiple sclerosis in the spinal cord：MR appearance and correlation with clinical parameters. Radiology　**195**：725-732, 1995
30) Thielen KR, Miller GM：Multiple sclerosis of the spinal cord：magnetic resonance appearance. J Comput Assist Tomogr　**20**：434-438, 1996
31) Thorpe JW, Kidd D, Moseley IF, et al：Serial gadolinium-enhanced MRI of the brain and spinal cord in early relapsing-remitting multiple sclerosis. Neurology　**46**：373-378, 1996
32) Thorpe JW, Kidd D, Moseley IF, et al：Spinal MRI in patients with suspected multiple sclerosis and negative brain MRI. Brain　**119**：709-714, 1996
33) 飛田真理，小宮山純，内藤　誠，他：健常成人にみられたサイトメガロウイルス上行性脊髄炎．臨床神経　**33**：915-918, 1993
34) Uldry P-A, Regli F, Uske A：Magnetic resonance imaging in patients with multiple sclerosis and spinal cord involvement：28 cases. J Neurol　**240**：41-45, 1993
35) Yonezu T, Ito S, Mori M, et al："Bright spotty lesions" on spinal magnetic resonance imaging differentiate neuromyelitis optica from multiple sclerosis. Mult Scler　**20**：331-337, 2014

5. 多発性硬化症

疾患概念

後天的な中枢神経系の脱髄性疾患であり，脳，脊髄，視神経に多巣性にみられる血管周囲の脱髄巣という病理像と，繰り返す再発・寛解という臨床像によって特徴づけられる．病巣は髄鞘に富む大脳白質や神経線維が束になって走行する神経構造に出現しやすいが，現れる神経症候とその程度は病巣の部位や大きさにより異なる．特定の病原体は見出されず，自己免疫機序が考えられる．きっかけになる外因生物として，細胞内寄生性の細菌である肺炎クラミジアやヘルペス属のウイルスであるヒトヘルペスウイルス6型（HHV-6）などが注目されている．

1）発生頻度

欧米での有病率は人口10万対40〜100人であるが，わが国ではその約1/10と少ない．

2）病型

進行様式により再発寛解型，二次性進行型，一次性進行型，進行性再発型に分類される．まれだが急激に死に至るものは悪性といわれ，1〜2回の発作の後，長く寛解の続くものは良性といわれる．病変部位でも脊髄型，視神経脊髄型，大脳型，脳幹-小脳型などに分けられる．

3）症候

平均発症年齢は30歳で，女性優位である．特異的な初発症状はないが，視力障害が比較的多く，球後視神経炎の約20％は多発性硬化症に進展する．大脳白質の病変は明確な症候を呈さないことが多いが，認知機能の低下や性格変化に関連し得る．一方，視神経，脳幹，小脳，脊髄の病変は対応する症候を呈する．

主症状は視力障害，複視，対麻痺や片麻痺，表在感覚や深部感覚の障害，膀胱直腸障害，小脳性運動失調であり，急性期や進行期に車椅子や臥床生活を余儀なくされることもある．比較的特徴的な症候として，胸部帯状痛，頸部前屈時に背部を電撃痛が走るLhermitte徴候，かゆみ発作，三叉神経痛，有痛性強直性けいれんがある．入浴などで体温が上昇すると，神経症候が悪化する（Uthoff徴候）．疲れやすさもみられる．

4）問診で聞くべきこと

①発作性ないし一過性の神経症候があったかどうか．
②症状の変動，ことに体温の上昇時に症候の悪化がみられたかどうか．

5）必要な検査とその所見

（1）脳・脊髄のMRI

T2強調像やFLAIR画像で，病巣が円形や卵円形の高信号域として見出される．急性期

には血液脳関門の破綻によりガドリニウムで造影される.

(2) 脳脊髄液検査

急性期には細胞・蛋白の軽度増加とともに，しばしばIgG増加やオリゴクローナルバンド，ミエリン塩基性蛋白がみられる.

(3) 誘発脳波（視覚誘発電位，体性感覚誘発電位，聴性脳幹反応）

中枢内の神経伝導遅延が証明できれば，診断の有力な根拠となる.

6）鑑別診断で想起すべき疾患

視神経脊髄炎（第1部第3章2-7を参照），海綿状血管腫症，多発脳梗塞，血管炎（Sjögren症候群など），神経Behçet病，神経サルコイドーシス，脊髄腫瘍，頸椎症，ミトコンドリア脳筋症，悪性リンパ腫，トキソプラズマ症.

7）診断のポイント

臨床的基準に基づいて診断される．すなわち，中枢神経内の2つ以上の病巣に由来する症候があること（空間的多発性），症候の寛解や再発があること（時間的多発性），他の疾患による神経症候を鑑別できることである．進行性経過を示す症例では他疾患を十分に除外し，なおかつ病気が半年以上継続する場合に診断する．初回発作時には脊髄腫瘍などとの鑑別が問題となるので，神経内科専門医に相談すること.

治療法

1）再発に対する急性期治療

急性期にはできるだけ早くステロイド治療を行う．症状に応じ，プレドニゾロン30～60 mg/日の経口投与も行うが，ステロイドパルス療法が推奨される．すなわち，メチルプレドニゾロン500～1,000 mgを生理的食塩水ないし5%糖50～100 mlに溶かし，1～2時間かけて点滴静注するのを1日1回，3～5日行う．経過により，これを繰り返したり，プレドニゾロンの後療法を行う．ステロイド長期投与は，再発予防効果がないとされているので，1カ月くらいで漸減中止する．この間，副作用防止のための投薬もする.

2）再発予防/進行阻止のための治療

インターフェロンβ-1b（ベタフェロン®）800万単位を隔日で，またはインターフェロンβ-1a（アボネックス®）30 µgを週1回で皮下注射する．再発寛解型，二次性進行型に適応があり，再発率を30%減少したり，MRIでの病巣の減少や車椅子生活での重症化遅延の効果がある．副作用としては，間質性肺炎，重篤なうつや自殺企図，自己免疫現象，汎血球減少などがある．フィンゴリモド（ジレニア®，イムセラ®）0.5 mgの内服も用いられる．徐脈，黄斑浮腫，易感染性に注意を要する．保険適応外では，免疫抑制薬のアザチオプリン（イムラン®）やシクロホスファミド（エンドキサン®）に一定の改善効果が認められる.

3) 対症療法

痙縮に対し，抗痙縮薬（筋弛緩薬）を用いる．有痛性筋けいれんや各種発作性症状にはカルバマゼピンなどの抗てんかん薬が有効である．神経因性膀胱にはその態様に応じて薬物を選択する．疲労しやすさにはアマンタジンが用いられる．Uthoff徴候には4-アミノピリジンが有効とされる（わが国では未承認）．

4) 患者説明のポイント

①病名の告知は，MRIで病巣が視覚的に捉えられた時点で行う．
②神経難病であり，現在は根治療法がないが，前述の各種治療がある．
③リハビリテーションは受動的運動から始め，回復に従い，積極的な運動を増やすが，激しい運動は避ける．
④厚生労働省の特定疾患に指定されており，医療費は公費負担される．インターネットなどによる患者団体や医療機関からの情報が多い．
⑤日常生活や食事に特に制限はないが，熱い風呂はやめ，外出後はうがいや手洗いなど，感染症予防に心がける．

本論文は下記の掲載論文を一部修正して作成した．
福武敏夫：多発性硬化症．二ノ宮節夫，冨士川恭輔，越智隆弘，他（編）：今日の整形外科治療指針，第5版．医学書院，2004，pp 558-560

■参考文献
1) 難病情報センター：多発性硬化症（公費対象）．診断・治療指針（医療従事者向け）．〈http://www.nanbyou.or.jp/entry/294〉（2014年5月15日アクセス）

6. 脊髄型多発性硬化症の感覚障害

多発性硬化症における感覚障害

　MRIや各種誘発電位検査の有用性にもかかわらず，多発性硬化症（MS）の診断は今日なお厳密な臨床的基準に基づいてなされている．したがって，感覚障害の病歴聴取や診察はなお，きわめて重要である．感覚障害は最も多い症候の一つであり，初発症状としてしびれは約20%にみられ，経過中に体性感覚系の症候は75%以上の患者にみられる[6]．

　感覚障害は通常，脊髄の感覚経路に生じたプラークによる．分布が四肢末梢の場合（偽多発神経炎型）はニューロパチーとの鑑別が必要になる．典型的には一側下肢に始まり，数日のうちに他側や臀部，または腹部〜胸部に広がる．自覚症状はピリピリというしびれ感が多いが，漠としてうまく表現できないものも多い．特徴的なものとして，かゆみ発作があるし，うずく，焼けつく，圧されるなどという訴えもある．胸部が帯状に圧迫される感じ，すなわち帯状痛/帯状感覚（girdle pain/sensation）[3]もしばしばみられる．かゆみ発作のように数十秒以内のものや1日以内に寛解するものもあれば，持続するものもある．頸部，時に体幹の屈曲によりLhermitte徴候のように，肢や体幹にしびれや電撃痛が走ることもある．

　自覚症状に比べ，他覚的感覚障害が明らかでない場合もあるが，自覚症状の範囲にほぼ一致して痛覚，冷温覚，触覚（light touch）などの表在感覚が低下している．針による痛覚検査では，遠い感じ，何かが挟まっている感じ，周辺に広がる感じなどの反応がみられる．振動感覚や深部感覚との解離がみられることもあれば，併行して障害されていることもある（後述）．痛みは生活の妨害因子であるし，表在感覚障害により熱傷や外傷を受けやすいといった二次障害もみられる．会陰部の感覚脱失がある場合には，排尿・排便が可能であっても，その感覚喪失は非常に気になる．深部感覚障害は失調性歩行や手の巧緻運動障害となって現れ，脱力が軽度でも高度のADL障害をきたす．

脊髄型MS

　MSは中枢神経系，すなわち脳，脊髄，視神経を時間的・空間的にいろいろな組み合わせで侵す疾患であり，時間的・空間的な臨床病型が提唱されている．時間的，すなわち進行様式によるものとして，再発寛解型，慢性進行型（一次性進行型），混合型（二次性進行型）などに分けられ，空間的には，大脳型，脳幹-小脳型，脊髄-視神経型などが設定できる．わが国では以前より脊髄-視神経型が多いことが特徴的であるが，近年，大脳型，脳幹-小脳型が増加している．いずれにしても，脊髄症候は欧米では約1/3の患者にしかみられないが，わが国では約7割にみられるとされ，感覚障害の分析が重要であるゆえんである．本稿でいう脊髄型MSとは，既報[1]に従い，診断基準により臨床的に確診を得たMS

179

表1 対象とした脊髄型多発性硬化症患者の臨床的背景

```
男：女＝4人（4例）：22人（27例）
年齢：14～58歳（平均36.3歳）
罹病期間：1カ月～17年（平均5年）
臨床経過
    再発寛解型       20例（うちDevic型2例）
    二次性進行型     7例
    慢性進行型       4例
視神経炎合併：      17例
脳MRI異常：        13例
脊髄MRI異常： 30例中24例（1例はCT脊髄造影異常のみ）
```

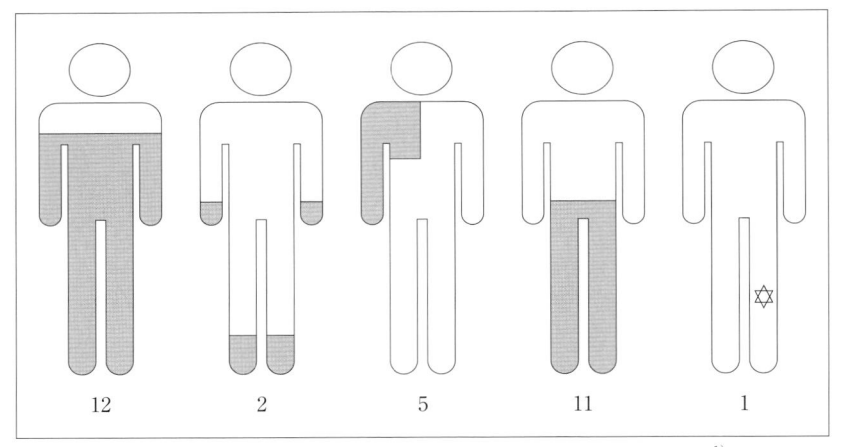

図1 脊髄型多発性硬化症患者の感覚障害の分布（症例数）[1]
図下の数は症例数を示し，右端の1例は感覚障害として片側（☆）の母趾探し試験異常のみがみられた症例である．

であって，脊髄病変が主体をなし，MRI上で脳にプラークがみられても対応する四肢感覚-運動症候がない症例を指す．

脊髄型MSにおける感覚障害の臨床型と因子分析

驚くことに，MSにおける感覚障害に関する系統的研究はあまり多くない．古くは，確診，疑診の541例において，痛温覚と触覚が17％であるのに対し，振動感覚が43％，位置感覚が33％障害されたという報告がある[7]．Kurtzke[5]やMcAlpine[6]などの大家も，自らの経験を加えて深部感覚障害より表在感覚障害のほうが少ない傾向を指摘している．これに対し，MRI時代になってからは様相が異なり，両者がほぼ等しいとする2報告[9,10]と表在感覚障害のほうが多いとする1報告[8]がある．

われわれは1987～1996年の10年間に経験した脊髄型MS連続例26例を対象とし，寛解後に以前と異なる部位で再発した5人を重複して数えた31例での検討結果を報告した[1]．症例の臨床的背景を表1に示す．

1）感覚障害の分布

図1のように，頸髄皮節にレベルを有する型が12例（うち4例は半切），偽多発神経炎

表 2 脊髄型多発性硬化症患者の四肢における感覚障害の頻度

自覚的しびれ	44%
痛覚	62%
触覚	56%
振動感覚	42%
位置感覚	32%
母指探し試験/母趾探し試験	40%

型が2例，頸髄または頸胸髄の分節障害型が5例，胸髄皮節にレベルを有する型が11例（うち1例は半切），片側の母趾探し試験異常（第1部第1章8を参照）のみでレベルも分節も認められない型が1例であった．

2）各種感覚障害の頻度

表2に示すように，感覚障害は，自覚的なしびれよりも痛覚，触覚の頻度のほうが高く，それは振動感覚と位置感覚（指や肢の受動的屈伸の方向を答えさせる最も汎用されている深部感覚検査で，われわれは受動的関節運動覚と呼んでいる），母指探し/母趾探し試験[2,4]異常の率を上回っていた．

3）因子分析の結果

検討した5つの感覚障害，すなわち痛覚，触覚，振動感覚，位置感覚，母指探し/母趾探し試験の障害について，因子分析を行ったところ，2つの独立した因子が設定され，痛覚と触覚，位置感覚と母指探し/母趾探し試験の係数が有意に分離していた．この2因子は脊髄視床路系感覚と後索系感覚に対応していると考えられ，従来の考え方に一致していた．また振動感覚は2つの因子ともに影響されており，振動感覚が触覚（表在感覚）と深部圧覚の急速な変化（深部感覚）から構成されるとする最近の考え方に一致していた．

4）脊髄型 MS における母指探し/母趾探し試験の意義

3）でみたように，母指探し/母趾探し試験は後索路の異常を捉えるのに有用であるが，位置覚障害とは必ずしも併行せず，独立の異なる感覚障害と思われる．出現頻度自体は中枢神経系疾患全体での検討[2,4]と差がないが，位置覚障害の頻度より高く，MSで重要な深部感覚障害を評価するうえで必須の診察法と考えられる．

脊髄型 MS の感覚障害と検査との対応

1）MRI との対応

Uldryら[10]は28例のMS患者に脊髄MRIを施行し，46.4%で対応があり，14.2%でおそらく対応するとしながらも，全体として画像上のプラークと症候を結びつけるのは困難と述べている．Papadopoulosら[8]の15例での検討では，26.4%で表在感覚障害とプラークとが完全に一致し，20%でレベルは一致したが，水平断像では一致せず，他の症例はまったく対応しなかったとされる．また，後索病変を有する7例中では2例で完全対応，他の2例で不完全ながらの対応がみられたが，残りの3例では対応がなかったという．われわれの検討[1]では，脊髄MRIが実施された30例中23例で活動性病変が，2例で萎縮のみが確認され，病変の高位が感覚症候の高位と対応したものが17例に対し，対応しないものが4例であり，高位は比較的よく対応すると考えられた．これに対し，水平断像は22例で実施でき，病変が同定できたのは15例とやや少なく，その分布は表3のようであった．

表3 脊髄MRI横断面にて病変が同定され得た15例の病変分布

腹側	3例
外側	2例
腹外側	1例
背側	3例
中心部	2例
多発ないし広汎	4例

感覚症候との対応がつけられるのは2例とさらに少なく（第1部第3章2-4の**図3**を参照），水平断像での対応は困難と考えられた．

2）SEPとの対応

MS患者における体性感覚誘発電位（sensory evoked potential：SEP）の報告は多数あるが，SEP異常と感覚症候との対応を論じたものは案外少ない．van Buggenhoutら[11]は100例の確診例におけるSEPの結果から，すべての後索症状はSEP異常に対応していると述べている．Yokotaら[12]はMSを含む脊髄病変例の検討から，SEPは振動感覚よりも位置感覚に関連していると報告した．われわれは61肢でSEPを施行でき，32肢は正常，14肢は脊髄伝導時間の延長，15肢は誘発不能を示した．感覚障害との関連について多変量解析を行うと，SEP異常への寄与（回帰係数）は深部覚で有意に高く，振動感覚がこれに次ぎ，表在感覚では低かった[1]．深部感覚が異常でもSEPが正常なもの（偽陰性）が7肢，深部感覚が正常でもSEPが異常であったものが10肢（偽陽性）であり，深部感覚障害に対するSEPの感度は73％，特異度は71％で，陽性予測率は90％であった．

結　語

脊髄型MSの感覚障害についてまとめると以下のようになる．

①初発症状として，しびれは約20％にみられ，経過中に75％以上に感覚障害がみられるが，その様相は一様ではない．かゆみ発作，胸部帯状感覚，脊椎屈曲に関連したLhermitte様症状，痛覚検査での拡散などは特徴的である．

②頸髄～胸髄皮節にレベルを持つ感覚障害が多いが，分節型や偽多発神経炎型もある．深部感覚障害よりも表在感覚障害の頻度が高いが，ADL障害に関連するのは前者であり，その検出には位置覚検査だけでは不十分で，母指探し/母趾探し試験が重要である．

③検査との対応では，MRIは矢状断像と感覚レベルとの対応は良いものの，水平断像との対応は低い．SEPは深部感覚障害の検出に関し，陽性予測率90％と高い意義が認められるが，症候と解離している症例もある．

本論文は下記の掲載論文を一部修正して作成した．
福武敏夫：脊髄型多発性硬化症の感覚障害．脊椎脊髄ジャーナル　14：185-189, 2001

■文　献

1) Fukutake T, Kuwabara S, Kaneko M, et al：Sensory impairments in spinal multiple sclerosis：A combined clinical, magnetic resonance imaging and somatosensory evoked potential study. Clin Neurol Neurosurg **100**：199-204, 1998
2) 福武敏夫：母指探し試験・母趾探し試験―古くて新しい鋭敏な深部感覚検査法．脊椎脊髄　**10**：569-573, 1997
3) 福武敏夫：体幹の帯状痛・帯状感覚．脊椎脊髄　**13**：233-234, 2000
4) Hirayama K, Fukutake T, Kawamura M：'Thumb localizing test' for detecting a lesion in

the posterior column-medial lemniscal system. J Neurol Sci **167**：45-49, 1999
5) Kurtzke JF：Clinical manifestations of multiple sclerosis. Vinken PJ, Bruyn GW（eds）：Multiple sclerosis and other demyelinating diseases. Handbook of clinical neurology, vol 9. North-Holland, Amsterdam, 1970, pp 161-216
6) McAlpine D：Multiple sclerosis：A reap-praisal. Churchill Livingstone, Edinburgh, 1972, pp 132-196
7) Müller R：Studies on disseminated sclerosis with special reference to symptomatology, course and prognosis. Acta Med Scand **133**（suppl）：1-214, 1949
8) Papadopoulos A, Gatzonis S, Gouliamo A, et al：Correlation between spinal cord MRI and clinical features in patients with demyelinating disease. Neurorad **36**：130-133, 1994
9) Turano G, Jones SJ, Miller DH, et al：Correlation of SEP abnormalities with brain and cervical cord MRI in multiple sclerosis. Brain **114**：663-681, 1991
10) Uldry PA, Regli F, Usk A：Magnetic resonance imaging in patients with multiple sclerosis and spinal cord involvement：28 cases. J Neurol **240**：41-45, 1993
11) van Buggenhout E, Ketelaer P, Carton H：Success and failure of evoked potentials in detecting clinical and subclinical lesions in multiple sclerosis. Clin Neurol Neurosurg **84**：3-14, 1982
12) Yokota T, Hirose K, Tsukagoshi H, et al：Somatosensory evoked potentials in patients with selective impairment of position sense versus vibration sense. Acta Neurol Scand **84**：201-206, 1991

7. アクアポリン4抗体
─主役か脇役か？

　2004年に発表された「アクアポリン4（AQP4）抗体が視神経脊髄炎（neuromyelitis optica：NMO＝Devic病）の特異的血清自己抗体マーカーであり，これにより多発性硬化症と区別される」という論文[6]は，神経学領域の大いなるbreakthroughであった．衝撃的であったのは，共著者に東北大学の藤原が含まれているとはいえ，わが国に多いNMOの自己抗体がアメリカで発見されたことや，腎臓などでしか注目されていなかった水チャネルが神経系でも脚光を浴びたことである．これ以来，AQP4抗体の標的抗原が，アストロサイトのグリア限界膜側の足突起に高密度に存在する水チャネル蛋白であるAQP4であることから，多発性硬化症でみられる軸索の脱髄と異なる病理過程が想定され，NMOはもはや多発性硬化症とは異なる疾患概念であるという考え方が有力になっている[2]．

　特にNMOにおけるMRI上の脊髄病変が3椎体以上と長いことは，脱髄というより水チャネル破壊による強い浮腫性変化と対応していると考えられ，脱髄があっても二次性とされている．しかし，日本における通常の多発性硬化症（AQP4抗体陰性）でもしばしば3椎体以上の長大病変が認められており，免疫学的検討と併せ，多発性硬化症とNMOとの関係についてはなお慎重に検討すべきという考え方がある[5]．さらに，AQP4抗体はNMOの発現に責任的役割を果たしていることが確実としても，それを脳実質に到達させるには血液脳関門が控えているので，AQP4抗体だけではNMOを引き起こす確率が低く，何らかの炎症によって血液脳関門が破壊されている必要があると考えられる[1]．

　前置きが長くなったが，最近，筆者らは，当初は水痘帯状疱疹ウイルス関連脊髄炎と考えられた患者が，その後に2回再発し，2回目の再発時にAQP4抗体が陽性であることが判明するという症例を経験したので，脊髄炎の発症機序に一石を投じる症例と考えて紹介する[4]．

症例提示

症例1

患者：46歳，男性（会社員）．
既往歴：3歳時に鼠径ヘルニア，10歳時に帯状疱疹，小児期にアトピー性皮膚炎．
生活歴：喫煙50本/日，30年，ビール1缶/日．
家族歴：特記すべきことはない．
現病歴：X年5月（第1回入院），左耳介と腹部にヘルペス様発疹が出現後に，四肢の感覚異常が現れ，脊髄MRIではC2〜C5レベルに病変が認められた（図1）．水痘帯状疱疹ウイルス関連脊髄炎と考えられ，ステロイドパルス療法にて軽快した．

　X＋5年3月（第2回入院），両側足底に異常感覚が出現し，歩行が困難になった．脊髄MRIではT7〜T9レベルに病変が認められた（図2）．このときもステロイドパルス療法にて軽快した．ステロイドパルス療法開始直後にAQP4抗体を検査が可能な大学に提出

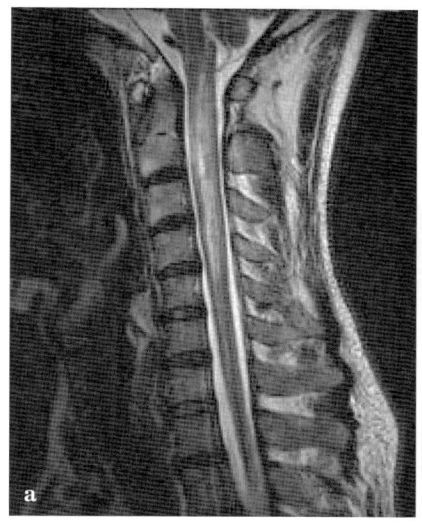

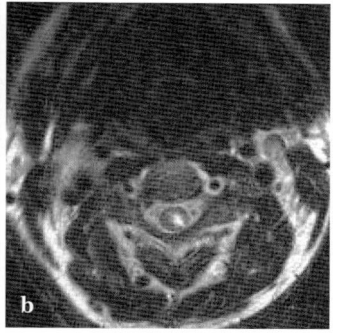

図1 第1回入院時の頸椎MRI T2強調像
a：矢状断像．C2〜C5レベルに縦長の髄内高信号域がみられる．
b：水平断像．髄内左後方寄りに高信号域がみられる．

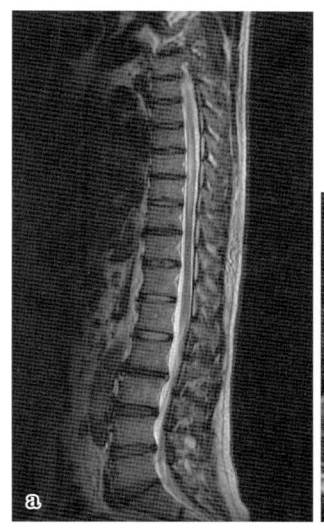

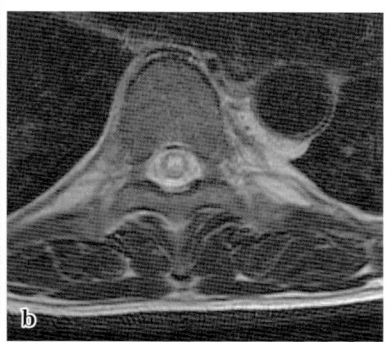

図2 第2回入院時の胸椎MRI T2強調像
a：矢状断像．T7〜T9レベルに縦長の髄内高信号域がみられる．
b：水平断像．髄内中央前方寄りに高信号域がみられる．

したが，後に±と報告された．
　X+5年11月（第3回入院），肩こりがひどくなり，左上肢の脱力感や歩行困難が出現してきたので入院した．

第3回入院時所見
・一般身体所見に特記すべきことはない．
・意識は清明である．
・脳神経領域に異常はない．
・両下肢の痙縮性と左上下肢に軽度の錐体路性筋力低下が認められ，上肢では近位優位の筋力低下である．
・両手指の巧緻運動障害が認められる．

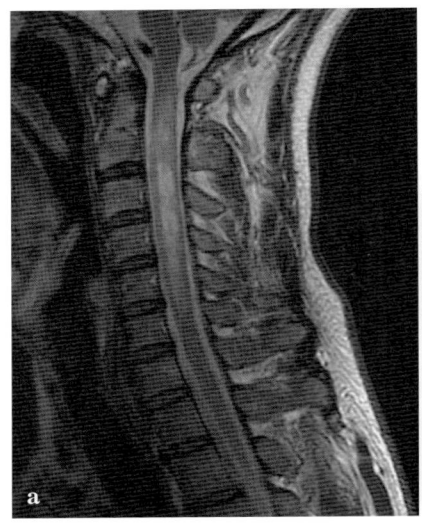

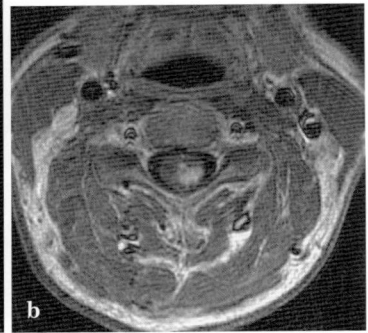

図3 第3回入院時の頸椎MRI T2強調像
a：矢状断像．C3〜C5レベルに縦長の髄内高信号域がみられる．
b：水平断像．髄内に不定形の高信号域がみられ，特に左後方寄りに明瞭な高信号域がみられる．

- 腱反射は上肢で右活発，左やや低下，下肢で両側活発であり，左Hoffmann反射，両側Babinski徴候が陽性である．
- 感覚では両側C6デルマトームで温痛覚が低下し，錯感覚がみられる．左上肢遠位部で振動感覚，受動的関節位置覚が高度に障害され，左上肢に偽性アテトーシス（pseudoathetosis）がみられる．左T12デルマトームに全感覚脱失が認められる．
- 膀胱直腸障害は明らかではないが，時に便秘がみられる．

以前からの後遺症があるためわかりにくいが，左上下肢の錐体路徴候，左上肢の近位筋筋力低下，左上肢の深部感覚障害が新たに出現したと思われた．臨床的には再発しやすい脊髄炎であるが，原因は不明である．いずれも長大病変であり，AQP4抗体について前回は治療開始後の提出であったため，再提出が必要と思われた．

画像所見：頸椎MRI所見では，C2〜C4レベルに左後方優位の高信号域が認められた（図3）．第1回入院時（図1）と酷似していた．

脳MRI所見では，特に病変は認められず，多発性硬化症と考えるには空間的多発性が欠けていた．

経過：ステロイドパルス療法が3クール行われ，自力歩行が可能になり，日常生活動作もほぼできるようになり，約1カ月で退院した．ステロイドパルス療法後からプレドニゾロン（プレドニン®）15 mg内服を継続した．後にAQP4抗体の陽性が報告された．髄液のPCR（ポリメラーゼ連鎖反応）では水痘帯状疱疹ウイルスは陰性であったが，血清検査ではサイトメガロウイルス感染は可能性が残った．

考 察

症例1は初発時には頸髄の水痘帯状疱疹ウイルス関連脊髄炎と考えられたが，5年後に異なる部位である胸髄に再発し，さらにその半年後に頸髄に再発した．脊髄病変はいずれ

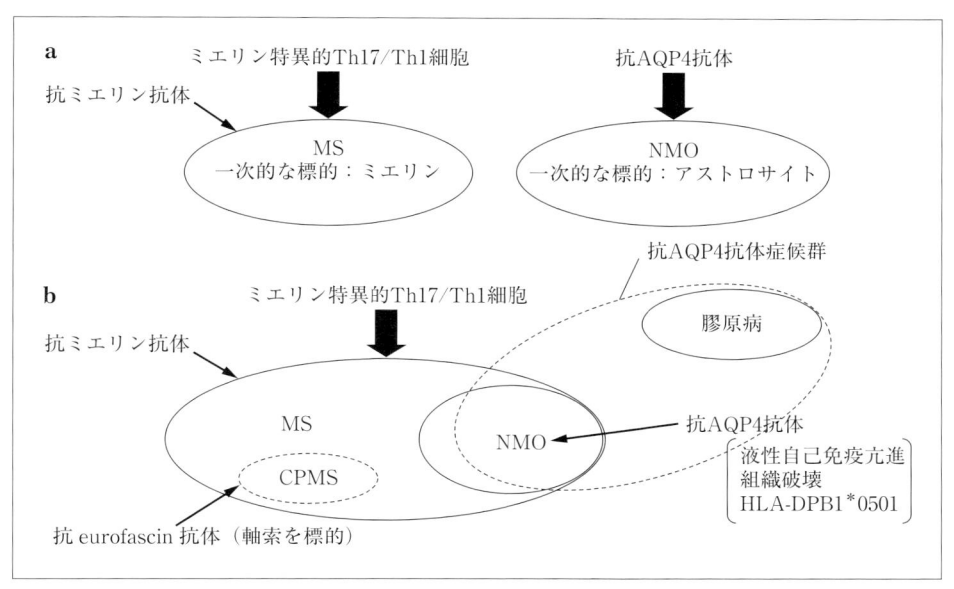

図4 多発性硬化症とNMOの病態機序についての2仮説の概念図 [吉良潤一：神経疾患のガイドラインとその検証—免疫性神経疾患を中心に. 日内会誌 98：501, 2009の図3より引用]
a：多発性硬化症（MS）とNMOを全く異なる疾患と考える仮説.
b：炎症反応により血液脳関門が破壊されて，中枢神経抗原を標的とするさまざまな自己抗体（AQP4抗体を含む）が進入して病巣を修飾すると考える仮説.
Th17細胞：17型ヘルパーT細胞，Th1細胞：1型ヘルパーT細胞，CPMS：慢性進行性多発性硬化症，HLA：ヒト白血球抗原.

も3椎体程度と長大で，第3回入院時にAQP4抗体陽性が判明した．全体を通じて視神経炎と脳病変は認められておらず，多発性硬化症またはNMOの診断はつけがたく，「視神経炎を伴わない長大病変性脊髄炎」（longitudinal[ly] extensive [transverse] myelitis without optic neuritis）といった範疇に入れるか，単にAQP4抗体陽性再発性脊髄炎とするほかない．

NMO-IgG（AQP4抗体と同義）はNMOの診断において感度73％，特異度91％と高いことが報告されている[7]．また，3椎体以上の脊髄炎の38％でNMO-IgG陽性であり，うち44％が1年以内に脊髄炎を再発し，11％で視神経炎が発症したという報告がある[8]．これらのことから，症例1をNMOの不全型とみることも可能である．しかし，臨床的には，病名やカテゴリーがどうこうというよりも重要な問題点がある．

問題点の第1は，AQP4抗体が陽性であったり，NMOと診断されたりすると，インターフェロンベータ（INFβ）治療が行われない傾向にあり，その利益を受けられないおそれがある点である[5]．幸いというか，本症例では急性期にはいずれもステロイドパルス療法が奏効し，AQP4抗体陽性の判明以降は経口ステロイドを続けており，追跡がまだ短いが，当面の予防方針は確立している．

問題点の第2は，AQP4抗体がNMOのすべてを惹起しているといえるのかという点である[5]．この方面の代表的研究者の一人である吉良[5]は以下のように述べている．「AQP-4抗体がNMOの全てを惹起しているとしたら，AQP-4自体が強い脳炎【脊髄炎】惹起活

性を有さなければならないが，これまで誰もAQP-4自体にencephalitogen（実験的自己免疫性脳脊髄炎惹起物質）としての活性を証明しえていない．したがって，多発性硬化症とNMOの関係についても，AQP-4自体が炎症や血液脳関門の破壊も含めてすべてを惹起しているのか，抗AQP-4抗体は【中略】炎症により血液脳関門が破綻した場合に中枢神経実質内に進入して病巣を修飾しているのかは，結論が出ていない」（【　】内は筆者が追加）（図4）．むしろ，NMOは純粋な自己免疫疾患ではなく，他の炎症機転（脳炎惹起性T細胞反応）によりAQP4抗体が抗原に到達しやすくなり組織破壊が生じるとはっきり述べている総説もある[1]．自己免疫疾患であるSjögren症候群にしばしば脊髄長大病変を伴う感覚障害主体の脊髄炎がみられ，AQP4抗体が陽性となる症例の報告があることも，Sjögren症候群における他の免疫反応により血液脳関門が破壊されたうえで，AQP4抗体による障害が加わるという図式を想像させる．

前述の点で，ウイルス感染もAQP4抗体陽性の脊髄炎を惹起する可能性があるが，まだ明確に証明されていない．検索し得たかぎりでは，近年，水痘帯状疱疹ウイルス感染後にAQP4抗体陽性の脊髄炎をきたしたという症例報告[3]があるだけである．症例1も当初から同様の機序をとっていた可能性があり，3回目の再発には水痘帯状疱疹ウイルスではなく，サイトメガロウイルスが関与した可能性もある．いずれにしても，原因の有無にかかわらず，脊髄炎（脳脊髄炎や視神経炎）ではAQP4抗体の測定が重要であり，かつ，AQP4抗体陽性が判明してもそれで事足れりとせず，その他の炎症・感染因子について常に検討・考察することが大切である．

本論文は下記の掲載論文を一部修正して作成した．
福武敏夫，飯田　剛，高橋正年，山藤栄一郎，柴山秀博：抗アクアポリン4抗体—主役か脇役か？　脊椎脊髄ジャーナル　22：784-788, 2009

■文　献
1) Bradl M, Lassmann H：anti-aquaporin-4 antibodies in neuromyelitis optica；how to prove their pathogenetic relevance? Int MS J　15：75-78, 2008
2) 藤原一男：視神経脊髄炎（NMO）の疾患概念，病態と治療．臨床神経　47：883-885, 2007
3) Heerlein K, Jarius S, Jacobi C, et al：Aquaporin-4 antibody positive longitudinally extensive transverse myelitis following varicella zoster infection. J Neurol Sci　276：184-186, 2009
4) 飯田　剛，高橋正年，山藤栄一郎，他：診断に苦慮した再発性横断性脊髄炎の46歳男性例．第188回日本神経学会関東地方会（抄録），2009
5) 吉良潤一：神経疾患のガイドラインとその検証—免疫性神経疾患を中心に．日内会誌　98：496-502, 2009
6) Lennon VA, Wingerchuk DN, Kryzer TJ, et al：A serum autoantibody marker of neuromyelitis optica；distinction from multiple sclerosis. Lancet　364：2106-2112, 2004
7) LennonVA, Kryzer TJ, Pittock SJ, et al：IgG marker of optic-spinal multiple sclerosis binds to the aquaporin-4 water channel. J Exp Med　202：473-477, 2005
8) Weinshenker BG, Wingerchuk DM, Vukusic S, et al：Neuromyelitis optica IgG predicts relapse after longitudinally extensive transverse myelitis. Ann Neurol　59：566-569, 2006

3. 脊髄代謝性疾患

1. 脊髄代謝性疾患概説

亜急性連合性脊髄変性症

1) 病態[1]

ビタミンB_{12}の欠乏により脊髄，脳，視神経および末梢神経が障害される．脊髄は最初に障害され，かつしばしば唯一的に障害される．亜急性連合性脊髄変性症という名称は，脊髄の中で後索，側索の順に強く侵されるという病理学的過程を記述するために慣習的に用いられてきた．ビタミンB_{12}は，一般的に野菜には少なく，肉や魚などの動物性食品に豊富に含まれている．しかし，必要量が少ないので，厳密な菜食主義者でもほとんど発症することはない．ビタミンB_{12}欠乏による悪性貧血（大球性/巨赤芽球性貧血）も神経症候も，ほとんどの場合には，食事性の欠乏ではなく，胃（壁細胞）由来の内因子による吸収システムの不全による．

その原因としては，自己免疫的な機序（胃壁細胞に対する抗体による胃壁の萎縮や抗内因子抗体による内因子の機能障害）のほか，胃切除・慢性胃炎・胃癌による内因子欠損，blind loopや憩室などでの細菌によるビタミンB_{12}の消費，短縮小腸による吸収低下などの場合がある．われわれは，悪性貧血存在下に経口避妊薬の服用を契機として神経症候を発症した例を経験した[15]．もともと減少していたビタミンB_{12}の体内分布が変化したことによると考えられた．その他のまれな原因として，ビタミンB_{12}の代謝に関する酵素の遺伝的欠損，ビタミンB_{12}の低下した母親からの授乳，亜酸化窒素（笑気）中毒などがある．

血液学的にはビタミンB_{12}がDNA合成に関与することが欠乏時の貧血発症につながると推測されており，神経系でも髄鞘を産生する乏歯状突起細胞の細胞分裂の低下が起きるとする説がある．しかし，ビタミンB_{12}が補酵素として作用する反応の基質が蓄積して髄鞘の形成を阻害するという考え方もあり，ビタミンB_{12}の神経系での作用や神経系に障害を及ぼす機序についてはなお確定していない．

2) 症候と徴候[1]

全身の脱力感・倦怠感，しびれで発症する．しびれは不快で，ピリピリ，ビリビリ，ジンジンした感じや針で刺されたような感じが多く，四肢の先にみられるが，特に最初は手にみられる．相前後して，歩行が不安定になり始め，四肢特に下肢の突っ張り感と脱力が進行し，無治療のままでいると痙縮と拘縮を伴う運動失調性対麻痺となる．

初期には他覚的診察所見はないが，次第に

後索と側索障害の徴候が現れる．固有定位感覚（母指探し試験），振動感覚，受動的関節運動感覚（位置感覚）が四肢，体幹で障害され，Romberg 徴候がみられる[7]．Lhermitte 徴候が早期からみられることがある．下肢の筋力低下，痙縮がみられる．下肢の腱反射は低下するが，時として亢進する．

Babinski 徴候はみられることが多い．歩行は運動失調性となり，後に痙性の要素も混じり，次いで起立歩行が不能になる．末梢神経あるいは脊髄視床路の病変の現れとして，表在感覚が四肢遠位優位にあるいは髄節レベルを持って障害されることがある．感覚・運動障害とも対称的であるのが普通である．膀胱直腸障害も後期にはみられることがある．精神的には，イライラ，感情的不安定，無感情，傾眠傾向，猜疑心がみられたり，著明な混迷，うつ状態，見当識障害を示すこともある．視力障害も時に早期からみられる．

3）診断

中高年者で，比較的急速に進行するふらつき歩行を呈し，しびれの病歴があれば，第一に本疾患を疑う．両手のしびれで発症することもある．貧血および舌炎，食欲不振，下痢などの消化管症状に留意する．貧血の程度と神経症候は併行しないことが多く[12]，ヘマトクリットや平均赤血球容積（MCV）が正常のこともある点に注意すべきである．検査としては，第一に血清ビタミン B_{12} の測定を行う．基準値は 200〜900 pg/ml で，250 pg/ml 以下なら欠乏状態が疑われ，通常では神経症候を伴う．しかし，血中レベルと全身の蓄積量とは併行しないことや，すでに前医でビタミン B_{12} を投与されている場合があることを理解すべきである．次に二段階 Shilling 試験を行う．何らかの吸収不全があれば，第一段階は異常となる．内因子を併せて投与する第二段階でも吸収が低下している場合には，細菌増殖や小腸病変が考えられる．前者が疑われる場合には，抗生物質の投与で吸収不全が改善するかどうかをみる．食事性のビタミン B_{12} 低値の場合には，Shilling 試験は正常である．

ビタミン B_{12} が補酵素として作用する反応に関連して血清メチルマロニル酸（基準値 73〜271 nmol/l）とホモシステイン（基準値 5.4〜16.2 μmol/l）が高値となる．これが細胞内ビタミン B_{12} 欠乏の最もよい指標であるといわれている．尿中メチルマロニル酸も増加する（0〜10 mg/日）．

髄液は通常では正常であるが，時に蛋白の高値がみられる．一般的電気生理学的検査で末梢病変の有無や程度を検査したり，体性感覚誘発電位で後索病変の程度を調べたりするのも，病態を把握することや治療経過をみることに役立つ．最近，いくつかの感覚ニューロパチーにおいて MRI により後索病変が見出されたとの報告があり，本疾患でも時期によっては病変が検出され得る（Berger ら，1991）．

鑑別診断としては，多発性硬化症，頚椎症性脊髄症，脊髄癆，HAM，傍新生物性脊髄症，脊髄動静脈奇形（Foix-Alajouanine 症候群），脊髄腫瘍，脊髄小脳変性症などがある．

4）治療

基礎疾患に対する治療以外では，補充療法が主体である．ビタミン B_{12} 製剤のメコバラミン（補酵素活性を有する型；メチコバール®），シアノコバラミン（シアノコバラミン®）などを入院中は毎日 1,000 μg 非経口的に（静注または筋注で）投与する．その後の 1 カ月間は毎週 1 回，2 カ月目以降は生涯にわたっ

て毎月1回の注射を続けるのが標準的治療とされてきたが，最近では経口投与でも十分という報告がある．過量投与による副作用は懸念の必要がないが，貧血の改善とともに低カリウム血症が出現し得るので注意する．葉酸で神経症候が悪化することがあるので，ビタミン B_{12} 治療開始後の2週以内の併用は避ける．

5）予後

治療による改善の程度に最も影響する因子は，治療開始までの期間である．どんな場合でも部分的効果はあると考えられ，歩行困難の時期が3カ月以内の患者はかなり改善が期待できる．神経症候の出現から数週以内に治療が開始された場合，完全寛解もあり得る．改善には数カ月～半年を要する．原因がはっきりしない患者では後に胃癌が発症することがあるので，注意して経過をみる．

ビタミンE欠乏症

1）病態[9,16,18]

ビタミンEは脂溶性ビタミンであるため体内にかなり蓄積されており，吸収不良などがあっても神経症候の発現までには時間を要し，成人では通常15～20年かかるといわれる．さらに，未成熟な神経系ほど脆弱で障害されやすいため，ビタミンE欠乏症は新生児・乳児にみられることが多い．すなわち，先天性胆道閉塞，慢性胆汁うっ滞，吸収不良症候群，cystic fibrosis など，胆汁酸の分泌不全による脂肪吸収不良を起こす疾患に伴って生じる．また，先天性異常の無ベータリポ蛋白血症（abetalipoproteinemia, Bassen-Kornzweig 症候群）では，吸収上皮細胞におけるアポプロテインBの合成障害のため，脂肪吸収の際のカイロミクロンができず，吸収細胞内にとどまり，脂溶性ビタミンは血中にほとんど吸収されない．成人では小腸の切除や照射後，盲管症候群，Crohn病などが原因となる．

ビタミンEはフリーラジカルと結合して膜の（多不飽和脂肪酸の）過酸化を防止する作用を持っている．この作用と欠乏時の神経系の障害発生との関連は十分に明らかにされてはいないが，脊髄後索や小脳ではビタミンE濃度が本来低いことが知られており，比較的容易に障害が発現すると考えられている．病理学的には，脊髄後索，脊髄小脳路，感覚神経根，末梢の大径有髄線維（特に感覚神経）の軸索変性がみられる．また，神経細胞や内皮細胞，特に脊髄や小脳のそれに過剰の lipopigment が蓄積する．筋肉も障害される．abetalipoproteinemia では小脳の Purkinje 細胞の減少もみられる．

2）症候と徴候

不安定歩行，四肢の脱力で発症する．診察では，脊髄小脳変性症の病像を呈し，これに種々の程度の末梢神経障害が加わる．主要所見は，四肢運動失調，腱反射消失，著明な深部感覚障害である．Romberg 徴候は陽性となる．表在感覚は障害されてもごく軽度である．軽度から中等度の（近位筋優位の）筋力低下がみられる．Babinski 徴候は20～30％程度の患者でみられる．約半数に眼振，眼瞼下垂，軽度の外眼筋麻痺がみられる．Abetalipoproteinemia では網膜色素変性もみられる．

3）診断

本症の診断には，血清ビタミンE（基準値5〜15μg/ml）およびその担体蛋白であるβリポプロテインやアポプロテインの定量と脂肪吸収障害の検索に加え，後索障害を呈する他疾患の除外が必要である．すなわち，鑑別診断として，頸部脊椎症性脊髄症，アルコール関連脊髄症，亜急性連合性脊髄変性症，脊髄癆，（糖尿病性）仮性脊髄癆，悪性腫瘍に随伴する脊髄症などが挙げられる．参考所見として，筋障害を反映して血清CKの上昇がみられることがある．電気生理学的には，神経伝導速度自体の異常が軽度であるが，感覚神経電位の低下がみられ，後索障害を示す所見として体性感覚誘発電位の異常が鋭敏にみられる．abetalipoproteinemiaでは有棘赤血球がみられる．

4）治療

ビタミンE（トコフェロール，ユベラ®）を経口的に200〜600（〜1,000）mg投与する．至適用量には議論があるが，過量投与による毒性は，抗凝固療法の増強効果とまれに可逆的なミオパチーの報告がある以外にはない．症状の変化と血清濃度を追い，改善が乏しい場合には，投与量を増やすか，非経口的投与を考慮する．胆汁塩の補充も一部の患者には有効である．他の脂溶性ビタミン（A, D, K）の併用も必要かもしれない．

5）予後

早期に治療が開始されれば，改善は徐々にみられ，半年〜2年である程度の効果が期待できるが，たかだか進行の停止しか望めない場合もある．

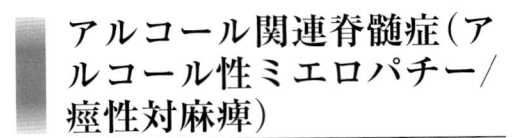

アルコール関連脊髄症（アルコール性ミエロパチー／痙性対麻痺）

1）病態[17]

長期・大量飲酒に伴う神経障害として，末梢神経障害以外ではWernicke(-Korsakoff)脳症やペラグラ脳症などがよく知られているが，現在のわが国のような先進国では典型的な病像を呈することはまれである．これは飲酒にしばしば伴っていた低栄養状態がなくなってきたことによると考えられる．これに対し，長期・大量飲酒者の中で四肢，特に下肢の痙縮（腱反射亢進）を主症状とする一群が注目されてきている．Adams と Victor がその名高い神経学の教科書[1]の中で，ペラグラの関連疾患として挙げている「spinal spastic syndrome」もこれを指すものと理解できる．しかし，いまだ病理学的裏づけはなく，アルコール関連疾患で錐体路症状を呈するものとして，ペラグラ以外にも Wernicke 脳症，アルコール性小脳変性症，Marchiafava-Bignami 病，橋中心髄鞘崩壊症（central pontine myelinolysis）などがあり，また末梢神経障害の合併が高度になれば痙性も不明確になることを考えれば，このアルコール関連脊髄症を独立した疾患概念と考えることはまだ困難である．しかも，この痙縮（錐体路障害）が神経系に対するアルコールの直接作用の結果か，並存する栄養障害の結果かも明確ではないし，病理学的病変高位も定かではない．したがって，あくまでも臨床的な一群として考えておくべきであろう．

2）症候と徴候

　長期・大量飲酒歴を持った30代半ば～60代の男性に多く，亜急性ないし慢性進行性に，運動時の足のもつれや歩行時の突っ張り感で発症する．スリッパが脱げやすい，靴の先が減る，段差でつまずくなどで気づく．しびれが足先から上行することもある．主症状は痙性対麻痺で，下肢の痙縮，腱反射亢進，Babinski徴候や痙性歩行が認められる．腱反射は上肢でも亢進し，頭部・顔面領域の諸反射（下顎反射，頭後屈反射，口輪筋反射）もみられることがある．腹皮反射は減弱・消失する．アキレス腱反射は多発ニューロパチーの合併の有無によりさまざまである．初期には痙縮の程度に比べて筋力低下の程度は軽い．感覚障害の程度は一定しないが，概して軽く，表在感覚や振動感覚が下肢遠位優位に障害される．四肢遠位優位にみられる場合には，多発ニューロパチーの合併があれば，その結果とも考えられるが，下腹部や腰部に不明確ながらレベルを有することもあるので，末梢か脊髄かの判定は困難なことが多い．膀胱（直腸）障害の頻度は低いとされているが，陰萎が認められることがある．

3）診断

　痙性対麻痺を呈する中高年の男性をみた場合，飲酒歴を明らかにする必要がある．一般検査や画像検査に疾患特異的な異常はないが，ASTやALTの軽度上昇，γ-GTPの軽度または中等度の上昇などの肝機能障害がみられることがある．しかし，肝性脊髄症の場合のような肝硬変はあまりみられない．血中ビタミン濃度には一定の異常はなく，すべて正常範囲にあることも多い．ただし，これは相対的不足を否定するものではない．頭部CTでは，前頭葉や小脳，ことに虫部の萎縮，第三脳室の拡大などがみられることがある．末梢神経障害の電気生理学的検討も参考になる．断酒やビタミン療法による治療的診断の意義は大きい．鑑別診断としては，頸椎症性脊髄症やHAM，肝性脊髄症，亜急性連合性脊髄変性症などが挙げられる．

4）治療[11]

　本症を臨床的な一群として扱う大きな理由の一つは，断酒・ビタミン療法により改善・軽快する可能性を持っている点である．もちろん，飲酒の中止が望ましいが，節酒だけでもある程度改善することがある．ビタミンに関してはB群（ビタミンB$_1$とニコチン酸主体）の大量静注療法が奏効した経験がある（後述）．高蛋白食の併用も効果的と思われる．

5）予後

　明確な統計はないが，飲酒の量や期間，栄養状態，発症から診断までの期間，適切な治療・生活指導の有無などによってかなりの幅があるものと考えられる．節酒だけで，自他覚的に歩行障害の改善が長く続いた症例がある．この場合には，腱反射の亢進は程度がやや軽くなったものの継続してみられた．一方，平行棒内歩行（車椅子）レベルに至ってから断酒したものの，改善しなかった症例の剖検報告がある[10]．

6）症例

　患者：52歳，男性．
　家族歴：特記すべきことはない．
　既往歴：30歳時に糖尿病を指摘され，以後は自宅にて食事療法を実施した．

飲酒歴：20代には毎日日本酒を3合，30歳以降にはウイスキーをボトル半分程度の飲酒歴があった．酒肴は比較的摂取するほうであった．

　現病歴：38歳頃からスポーツのとき，両足がついていかず，もつれやすくなった．同じ頃から，スリッパが脱げやすいことにも気づいた．その後，徐々に両下肢が突っ張って歩きにくくなった．42歳頃に下痢を起こしやすくなり，その頃から両足先にしびれが出現し，次第に下腹部まで上行した．47歳時に近医にてビタミン（詳細不明）の静注を受けたところ，しびれが軽減し，両下肢の突っ張りも改善して歩きやすくなったが，都合により2年間で中断した．51歳時に再び両足から下腹部のしびれが出現，下肢の突っ張りも悪化し，階段下降時に手すりが必要になった．この頃から陰萎も出現してきたので，52歳時に千葉大学神経内科を受診して入院した．

　入院時現症：一般状態では顔色がやや蒼白で，眼瞼結膜に軽度の貧血を認める以外に，特に異常はない．神経学的には痙性歩行が目立つ．意識は清明で，知的能力に異常はない．口輪筋反射，下顎反射，頭後屈反射，両側の手掌オトガイ反射が陽性である．四肢の筋力は正常であるが，筋緊張は上肢で正常であるのに対し，下肢で著明に痙縮を呈する．腱反射は全般的に亢進し，両側のHoffmann反射，膝・足間代（足クローヌス），Babinski徴候がみられる．脊髄自動反射は認められない．下腹部〜下肢全体にしびれがある．温痛覚，振動感覚が腰部以下で遠位優位に低下している（5〜7/10）が，触覚，受動運動覚，母趾探し試験は正常である．協調運動は正常である．陰萎はみられるが，膀胱直腸障害はない．

　検査所見：鉄欠乏性貧血が認められたが，肝・腎機能は正常で，各種ビタミンの定量は正常範囲にあった．頭部CTでは両側前頭葉の軽度の萎縮が認められた．脊髄造影で異常所見は認められなかった．針筋電図は正常であった．神経伝導速度は上肢では正常で，下肢の運動神経では軽度の低下があり，腓腹神経では誘発されなかった．

　経過：断酒のうえ，ビタミンB$_1$（コカルボキシラーゼ）200 mg/日の静注を1週間続けたところ，自覚的に歩行がスムーズになり，しびれは両母趾に限局するようになった．他覚的には膝間代（膝クローヌス）が消失し，痛覚鈍麻も軽減した（8/10）．さらに，ニコチン酸（ナイアシン）200 mg/日の静注を加えたところ，1週間後には，他覚的に歩行がスムーズになり，足間代も非持続的になり，痛覚鈍麻もいっそう軽減した（9/10）．起床時に勃起がみられるようになった．その後，外来で1日量としてビタミンB$_1$を168 mg，ビタミンB$_2$を18 mg，ビタミンB$_6$を30 mg，ビタミンB$_{12}$を1,500 μg，ニコチン酸を180 mg服用したところ，1週目で足間代の消失と四肢腱反射亢進の軽減が確認された．

肝性脊髄症

1) 病態[5,14,19]

　肝硬変患者でみられるように，自然的にか手術的にかは別として，門脈血流が大循環系に短絡する結果として一過性・反復性，時に持続性に神経症候が出現することはよく知られている．最もよくみられるのは可逆的な脳症であり，意識障害や精神症状，姿勢時の不随意運動（asterixis）などを呈する．これに対し，このような脳症を呈することなく，あるいはまた脳症の改善した後に，痙性対（四肢）麻痺が慢性進行性に出現することがあり，

肝性脊髄症と呼ばれる．手術的に門脈-下大静脈吻合を設けた患者の検討では，脳症が比較的早期（3 カ月〜4 年：平均 1 年 2 カ月）に出現するのに対し，脊髄症はより遅く（5 カ月〜10 年：平均 4 年 9 カ月）なって現れる（Kardel ら）ので，病態機序に差があると考えられている．病理学的には両側の錐体路の空胞変性が主体をなす．それは胸髄で最も強く，頸髄で軽減し，脳幹では確認しにくくなる．大脳では運動野の Betz 細胞のさまざまな程度の減少や，同部や基底核での Alzheimer II 型膠細胞の出現がみられる．病態機序は不明であるが，門脈血中にあって肝臓で処理されるべきある種の物質が神経障害性に働くことによるのであろう．関与する物質としては，アンモニア，アミノ酸，GABA などの神経伝達物質，メルカプタン，極短鎖脂肪酸などが考えられている．

2) 症候と徴候[5]

発症前に肝性脳症のエピソードがあることもないこともある．初発症状は下肢の硬直感，こわばり感が多く，歩行時の下肢のふるえを訴えることもある．通常は潜在性に発症するが，まれに急速な出現をみる．主症状は痙縮であり，腱反射は亢進し，足間代や Babinski 徴候がみられる．歩行は痙性（尖足，はさみ足）で，時に失調性の要素が加わる．少なくとも初期には筋力低下・筋萎縮は目立たない．上肢に及ぶこともあるが，一般に障害は軽い．軽度の振動覚障害などがみられることがある．膀胱直腸障害はまれである．

3) 診断

30〜50 歳代で発症することが多く，男性に多い．背景としてほとんどすべての場合，肝硬変が存在する．その原因として肝レンズ核変性症やアルコール多飲が知られているが，多くのものは不明である．肝機能検査の異常の程度はさまざまであり，肝硬変の進展とともにかえって数字上では正常に近づくことがあるので，超音波検査などによる門脈-大循環系の短絡の検索が必要である．血中アンモニア濃度の測定や塩酸アンモニア負荷試験が有用な場合もある．髄液は一般に正常であるが，蛋白の増加がみられることがある．鑑別診断としてアルコール関連脊髄症，亜急性連合性脊髄変性症，central pontine myelinolysis などが挙げられる．

4) 治療

肝性脳症にならって，栄養管理（低蛋白食），便秘の防止，ラクツロースによるアンモニア吸収の抑制やネオマイシンによる腸内（細菌）アンモニア産生の抑制，分枝鎖アミノ酸（アミノレバン：150 g，分 3）の投与を行う．可能なら門脈-大循環系の短絡路の塞栓術を行う．肝レンズ核変性症の場合には，栄養管理（低銅食）やペニシラミンのようなキレート薬ないし亜鉛を投与する．

5) 予後

軽度ないし初期の例では治療にかなり反応することもあるが，生命予後は原病の重症度に規定され，対麻痺の発症後 2〜3 年で死亡する症例もある．

副腎脊髄ニューロパチー

1）病態

　副腎脊髄ニューロパチー（adrenomyeloneuropathy：AMN）は，成人発症の慢性進行性の痙性対麻痺を主徴とし，末梢神経障害を伴う遺伝性（伴性劣性）の代謝疾患である．その中枢神経病変は主に脊髄から脳幹に及ぶ錐体路にある．副腎不全の徴候を全く伴わない症例もあるが，大多数は何らかの内分泌症候や副腎機能検査の異常を有する．AMN は小児発症の脳疾患である古典型の副腎白質ジストロフィー（adrenoleukodystrophy：ALD）の最もよくみられる臨床亜型と考えられているが，ALD と AMN の同一家系内発生（Davis ら，1979）や，ALD と AMN の種々の中間型があることから，両者を包含する概念として adrenoleukomyeloneuropathy（ALMN）という名称も提唱されている（O'Neil ら，1981）．さらに，ALD/AMN/ALMN と診断される症例の中に，痙縮と運動失調を併せ持ち，脊髄小脳変性症の鑑別診断に挙がる一群のあることが注目されている．それらの症例は少なくとも2型，すなわち Friedreich 病との鑑別が問題となる脊髄主体型（Marsden ら，1982）と，Menzel 型などとの鑑別が問題になる脳幹・小脳型（土田ら，1983）に分かれる．

　AMN/ALD では飽和極長鎖脂肪酸（VLCFA）の β 酸化が障害され，したがって，それが白質や副腎皮質，血漿，赤血球などに蓄積する．この背景として X 染色体上の Xq28 に遺伝子異常が見出されている．こうした遺伝子の異常とそれに基づく代謝障害がいかなる機序で神経系の病変を引き起こすかは不明な点が多いが，大脳白質の病変は組織病理学的に次の3つのゾーンに分けられる[2]．

　第1ゾーン：髄鞘の破壊，軸索の保存および PAS 陽性・ズダン陽性のマクロファージの散在がみられる．

　第2ゾーン：炎症性・脂肪貪食性の反応を伴う髄鞘線維・脱髄線維がみられる．

　第3ゾーン：強いグリア化とオリゴデンドログリア，髄鞘，軸索の喪失がみられる．脊髄では錐体路（腰髄優位），後索と脊髄小脳路（頸髄優位）の変性が強く，髄鞘，軸索ともに脱落している．

2）症候と徴候

　20代に下肢のこわばり感，突っ張り感，歩行（駈足や階段下降）困難で発症することが多い．時に歩行時のふらつきや人格変化などの精神症状が先行することがある．主症状は痙性対麻痺で，下肢の痙縮，腱反射亢進，Babinski 徴候，痙性歩行がみられる．上肢の腱反射は正常または亢進している．下肢の筋力低下の程度はさまざまであるが，筋萎縮はみられても軽度である．温痛覚・振動感覚の障害が下肢遠位優位に対称性にみられる．時に胸髄領域にレベルを有する．膀胱直腸障害・陰萎もしばしば認められるようになるが，多くの患者は子どもを持てる．脊髄性あるいは小脳性の運動失調やけいれん，知能・精神症状がみられることもある．17例の AMN 患者中5例に小脳症状が観察されている（Aubourg ら，1992）．

3）診断

　20代前後の男性の痙性対麻痺をみた場合には，必ず疑うべきである．神経症候に先行

して，易疲労性，頭部脱毛，皮膚・粘膜の色素沈着などの内分泌症候がみられることがある．特異的診断は，血漿，培養皮膚線維芽細胞あるいは赤血球中のVLCFAレベルの異常高値を証明することであり，診断のつかない進行性の痙性対麻痺患者ではこれを行うべきである．内分泌機能検査では，尿中17-ヒドロキシコルチコステロイド（17-OHCS），17-ケトステロイド（17-KS）の低値，血中コルチゾールの低値，ACTHの高値に加え，副腎皮質刺激ホルモン（ACTH）負荷に対する尿中17-OHCS，17-KSおよび血中コルチゾールの反応は低下ないしほとんど欠如する．ただし，内分泌症候や検査異常をほとんど示さない症例も30％ほどある．

MRIでは，しばしば胸髄の萎縮が認められる（図1）．大脳（白質）の病変は40％に認められる．Gd造影を併用すれば，組織病理学的な3つのゾーンに対応する所見が得られる．MRI上の大脳病変と症候の相関はなく，無症候の場合または症候の変化がないときでも出現する．われわれは小児様性格を呈していたAMN患者で，当初はMRI上内包病変のみがみられ，後に一側の基底核から一側の前頭葉次いで対側の前頭葉へと病変が進展する症例を経験した[6]．髄液はほとんど異常を呈さない．末梢神経伝導速度は下肢で軽度または中等度の遅延を示す．針筋電図は軽度の神経原性変化を示すことが多い．SEPやABRの異常もみられる．腓腹神経生検では光顕レベルで有髄線維の減少や髄鞘の菲薄化がみられ，電顕レベルでSchwann細胞内にπ-granuleや特有の層状封入体がみられる．

4）治療

副腎不全には補充療法を行うべきであり，生命を永らえさせる効果と時に神経症候のわ

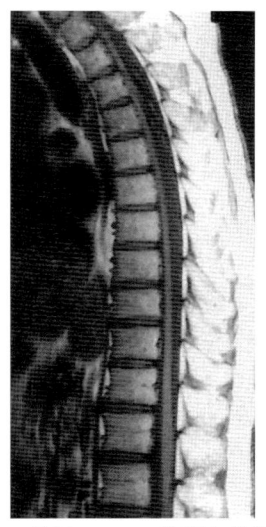

図1　胸髄MRI T1強調矢状断像
39歳，男性．AMN例．痙性歩行の発症から15年目．著明な胸髄萎縮がみられる．

ずかな改善をもたらす．しかし，現時点では特異的な治療はない．食事療法としては，VLCFA制限と「Lorenzoの油」（オレイン酸とエルカ酸）の摂取を行えば，血漿中のVLCFAの減少はみられる．進行を少し遅くする効果が期待されたが，臨床症状の改善は得られていない（Kaplanら，1993；Aubourgら，1993[3]）．血漿交換や骨髄移植（Aubourgら，1990），さらに何らかの免疫学的機序を想定してのγ-グロブリンの大量療法（Miikeら，1989）なども試みられたが，明確に有効との結論は得られていない．

5）予後

臨床経過は多彩で，急激に悪化する症例もあるが，ALDに比べ一般に進行は比較的緩徐で，10年余で車椅子になり，さらに数年で臥床状態になる．伴性劣性遺伝であるから，AMN患者の息子は発症しないが，娘は必ずヘテロ接合体（heterozygote）になる．そのうち15％の症例で何らかの神経症候を呈す

るようになる．AMNの症状に似るが，発症は遅く（平均37歳），軽度である．いずれにしても遺伝相談やリスクを持った家族の検査が必要である．

遺伝性代謝性疾患

　多かれ少なかれ脊髄を含む中枢神経系を侵す多数の遺伝性代謝性疾患が知られているが，大多数は先天的または乳幼児期に発症し，小児期後期や成人などになって発症するのは例外的である．したがって，これらの疾患についての詳細は小児神経学の教科書を参照していただきたい[4,13]．しかし，最近では思春期後期～成年期に発症するものも知られるようになった．その代表的なものについて略述する．以下に挙げた疾患はglycosaminoglycanosis（かつてのムコ多糖症：MPS）Ⅱ型（Hunter症候群）を除き，すべて常染色体劣性遺伝様式を示す．なお，肝レンズ核変性症については「肝性脊髄症」の項，副腎脊髄ニューロパチーについては前項を参照していただきたい．

1）異染性白質ジストロフィー

　大多数は幼児型であるが，まれに若年-成人期の発症もみられる．運動失調，知能障害，人格変化，歩行障害，強い末梢神経障害（腱反射消失）が認められ，徐々に進行する．Adamsら[1]は，30歳の男性で，10年前から不注意やミスで学業や仕事がうまくいかず，診断時に下肢の腱反射の消失とBabinski徴候が認められた症例を紹介している．リソソーム酵素の一つであるアリルスルファターゼAの欠損により，スルファチドが蓄積し，主として脱髄が進行する．白血球，培養皮膚線維芽細胞などについて，アリルスルファターゼA活性を測定する．腓腹神経生検で脱髄と異染性脂質が証明される．成人例では明らかな末梢神経症状がみられないことがあるので，筋電図検査や生検を行う．

2）Krabbe病（グロボイド細胞白質ジストロフィー）

　大多数は乳児期に発症するが，幼児期以降に発症し，進行の遅い症例がある．痙性四肢麻痺（非対称性のことあり）と視神経萎縮を呈する．末梢神経障害により腱反射の低下が加わる．知能・精神症状はないこともあり，CTやMRI上の病変も限られている．乳児型では脳脊髄液蛋白の上昇がみられるが，成人例では正常のことがある．リソソーム酵素の一つであるガラクトセレブロシド-β-ガラクトシダーゼの欠損により，ガラクトセレブロシド分解が障害され，高度の脱髄が進行する．確定診断にはガラクトセレブロシド-β-ガラクトシダーゼ活性を測定するが，乳児期ほど低下しない．神経伝導速度も正常・低下ともあり得る．

3）神経系セロイドリポフシノーシス（晩発型＝Kufs型）

　乳児型，幼児型，若年型のほかに成人発症のKufs型が知られている．10～20代に精神症状などで発症し，他の型より進行が遅い．小児の諸型とは，視力障害が前景に立たず，運動症状優位である点で異なる．運動失調，痙縮，筋強剛，舞踏アテトーゼ運動が単独または組み合わさって出現する．ミオクローヌスやけいれんもしばしばみられ，後期にはデメンチアも出現する．酵素欠損は不明である．

神経細胞内の蓄積物（封入体）は主としてオスミウム好性の顆粒である．最終的な診断は大脳皮質の病理学的検索を待たねばならないが，尿沈渣中のドリコールの測定が示唆を与えてくれるかもしれない．

4） GM$_2$-ガングリオシドーシス

乳児期に発症する Tay-Sachs 病（ユダヤ人に多い）や Sandhoff 病のほかに，若年-成人型が知られている．ことに日本人例の報告が目立つ．運動失調，ミオクローヌス，視力障害，知能障害・精神障害，けいれんなどが出現し，徐々に進行，歩行困難からデメンチア・臥床状態になる場合がある．認識能が保たれた症例の報告もある．Adams ら[1]は進行性脊髄性筋萎縮症の型を示した何人かの成人例を経験したと述べている．β-ヘキソサミニダーゼ A あるいは A と B 両方の異常が認められることから，β-ヘキソサミニダーゼ A の異常により GM$_2$-ガングリオシドの分解障害が生じ，きわめて緩徐に神経細胞内に蓄積することで発症すると考えられる．現在，出生前診断が可能である．例外的に酵素活性が正常のものがあり，酵素が作用する際に必須とされるアクチベータ蛋白の欠損によるとされる．診断上，cherry-red spot の存在が重要であるが，成人例では全例にみられるわけではない．CT や MRI では大脳・小脳の萎縮がみられる．

5） Leigh 病
（亜急性壊死性脳脊髄症）

この疾患には重度の乳酸アシドーシス，精神運動遅滞，早期の死亡という新生児型から，もっと慢性的で緩徐進行性で晩発性の型まである．運動失調，錐体路徴候，視神経萎縮，デメンチアなどがみられる．ピルビン酸代謝に異常があると考えられており，チトクロム c 酸化酵素（cytochrome c oxidase）やアデノシン三リン酸分解酵素（ATPase）の欠損が証明された症例がある．血中と髄液中の乳酸の上昇がみられる．MRI によって視床や脳幹の病変が認められる．

6） Gaucher 病

通常（定義上），成人型（I 型）では神経症候を認めない．神経症候を有する成人例の報告があり，その症状は II 型，III 型と共通する．Miller ら（1973）の症例は黒人の 2 姉妹で，妹は 26 歳時に「機械的」理由でなされた脾摘によって診断され，3 年後にけいれんを発症した．41 歳時の診断では，共同注視不全，前庭眼球反射異常，四肢の固有感覚低下，固定姿勢保持困難（asterixis），不安定歩行が認められている．このほか，ミオクロニーてんかん（myoclonic epilepsy）の病像を呈した症例や精神症状をきたした症例がある．β-グルコシダーゼの欠損によりグルコセレブロシドが全身に蓄積する．診断は白血球，培養皮膚線維芽細胞を用いての β-グルコシダーゼ活性の測定でなされる．血清酸ホスファターゼの上昇や骨髄中の Gaucher 細胞（径 20〜100 μm の組織球で，細胞質内のシワシワにした紙様の線状物質と 1〜2 個の偏在する核がみられる）の証明も有用である．

7） Niemann-Pick 病

乳児型（A 型），内臓型（B 型），小児型（C 型）がよく知られている．まれに成人発症例があり，デメンチア，筋強剛，舞踏アテトーゼ運動，運動失調などを呈する．スフィンゴミエリナーゼの欠損によりスフィンゴミエリ

ンが全身に蓄積する．診断は白血球，培養皮膚線維芽細胞を用いてのスフィンゴミエリナーゼ活性の測定でなされるが，小児〜成人発症例の多くでは酵素欠損が証明されず，スフィンゴミエリンやコレステロールの蓄積が認められる．白血球中や骨髄中のNiemann-Pick細胞（脂肪泡沫細胞）の証明でスクリーニングし得る．

8) Glycosaminoglycanosis（かつてのムコ多糖症：MPS）

12型に分類されている．Ⅱ型（Hunter症候群）には幅があり，軽症例（ⅡB型）が存在する．この型では，一般症候としての特有の顔貌（ガーゴイリズム），関節の伸展制限，皮膚の肥厚，肝脾腫，鼠径ヘルニア，難聴などがみられ，神経症候として錐体路徴候がみられる．知能は正常か障害があっても軽度である．Iduronate sulfataseの欠損により，デルマタン硫酸およびヘパラン硫酸の組織への異常蓄積，尿中への過排泄がみられる．遺伝様式は性染色体劣性である．

9) フコシドーシスⅡ型

Ⅰ型（乳児型）に比べて発症は遅く，経過も緩徐であり，小児後期，思春期，さらに成人期まで生存することがある．精神運動発達遅滞，特有の顔貌（ガーゴイリズム）や骨格の変形，角化血管腫などがみられるが，角膜混濁や肝脾腫はみられない．リソソーム酵素の一つであるα-フコシダーゼの欠損により，皮膚，結膜，直腸粘膜を含む各臓器にフコース含有オリゴ糖および糖脂質が蓄積する．診断は白血球，皮膚線維芽細胞でのα-フコシダーゼ活性の測定と尿中オリゴ糖でのフコースの増量の証明でなされる．

本論文は下記の掲載論文を一部修正して作成した．
福武敏夫：脊髄代謝性疾患．伊藤達雄，服部孝道，山浦 晶（編）：臨床脊椎脊髄医学．三輪書店，1996, pp 479-488

■文　献

1) Adams RD, Victor M：Principle of neurology, 5th ed. McGraw-Hill, New York, 1993, pp 799-867
2) Allen IV, Kirk J：Demyelinating diseases. Adams JH, Duchen LD (eds)：Greenfield's neuropathology, 5th ed. Edward Arnold, London, 1992, p 498
3) Aubourg P, Adamsbaum C, Lavallard-Rousseau MC, et al：A two-year trial of oleic and erucic acids ("Lorenzo's oil") as treatment for adrenomyeloneuropathy. N Engl J Med **329**：745-752, 1993
4) Evans OB, Parker CC, Haas RH, et al：Inborn errors of metabolism of the nervous system. Bradley WG, Daroff RB, Fenichel GM, et al (eds)：Neurology in clinical practice. Butterworth-Heinemann, Boston, 1991, p 1269
5) 福田真二，平山惠造：肝性脊髄症（Hepatic myelopathy）．神経進歩 **18**：563, 1974
6) 福武敏夫，榊原隆次，片山 薫，他：Adrenomyeloneuropathyにおける MRI での線条体病変．脳神経 **43**：685-690, 1991
7) Gautier-Smith PC：Lhermitte's sign in subacute combined degeneration of the cord. J Neurol Neurosurg Psychiatry **36**：861-863, 1973
8) Griffin JW, Goren E, Schaumburg H, et al：Adrenomyelo-neuropathy：a probable variant of adrenoleukodystrophy. Ⅰ. Clinical endcrinological aspects. Neurology **27**：1107-1113, 1977
9) 稲田雅美：ビタミンEと神経機能．神経内科 **26**：252-256, 1987
10) 岩淵 潔，柳下三郎，伊藤洋二，他：痙性対麻痺を呈した酒精中毒による小脳・脊髄変性症の一剖検例—とくに小脳皮質病変の特異性と症状特性について．脳神経 **42**：489-496, 1990
11) 国分裕司，高須俊明：アルコール性痙縮（ミエロパチー）の治療．神経治療 **4**：263, 1987
12) Lindenbaum J, Healton EB, Savage DG, et al：Neuropsychiatric disorders caused by cobalamin deficiency in the absence of anemia or macrocytosis. N Engl J Med **318**：1720-1728, 1988
13) 岡田伸太郎，水谷直樹：先天代謝異常（神経代謝疾患）．渡辺一功（編）：小児神経疾患診療ハンドブック．南江堂，1988, p 307
14) Pant SS, Rebeiz JJ, Richardson EP：Spastic paraparesis following portacaval shunts. Neurology **18**：134, 1968
15) 篠遠 仁，風早靖子，山田達夫，他：亜急性連合

性脊髄変性症：特に末梢神経障害について．臨床神経 **25**：320-326，1985

16) So YT, Simon RP：Deficiency diseases of the nervous system. Bradley WG, Daroff RB, Fenichel GM, et al (eds)：Neurology in clinical practice. Butterworth-Heinemann, Boston, 1991, pp 1172-1173

17) Victor M, Adams RD, Collins GH：The Wernicke-Korsakoff syndrome and related neurologic disorders due to alcoholism and malnutrition, 2nd ed. FA Davis, Philadelphia, 1989, p 126

18) 横田隆徳：家族性ビタミンE欠乏症．神経内科 **26**：245-251，1987

19) Zieve L, Mendelson DF. Goepfefert M：Shunt encephalomyelopathy. Ann Intern Med **53**：53, 1960

2. 脊椎疾患とビタミン B₁₂ 欠乏症

　ビタミン B₁₂ 欠乏症は，脳症（認知障害）や末梢神経障害をきたすほかに，亜急性連合性脊髄変性症をきたすことはよく知られている．高齢者の両手先のしびれや歩行障害などでは原因として頸椎症などの脊椎疾患がまず浮かぶが，脊椎疾患がある場合でもビタミン B₁₂ 欠乏症を想起すべきときがある．3つの症例を通して，脊椎脊髄疾患の鑑別診断としてどのようなときにビタミン B₁₂ 欠乏症を想起すべきかについて解説する．

症例提示

症例1

　患者：71歳，女性．
　既往歴：50代に子宮筋腫手術．56歳時に交通事故でむち打ち損傷．半年前に発作性の発汗過多（一過性）．
　現病歴：X年3月初めの朝，目覚めたときから両手指〜手掌にかけてピリピリするしびれが出現した．次第に書字やボタンはめなどがしにくくなり，平らなところを歩いても凹凸がある感じになった．しばらくして近くの内科医にかかったところ「ビタミン不足かな」といわれ，ビタミン B₁₂ を処方された．しかし，改善がなく，足底もピリピリしてきたため，発症1カ月後に当科を受診した．

　神経学的所見
・意識は清明である．協力的であり，知能・精神状態に異常はない．
・脳神経に異常はない．
・四肢筋力，筋緊張は正常で，筋萎縮はない．
・腱反射は上肢で低下，下肢で正常範囲である．Hoffmann 徴候は両側で陽性である．
・痛覚は異常がないが，母指探し試験は軽度に異常である．
・歩行は正常で，Romberg 徴候は陰性である．

　印象：両手のしびれがあり，Hoffmann 徴候が両側で陽性であったので，頸椎病変の可能性をまず考えた．頸椎単純X線を撮ったところ，C2〜C5 椎体にかけて断続的に後縦靱帯骨化症（OPLL）が認められた（**図 1a**）．一般血液尿検査を提出し，2週後の頸椎 MRI を予約した．

　一般血液・尿検査：尿蛋白（−），尿糖（−）．血算：白血球数 6,100/μl，赤血球数 330万/μl，Hb 12.2 g/dl，平均赤血球容積（MCV）109.1 fl，血小板 36.9万/μl．グリコヘモグロビン（HbA1c）5.0%．

　頸椎 MRI：矢状断像において，C2〜C5 にかけて，断続的に OPLL と椎間板突出により，脊髄が軽度圧迫されており，C3/C4 での圧迫・脊髄変形が最も強い．C2〜C5 の髄内後方に縦長の高信号域がみられる．水平断像ではC2〜C5にかけて楔状束に当たる部位が「ハの字」状に高信号を呈している（**図 1b, c**）．

　経過：OPLL があり，圧迫もみられるが，後索（楔状束）の所見はビタミン B₁₂ 欠乏症や最近注目されている銅欠乏症を除外しておく必要があると思われた．血液検査でも軽度ながら大球性貧血がみられ，ビタミン B₁₂ 欠乏

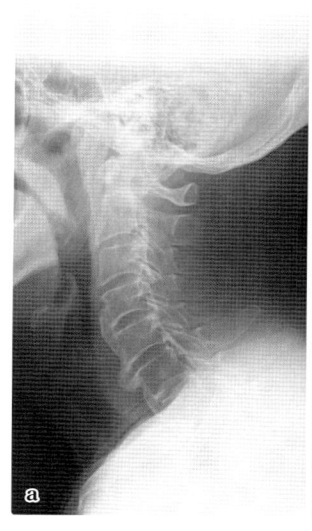

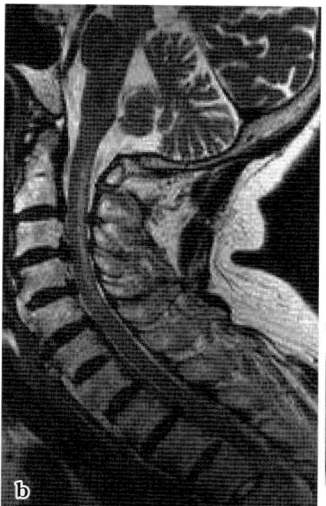

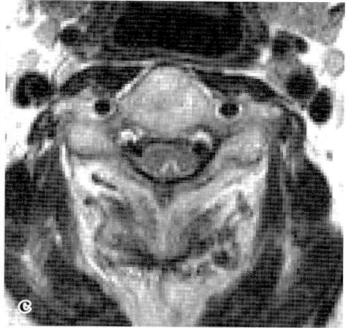

図1 症例1の画像所見
a：頸椎単純X線側面像（中間位）．C2〜C5椎体にかけて断続的にOPLLがみられる．
b：MRI T2強調矢状断像．髄内後方に縦長の高信号域がみられる．
c：MRI T2強調水平断像（C3レベル）．楔状束に当たる部位が「ハの字」状に高信号を呈している．

の可能性が示唆された．追加の検査では，銅，セルロプラスミン，葉酸は正常であったが，ビタミンB_{12}は117 pg/mlと低下し，抗内因子抗体が陽性，抗胃壁抗体も20倍と陽性であった．ビタミンB_{12}の静注と経口による補充を行い，2カ月後には血液検査所見は正常化し，3カ月後くらいから臨床症状も緩徐に改善していったが，8カ月後にもしびれは30%くらい残存した．4カ月後のMRIでは後索の高信号域は薄れ，「ハの字」は認められなくなった．

小括：両上肢のしびれで急性発症し，亜急性に足底の異常感覚・しびれが進行した症例において，頸椎OPLLとビタミンB_{12}欠乏（MRI上の後索病変）が判明し，ビタミンB_{12}補充療法により，しびれと画像所見の改善傾向がみられた．ビタミンB_{12}欠乏症の原因は自己免疫性と考えられた．

症例2

患者：67歳，女性．

既往歴：15年前に胃切除手術．1年前からふるえと軽度の歩行障害があり，parkinsonismとしてドーパ合剤1錠とアルマール®（アロチノロール）2錠を服用中．

現病歴：X年1月にはスムーズな独歩が可能であった．2月10日頃から比較的急に歩行障害が悪化し，特に最初の1歩が出なくなり，近医を受診したところ，神経筋疾患を疑われて当科に紹介され，3月6日に受診した．

神経学的所見

・意識清明で協力的である．
・脳神経に異常はない．Myerson徴候はみられない．
・腰曲がりがあり，椅子からの立ち上がりがゆっくりで困難である．
・四肢に左優位に軽度の筋強剛が認められる．

- 腱反射は全体にやや低下している．
- 感覚障害はない．
- 振戦やその他の不随意運動はみられない．
- 車椅子で入室し，歩行は診察していない．

印象：parkinsonism，おそらく Parkinson 病がもともとある患者と思われた．比較的急に神経症候が悪化する機序として，何らかの理由で抗 Parkinson 病薬の効果が減弱したか（実際に怠薬以外にも，便秘による吸収不全やビタミン B_6 服用による効果減弱などが知られている），新たに脳あるいは脊髄脊椎の疾患を合併したか，何らかの全身疾患が存在するのかが考えられた．問診から，本症例では第 1 の機序はないと思われたので，第 2 の機序を考え，頭部 CT と脊椎 X 線を撮った．頭部 CT では異常がなく，脊椎 X 線でも骨粗鬆症と腰椎部での軽度の側弯が認められるのみであった．胃切除歴があるため，ビタミン B_{12} を含む血液・尿検査を施行した．

経過：ビタミン B_{12} は 50 pg/ml 以下と低下していたので，静注と経口でビタミン B_{12} 補充を開始した．その後，一時的に足底にジンジンする感覚が出現したが，それも薄れた．1 カ月後にはビタミン B_{12} は正常化し，2 カ月後には「力が出てきた」といい，歩行も元どおりにできるようになった．その後，抗 Parkinson 病薬を漸増し，歩行や動作の改善がみられた．頸椎 MRI 撮像や抗内因子抗体測定などはしていない．

小括：Parkinson 病の経過中に，比較的急速に歩行障害が悪化し，その原因として胃切除後のビタミン B_{12} 欠乏症が考えられた症例である．脊椎病変も否定しきれなかったため X 線検査を行ったが，骨粗鬆症と腰椎の側弯のみであり，悪化の原因といえなかった．

症例 3

患者：61 歳，男性．

既往歴：10 年来の糖尿病があり，近医にて食事療法の指導のみを受けていた．

現病歴：1 カ月前から両足のしびれ（触覚鈍麻），次いで両手先の同様のしびれが出現し，数日前から右側頭部痛も出現してきたので，当科を受診した．肥満あり．

初診時神経学的所見

- 意識清明で協力的である．
- 側頭動脈の圧痛や肥厚はない．肩こりが認められる．
- 脳神経に異常はない．
- 四肢筋力，筋緊張は正常である．
- 腱反射は全般的に低下している．
- 四肢遠位に軽度の痛覚鈍麻がみられる．

印象：糖尿病歴から判断して糖尿病性多発ニューロパチーを第一に疑った．神経伝導検査を予定したほか，頸椎症の除外のための頸椎 X 線検査と，糖尿病評価と側頭動脈炎除外などのための一般血液・尿検査をした．

検査結果：神経伝導検査では腓腹神経に軽度の軸索障害がみられたのみで，他の神経には異常がみられなかった．頸椎 X 線検査では C5/C6 椎間板腔狭小がみられた．

尿蛋白（－），尿糖（4＋）．血算：白血球数 5,100/μl，赤血球数 287 万/μl，Hb 13.2 g/dl，MCV 125.4 fl，血小板 17.1 万/μl．血沈 15 mm/h．グリコヘモグロビン（HbA1c）6.8％．

経過：前記の結果が判明したため，ビタミン B_{12} 測定を追加したところ，50 pg/ml 以下と低下していた．その後，抗内因子抗体は陰性であったが，抗胃壁抗体は 20 倍と陽性であった．頸椎 MRI 水平断像にて後索病変が認められた（図 2）．消化器内科の検査で，びらん性・萎縮性胃炎と *Helicobacter pylori* 陽性が認められた．*Helicobacter pylori* 対策と

3. 脊髄代謝性疾患

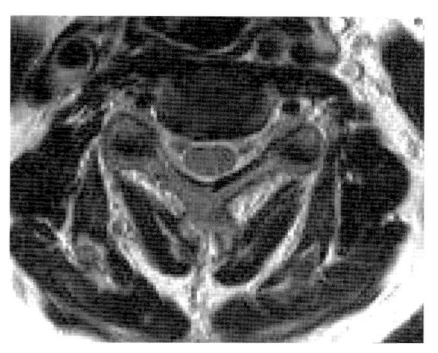

図2 症例3の画像所見
MRI T2強調水平断像（C3レベル）. 楔状束に当たる部位が「ハの字」状に淡く高信号を呈している.

表1 ビタミンB₁₂欠乏の原因

1. 摂取不足
   極端な菜食主義
2. 吸収不全
   a. 抗内因子抗体, 抗胃壁抗体陽性
   b. 胃・回腸手術後
   c. 胃癌
   d. 萎縮性胃炎
   e. *Helicobacter pylori* 感染（議論あり）
   f. 腸内細菌増殖（小腸憩室など）
   g. Crohn病
   h. 膵機能不全
3. 薬物
   H₂ブロッカー, プロトンポンプ抑制薬, コルヒチン, ネオマイシンなど
4. 先天性
   トランスコバラミンⅡ欠損, 内因子欠損

表2 提示症例の臨床像

	症例1	症例2	症例3
年齢・性	71歳・女性	67歳・女性	61歳・男性
初発症状	両手先のしびれ	歩行障害の悪化	両足先のしびれ
経過	亜急性	亜急性	亜急性
第一印象	頸椎病変	Parkinson病の悪化	糖尿病性多発ニューロパチー
MCV（RBC）	109	98	125
胃切除	なし	＋	なし
抗体	胃壁＋, 内因子＋	／	胃壁＋, 内因子－
頸椎MRI	後索病変	／	後索病変
合併症	OPLL	Parkinson病	糖尿病

ともに, ビタミンB₁₂の静注と経口による補充を行ったが, 近医への紹介後に治療が中断し, 4カ月後の電話調査ではしびれの改善はみられなかった.

小括：10年来の糖尿病（食事療法のみ）の経過中に出現した足先, 次いで手先のしびれの精査で, 大球性（巨赤芽球性）貧血とビタミンB₁₂欠乏症が判明した症例である. 欠乏の原因としては, 抗胃壁抗体と *Helicobacter pylori* 感染が判明した.

考察

ビタミンB₁₂は極端な菜食主義者でないかぎり, 普通の食事で摂取不足になることはない. 原因の多くは吸収障害である（**表1**）. 血清ビタミンB₁₂が100 pg/m*l* 以下なら欠乏していると考えられ, 400 pg/m*l* 以上なら欠乏していないと判断する. 100〜400 pg/m*l* の範囲では, 血清ホモシステインが上昇していれば組織中のビタミンB₁₂が欠乏していると考える. 250 pg/m*l* 以下なら強く疑われる.

今回の3症例の臨床像を**表2**に示す. 症例1と3は四肢遠位の異常感覚, 症例2は歩行

障害(後に下肢遠位の異常感覚)を亜急性に呈し,ビタミンB_{12}欠乏症が判明した.3症例とも診断にとって紛らわしい合併症(OPLL, Parkinson病,糖尿病)を有していた.早期発見と適切な治療(非経口的ビタミンB_{12}補充)により治癒を望めるこの病態を正しく診断するためのポイントは,①亜急性の発症に着眼すること,②胃切除歴を見逃さないこと,③赤血球の大きさ(MCV)に注意すること,④合併症や他の疾患で説明できるかよく検討することである.大球性(巨赤芽球性)貧血を伴うことが多いが,伴わないことも25%くらいある.

治療はビタミンB_{12}の補充であり,非経口的(筋注ないし静注で)に行う.当初,ビタミンB_{12} 500〜1,000μgを連日または隔日で2週間投与し,その後,週1回を4週,月1回を適宜続ける.病態によっては生涯続けるほうがよいが,高用量(1,500μg/日)の経口で代用できることもある.

本論文は下記の掲載論文を一部修正して作成した.
福武敏夫:脊椎疾患とビタミンB_{12}欠乏症.脊椎脊髄ジャーナル 20:163-166, 2002

■文 献
1) 佐々木良元,葛原茂樹:ビタミンB_{12}欠乏性神経障害.神経症候群Ⅳ.別冊日本臨牀 領域別症候群シリーズ (29):95-97, 2000

3. 副腎脊髄ニューロパチーにおけるMRIでの線条体病変

　副腎脊髄ニューロパチー（adrenomyeloneuropathy：AMN）は，成人発症の慢性進行性の痙性対麻痺を主徴とし，末梢神経障害を伴う遺伝性の代謝疾患であり，その中枢病変は主に脊髄から脳幹に及ぶ錐体路にある[7,19]. AMN は小児発症の脳疾患である副腎白質ジストロフィー（adrenoleukodystrophy：ALD）の臨床的亜型という考えがあるが，ALD と AMN の同一家系内発生[10]や，ALD と AMN の種々の中間型があることから，両者を包含する adrenoleukomyeloneuropathy（ALMN）なる疾患概念も提唱されている[15]. AMN の剖検例[8,11]や MRI 施行例[9,12,20,21]において大脳（特に白質）の病変が認められるようになり，あらためて ALD-AMN の関連が注目されてきている．筆者らは典型的な AMN の症例において経時的に脳 MRI を施行し，最初にみられた両側の内包病変に加え，対麻痺の進行以外に症候の変化を伴わずに，灰白質である右線条体に異常所見の出現を認めた．AMN-ALD の病変の広がりを考えるうえで示唆に富む症例と思われるので，若干の考察を加え報告する．

症例提示

症例1

　患者：37歳，男性．
　主訴：歩行障害．
　既往歴：12歳から頭部脱毛，25歳から痙性歩行と陰萎が進行した．
　現病歴：X 年 6 月 4 日（33歳時）に千葉大学神経内科に第 1 回目の入院をした．
　家族歴：両親は近親婚でなく，家族は同症者がいない．29歳時に結婚し，1児を儲けている．

(1) 第1回入院時現症

　一般身体所見：身長 175 cm，体重 76 kg．血圧 110/70 mmHg．脈拍 76/分，整．頭部のびまん性の脱毛を認めるが，恥毛・腋毛および皮膚は正常で，その他の一般内科所見に異常はない．

　神経学的所見：知能は正常であるが，性格は小児様である．脳神経に異常はない．四肢体幹の筋萎縮はないが，下肢で痙性と筋力低下（MMT 3〜4/5 程度）を認める．腱反射は上肢で正常，下肢で亢進し，Babinski 徴候は両側陽性である．知覚系では両下肢遠位優位に表在感覚・振動感覚の低下を認めるが，深部感覚・識別感覚は保たれている．協調運動は正常である．自律神経系では，陰萎（勃起はないが，射精は可能）・尿失禁を認める．

　入院時検査所見：血算，肝・腎機能は正常．総コレステロール 225 mg/dl，中性脂肪 218 mg/dl．抗 HTLV-I 抗体陰性．血中 ACTH 85 pg/ml，尿中 17-KS 2.0 mg/日，尿中 17-OHCS 3.1 mg/日，rapid ACTH test においてコルチゾール（cortisol）値は前 9.7，頂値 13.3 μg/dl（30分）と低反応であった．血漿極長鎖脂肪酸は $C_{24:0}/C_{22:0}$ 1.649，$C_{25:0}/C_{22:0}$ 0.062，$C_{28:0}/C_{22:0}$ 0.045 と高値を認めた．脳脊髄液は細胞数 2/μl，蛋白 33 mg/dl，

第3章　脊髄脊椎疾患

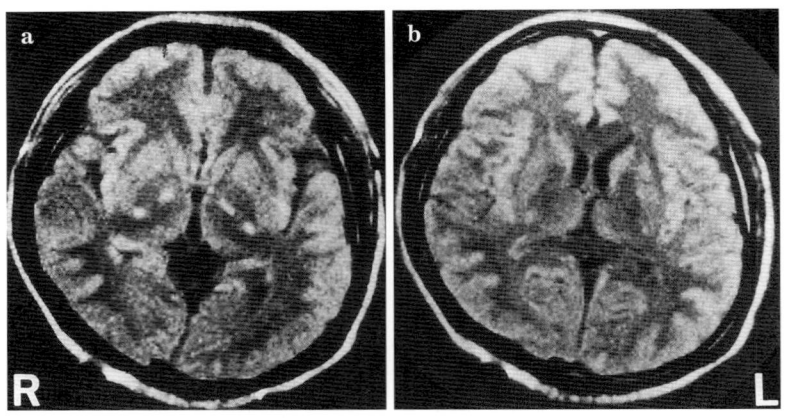

図1　34歳時の頭部MRIプロトン強調水平断像
両側内包の膝部と後脚に限局する病変がみられる．

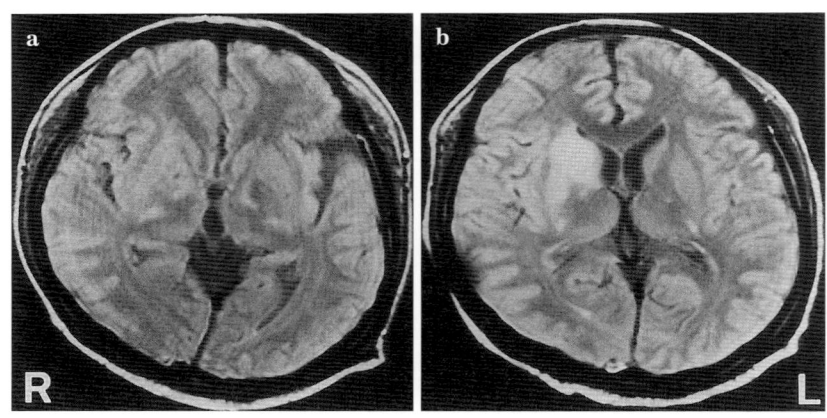

図2　図1から2年後の頭部MRIプロトン強調水平断像
以前の病変に加え，右線条体（尾状核頭部と被殻）に病変がみられる．

糖 65 mg/dl であった．

末梢神経伝導速度（M は運動神経，S は知覚神経で，単位は m/s．[ ] 内は終末潜時で，単位は ms）：右正中神経 M50.3 [4.2]，S52.2．左正中神経 M49.3 [4.4]，S51.4．右尺骨神経 M47.7 [2.6]，S50.4．左尺骨神経 M42.1 [2.9]，S44.6．右脛骨神経 M は誘発できない．左脛骨神経 M35.7．右腓骨神経 M34.1．左腓骨神経 M33.2．右腓腹神経 S44.8．左腓腹神経 S41.9．

聴性脳幹誘発電位，短潜時体性感覚誘発電位（正中神経），**視覚誘発電位**：正常．

脳波：正常．

腓腹神経生検：有髄線維の軽度減少と髄鞘の菲薄化を認めた．

(2) 経過

X年6月25日に退院し，外来通院していた．X+3年，徐々に独歩が困難となったので，杖歩行訓練の目的で第2回目の入院をした．この3カ月間，痙性対麻痺の進行以外に発作・卒中症状や新たな症候の出現はなく，また症候の左右差も認められなかった．その後も下肢筋力低下と歩行障害は進行し，X+5年は家の中では数歩は歩けるものの，外出はほとんどせず，外来受診時には車椅子（自力運転）に依存している状態である．知能は変化が認められず，他の神経症候も変化がな

3. 脊髄代謝性疾患

い．治療としては，第2回目の入院以降，長鎖脂肪酸含有量の多い食物の制限とオリーブ油の利用などの食事療法を続けている．

(3) 神経放射線学的検討

本症例において4年間に経時的に4回（X+1年4月18日，X+3年5月22日，X+3年12月7日，X+5年3月26日）の脳MRIを施行し，ほぼ同時期に施行したCTと併せ，その変化を検討した．

第1回（図1）：MRI（旭化成社製MKJ, 0.5 tesla, SE 2,000/40）．水平断像．両側内包の膝部と後脚に高信号域を認めた．図2に示した範囲外では，皮質下白質，大脳脚，橋底部は変化がなかった．同時期のCTでは著変を認めなかった．

第2回（図2）：MRI（東芝社製MRT-50A, 0.5 tesla, SE 2,000/30）．水平断像．前述の両側内包の病変に加え，右尾状核を中心とし，内包前脚・被殻に及ぶ腫脹を伴う高信号域がみられた．高信号域の範囲は図2bより1スライス上の尾状核・放線冠にまで及んでいた．同時期の単純CTではMRIでの異常に対応する部位に腫脹の存在が疑われ，造影CTではその中心部に軽度の増強効果が認められた．

第3回：MRI水平断像では，前回みられた右線条体の高信号域は存続し，腫脹の消失が認められた．

第4回：MRI冠状断像では，右放線冠から内包にかけての白質に境界鮮明な高信号域が認められた．右尾状核は対側とほぼ同じ信号強度となり，萎縮し，側脳室の拡大が認められた．体動のため，同一条件（プロトン密度強調）での水平断像は得られなかったが，T2強調像では3スライス（1スライス10 mm）にわたって右放線冠から内包にかけての白質に境界鮮明な高信号域が認められた．

考　察

本症例は，成人発症の痙性対麻痺を主徴とし，末梢神経障害，陰萎・排尿障害を伴い，副腎機能の低下，血中極長鎖脂肪酸の高値を認めたことから，遺伝歴は明らかではないものの，AMNと診断できる[7,19]．従来のAMNの報告例と比べて本症例で注目される点は，第1にMRIおよびCTで脳病変が確認されたこと，第2にその脳病変が白質（内包）のみならず，灰白質（線条体）にも認められたこと，第3に同病変が著明な非対称性を示したこと，第4にその出現が無症候性と考えられることである．

本症例のMRI上の線条体病変は，圧排効果（mass effect）がみられた時期には腫瘍も十分に疑われるが，経過からは否定的である．実際，一側性でmass effectを示すような症例では，かつてはしばしば腫瘍が疑われ，放射線治療がなされていた[4]．次に，病変部位が線条体内包穿通枝（外側中心枝内側枝）領域に重なることから，血管性因子がその発現に何らかの影響を与えた可能性はあるが，血管障害すなわち脳梗塞は次の諸点で否定的と考えられる．第1に，臨床的に，患者はほぼ2週ごとに受診していたにもかかわらず，問診上も診察上も上肢・顔面の運動麻痺や構音障害を認めなかった点である．Donnanら[6]の50例の線条体内包梗塞の検討でも，48例（96%）に上肢または顔面の麻痺が認められており，残り2例もそれぞれ構音障害，手の巧緻動作障害が認められている．第2に，画像上，発生後，少なくとも4年経過したMRI（図6）でみられる白質病変は上方にやや拡大し，通常の動脈支配では説明しにくい形であり，また脳梗塞同一症例のMRIの経時的検

第3章 脊髄脊椎疾患

討は少ないが，慢性期にはプロトン密度強調画像では本症例のような高信号よりも等信号を呈しやすいともいわれている[22]点である．以上から，本症例のMRI病変は，非対称性に線条体中心に出現した点でやや非定型的ではあるが，AMNの病態を示しているものと思われる．

AMNで灰白質が侵されるかどうか検討したが，AMNの脳CT所見のまとまった報告はなかった．脳MRI所見も散発的に報告されているが，まだよくまとめられていない．白質病変例が多く[9,12,20,21]，最近の自験14例の報告[16]でも，脳MRIが施行された10例中6例に錐体路の高信号域がみられ，うち1例ずつに加えて脳梁膨大部，側頭後頭葉皮質下と小脳に病変がみられたという．その他，小脳・脳幹に病変があり，脊髄小脳変性症に類似の病像を示した症例などが報告されている．本症例のような線条体病変や灰白質病変などの報告はない．病理学的検討では，錐体路，次いで脊髄後索病変が中核をなすことはよく知られている[19]．錐体路以外の大脳病変については，Gumbinasら[8]は進行例で脳の全断面で著明な自己融解，浮腫や血管のうっ血をみたとし，苅田ら[11]は淡蒼球・視床の細胞減少，gliosisを伴った有髄線維の著明な消失，および被殻のgliosisをみたと報告しているが，他の著者[5,17,19]は灰白質に特別な変化がないと述べている．

一方，ALDのCT所見としては，mass effectや造影剤増強効果がみられるとの報告があり[4,13,23]，本症例の特徴と一致する．MRIではほとんど白質病変であること，浮腫のみられる時期のあること，進行すれば全脳に及ぶことなどが知られている[13,14]．しかし，MRIにて灰白質病変を認めたとする報告もまれながらあり，Kumarら[13]はALD 40例中，視床病変を2例で，レンズ核病変を1例で認めている．このうち1例の視床病変（高信号域）は進行中期に片側にみられている．このほか，Nishioら[14]は視床病変例を，Aubourgら[2]は無症候性の両側淡蒼球病変例をそれぞれ1例報告している．後者は後に骨髄移植でMRI病変が消失した症例としても報告されている[1]が，そこでは病変は両側内包-淡蒼球-尾状核と記載されている．佐野ら[18]は線条体黒質変性症の臨床像を呈した症例において両側被殻の低信号域（long SE）を認めている．Uchiyamaら[20]は，2.0 teslaのMRI T2強調像で低信号域を示した尾状核病変例と視床，尾状核病変例の各1例を，Van der Knaapら[21]は視床外下部の軽度の病変を伴った4例を報告している．

また，ALMNを呈したとする症例において，Bewermeyerら[3]はMRI上の脳梁・側脳室三角部周辺・内包病変を報告しているが，同例は剖検時には右視床病変も認められている．さらに，畑ら[9]はsymptomatic AMN heterozygote例においてMRI上の尾状核頭部-内包病変を報告している．

以上の文献例の検討から，AMNにおいても，ALDと同様，脳病変が剖検時の病理学的検討のみならずMRIにて見出され得ること，その病変が大脳基底核などの灰白質にも，最末期のみならず比較的早期から，みられ得ることがわかる．

自験例の線条体-内包病変が非対称性に出現した点は，ALD/AMNのMRI所見としてはやや非定型的ではあるが，決して例外的な所見ではなく，病変出現の一断面を示すものと考えられる．なぜなら，灰白質病変では前述したようにKumarら[13]のALD 1例とBewermeyerら[3]のALD例（剖検）では視床病変が片側性である．また，大脳白質病変でも，Kumarら[13]の別のALD 1例にみられた頭頂後頭葉病変は著明に非対称であること，Au-

210

bourgら[2]のALDの報告例のうち2例も片側性であること，Uchiyamaら[20]のAMN例で視放線，大脳脚病変が一側性であること，Van der Knaapら[21]の6例のALD中5例の小児例の病変は対称的であったが，1例の成人例は非対称性病変を有したこと，CTでの報告ではあるが，Youngら[23]のALD症例は比較的初期に厳密に一側性の頭頂葉病変を有したとされること，末梢神経病変を伴ったことでAMNとの橋渡しの位置づけが考えられた成人発症のALD例で大脳後半部病変が著明に非対称であったことから，病初期には一側性である可能性が論じられている[4]ことなども支持的である．

ALDのMRI病変が無症候性に出現することは，Aubourgら[1]が初めて指摘したが，今後は遺伝的負荷を有する症例で経時的にMRIが施行されれば，報告が増加するだろう．また，本症例のようにMRI病変と症候の出現・変化が必ずしも対応しないこともあるので，すでに診断を得ている場合でも病態の解明にとって追跡MRIが有用と思われる．

ALDとAMNには，発症年齢や中核となる症候，末梢神経病変の有無，白質病変の分布などにかなりの相違点があるが，MRIを用いた脳病変の広がりの検討で，灰白質病変の存在，病変の著しい非対称性や症候に対応しない出現などの共通性を確認したことはこれらの疾患の病因論的位置づけを考えるうえで有意義であると思われる．

本論文は下記の掲載論文を一部修正して作成した．
福武敏夫，榊原隆次，片山　薫，中島雅士，平山惠造：AdrenomyeloneuropathyにおけるMRIでの線条体病変．脳と神経　43：685-690，1991

■文　献

1) Aubourg P, Blanche S, Jambaqué I, et al : Reversal of early neurologic and neuroradiologic manifestations of X-linked adrenoleukodystrophy by bone marrow transplantation. N Engl J Med　322：1860-1866, 1990
2) Aubourg P, Sellier N, Chaussain JL, et al : MRI detects cerebral involvement in neurologically asymptomatic patients with adrenoleukodystrophy. Neurology (Minneap)　39：1619-1621, 1989
3) Bewermeyer H, Bamborschke S, Ebhardt G, et al : MR imaging in adrenoleukomyeloneuropathy. J Comput Assist Tomogr　9：793-796, 1985
4) Bresnan MJ, Richardson EP : Case 18-1979, Case records of the Massachusetts General Hospital : Weekly clinicopathological exercises. N Engl J Med　300：1037-1048, 1979
5) Budka H, Sluga E, Heiss W-D : Spastic paraplegia with Adisson's disease : Adult variant of adrenoleukodystrophy. J Neurol　213：237-250, 1976
6) Donnan GA, Bladin PF, Berkovic SF, et al : The stroke syndrome of striatocapsular infarction. Brain　114：51-70, 1991
7) Griffin JW, Goren E, Schaumburg H, et al : Adrenomyeloneuropathy : A probable variant of adrenoleukodystrophy. Ⅰ. Clinical and endocrinologic aspects. Neurology (Minneap)　27：1107-1113, 1977
8) Gumbinas M, Liu HM, Dawson G, et al : Progressive spastic parasparesis and adrenal insufficiency. Arch Neurol　33：678-680, 1976
9) 畑　雄一，多田信平，内山真幸：副腎白質ジストロフィーの頭部MRI（会）．第17回日本神経放射線研究会抄録，1988，pp 76-77
10) 亀谷雅洋，城市貴史，宮島真之，他：同一家系内にadrenoleukodystrophyの発症がみられたadrenomyeloneuropathyの1例．神経内科　27：403-405，1987
11) 苅田典生，井上聖啓，陣内研二，他：局在する大脳病変を示したadrenomyeloneuropathy．臨床神経　29：483-487，1989
12) 小森哲夫，長嶋淑子，広瀬和彦，他：先天性白内障を伴い，MRIで内包に高信号域を示したadrenomyeloneuropathy（AMN）の1家系．臨床神経　28：532-535，1988
13) Kumar AJ, Rosenbaum AE, Naidu S, et al : Adrenoleukodystrophy : Correlating MR imaging with CT. Radiology　165：479-504, 1987
14) Nishio H, Kodama S, Tsubota T, et al : Adrenoleukodystrophy without adrenal insufficiency and its magnetic resonance imaging. J Neurol　232：265-270, 1985
15) O'Neil BP, Marmion LC, Feringa ER : The adrenoleukomyeloneuropathy complex : Ex-

pression in four generations. Neurology (Ny) **31**：151-156, 1981
16) Park HJ, Shin HY, Kang H-C, et al：Clinical and genetic aspects in twelve Korean patients with adrenomyeloneuropathy. Yonsei Med J **55**：676-682, 2014
17) Probst A, Ulrich J, Heitz PhU, et al：Adrenomyeloneuropathy；a protracted, pseudosystematic variant of adrenoleukodystrophy. Acta Neuropathol (Berl) **49**：105-115, 1980
18) 佐野元規, 横田 司, 櫛 泰典, 他：線条体黒質変性症の臨床像を呈したAdrenoleukodystrophyの2例. 臨床神経 **28**：996-1003, 1988
19) Schaumburg HH, Powers JM, Raine CS, et al：Adrenomyeloneuropathy；A probable variant of adrenoleukodystrophy. Ⅱ. General pathologic, neuropathologic, and biochemical aspects. Neurology (Minneap) **27**：1114-1119, 1977
20) Uchiyama M, Hata Y, Tada S：MR imaging of adrenoleukodystrophy. Neuroradiology **33**：25-29, 1991
21) Van der Knaap MS, Valk J：The MR spectrum of peroxisomal disorders. Neuroradiology **33**：30-37, 1991
22) 渡部恒也：脳梗塞. 日獨医報 **33**：67-80, 1989
23) Young RSK, Ramer JC, Towfighi J, et al：Adrenoleukodystrophy；unusual computed tomographic appearance. Arch Neurol **39**：782-783, 1982

4. 脊髄腫瘍性疾患

1. 脳・脊髄の髄内・髄外多発性病変例

症例提示

症例1

患者：73歳，男性．
主訴：右上下肢麻痺，左下肢麻痺．
既往歴：肺門リンパ節炎（15歳），左顔面けいれん（55歳）．後者は70歳からボツリヌス毒素の筋注にて軽快している．
現病歴：1999年9月初旬頃から，ろれつが回りにくく，左の口角から食物がこぼれるようになった．いったんこれらの自覚症状は消失したが，9月中旬から右下肢麻痺が出現した．その後，右上肢，左下肢の順に麻痺が進行したため，10月12日に千葉大学神経内科（以下，当科）に入院した．
入院時現症：一般身体所見に特に異常は認められず，頸部・腋窩・鼠径リンパ節は正常で，皮疹も認められなかった．
神経学的所見：脳神経系において，瞳孔不同（右3.0 mm，左2.0 mm），右三叉神経（第2，3枝）領域の感覚低下，左下半顔面筋の筋力低下，左軟口蓋の運動消失，嚥下・構音障害，右胸鎖乳突筋・僧帽筋の筋力低下が認められ，四肢体幹において呼吸筋麻痺，右下肢の完全麻痺，右上肢・左下肢の不全麻痺，右上肢の腱反射低下，左上肢・両下肢の腱反射亢進，右C4デルマトーム以下・左C8デルマトーム以下の全感覚低下が認められた．

検査所見：血液検査では，血液学的に異常細胞はなく，血清ACE（アンジオテンシン変換酵素），リゾチーム，β_2MG（ミクログロブリン），ANA（抗核抗体）は正常だった．各種ウイルス抗体価は単純疱疹ウイルス，帯状疱疹ウイルスのIgG抗体，IgM抗体がともに上昇していた．脳脊髄液検査では初圧120 mmH$_2$O，細胞数52/3/μl（単核球50，多核球2），蛋白55 mg/dl，糖107 mg/dlであり，培養や細胞診に異常はみられなかった．髄液ACEは正常で，オリゴクローナルIgGバンドは陰性，ミエリン塩基性蛋白は4 ng/ml以下だった．IgGインデックスは4.9（基準0.7以下）と上昇していた．皮内ツベルクリン反応は陰性だった．眼科的検査により硝子体の雪玉状混濁が認められた．

画像所見：頭部MRI T1強調像（図1a, b）では，脳梁膨大部，右中脳大脳脚，右中小脳脚，延髄，小脳半球内側に均一な造影効果のある多発性の病変が認められ，単純像でも一部が不均一な高信号域として認められた．
頭部MRI T2強調像（図1c）では，T1強調像と同様の部分に高信号域が認められ，さらに小脳橋角部，右視床，右後頭葉白質にも高信号域が認められた．境界は不鮮明で，圧排

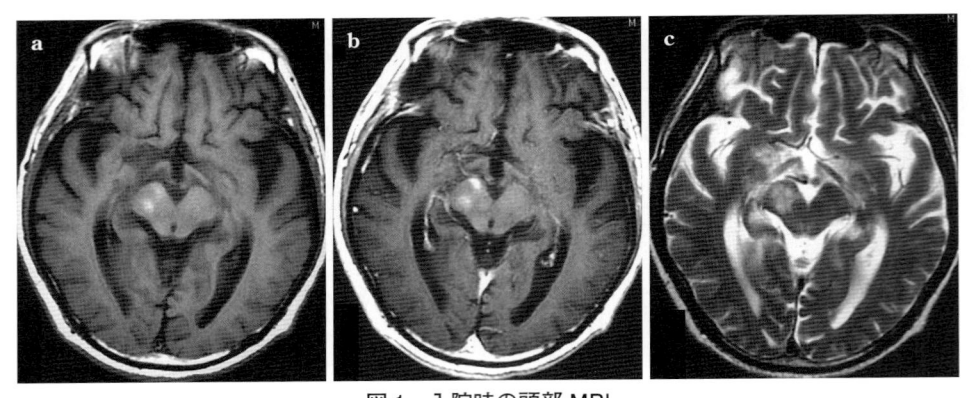

図1 入院時の頭部 MRI
a：T1強調水平断像．b：造影 T1 強調水平断像．c：T2 強調水平断像．

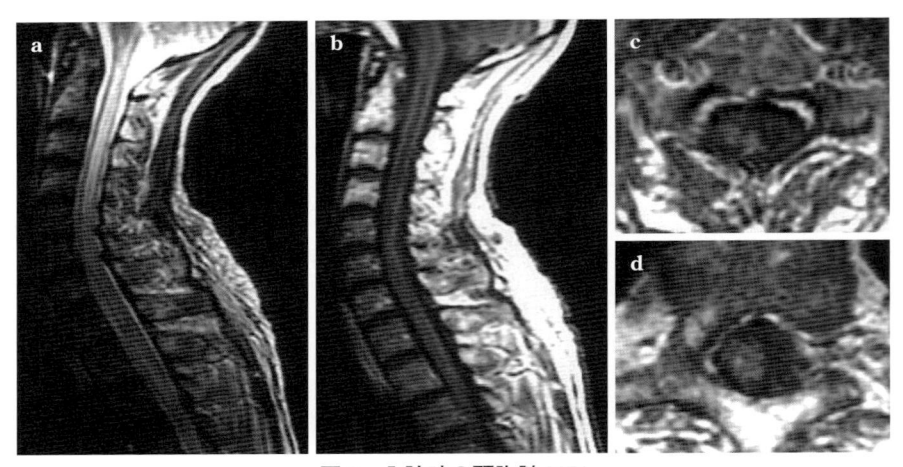

図2 入院時の頸胸髄 MRI
a：T1強調矢状断像．b：T2強調矢状断像．c：C3/C4 レベルの造影 T1 強調水平断像．
d：T2/T3 レベルの造影 T1 強調水平断像．

効果（mass effect）や周囲の浮腫はほとんどなかった．

頸胸髄 MRI（図2a，b）では，下位頸髄〜上位胸髄に腫脹がみられた．頸胸髄 MRI 造影 T1 強調像（図2c，d）では C3〜T5 レベルの主に右側に連続性に造影される髄内病変が認められた．脳内病変と同様に形状がやや不整で，mass effect や周囲の浮腫はほとんどなかった．

胸髄 MRI（図3）では，T11 レベルの右髄外に不均一な高信号の境界鮮明なダンベル状の腫瘤様病変および椎間孔の開大が認められ

た．

経過：入院3日後に三肢の麻痺は進行し，呼吸筋麻痺による呼吸不全に陥ったため，確定診断を待たずにデキサメタゾン（デカドロン®）を初期量 24 mg/日から漸減しながら 10 日間使用した．その後，症状および MRI 上の病変はいったん軽度改善を認めたが，ステロイドに反応したと断定できなかった．脳脊髄液検査では細胞数は減少がみられたが，蛋白は上昇した．入院時に単純疱疹ウイルス，帯状疱疹ウイルスの IgG 抗体，IgM 抗体が上昇していたため，アシクロビル（ゾビラック

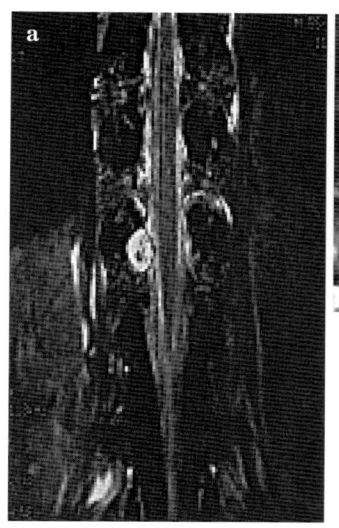

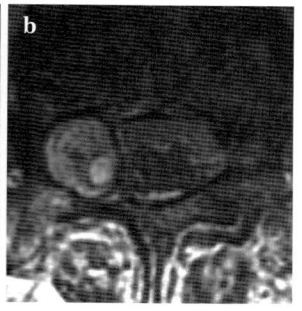

図3 入院時の胸髄 MRI
a：T2強調冠状断像.
b：T11レベルのT2強調水平断像.

ス®）の使用を開始したが，症状，病変に改善はみられなかった．比較的侵襲の少ない胸髄髄外病変の生検を施行したが，所見として，血管のフィブリノイド壊死と細胞成分のほとんどみられない非特異的な瘢痕組織を認めるのみであり，確定診断には至らなかった．これ以降，炎症性疾患（特にサルコイドーシス）または腫瘍性疾患（特に悪性リンパ腫）を想定してステロイド療法が続けられたが，病状は徐々に進行した．追跡 MRI では，病変の増大および数の増加とともに，当初みられなかった mass effect や周囲の浮腫もみられるようになった．その一方で，T1 強調像でみられた高信号域は減少し，また病変の縮小した部位もみられた．脳脊髄液検査を繰り返したところ，B 細胞系の異型大型細胞が検出され，髄液中 β_2MG も上昇（血清中は正常）していた．以上から中枢神経原発悪性リンパ腫と診断された．剖検にて大脳，中脳，小脳，橋，延髄，脊髄（C1〜C4，C7〜T6）に腫瘍細胞の浸潤を認めた．他の臓器への浸潤は認めなかった．

考察

症例1は約1カ月の経過で，多発性脳神経障害，三肢麻痺および呼吸筋麻痺が進行した73歳の男性であった．脳脊髄液検査ではリンパ球優位の細胞増多と蛋白増加が認められた．

MRI では，脳と脊髄の髄内・髄外に多発性の病変がみられた．脳と脊髄髄内の病変では均一な造影効果があり，境界が不鮮明で，mass effect や周囲の浮腫に著明なものはなかった．脳内病変の一部は T1 強調像でも一部が不均一な高信号として認められた．髄外の病変では造影効果があり，境界鮮明なダンベル状で内部不均一だった．

MRI 上で脳と脊髄の髄内・髄外に多発性病変が認められることから，腫瘍（悪性リンパ腫，転移性腫瘍，グリオーマなど），炎症性疾患（サルコイドーシス，膠原病など），脱髄性疾患（多発性硬化症など），感染性疾患（結核，真菌など）が鑑別として挙げられる．中でも各種検査からサルコイドーシスなどの炎症性肉芽腫や悪性リンパ腫が最も疑われた．

MRI上の病変は形状が不整で境界不鮮明であり，mass effect や周囲の浮腫の程度が軽い点で炎症疾患的であるが，一方，一部形状が腫瘍様で境界鮮明なところもあり，病変の大きさの割に症状が軽い点で腫瘍とも考えられ，両者の性格を持ち合わせていた．どちらの疾患も多発し，両方の性状を呈することがあり，またステロイドへの反応性も多様であることから，診断に難渋した．

中枢神経原発悪性リンパ腫は従来は非常にまれであるとされていたが，AIDS 患者の増加や画像技術などの進歩に伴い，患者数は急速に増加している[2,4]．症例1のように亜急性に多発脳神経麻痺および脊髄症をきたした症例では，中枢神経原発悪性リンパ腫を鑑別に挙げる必要がある．診断のためには生検が最も有用であり，早期に実施すべきである．今回は生検しやすい部位を選んだが，残念ながら診断に寄与できず，生検部位の選択に課題を残した．一方で，脳脊髄液検査は比較的安全に行うことができる．1回目の脳脊髄液検査で腫瘍細胞が認められるのは高々25%であるといわれている[4]ので，数回にわたり施行する必要がある．

一般に免疫正常患者における悪性リンパ腫は，MRIでは単発性であり，T1強調像で灰白質と比べ等信号〜低信号，T2強調像で浮腫を含む領域が高信号で中心が等信号または低信号，Gd造影T1強調像で均一な強い増強を示すとされている．一方，40%に多発病変がみられるとの報告もある．T1強調像での高信号も時にみられるとされる[1,5,6]．T1強調像での高信号域は通常，出血性脳梗塞や層状壊死（laminar necrosis）のように脳実質内にメトヘモグロビンが出てくる場合やメラノーマのようにメラニンが豊富に存在する場合と石灰化の初期の場合，肝機能異常や糖尿病などの代謝異常の場合，脂肪沈着がある場合や高蛋白濃度溶液が存在する場合にみられるとされている．症例1のようにT1・T2強調像ともに高信号となるのは，蛋白濃度が高いときや血腫の一時期などである．悪性リンパ腫においても，T1強調像での高信号域は，核/細胞質比が高い細胞が多数集積することによって蛋白濃度が局所的に極度に上昇することや腫瘍内・外での出血・血腫を反映していることが推察される．これらは症例1でT1強調像の高信号域が経過で減少していったことの説明にもなる．結論として，症例1のように，T1・T2強調像のいずれでも高信号となる病変の存在は，悪性リンパ腫と炎症性疾患との鑑別に有用な可能性がある．最近，一部の施設で可能になってきた[18]F-FDG PET-CT は中枢神経悪性リンパ腫の診断のみならず，治療経過の把握にも有用である[3]．

本論文は下記の掲載論文を一部修正して作成した．
石川千惠子，福武敏夫，内山智之，久保田基夫，服部孝道：脳・脊髄の髄内・髄外多発性病変症例．脊椎脊髄ジャーナル　15：779-782，2002

■文　献
1) Fine HA, Loeffler JS：Primary central nervous system lymphoma. Canellos GP, Lister TA, Sklar KL（eds）：The lymphomas. WB Saunders, Philadelphia, 1999, pp 481-494
2) Greenberg HS, Chandler WF, Sandler HM：Primary central nervous system lymphoma. Brain tumors. Oxford University Press, New York, 1999, pp 237-250
3) Maza S, Buchert R, Brenner W, et al：Brain and whole-body FDG-PET in diagnosis, treatment monitoring and long-term follow-up of primary CNS lymphoma. Radiol Oncol 40：103-110, 2013
4) Peterson K, DeAngenlis LM：Primary cerebral lymphoma. Vecht CJ（ed）：Handbook of clinical neurology. Elsevier Science, Amsterdam, 1997, pp 257-268
5) Roman-Goldstein SM, Goldman DL, Howieson J, et al：MR of primary CNS lymphoma in immunologically normal patients. AJNR Am J Neuroradiol 13：1207-1213, 1992
6) Zimmerman RA：Central nervous system lymphoma. Radiol Clin North Am 28：697-721, 1990

2. 脊髄腔内腫瘍による正常圧水頭症

症例提示

症例1

患者：60代，女性．

現病歴：数カ月で進行性の歩行障害・認知障害・排尿障害で千葉大学神経内科に入院した．

神経学的所見：発語はきわめて乏しかった．歩行はほとんど不可能であったが，少し前まで幅広の小刻み歩行をしており，いわゆる磁石様歩行に合致していた．

画像所見：MRI所見（図1）と併せ，正常圧水頭症と診断され，脳神経外科との相談前に症例カンファレンスに出された．筆者のすぐ脇にシャーカステンがあり，皆の議論中に，そこに掲げられた頸胸椎MRIを眺めていた．フィルムの最下端の見逃されそうな部位に髄外腫瘍がありそうにみえた．そこで，「これが水頭症の原因ではないか，さらに精査して脳神経外科や整形外科に相談したら」と提案した．同部に焦点を当てて腰椎MRIを撮り直すと馬尾腫瘍が明瞭に確認された（図2）．

経過：まず，整形外科にて馬尾腫瘍の摘出がなされ，術直後から，反応性や発語量，表情が改善した．四肢の自発的な運動もみられるようになった．腫瘍の病理所見は神経鞘腫であった．その後，車椅子（介助）で関連病院脳神経外科に転院し，ちょうど発症1年後に，脳室腹腔シャントがなされた．術後2カ月目の大学病院再診時には，表情が元通りにはっきりし，認知障害が全くなく，つかまり歩行が可能であった．

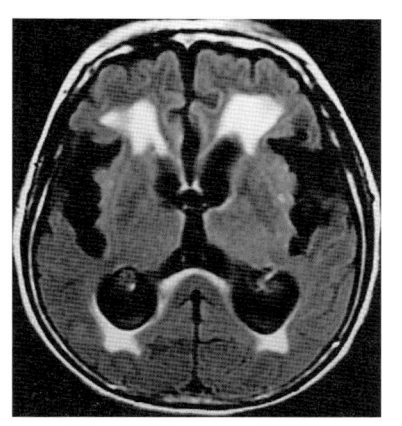

図1 頭部 MRI T2強調像
側脳室，特に後角の開大とシルビウス裂の開大，側脳室前角に優位の白質高信号がみられる．

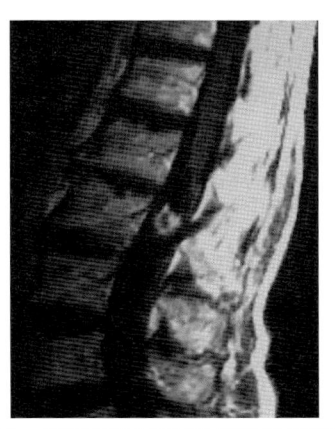

図2 腰椎造影 MRI T1強調矢状断像
L2椎体レベルの馬尾にリング状に造影される腫瘤像が認められる．

考察：1990年の論文[3]によると，脊髄腫瘍に水頭症や乳頭浮腫が続発することは1931年に初めて報告され，その時点までに66例の報告があったという．しかし，認知障害が

主訴となる症例は 1973 年に最初に報告された[2]．その時点までに 8 例だけとまれであった．その後も数例の報告[4]しかないが，看過されていると思われる．

参考までに，もう 1 例，筆者の後輩の報告例を紹介しておく[1]．無動や静止時振戦・姿勢時振戦，歯車様固縮など，典型的な parkinsonism を呈した 69 歳の女性であるが，認知障害と尿失禁は示さなかった．頭部 CT では脳室開大が認められ，脳脊髄液検査では正常圧であったが，蛋白の著明高値が認められ，脊椎 MRI では馬尾腫瘍が示された．腫瘍摘出後に parkinsonism は著明に改善した．

■文 献

1) 宗像　紳，南雲清美，丹野隆明，他：馬尾神経鞘腫にともなう正常圧水頭症に起因したパーキンソン症候群の 1 例．臨床神経　42：131-135，2002
2) Neil-Dwyer G：Tentorial block of cerebrospinal fluid associated with a lumbar neurofibroma. Case report. J Neurosurg　38：767-770, 1973
3) Nishida K, Ueda S, Matsumoto K, et al：Cauda equina neurinoma associated with normal pressure hydrocephalus—case report. Neurol Med Chir（Tokyo）　30：258-262, 1990
4) Wajima D, Ida Y, Inui T, et al：Normal pressure hydrocephalus caused by a spinal neurinoma at the cauda equina level：A case report. Neurol Med Chir（Tokyo）, 2013 Nov［Epub ahead of print］

3. 傍腫瘍性壊死性脊髄症

概念

　壊死性脊髄症（necrotizing myelopathy）は以前，壊死性脊髄炎（necrotizing myelitis/necrotic myelitis）と呼ばれていたが，病理学的に炎症が存在するとは限らないので，現在のように改称され，担癌患者にみられる場合には傍腫瘍性壊死性脊髄症（paraneoplastic necrotizing myelopathy）と呼ばれる[11,12]．傍腫瘍性神経症候群の中では最もまれな病型と考えられる．

　本症は悪性リンパ腫，肺癌，白血病などの悪性腫瘍に合併して生じ，典型的には急性または亜急性に上行する弛緩性の対麻痺を呈し，感覚障害や膀胱直腸障害を伴う．痛みを伴わないことが多いが，腰背部痛や神経根痛が先行することもある．症候の出現は腫瘍の発見に先行することもある．対麻痺発症から1～6カ月くらいの経過で，呼吸不全から死に至る．

　病理学的には，脊髄全長にわたって広範な壊死がみられ，特に胸髄で変化が強く，白質優位性が特徴的であるが，灰白質も侵される（図1）．炎症性変化，血管炎，血管閉塞像は例外的とされるが，血管周囲に中等度のリンパ球浸潤がみられた症例もある[6,8]．腫瘍に随伴すること以外の原因・機序は不明であるが，自己免疫機転[7]や単純ヘルペスウイルスとの関連が示唆される症例[6,8]の報告がある．

分類

　報告は英文のもので1992年までで32例[9]．その後の追加例も数例とまれで，原発巣による差異も明確ではなく，特に分類はされていない．古くは広義の壊死性脊髄症を本態性と血管異形成性（angiodysgenetic）に分ける考え方があった[11]．後者はいわゆるFoix-Alajouanine症候群（硬膜動静脈奇形または小血管の閉塞性硬化/閉塞性静脈炎による）に相当する．むしろ，画像検査などで転移が証明されないときには日和見感染や代謝/栄養障害，治療関連として薬剤性や放射線障害が問題になる．

　また，脊髄に限局するかどうかはさておき，脊髄が侵される病型として，壊死性脊髄症/炎，亜急性運動ニューロン症，運動ニューロン疾患，脳脊髄炎，stiff-person症候群があり，亜急性感覚ニューロパチーも関連の病型である．脳脊髄炎の部分症としての脊髄炎が脊髄単独で生じることはないといわれる．

病因

1）原発巣

　収集し得た英文報告[1~9,11,14]の35例における悪性腫瘍の種類として，悪性リンパ腫[3,5]9例，肺癌[6,8,11]8例が多く，白血病[1,6,8]4例，乳

第3章　脊髄脊椎疾患

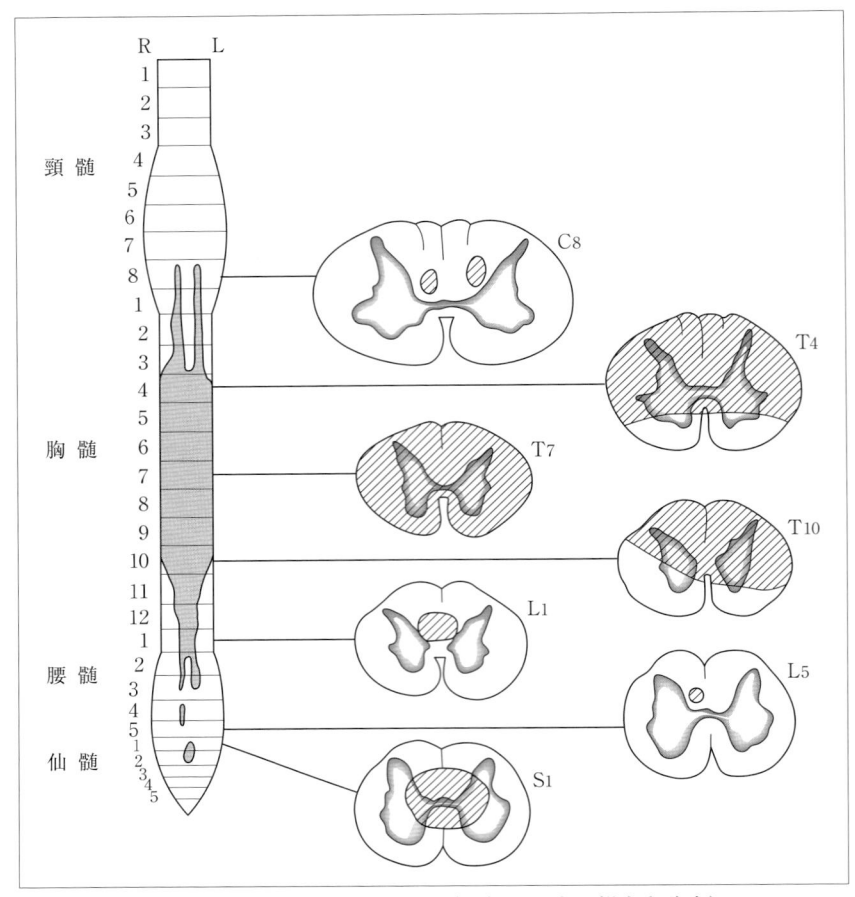

図1　壊死を示す脊髄レベル（文献4の病理報告を改変）

癌[11] 3例，甲状腺癌[7]と前立腺癌各2例が続き，さらに肉腫，皮膚癌，胃癌，卵巣癌，腎細胞癌[2]，肝細胞癌，多発性骨髄腫[14]各1例であった．

2）機序

機序として遠隔効果（remote effect）が想定されているが，その実態は不明である．亜急性小脳変性症や辺縁系脳炎などのように自己抗体が存在し，自己免疫（交叉抗原）機序が想定される他の傍腫瘍性神経症候群と異なり，現在のところ自己抗体の存在は示されていない．しかし，髄液中でIgG，ミエリン塩基性蛋白（myelin basic protein）および活性化ヘルパーT細胞が増加していた症例では，自己免疫機序も想定されている[7]．最近では，腫瘍壊死因子（tumor necrosis factor：TNF）などが関連したapoptosisの機序も検討されている[9]．

さらに，壊死性脊髄症/炎はウイルス性，結核腫，AIDSなどの炎症性疾患に伴っても生じることが知られているが，近年，単純ヘルペスウイルスによるものが特に注目されている．現在までに9例の報告[6,8,9,13]があり，I型が2例に対し，II型が7例と多数を占めている．基礎疾患として，悪性腫瘍（肺癌，白血病）以外に，妊娠，糖尿病などやはり免疫能の低下をきたす病態が認められている[9]が，背景因子をもたない症例の報告もある[12]．

220

表1 担癌患者における非圧迫性脊髄障害の鑑別点 (文献9を改変)

鑑別点	壊死性脊髄症	放射線脊髄症	髄内転移	髄膜癌腫症	血管内悪性リンパ腫
初期症状	筋力低下・腰痛	下肢しびれ	激痛	神経根痛	下肢しびれ・痛み
臨床経過	急性・亜急性	慢性	亜急性	亜急性	急性
病変の範囲	びまん性/限局性	限局性	限局性/多発性	びまん性	限局性/多発性
運動麻痺	弛緩性>痙性	痙性>弛緩性	弛緩性>痙性	弛緩性	弛緩性
ミエログラムの脊髄所見	正常>腫大	腫大/正常/萎縮	腫大/正常	正常	正常
脊髄MRI所見	正常>異常	異常>正常	異常>正常	異常/正常	異常？
髄液所見					
細胞数	正常	正常	正常	増加>正常	正常/増加
蛋白	正常>増加	正常>増加	増加>正常	増加/正常	増加
腫瘍細胞	無	無	無	有	無
大脳病変	無	無	有>無	有	有
備考	抗癌薬の髄注がない，またはその影響が否定される	脊髄障害と対応する部位への放射線照射	他臓器への転移が比較的高率にみられる	デメンチア，頭痛，脳神経症候を高率に示す	デメンチア，皮膚症状などを高率に示す

脊髄MRI所見は，T1強調像，T2強調像およびガドリニウム造影像による異常所見の有無を示す．大脳病変は，CT，MRIなどによる転移性病変，白質病変などの有無を示す．

病態（症候論と検査成績）

1) 症候論

症候としては，比較的急速に発症し，上行性に進行する下肢の脱力が主体で，早期に腱反射の低下・消失を伴う弛緩性対麻痺に至る．感覚障害もほぼ全例にみられ，胸髄レベルに上界を有することが多い．腰痛や根性疼痛も筋力低下に前後してみられる．遅かれ早かれ，膀胱直腸障害もほぼ全例にみられるようになる．腱反射亢進やBabinski徴候陽性も半数くらいで確認される．

2) 検査成績

脳脊髄液検査では，通常細胞数は正常または軽度増加，蛋白軽度増加の炎症性所見を示し，腫瘍細胞は証明されない．血中でも髄液中でも特異的な自己抗体は見出されていない．画像検査として，脊椎や脊髄への転移など圧迫病変を除外するためもあって，現在ではもっぱらMRIが施行されるが，正常所見のことが多い[5]．それでも，時に髄内T2高信号域や脊髄腫脹，造影剤増強効果がみられることもある[1,12]．

診断と鑑別診断

1) 診断

本症の診断はあくまでも除外診断であり，悪性腫瘍の脊髄（実質あるいは髄液腔）・脊椎への転移，化学療法や放射線療法の影響，日和見感染，大動脈の動脈硬化性病変による脊髄虚血などを除外して初めて診断できる．生検による病理診断もなされることがあるが，確定診断は剖検によることが多い．

2）鑑別診断

担癌患者にみられる非圧迫性の各種脊髄症の中川[9]による鑑別診断のポイントを表1に示す．化学療法の中ではメトトレキセート（methotrexate：MTX）の髄注による合併症が最も鑑別対象になる．MTX の場合には脊髄表面の白質が対称的に侵され，灰白質に及ばない点が異なる[11]．放射線療法の合併症との鑑別にあたっては，障害の強いレベルと照射部位の対応があるかどうかが問題となる[11]．本症は悪性腫瘍の初期や再発時にみられるが，腫瘍発見以前に発症することもあり，その場合には，本態性のもの，亜急性連合性脊髄変性症などの代謝・栄養性疾患，Foix-Alajouanine 症候群との鑑別が問題になる．

治療と予後

1）治療

各種治療は通常成功しないが，まれに原疾患の化学療法の奏効に応じて改善したとの報告がある[3]．そのほかに，デキサメタゾン（dexamethasone）の髄注に反応したとの1例報告が2論文ある[1,5]．ともに Hodgkin 病に伴った症例で，1例では治療前に高値だった髄液中の $β_2$ ミクログロブリンが治療後に正常化した[1]が，他の症例では証明されなかった[5]．後者では，10日間の化学療法にもかかわらず脊髄症の悪化がみられた後に，週1回2mg が4週間続けられ，次いで月2回2mg が2カ月行われて，下肢筋力が MMT 0〜1/5 から4〜5/5 へと劇的に改善している．改善後も原病の化学療法を受けていたところ，8週後に肺塞栓，次いで脳梗塞を起こし，翌日に死亡している（脊髄症発症後の全経過27週間）[5]．

2）予後

通常，対麻痺発症から1〜6カ月くらいの経過で，肺炎/呼吸不全や敗血症から死に至る[9,11]．わが国の全国疫学調査では発症から18カ月間生存した症例もある[10]．

本論文は下記の掲載論文を一部修正して作成した．
　福武敏夫，服部孝道：傍腫瘍性壊死性脊髄症．神経症候群Ⅳ．別冊日本臨牀 領域別症候群シリーズ （29）：351-354，2000

■文　献

1) Dansey RD, Hammond-Tooke GD, Lai K, et al：Subacute myelopathy：an unusual paraneoplastic complication of Hodgkin's disease. Med Pediatr Oncol　16：284-286, 1988
2) Gieron MA, Margraf LR, Korthals JK, et al：Progressive necrotizing myelopathy associated with leukemia：clinical, pathologic, and MRI correlation. J Child Neurol　2：44-49, 1987
3) Grignani G, Gobbi PG, Piccolo G, et al：Progressive necrotic myelopathy as a paraneoplastic syndrome：report of a case and some pathogenetic considerations. J Intern Med　231：81-85, 1992
4) Handforth A, Nag S, Sharp D, et al：Paraneoplastic subacute necrotic myelopathy. Can J Neurol Sci　10：204-207, 1983
5) Hughes M, Ahern V, Kefford R, et al：Paraneoplastic myelopathy at diagnosis in a patient with pathologic stage 1A Hodgkin disease. Cancer　70：1598-1600, 1992
6) Iwamasa T, Utsumi Y, Sakuda H, et al：Two cases of necrotizing myelopathy associated with malignancy caused by herpes simplex virus type 2. Acta Neuropathol　78：252-257, 1989
7) Kuroda Y, Miyahara M, Sakemi T, et al：Autopsy report of acute necrotizing opticomyelopathy associated with thyroid cancer. J Neurol Sci　120：29-32, 1993
8) Nakagawa M, Nakamura A, Kubota R, et al：Necrotizing myelopathy associated with malignancy caused by herpes simplex virus type 2：clinical report of two cases and literature review. Jpn J Med　30：182-188, 1991

9) 中川正法：Necrotizing myelopathy. 脊椎脊髄 **5**：759-765, 1992
10) 中川正法, 久保田龍二, 竹永 智, 他：担癌患者における necrotizing myelopathy の全国疫学調査. 臨床神経 **31**：512-515, 1991
11) Ojeda VJ：Necrotizing myelopathy associated with malignancy：a clinicopathologic study of two cases and literature review. Cancer **53**：1115-1123, 1984
12) Posner JB：Neurologic complications of cancer. FA Davis, Philadelphia, 1995, pp 353-385
13) Radhakrishnan VV, Saraswathy A, Mohan PK, et al：Necrotizing myelopathy—a report of two cases with review of literature. Indian J Pathol Microbiol **37**：439-445, 1994
14) Storey E, McKelvie PA：Necrotizing myelopathy associated with multiple myeloma. Acta Neurol Scand **84**：98-101, 1991

5. 脊椎疾患・構造的疾患

1. 頸椎症

　頸椎症は整形外科的疾患であるが，神経内科でもきわめてコモンな疾患である．中高年者の頭痛，めまい，四肢のしびれ，小刻み歩行などでは常に想起すべきであるが，脳疾患がある場合でも合併に注意すべきである．

　頸椎症による症状は多彩であるが，整理すると，脊髄症，神経根症，軸症（項部〜肩甲間部痛），その他の4つに大別できる[7]．脊髄症は痙性型と筋萎縮型に分けられ，その他にはBarré-Liéou症候群や頸椎症性狭心痛（cervical angina），頸性頭痛，椎骨脳底動脈循環不全（めまい）などが含まれる．脊髄症の成因として，静的圧迫因子，すべりなどの動的因子，発育性脊柱管狭窄因子，循環障害因子が複合的に関与している．静的因子には椎間板ヘルニアや骨棘などがある．予備的な検討であるがアトピー性皮膚炎が椎間板変性に関与している可能性がある[4]．循環障害因子には動脈圧迫による虚血と静脈うっ血がある．

　頸椎症の診断にはなお問診と診察が重要である[3]．紙数の関係で詳細は省くが，10秒テストという10秒間に手の開閉回数を計る試験（錐体路障害）や母指探し試験（後索障害）が有用である．臨床的に病変部位を推定して画像検査に進むが，頸椎単純X線撮影も動的因子の評価や後縦靱帯骨化症の診断などに欠かせない．そのうえでMRIが診断の要になる．神経伝導速度検査に加え，針筋電図（前角障害），f波（髄内反射路），体性感覚誘発電位（後索障害，術中検査）などの神経生理検査も用いられる．

　頸椎症により筋萎縮が前景に立つ場合には，従来は前根障害が有力視されていたが，MRIにより前角に高信号域（snake eyes像）がみられる症例があり，現在ではいずれもとその合併例があると考えられている[1,6]．これと関連し，動的因子と循環因子が関与するものとして屈曲性脊髄症（flexion myelopathy）と（頸椎症ではないが）若年者にみられる平山病がある[1]．平山病ではアトピー素因やIgE血症との関連も話題である[5]．

　手術法の進歩はさておき，動的因子に対する頸椎カラー療法や特に神経根症としてのしびれに対する夜間カラー療法（橘滋國による提唱）が注目される[1,2]．

本論文は下記の掲載論文を一部修正して作成した．
　福武敏夫：頸椎症．OTジャーナル　40：905，2006

■文　献
1) 福武敏夫：平山病とその類縁疾患．脊椎脊髄　**19**：734-741，2006
2) 福武敏夫：頸椎症に対する保存療法―特に夜間カラー療法について．脊椎脊髄　**15**：543-546，2002

3) 福武敏夫：脊椎脊髄の神経症候学―病歴聴取と診察のポイント―神経内科から．脊椎脊髄 **18**：378-389, 2005
4) Ito S, Hattori T, Fukutake T, et al：Is atopic dermatitis a risk factor for intervertebral disc degeneration? A preliminary clinical and MRI study. J Neurol Sci **206**：39-42, 2003
5) Ito S, Kuwabara S, Fukutake T, et al：HyperIgEaemia in patients with juvenile muscular atrophy of the distal upper extremity (Hirayama disease). J Neurol Neurosurg Psychiatry **76**：132-134, 2005
6) 亀山　隆：頸椎症性筋萎縮の臨床特徴と病態．脊椎脊髄 **15**：513-520, 2002
7) 米延策雄：頸椎症の概念と病態．脊椎脊髄 **15**：428-432, 2002

2. 知っておきたい頸椎症の特殊な症候

頸椎症とその類縁疾患（椎間板ヘルニアや後縦靱帯骨化症など）の神経症候には，頻度が高く，障害高位と対応する定型的症候のほかに，まれな非定型的症候，障害高位からは推定しにくい症候（偽性局在徴候）がある．これらは頸椎症の病態機序の多様性を反映しており，その分析は診断と治療方針の決定のみならず，予後予測にとってきわめて重要である[10]．すなわち，頸椎や椎間板などの変性が神経症候をもたらす病態機序として，脊髄や神経根などへの直接の圧排，血行不全，静脈うっ滞，炎症機転などがあり，さらに屈伸の多い部位であるため，動的因子の影響も大きい．これらにより症候の差異を明解に説明するのは困難であるとしても，画像検査，神経生理学的検査などの支援を得ながら，症候を分析することは重要である．また，非定型的症候の場合には，脳血管障害や末梢神経障害など他部位の障害や神経変性疾患などとの鑑別が問題になることが多く，偽性局在徴候の場合には，画像検査にあたって脊髄内でどの部位に焦点を当てるべきかに注意が必要である．頸椎症において，そうした特殊な症例は頻度的にややまれであるが，誤診・遅診を避けるため，その存在に通暁しておく必要がある．

本稿では頸椎症の非定型的症候と偽性局在徴候を扱うが，これらには表1に示すような多種の症候が含まれる．このうち，日常診療上で特に重要と考えられる項目を選んで以下に述べる．

頸椎症による一過性神経障害

一過性の神経症候としては脳のTIA（一過性脳虚血発作）が有名であるが，脳起源だけでないこと，虚血性と限らないことから，最近ではTND（transient neurological deficits：一過性神経障害）と概括的に捉えたうえで鑑別を進めることも推奨されている．頸椎症もその原因になり得るし，頸椎症による一過性のしびれは高頻度と思われるが，TNDに関するまとまった報告は見当たらない．これは，この問題が整形外科・脊椎脊髄外科と神経内科の境界領域にあり，そのいずれからもあまり注目されてこなかったからかも知れない．

関連の病態として，スポーツ選手における一過性の外傷性障害が「Cervical neurapraxia」という概念で報告されている[20]．これは当然若年者に多いが，背景として脊柱管狭窄や椎間板ヘルニアなどが高率に認められている．症候としては，両上肢ないし四肢のしびれが多く，時に運動麻痺も認められる．筆者は，スポーツや運動ではなく，映画鑑賞や洗濯物干しなどでの頸部伸展位（後屈位）の長時間保持により，一過性の両手指脱力を反復した中年女性で，脊椎脊髄外科による除圧術後に症候の消失をみた経験がある（第1部第3章1-3を参照）[11]．姿勢性の脊髄圧迫増強による虚血性機序と思われ，まれながら同様の症例報告がある[14]．

頸椎症との関連はさておき，TIAについて

5. 脊椎疾患・構造的疾患

表1　頸椎症による特殊な神経症候（文献10を改変；◎は本文で取り上げたもの）

1. 時間経過に着眼して
   - 一過性（両側）手指脱力など（脊髄のTIA/TND）◎
   - 急性（一側）上肢近位脱力◎
2. 感覚障害に着眼して
   - a. 偽性局在徴候
     - 胸部帯状痛（C3/C4などの中位頸椎病変）◎
     - cervical angina（C6～C8神経根症候としての大胸筋痛）◎
     - C7神経根症候としての肩甲骨下痛◎
     - 上位頸椎（大後頭孔近傍）病変による手のしびれ・深部感覚障害◎
   - b. 上位頸椎病変によるスノーマスク型異常感覚（三叉神経脊髄路障害）◎
   - c. 後索障害優位型
3. 運動麻痺に着眼して
   - a. 解離性筋萎縮型・Keegan型（平山病と鑑別を要する例）◎
   - b. 上位頸椎病変による手の筋萎縮（偽性局在徴候）◎
   - c. 下垂手（C5/C6椎間板ヘルニアが代表的）（4-b参照）◎
   - d. 下垂指（C6/C7椎間板ヘルニアが代表的）（4-a参照）◎
   - e. 急性一側上肢近位運動麻痺（C4/C5～C5/C6高位病変）◎
   - f. 筋球を呈する例
   - g. 横隔神経麻痺・呼吸不全（C3/C4椎間板ヘルニア）◎
   - h. 不随意運動（ミオクローヌス，ジストニアなど）
   - i. 高齢者の小刻み歩行◎
4. 末梢神経障害との鑑別の観点で
   - a. 偽性尺骨神経症候群（C8神経根）（3-d．第2部のCase study 2を参照）
   - b. 偽性橈骨神経症候群（C6神経根）（3-c を参照）
5. その他
   - a. 頭痛
   - b. 椎骨脳底動脈循環不全（めまい）
   - c. 脊髄梗塞
   - d. 静脈うっ帯機序による症候
   - e. けいれん合併時の四肢麻痺
   - f. Forestier病（嚥下障害）◎
   - g. 膀胱直腸障害以外の自律神経症状

は最近の大きな概念変更の流れがある．従来，24時間以内に消失する局所的な脳または網膜の虚血症候と定義されてきたが，2009年に米国心臓協会（American Heart Association：AHA）と米国脳卒中協会（American Stroke Association：ASA）は新たな診断基準を発表している[4]．この診断基準では「TIAは，急性脳梗塞を伴わない，局所的な脳，脊髄，または網膜の虚血によって生じる神経機能障害の一過性エピソードである」と定義されている．すなわち，臨床症候の典型的な持続時間を1時間以内とした2002年の定義（TIA Working Group）からの変更点としては，局所虚血症候を生じる部位として脊髄が加えられたことと，1時間以内という持続時間の記載がなくなったことが挙げられる[29]．この新定義は，まだ国際的コンセンサスが得られているとはいえないが，TIAクリニックのようなTIA/TND患者の救急診療体制の整備にとって有用な可能性がある．

胸部帯状痛

頸椎症の診療にあたって，偽性局在徴候として現れる体幹の感覚障害について知っておきたい．偽性局在徴候には脳神経に関するも

の，大後頭孔から上位頸髄病変に関するものがよく知られている[12]が，下位頸髄と上位胸髄病変に関するものもある[19]．もともと神経根から脊髄視床路に入っていく感覚神経は2，3髄節上方において左右交叉するので，病変部位と感覚障害のレベルが2，3髄節分も離れることがしばしばあるが，その解離がもっと大きいことがある．すなわち，圧迫性頸髄症により，偽性局在性の胸部感覚障害レベルや体幹中部の帯状感覚などが，下肢筋力低下や腱反射亢進などに加えて出現することがある[21,22]．

帯状痛・帯状感覚は糖尿病性体幹ニューロパチー，脊髄癆，帯状疱疹などにおける神経根痛の分布や脊髄由来の帯状感覚障害の分布を記述するのに用いられる．帯状の領域は片側性も両側性もあり，半周性も全周性もある．異常感覚の性質として深部痛を思わせる「締めつけ感」が多いので，帯状痛と帯状感覚を区別する意味は少ない[8]．

脊髄由来の帯状痛・帯状感覚は，当然ながら胸髄の中心部病変（脊髄空洞症や多発性硬化症，まれに胸髄ヘルニアなど）により髄節性に生じることが多く，一種の宙吊り型感覚障害である．胸髄では運動症状が現れにくく，中心部病変では long tract sign が乏しいか欠けることが多いので，帯状痛・帯状感覚だけの単独症候のことがある[7]．脊髄由来の帯状痛発現のもう一つの部位は頸髄にあり，偽性局在徴候をなす．頸椎症性脊髄症による中位～高位の頸髄病変で，しばしば経験される．Nakajima と Hirayama は，8例の C3/C4 椎間板ヘルニア患者で乳房下にみられたこの症候を記載し，中位頸髄の脊髄中心症候群（central cord syndrome）の特徴的な随伴症候である可能性を指摘した[21]．この現象の解剖生理学的背景はまだ明らかでないが，報告者は中心灰白質か背側白質にある脊髄固有束の関与を推定している．その後の別著者の論文では，この現象が出現する症例では出現しない症例に比べ，頸髄の正中腹側部での圧排が顕著であることが見出され，前脊髄動脈の圧迫により，その分水界の虚血が生じるのが原因ではないかと推測されている[22]．

筋節由来疼痛（cervical angina と肩甲骨下痛）

脊髄脊椎関連の痛みとして，前根由来と考えられる筋節由来疼痛（myotomal pain）があり，内臓痛と区別できない，深い，えぐられるような，鈍い性質を持つ．筋節（myotome，ミオトーム）とは脊髄の各髄節が支配する筋群のことである．下位頸髄（C6～C8）の神経根の前根が障害されると，大胸筋への神経支配から，前胸部に狭心痛様の痛みが生じることがあり，cervical angina（頸椎症性狭心症様疼痛）と呼ばれる[1]．労作時ではなく安楽姿勢で好発し，1～15分くらい持続する．このため，時に異型狭心症と誤診される．ただし，C7神経根障害による非定型的症候を検討した研究では肩甲骨下痛のほうが多く，cervical angina といえる深部胸痛は少数だった[23]．これらは，いずれも偽性局在徴候といえる．一方，心筋虚血により，左上肢から下顎に及ぶ関連痛が出現することがあり，これを頸椎症と誤ってはならない．

上位頸椎症による手のしびれと深部感覚障害

上位頸髄（頸椎）病変による症候は，しばしば手に現れ，元の病変部位から遠隔にあることから，偽性局在徴候として注目される．

本稿では，上位頸髄はC1〜C4髄節を指すことにし，上位頸椎は頭蓋-脊椎（後頭骨-環椎）移行部〜C3/C4椎体間を指すことにする[12]．これ以下の頸髄頸椎病変では「手の症候」が現れるのは当然であり，奇異ではない．

大後頭孔近傍〜上位頸髄の脊髄圧排によって，早期症候として手や前腕などの痛みやしびれが生じることを最初に記載したのはSymondsとMeadows（1937）である．その後，大後頭孔良性腫瘍による症例報告が相次いだ．1986年になって，頸椎症による上位頸髄圧排のため，一部の手指ないし手〜前腕に痛みやしびれをきたした3例の報告がなされた[5]．その後の頸椎症・椎間板ヘルニアなどによる上位頸髄圧排11例の検討では，それぞれ5例（45％）に手のしびれと感覚鈍麻が認められた[26]．前述のC3/C4正中型椎間板ヘルニアによる頸髄圧排8例の報告では，手の感覚鈍麻と巧緻性障害が検討され，6例に手の触覚鈍麻が認められている．

上位頸髄病変により（時に解離性に）深部感覚が障害されることは，Symondsらの時代から知られ，症候としては偽性アテトーゼと立体覚障害がみられる．今では頭頂葉〜末梢神経のいろいろなレベルの病変でも出現し得ることが知られているが，上位頸髄病変例が最も多く記載されている．前述のC3/C4正中型椎間板ヘルニアによる頸髄圧排8例中でも5例に観察されている[19]．この5例では立体感覚が高度に障害されていたが，残りの3例でも軽度の立体覚障害がみられている[19]．

筆者らは頸椎症によるものを含む上位頸髄病変例の多くで母指探し試験の異常を認めてきているが，しばしば後索は両側性に障害されており，母指探し試験の異常が固定肢の位置・姿勢の感覚の障害なのか，運動肢の運動覚の障害なのかという解釈には慎重さが要求される[13]．

上位頸椎症による顔面周囲の異常感覚

温痛覚を伝える三叉神経脊髄路はC3高位まで下降しており，上位頸髄への損傷や障害により三叉神経領域である顔面，特に周囲領域に痛みやしびれをきたすことがある．三叉神経の感覚枝は末梢では眼神経，上顎神経，下顎神経に分かれるが，髄内の三叉神経脊髄路（核）では顔面周辺が尾側に，鼻・口部が吻側に配置されており，感覚障害は玉ねぎの皮状にみられる．

ある時，30歳代の男性が顔面周囲のしびれを訴え，いくつもの医院や病院を巡ってから当時の勤務病院へやってきた．それまで心気症とされていたが，頸椎単純X線撮影でC3/C4椎間板腔狭小が認められたことから三叉神経脊髄路の障害を疑い，同院の整形外科に紹介した（MRIはまだ存在せず）．考えに賛同した整形外科医により椎弓切除術が実施され，麻酔からの覚醒後に顔面のしびれは消失した．まれながら頸椎損傷により同様の症状を呈した報告[3]があるほか，高位頸髄病変による顔面周囲のしびれは多発性硬化症や視神経脊髄炎などで時にみられる．

解離性筋萎縮型・「Keegan型」

わが国で多用されてきた「Keegan型」頸椎症という用語は，上肢筋萎縮を主徴とし，感覚障害がないか軽微であるという点で，「解離」していると誤解されてきたものである．実際には下肢のlong tract sign（錐体路徴候）を欠くという解離が原義である[17]．それはさておき，本症はその特異な臨床像から運動

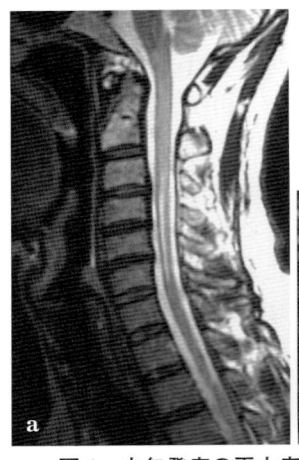

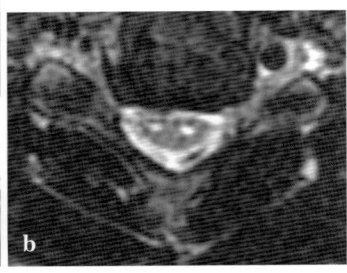

図1 中年発症の平山病酷似例の頸椎 MRI T2 強調像
a：中間位矢状断像．頸膨大が萎縮し，C3～C6 の髄内中央に線状の高信号域がみられる．
b：C5/C6 レベル水平断像．脊髄の三角状萎縮と両側前角部の高信号域（snake eyes 像）がみられる．

ニューロン疾患（筋萎縮性側索硬化症）との鑑別が問題になってきた．Keegan 自身は錐体路徴候を欠く点で前根の選択的障害と考え，病理学的にも実証した[17]が，現在では循環障害による選択的前角障害による症例も確実に存在することが判明し，MRI では snake eyes 像を示す．C4/C5，C5/C6 高位の障害では近位筋萎縮が，C5/C6，C6/C7 高位の障害では遠位筋萎縮が現れる．C5，C6 神経根は下位頸髄神経根に比較して神経根糸の走行が短く，分岐角度が大きいため，緊張がかかりやすく，圧迫に弱いといわれ，Keegan 型の近位筋萎縮の説明がされている[16]．一方，snake eyes 像は脊髄中心動脈の終末領域にみられるため，循環障害因子が原因と思われ，中位頸椎の可動性の大きさと複数髄節への広がりが筋萎縮の発現に重要と考えられている[16]．

平山病（若年性一側上肢筋萎縮症）は，感覚障害と錐体路徴候を欠き，上肢筋萎縮を主徴とする点で頸椎症性筋萎縮と類似するが，発症年齢，筋萎縮のパターン，画像所見，発症機序（循環障害をもたらす機序），進行様式（平山病では数年で停止）に決定的な違いがある．

平山病との鑑別が問題になった頸椎症性筋萎縮症の中年例を紹介する[9]．患者は55歳の男性で，25歳からコンピュータ業務に従事した後の45歳時，右手指の筋力低下と冬期のかじかみを自覚したが，その後に進行がなかった．診察時，右手・前腕の oblique atrophy（斜め型筋萎縮：腕橈骨筋が保持されるため，前腕の萎縮部と非萎縮部の間に斜めの境界がみられる現象で，平山病の特徴），右手指振戦，左上腕三頭筋の線維束性収縮，右 Hoffmann 徴候，両下肢腱反射の活発がみられたが，感覚障害はみられなかった．神経生理検査では平山病と酷似していたが，感覚神経活動電位の低下もみられた．MRI では snake eyes 像がみられた（図1）．上肢遠位筋萎縮型15例の検討では，手指振戦11例，寒冷麻痺7例，oblique atrophy 8例がみられ，症候的に平山病と類似しているが，うち3例で腕橈骨筋にも神経原性変化がみられている[28]．

急性一側上肢近位脱力

　前述の「Keegan 型」障害の急性型というべき病態の症例報告がある[25]．3 例は 67〜75 歳の男性で，急性ないし突発性の一側上肢近位脱力（三角筋・上腕二頭筋）で発症し，1〜5 カ月後の受診時には同部の筋萎縮がみられた．MRI では，神経根の圧排はみられず，C4/C5〜C5/C6 レベルに snake eyes 像がみられ，慢性期における筋萎縮や脊髄内伝導時間の遅延などから脊髄が原因部位であると診断されている．ところで，筆者らは内頸動脈狭窄に起因する artery-to-artery 機序による脳（中心前回の手の領域である precentral knob より内側の）小梗塞で，急性一側上肢近位脱力をきたした症例を経験している[18]．こうした例は高齢男性に多く，しばしば頸椎症も合併しているので，急性一側上肢近位脱力では頸髄だけでなく，脳血管障害とその危険因子にも注意する必要がある．

下垂手と下垂指

　下垂手（drop hand）とは，drop wrist/wrist drop/carpoptosis ともいい，手関節で手を背屈できない状態のことであり，手指の背屈不全（下垂指：drop finger）を伴う場合も伴わない場合も含む．最も一般的な原因は，上腕骨部における圧迫による橈骨神経麻痺（Saturday night palsy や honeymoon palsy といわれる）であり，このときには通常下垂指も伴う．下垂手はまれに脳梗塞でもみられる[24]が，それよりも頸椎症性神経根症（代表的には C5/C6 椎間板ヘルニア）でしばしばみられ（第 1 部第 1 章 3 の図 2，3 を参照），いずれも橈骨神経麻痺との鑑別を要する．橈骨神経麻痺では上腕圧迫の病歴があり，母指と示指の間の水かき領域に感覚鈍麻がみられたり，脳病変では手で物を握るときの連合運動による手関節の背屈がみられたりという特徴点があるが，これらの鑑別は必ずしも容易ではない．鑑別があいまいなときには画像検査を進めるべきである．

　下垂指とは，手指を中手指節関節（MP 関節）で伸展できない状態のことであり，一義的には後骨間神経麻痺でみられる．外見上で同様のことが一側性に C6/C7 高位の頸椎症性脊髄症（C8 髄節障害）で生じる[15]．後骨間神経麻痺との鑑別には，上腕三頭筋と第一背側骨間筋の筋電図検査が重要である．さらに，これより上位，すなわち C5/C6，C4/C5，C3/C4 の椎間板高位の脊髄症でもまれながら下垂指がみられる[27]．下垂指をきたすほどの障害があれば，対側にも及んで症候を呈するのが普通である[27]．

横隔神経麻痺（呼吸不全）

　呼吸不全は主に肺炎や慢性閉塞性肺疾患（COPD）などの呼吸器疾患で生じるが，高二酸化炭素血症を伴う 2 型呼吸不全は主に各種の神経・筋疾患で生じる．筋萎縮性側索硬化症（特に呼吸不全で発症する型）や重症筋無力症（クリーゼ）などがよく知られている．また，両側延髄外側症候群などでは延髄呼吸中枢が障害されると，日中には何とか暮らせるが，夜間睡眠中には呼吸困難が強くなり，人工呼吸器を要することがある（Ondine の呪い）．さらに，横隔神経が障害されると，横隔膜が挙上し，呼吸不全が出現することがあ

る．その原因としては，①頸部，胸部の外傷，②頸部，胸部の腫瘍手術や心臓手術，腫瘍への放射線照射などによる医原性損傷，③腫瘍の浸潤による横隔神経麻痺などが挙げられる．これらよりまれであるが，C3/C4椎間板ヘルニアにより横隔神経麻痺と呼吸不全が出現することがある[2]ので，頸椎症も2型呼吸不全の鑑別診断に加えておくべきである．

高齢者の小刻み歩行

高齢者の歩行障害の原因は多様で，しばしば多因子性であるが，小刻み歩行の場合には，（正常圧）水頭症やParkinson病，多発性ラクナ梗塞などが疑われる．しかし，頸椎症でも，それらと区別しにくい小刻み歩行がしばしば現れる．

Forestier病（嚥下障害）

Forestier(フェルスティエ)病は嚥下障害のまれな原因として1950年に最初に記載された[6]．びまん性特発性骨増殖症（diffuse idiopathic skeletal hyperostosis：DISH）や強直性脊椎骨増殖症などとも呼ばれ，椎体の前方側方の靱帯の石灰化からなる．喉頭喘鳴，呼吸困難，いびき，嗄声に加え，背部の強直と痛み，後縦靱帯骨化症（OPLL）の合併による脊髄症をきたすことがある．

まとめ

頸椎症とその類縁疾患（椎間板ヘルニアや靱帯骨化症など）に伴う特殊な神経症候を紹介した．これらの症候は，しばしば他の疾患と誤診されているので，注意を要する．

本論文は下記の掲載論文を一部修正して作成した．
福武敏夫：知っておきたい頸椎症の特殊な症候．BRAIN MEDICAL 25：117-123, 2013

■文 献
1) Booth RE Jr, Rothman RH：Cervical angina. Spine（Phila Pa 1976） **1**：28-32, 1976
2) Buszek MC, Szymke TE, Honet JC, et al：Hemidiaphragmatic paralysis：an unusual complication of cervical spondylosis. Arch Phys Med Rehabil **64**：601-603, 1983
3) Chang HS：Cervical central cord syndrome involving the spinal trigeminal nucleus：a case report. Surg Neurol **44**：236-239, 1995
4) Easton JD, Saver JL, Albers GW, et al：Definition and evaluation of transient ischemic attack：a scientific statement for healthcare professionals from the American Heart Association/American Stroke Association Stroke Council；Council on Cardiovascular Surgery and Anesthesia；Council on Cardiovascular Radiology and Intervention；Council on Cardiovascular Nursing；and the Interdisciplinary Council on Peripheral Vascular Disease. Stroke **40**：2276-2293, 2009
5) England JD, Hsu CY, Vera CL, et al：Spondylotic high cervical spinal cord compression presenting with hand complaints. Surg Neurol **25**：299-303, 1986
6) Forestier J, Rotes-Querol J：Senile ankylosing hyperostosis of the spine. Ann Rheum Dis **9**：321-330, 1950
7) Fukutake T, Hattori T：Reversible hydromyelia in a synchronised swimmer with recurrent thoracic girdle pains. J Neurol Neurosurg Psychiatry **65**：606, 1998
8) 福武敏夫：体幹の帯状痛・帯状感覚．脊椎脊髄 **13**：233-234, 2000
9) 福武敏夫：平山病とその類縁疾患．脊椎脊髄 **19**：734-741, 2006
10) 福武敏夫：特殊な神経症状．頸椎症の神経症候．

医学のあゆみ　226：1123-1126，2008
11) 福武敏夫：反復性一過性の両手指脱力を呈した1手術例—脊髄のTIAについて考える．脊椎脊髄　21：1163-1166，2008
12) 福武敏夫：上位頸髄（頸椎）病変による手の症候—擬似局在症候/早期症候としての意義．脊椎脊髄　24：689-696，2011
13) Hirayama K, Fukutake T, Kawamura M：'Thumb localizing test' for detecting a lesion in the posterior column-medical lemniscal system. J Neurol Sci　167：45-49, 1999
14) 池田宏也，生塩之敬，早川　徹：Transient neurological deficitsを主徴とした頸髄症の1手術症例．No Shinkei Geka　11：757-762，1983
15) Kaneko K, Taguchi T, Toyoda K, et al：Unilateral drop finger due to cervical spondylosis at the C6/7 intervertebral level. J Orthop Sci　8：616-620, 2003
16) 亀山　隆：頸椎症性筋萎縮の臨床特徴と病態．脊椎脊髄　15：513-520，2002
17) Keegan JJ：The cause of dissociated motor loss in the upper extremity with cervical spondylosis：A case report. J Neurosurg　23：528-536, 1965
18) Komatsu K, Fukutake T, Hattori T：Isolated shoulder paresis due to a small cortical infarction. Neurology　61：1457, 2003
19) Larner AJ：False localizing signs. J Neurol Neurosurg Psychiatry　74：415-418, 2003
20) Maroon JC, El-Kadi H, Abla AA, et al：Cervical neurapraxia in elite athletes：evaluation and surgical treatment. Report of five cases. J Neurosurg Spine　6：356-363, 2007
21) Nakajima M, Hirayama K：Midcervical central cord syndrome：Numb and clumsy hands due to midline cervical disk protrusion at the C3-4 intervertebral level. J Neurol Neurosurg Psychiatry　58：607-613, 1995
22) Ochiai H, Yamakawa Y, Minato S, et al：Clinical features of the localized girdle sensation of midtrunk（false localizing sign）appeared in cervical compressive myelopathy. J Neurol　249：549-553, 2002
23) Ozgur BM, Marshall LF：Atypical presentation of C-7 radiculopathy. J Neurosurg　99（2 Suppl）：169-171, 2003
24) Pikula A, Romero J, Kase C：An unusual clinical presentation of ischemic stroke due to carotid dissection：The wrist drop. The Internet Journal of Neurology. 2008 Volume 11 Number 2
25) Shibuya R, Yonenobu K, Yamamoto K, et al：Acute arm paresis with cervical spondylosis：three case reports. Surg Neurol　63：220-228, 2005
26) Sonstein WJ, LaSala PA, Michelsen WJ, et al：False localizing signs in upper cervical spinal cord compression. Neurosurgery　38：445-449, 1996
27) 田中靖久：頸部神経根症によるdrop fingers（下垂指）．脊椎脊髄　18：578-583，2005
28) 坪井義夫，徳丸幸夫，平山惠造，他：頸部脊椎症性筋萎縮症—近位型と遠位型の臨床，画像，電気生理学的比較．臨床神経　35：147-152，1995
29) 内山真一郎：TIAの新しい定義と概念．臨床神経　50：904-906，2010

3. 腰痛/脊椎変性・早発性禿頭・脳小血管病 —CARASIL と HTRA1 遺伝子

今を遡ること 30 年前のことである．初期研修医 2 年目の筆者は，緩徐進行性の認知障害により茨城県南部の過疎地から紹介されてきた，33 歳の男性を受け持つことになった．若いのに頭髪は薄く，入院数年前に激しい腰痛のために手術を受けていた．両親がイトコ婚であり，症状や経過の酷似している弟がいたため，従来記載のない，新規の家族性全身性症候群であると思われたが，原因は解明できなかった．

その後，文献中にわが国からの類似数症例があり，さらに筆者らの症例報告[5]後に類似症例の報告が相次いだが，わが国からに限られていた．是非にわが国で遺伝子異常を同定したいと，辻 省次新潟大学神経内科教授（現・東京大学神経内科教授）に申し入れ，全国からの検体を新潟大学に集積した．新潟大学脳研究所の小野寺 理准教授（現・教授）チームの努力により遺伝子が同定され，2009 年 4 月 23 日号の The New England Journal of Medicine に論文が掲載された[7]．これは脳小血管病の解明の大いなる一歩と思われるが，同時に脊椎症（spondylosis）や禿頭にとっても画期的研究と考えられる．本稿では自験例の臨床経過と疾患の全体像を報告し，さらに本疾患の腰痛をめぐる問題点にも触れたい．

症例提示

症例 1

患　者：初診時 33 歳，死亡時 48 歳の男性．高卒，元金属工（当初の経過は文献 5 に，後半の経過は文献 2 に既報）．

既往歴・生活歴：特記すべきことはない．

現病歴：25 歳頃から計算力・記憶力の低下が出現した．同じ頃から頭髪が薄くなってきたことにも気づかれた．26 歳時，29 歳時にぎっくり腰を起こし，30 歳時には同様の腰痛のために歩行困難になり，近くの某総合病院整形外科に入院した．腰椎穿刺では dry tap であったため，大槽穿刺により脊髄造影がなされ，T12 レベルに完全ブロックが認められた．脊髄腫瘍の疑いにて手術適応ありと判断されたが，手術時には腫瘍が認められず，T10〜L3 にかけてくも膜癒着がみられるのみであった．くも膜癒着剝離術がなされ，2 カ月後の退院時には腰痛は消失していた．

退院 1 カ月後，急に右上下肢の脱力と構音障害が出現し，改善がみられないため 5 カ月後に同院に再入院した．31 歳時に杖歩行となり退院したが，次第に飲水でむせるようになり，紹介にて 33 歳時に千葉大学神経内科に入院した．

当科初診時所見：
・血圧は 110/80 mmHg，脈拍は整である．
・頭髪がびまん性に粗である（体毛は正常）．
・意識は清明であるが，軽度のデメンチアが

認められる（WAIS-R で IQ 70）．
- 眼底に異常はないが，眼球運動は衝動性眼球運動（saccadic eye movement）である．
- 構音障害・嚥下障害があり，偽性球麻痺像を呈する．
- 四肢・体幹に筋萎縮はないが，筋緊張は右上下肢で rigidospastic で，筋力は同部で軽度低下している．
- 腱反射は両側で亢進し，両側で Hoffmann 反射・Babinski 徴候が誘発される．
- 温痛覚・受動的関節位置覚は正常であるが，右半身で振動感覚が軽度低下している．
- 協調運動は右上下肢で判定不能であるが，左上下肢で軽度拙劣である．
- 膀胱直腸機能に異常はない．

多発性ラクナ梗塞，Binswanger 病などの血管障害がまず考えられるが，慢性進行性多発性硬化症，何らかの白質ジストロフィーなども鑑別に挙がった．しかし，禿頭や腰痛の手術歴までを説明できる疾患がなく，一種の早老症候群や何らかの代謝異常による，未知の全身性症候群の可能性も考えられた．

家族歴：繰り返し家族歴を取り，自宅訪問もさせてもらって，以下のことが判明した．両親はイトコ婚であり，父親には通常の頭頂型禿頭がみられる（母親は後に脳血管障害を患い 68 歳で病没）．4 人兄弟であり，次弟は健常で，腰痛歴もなく頭髪も正常である．次々弟は頭髪が薄く（図1），やはり数年前に腰痛にて手術を受け，神経鞘腫であったと説明されている（後に入院し，軽度のデメンチアが疑われた）．末弟には腰痛も神経症状もないが，頭髪が薄くなりはじめたと自覚している（CT で大脳白質の広汎な低吸収域が認められ，後に発症）．

検査所見：通常の血液・尿検査では血管障害の危険因子は認められなかった．調べ得たかぎりでは，各種自己抗体，極長鎖脂肪酸，

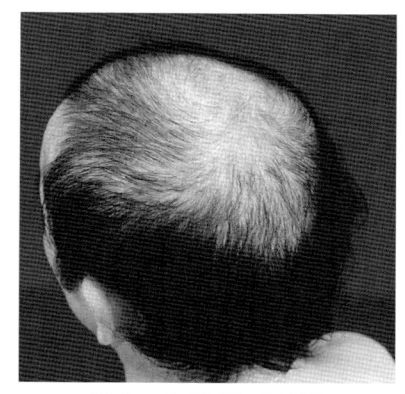

図1 CARASIL の禿頭
症例1の次々弟 30 歳時．

アミノ酸分析，リソゾーム酵素，プロテイン C などの特殊検査にも異常はなかった．
　CT では大脳白質の広汎な低吸収域と基底核部のラクナ梗塞が認められた（後に MRI にて広汎な白質病変と複数の基底核ラクナ梗塞が確認された）．脳血管撮影では内頸動脈や脳底部大血管に異常はなかったが，末梢の細小動脈に軽度ながら壁不整が認められた．

経過：家族歴や検査所見に基づき，従来記載のない，家族性（常染色体劣性遺伝性の疑い）で Binswanger 病様脳症と禿頭，急性腰痛を主徴とする特異な症候群と考えられた[5]．

退院後，筋固縮が進行し，早々に臥床状態になった．排尿・排便にはおむつが用いられた．軟菜の摂取は死亡前日まで可能で，誤嚥性肺炎や尿路感染症，明らかな褥瘡などを起こすことなく，在宅生活は続けられた．次第に自発性が低下し，48 歳時のある日，死亡状態で発見された．窒息の様子はなかったが，直接の死因は不明であった．急死のため，千葉大学病院やその関連病院への移送はなされなかった．脳症の全経過は 23 年であった．

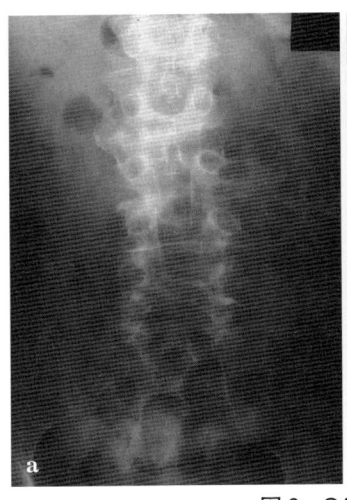

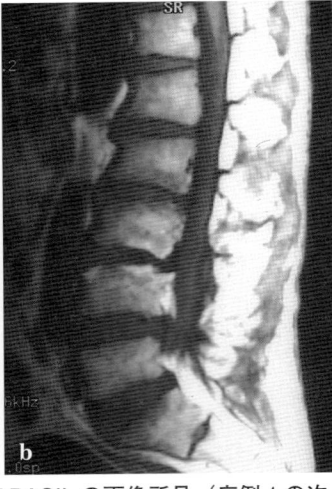

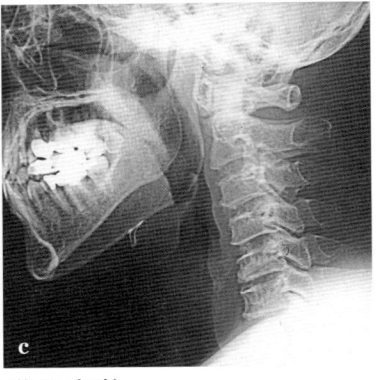

図2　CARASILの画像所見（症例1の次々弟30歳時）
a：腰椎単純X線正面像．脊椎変形がみられる．
b：腰椎MRI T2強調矢状断像．脊椎変形と椎弓切除術後の変化がみられる．
c：頸椎単純X線側面像．脊椎変形と椎間板腔狭小化がみられる．

考　察

　症例1を含む家族例の論文発表以降，類似症例が国内からのみ報告され，その集積をもとに筆者らは1992年に和文総説[6]を，1995年に英文総説[1]を著し，症候群としての特徴を明らかにし，臨床・病理学的診断基準を提唱した．その特徴は，①およそ40歳以下で脳症を発症する，②脳症の内容は主に進行性の認知障害，錐体路・錐体外路症状，偽性球麻痺であり，卒中様発作や階段状悪化がみられることが多い，③脳症発症に先行または相前後して，頭部脱毛が始まる（**図1**），④脳症発症に相前後して，急性腰痛あるいは変形性脊椎症を合併する（**図2**），⑤神経画像検査で広汎な大脳白質高信号域と基底核ラクナ梗塞がみられるか，病理学的にBinswanger病様の病変がみられる，⑥少なくとも恒常的な高血圧症はなく，その他の既知の血管危険因子も共通にはみられない，⑦両親または祖父母に血族婚がみられることが多いなどであった．その後，2010年に厚生労働省研究班（小野寺班）が診断基準案（**表1**）を発表した．

　現在，遺伝子解明がなされたばかりで疫学的にはまだ不明なことが多いが，脳症の発症年齢を40代まで広げて臨床的に診断した症例を収集すると，約50例が存在する[4]．遺伝子変異には創始者効果が確認されないので，保因者は広く存在すると考えられる．日本人以外で遺伝子変異が証明された家系は中国，ヨーロッパ，トルコから報告されている．男女比は3：1と男性優位であるが，疑診例を含めると1.3：1と差が少なくなる．

　2006年7月時点では，全例日本人であり，地域として関東から信越・東北，次いで九州・沖縄に多く，中四国からの報告はなかった[3]．15家系で血族婚が確認され，10家系の段階で計算された分離比は0.27で，常染色体劣性遺伝とした場合の0.25に合致した[3]．

　以上の特異な症候群とは別に，常染色体優性遺伝の家族性を有する欧米の複数の家系において，1993年に原因遺伝子座が絞り込ま

表1 CARASIL 診断基準案(文献8より引用)

1. 55歳以下の発症(大脳白質病変もしくは臨床症状での中枢神経病変)
2. 下記のうち，2つ以上の臨床症状
   a. 皮質下性認知症，錐体路徴候もしくは偽性球麻痺
   b. 禿頭(アジア系人種40歳以下)
   c. 変形性脊椎症もしくは急性腰痛
3. 常染色体劣性遺伝形式もしくは孤発例
4. MRI/CTで，広汎な大脳白質病変(側頭極を含むことがある)
5. 白質ジストロフィーを除外できる(ALD, MLDなど)

Definite：3，4を満たし，HTRA1遺伝子の変異を認める
Probable：上記の5項目をすべて満たすが，HTRA1遺伝子の変異検索が行われていない
Possible：3，4を満たし，1もしくは2-b, 2-cのいずれかを伴うもの

除外項目：優性遺伝形式，10歳未満の発症，

＊注意事項：発症年齢は55歳を超えることもある．大脳白質病変は，融合性／び漫性の白質病変とする．

ALD：副腎白質ジストロフィー，MLD：異染性白質ジストロフィー

れ，CADASIL (cerebral autosomal dominant arteriopathy with subcortical infarcts and leukoencephalopathy：皮質下梗塞と白質脳症を伴う常染色体優性脳細動脈症)という疾患名が提唱された[10]．1996年には Notch3 遺伝子の変異が証明された[9]．これらの発見により，次のターゲットの一つとしてわが国の特異な症候群も注目を集め，脳卒中学，神経学，遺伝学などの代表的教科書にも取り上げられるようになり，1994年にHachinski 学派により CARASIL (CADASIL の D：dominant を R：recessive に置き換え)という名称が提案され，世界的に広まった．

CARASIL の原因遺伝子は単一と思われていたが，筆者の呼びかけで全国から同意を得て集積された検体において小野寺准教授チームによる連鎖解析がなされ，2005年までに 10q の狭い領域に絞り込まれた．さらに，機能解析により HtrA セリンプロテアーゼ1 (HTRA1) 遺伝子の変異によることが証明され，2009年4月に公表された[7]．HTRA1 蛋白は，transforming growth factor beta (TGF-β) ファミリーメンバーによるシグナル伝達を抑制する機能を持つ serine protease である．HTRA1 遺伝子の変異により protease 活性が低下し，TGF-β ファミリーによるシグナル伝達が抑制されず，結果として患者脳の小動脈において，肥厚した内膜では fibronectin と versican の発現が亢進し，中膜では TGF-β1 の発現が亢進していた．これより HTRA1 遺伝子の変異が脳小動脈の動脈硬化を生じさせていることが証明された[7]．

HTRA1 遺伝子の変異は禿頭や脊椎症へも関与している．TGF-β などを過剰発現させた transgenic mice において，脱毛や毛嚢の発育遅滞が生じるといわれている．また，TGF-β ファミリーと関連する骨形成蛋白 (BMP) ファミリーメンバーは，骨の形成，修復，再生のよく知られた制御因子であり，HTRA1 蛋白の過剰発現と発現低下はそれぞれ BMP-2 による鉱質化を減少，促進させることが知られている．

CARASIL 患者は80％で急性腰痛の病歴があり，腰椎椎間板ヘルニアが原因であることが多く，半数以上で X 線上の脊椎変性像が認められている[3]．しかし，症例1では手術で確認されたのがくも膜癒着であること，同症の次々弟では神経鞘腫疑いとされていること，さらに脊髄造影でブロックが確認された症例では，通常の椎間板ヘルニアの好発部位より高位の胸腰椎移行部に多かったことから，腰痛の原因は単純なものでないと思われる[1~6]．したがって，HTRA1 遺伝子の変異が骨格系にどのような機序で影響するかは今少し検討を進める必要がある．しかし，いずれ

にしても，本遺伝子は知るかぎり脊椎症に関連する単一遺伝子としては最初のものであり，今後の研究がまたれる．

　腰痛，禿頭，物忘れという高齢者ではよくみられる症候を主徴とした若年成人例を紹介し，遺伝子が同定された経過と結果を提示した．同定された*HTRA1*遺伝子は広く全身に分布しており，組織再生や腫瘍発現にかかわっている．まれな家族性症例の地道な追跡が，コモンな疾患や病態の解明に役立つ可能性のあることを示した好例と思われる．

　本論文は下記の掲載論文を一部修正して作成した．
　福武敏夫：反復性腰痛・早発性禿頭・健忘―CARASILと*HTRA1*遺伝子．脊椎脊髄ジャーナル　22：885-888，2009

■文　献
1) Fukutake T, Hirayama K：Familial young-adult-onset arteriosclerotic leukoencephalopathy with alopecia and lumbago without arterial hypertension. Eur Neurol **35**：69-79, 1995
2) 福武敏夫：禿頭と腰痛を伴う若年成人発症Binswanger病様白質脳症（"CARASIL"）．神経内科 **49**：426-431，1998
3) 福武敏夫：CARASIL―日本に多い脳小血管病の重症モデル．神経内科　**65**：460-467，2006
4) 福武敏夫：CARASILと腰痛―脳小血管病，禿頭，脊椎変性を起こす単一遺伝子（*HTRA1*）病．脊椎脊髄　**25**：445-451，2012
5) 福武敏夫，服部孝道，北　耕平，他：家族性・若年発症の"Binswanger病様症"に頭部びまん性脱毛と腰痛を伴う一症候群について．臨床神経　**25**：949-955，1985
6) 福武敏夫，平山惠造：家族性若年性Binswanger病様血管性白質脳症．神経進歩　**36**：70-80，1992
7) Hara K, Shiga A, Fukutake T, et al：Association of HTRA1 mutations and familial ischemic cerebral small-vessel disease. N Engl J Med **360**：1729-1739, 2009
8) 遺伝性脳小血管病の病態機序の解明と治療法の開発班（主任研究者：小野寺　理）：CARASIL診断基準案．平成21年度総括・分担研究報告書．2010
9) Joutel A, Corpechot C, Ducros A, et al：Notch3 mutations in CADASIL, a hereditary adult-onset condition causing stroke and dementia. Nature **383**：707-710, 1996
10) Tournier-Lasserve E, Joutel A, Melki J, et al：Cerebral autosomal dominant arteriopathy with subcortical infarcts and leukoencephalopathy maps to chromosome 19q12. Nat Genet **3**：256-259, 1993

4. 脊髄ヘルニア

特発性脊髄ヘルニアはまれな病態であり，Wortzman ら[2]により 1974 年に初めて記載された．硬膜の欠損部から脊髄が腹側へ突出して生じ，癒着や血行障害などによって神経症候（進行性の脊髄症）が出現する．硬膜の欠損が生じる理由は不明であるが，先天的欠損，外傷，脳脊髄液圧の異常，硬膜の二重化などが推測されている．この病態のほとんどは胸椎部（特に T3～T7）に現れる．中年の女性にみられることが多い．最も多い神経症候パターンは Brown-Séquard 症候群である．発症から診断までに 3，4 年かかることが多く，画像診断がなされても，くも膜嚢胞と誤診されることが多い[1]．

症例提示

症例 1

患者：当科初診時 60 歳，女性．
既往歴：26 年前（34 歳時）に右下腿のしびれと感覚鈍麻が出現した．23 年前に歩行時に左下肢を引きずるようになった．22 年前に某大学内科に 1 カ月間入院し，臨床的には Brown-Séquard 症候群が認められ，MRI 時代以前だったために脊髄造影にて T5 レベルの脊髄後方のくも膜嚢胞が疑われた．特に治療がなされず，経過がみられた．
生活歴：特記すべきことはない．
現病歴：左下肢の運動麻痺が進行してきたため，2 年前に同大学に再入院し，脊椎 MRI

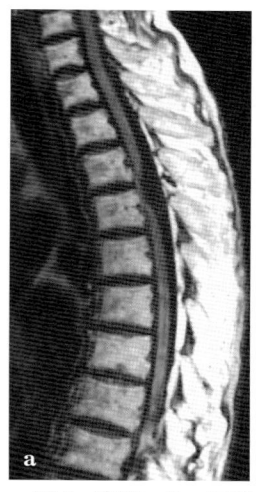

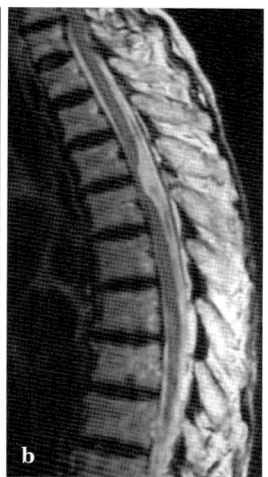

図1 脊髄ヘルニア患者の胸椎 MRI 矢状断像
a：T1 強調像，b：T2 強調像．
T4/T5 レベルに脊髄の前方への偏位がみられる．

がなされ（図1），T4/T5 レベルの脊髄後方のくも膜嚢胞と診断された．同大学に通院が困難なため，千葉大学神経内科に紹介された．

神経学的所見
・車椅子で入室．
・左下肢に遠位優位の筋力低下がみられる（MMT が近位 3～4/5，遠位 0～1/5）．
・右腹部以下に遠位優位の痛覚鈍麻がみられる（近位 2/10，遠位 0/10）．
・位置感覚は右下肢で正常であるが，左下肢でやや鈍麻している．
・腱反射は上肢でやや低下，下肢で左優位に活発～亢進している．
・両下肢にて Babinski 徴候や脊髄自動反射などがみられる．
・便秘がちである．

経過：画像と神経症候から脊髄ヘルニアと診断された．脳神経外科の脊椎担当医に紹介

されたが，長期経過のために手術を希望されず，神経内科で経過をみることになった．その後も神経症候は進行性で，最終診察時（73歳）には，移乗が全介助で，閉眼すると左下肢の肢位がわからなかった．また，ジーンというしびれが胸部まで上行していた．さらに，睡眠・覚醒時を問わず，左下肢に脊髄自動反射（脊髄ミオクローヌス）が出現した．排尿・排便はリハビリパンツ®を使用している．

■文　献
1) 相澤俊峰，田中靖久，国分正一：特発性脊髄ヘルニアの神経症候．脊椎脊髄　18：535-539，2005
2) Wortzman G, Tasker RR, Rewcastle NB, et al：Spontaneous incarcerated herniation of the spinal cord into a vertebral body：a unique cause of paraplegia. Case report. J Neurosurg　41：631-635, 1974

5. 平山病とその類縁疾患

疾患について

1) 疾患概念

平山病（若年性一側上肢筋萎縮症）は，日本で発見され，かつ最も病態解明が進められてきた疾患であるが，現在では世界的にその概念が認められている[4,6]．本症は，①若年の主に男性に発症し，②一側の手と前腕に限局する筋力低下，筋萎縮（図1）を呈し，③初期は進行性であるが，数年後には停止性となる生命予後の良好な疾患として，1959年に平山ら[11]により運動ニューロン疾患（筋萎縮性側索硬化症）の研究の中から抽出され，初めて報告された．その後，1985年にやはり平山らにより初の神経病理学的検討がなされ[7,9]，これと前後しての神経画像学的研究と併せ，病態解明が進み，本症が神経変性疾患とは全く異なる発症機序，すなわち下部頸髄前角の循環障害による疾患であることが判明し，対応する治療法も提案されるに至った[24]．しかし，循環障害をきたす機序としての硬膜異常｛下部頸髄硬膜管後壁の頸部屈曲（前屈）時前方移動[26]｝（図2）が果たしてなぜ生じるのかについては，まだ十分に解明されておらず，現下の課題になっている．また，いったん停止した後に，中年以降になって再び筋力低下などが進行する症例があり，頸椎症の重畳による悪化と考えられるが，その対処も検討されている[16]．

この平山病と，症候や機序が類似ないし関連するために鑑別を要する概念や用語として，まず頸椎屈曲位での脊髄障害を総称するものとしての頸椎部屈曲性脊髄症（cervical flexion myelopathy）という用語が広く浸透している[3,16,17,19,30]．この中には，平山病にみられる比較的均質な病像（後述）と異なるいくつかの病型や症例が含まれている．頸椎屈曲時の頸髄圧迫の中心が平山病より高位のため，上肢近位部の髄節性筋萎縮をきたす症例[16]や，下肢徴候を伴う症例，屈曲時に硬膜が脊髄に食い込むような変形による症例[28,32]，中年以降にみられるMRI上で脊髄前角の高信号（snake eyes像）を伴う症例などである（後述の問題症例2）．また，頸椎症性筋萎縮症（cervical spondylotic amyotrophy）という概念がある[15,29,31]．平山ら[10]による頸椎症性神経障害の検討では，108例中に上肢遠位筋萎縮型が7例あり，手指振戦が5例に，寒冷麻痺が3例に認められ，筋萎縮の2例は

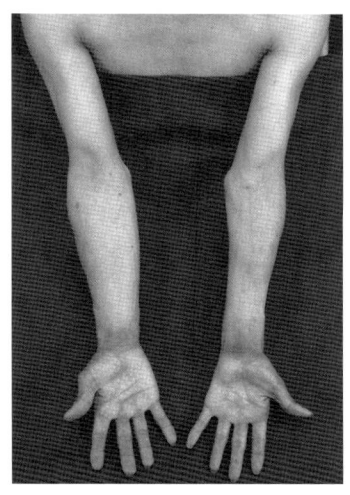

図1　平山病の上肢筋萎縮
左前腕以遠に oblique atrophy がみられる．

241

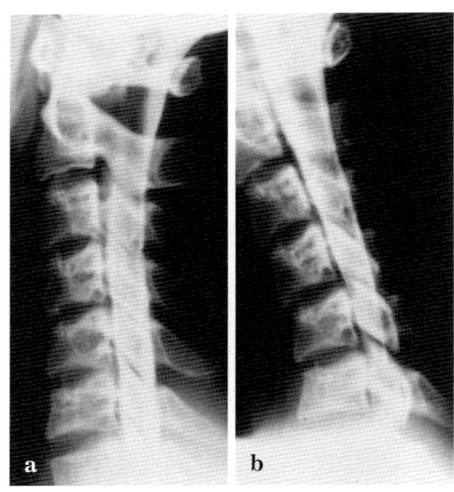

図2 平山病の脊髄造影
中間位（a）に比べ，屈曲位（b）では硬膜が前方に移動し，C5/C6 を頂点とする高みに押し付けられている．

平山病の oblique atrophy に類似していたとされる．後の症例も加えられた報告では，遠位が 15 例で，手指振戦が 11 例，寒冷麻痺が 7 例，oblique atrophy が 8 例にみられ，うち 3 例で腕橈骨筋にも神経原性変化がみられ，病変分布は平山病より広範囲と考えられている[29]．

以上で述べてきた平山病と flexion myelopathy とは全く別の概念であるが，上肢の限局的非対称性筋萎縮という点では平山病と共通性を持つ症例の中に，免疫機転と関連する運動ニューロパチーが存在するといわれ，免疫抑制薬や免疫グロブリンが奏効する例の報告[22]がある．臨床的に平山病と診断されていても，抗ガングリオシド抗体（IgG 型 GM1 抗体）が陽性であった症例も報告されている．また，これらをすべて含め，一側下肢筋萎縮例までも含むような広い概念として，monomelic amyotrophy という用語が使われているが，不均一と思われる症例が混入するおそれがある[8]．

筆者も関与したトピックとして，平山病患者では高率にアトピー素因や高 IgE 血症を伴うという報告[14,18]が挙げられる．これらの免疫異常が，平山病の発症にどのようにかかわっているかは不明であるが，脊髄微小循環障害や硬膜の異常というプロセスを経ると想像される．

2) 原因

平山病では，15 歳時に本症を発症し，23 年後に肺癌で死亡した男性患者の初剖検所見から，以下の点が判明した[7,9]．①C5〜T1，特に C7，C8 髄節前角に循環障害性壊死性病変と二次的な前根萎縮がみられ，両側性病変であるが，筋萎縮優位側で強い，②他の後角，白質，髄膜（くも膜と軟膜）および髄内・髄外血管とも明らかな異常はない，③したがって，病変は変性性ではなく，脊髄外の何らかの因子による循環障害が示唆される．別の剖検例でも同様の所見が示された[1]．

その後，CT 脊髄造影や MRI などによる画像学的検討がなされ，頸部屈曲時に下部頸髄とその硬膜管が健常者と大きく異なる動きを示すことが判明した[25,26]．すなわち，多くの本症患者では，頸部を屈曲すると C6 椎体レベルを中心に上下 2〜3 椎体レベルにわたり，下部頸髄硬膜管後壁が前方へ移動し，これにより頸膨大が圧迫されて扁平化し，同部が筋萎縮側優位に二次的に萎縮して楔状を呈する（図 2）．長期経過して臨床的に安定した症例では，この前方移動は軽減，消失する．MRI では後壁の後方に静脈叢と思われる高信号域がみられるので，静脈灌流の障害に原因を求める考え方もあるが，剖検所見と併せ，硬膜の長さや柔軟性に何らかの物理的異常が生じ，屈曲での圧排から脊髄循環障害がもたらされるとの考えが有力である[5,8]．長さの因子については，（思春期における）身体・脊椎と脊髄・硬膜または脊髄と硬膜の成長の不均衡

に求める諸仮説[17,23,28]が提唱されている．筆者は前述のトピックス[14,18]に加え，若年者においてアトピー性皮膚炎と軽度の頸椎症との関連が示唆されるという別の研究[13]から，単なる仮説であるが，アトピー素因または高IgE血症に関連した病理過程が，硬膜や脊椎の物理的特性を変化させるのではないかと推測している．実際には平山病の剖検例において，硬膜の病理学的異常はみられていない[7,9,32]が，発症時から剖検時までの長い経過により，不明瞭化した可能性がある．これに対し，硬膜形成術が行われた症例では，硬膜切除直後に硬膜断端の垂直方向への著明な伸張が観察され，組織像で硬膜のヒアリン様変性が著明に認められている[3]．屈曲時に硬膜が脊髄を食い込むように圧迫する症例[32]でも，硬膜後壁に細胞浸潤や肉芽腫様変化，血管増生などの炎症所見がみられなかったが，著明な肥厚があり，伸展性の低下をきたしていたと考えられる．今後，手術による硬膜切除例などにおいて，物理的異常，特に伸展性の低下の有無の検討に加え，硬膜の免疫組織学的検討がなされなければならないであろう．

3）病態と症候

平山病には，診断のための比較的明確な臨床的特徴がある[5,6,8,24]．すなわち，①アジア人，ことに日本人に目立って多く，10代半ば～後半にかけての若年男性が多い（男女比は10：1以上），②サッカーなどの頸部を使うスポーツやギター演奏などの頸部前屈姿勢，交通事故に関連して発症したと推定される症例がある．③濃厚な遺伝歴はないことがほとんどであるが，まれに父子例，兄弟例の報告がある．④手指を屈伸しにくい，ボタンをはめにくい，握力が低下したなど，一側手指の脱力で発症する．⑤寒冷時や冷水曝露時などに手指のかじかみといっそうの脱力を自覚することが多い（寒冷麻痺），⑥患指を中等度の力で伸展させると微細で不規則なふるえが出現する（contraction fasciculation），⑦脱力の自覚から遅れて，一側限局または一側優位の手内筋（小指球筋，第1背側骨間筋），前腕筋（尺側手根屈筋）の萎縮が出現するが，上腕二頭筋が免れ，腕橈骨筋，橈側手根屈筋が比較的保たれるために，回外位で前腕に斜めに線があるようにみえる特有のパターン（oblique atrophy）を示す（図1），⑧1～3年の間，緩徐あるいは階段状に進行し，その後に停止する，⑨自然経過で症状が改善した症例はない，⑩初発時ないし停止早期には，感覚障害，腱反射異常，錐体路障害はみられない，⑪その後に10～30年を経て，脱力の増悪，脱力や萎縮の範囲の拡大，感覚障害や下肢錐体路障害がみられる症例がある．

典型例の特徴については前述したので，以下に平山病の問題例，類似例について述べる．

問題症例1

長期にわたり緩徐あるいは段階的に進行し，頸髄の軽度前方移動を呈する症例．

患者：54歳，男性．

既往歴・職業歴：15歳頃，冬の海上で海苔の養殖を手伝ったとき，他人よりかじかみやすく仕事の能率が悪いことに気づいた．その後，室内配管の仕事に従事し，首の屈伸が多かった．30歳頃，右手の脱力と筋萎縮，手指の震えに気づいた．

現病歴：50歳頃から右手の脱力が悪化し，左手にも及んできた．頸椎カラーを勧められたが，仕事に差し支えてできなかった．経過を通じ，症候の進行が停止性のことはなかった．

神経学的所見：右優位のoblique atrophy，

第3章　脊髄脊椎疾患

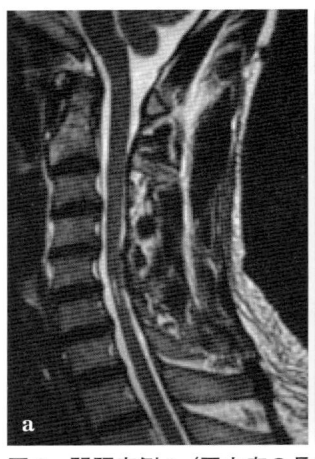

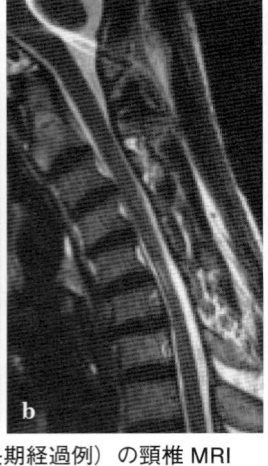

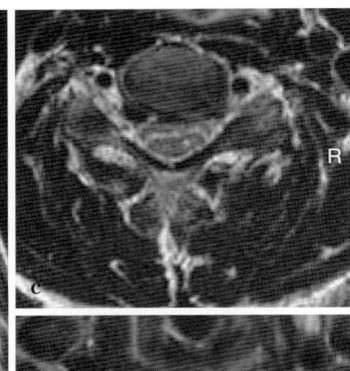

図3　問題症例1（平山病の長期経過例）の頸椎MRI
a：中間位矢状断像．頸膨大が萎縮し，C5/C6〜C6レベルにかけて髄内前方に線状の高信号域がみられる．
b：屈曲位矢状断像．頸髄が軽度前方移動し，脊髄後方の高信号域が広がっている．
c：C5/C6レベルの中間位水平断像．脊髄が右優位に扁平化し，右前角部に高信号域がみられる．
d：同屈曲位水平断像．脊髄が椎体方向（前方）へ移動している．全体として頸椎症性変化はごく軽度である．

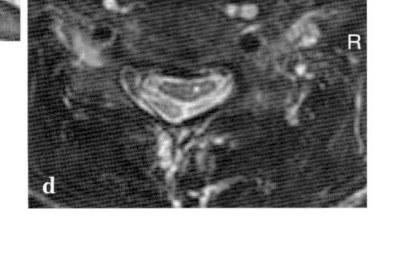

手指振戦がみられたが，感覚障害やlong tract signはなかった．

検査所見：神経生理検査では平山病の特徴に一致し，頸椎MRIでは矢状断像で頸髄の軽度前方移動，水平断像で右優位の扁平化萎縮，右前角部の高信号域がみられた（図3）．

経過：半年間，夜間頸椎カラーの装着と血流改善薬の投与を行ったが，明らかな停止〜改善はなく，これらの治療は終了とした．

問題症例2

中年発症の平山病酷似の症候とMRI上の空洞所見を有する症例．

患者：55歳，男性．

職業歴：25歳から20年間コンピュータ業務に従事した．

既往歴：45歳時，右手指の筋力低下を自覚し，特に冬期に手がかじかんでバスの回数券が切れなくなった．その後，進行がなく，箸や鉛筆などの使用には支障がなく，寒冷時にゴルフのティーを刺せないことが気になる程度である．

現病歴：直腸癌手術の目的で入院した．

神経学的所見：右手，前腕のoblique atrophy，右手指振戦，左上腕三頭筋の線維束性収縮，右finger jerkとHoffmann徴候，両下肢腱反射活発がみられたが，cervical lineを含め，感覚障害はみられなかった．

検査所見：神経生理検査ではC8〜T1の限局性，慢性の運動ニューロン消失の所見が主で，平山病と酷似しているが，感覚神経活動電位の低下もみられた．MRIでは，矢状断像でC3/C4，C5/C6にごく軽度の椎間板突出，C3中央〜C6下端の3.5椎体にわたるT2高信号・T1低信号の空洞様所見，水平断像で脊髄の扁平化萎縮，両側前角部に空洞様所見がみられた（図4）．

経過：停止性と考えられたので，経過観察とした．

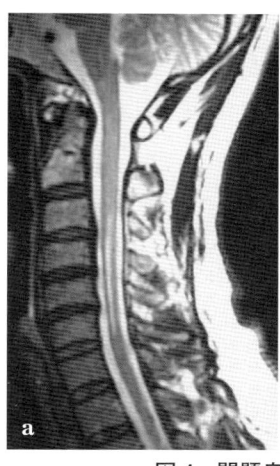

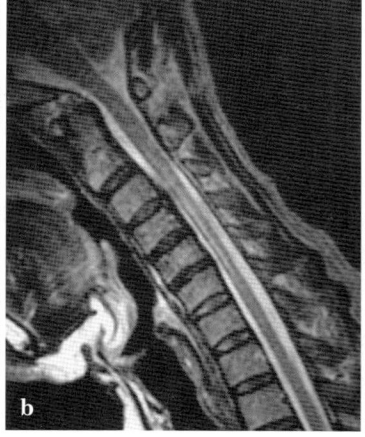

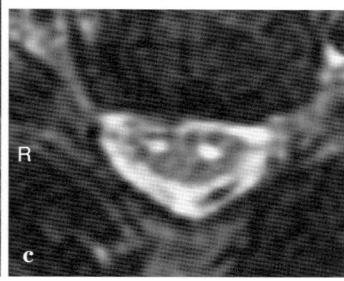

図4　問題症例2（中年発症の平山病酷似例）の頸椎MRI T2強調像
a：中間位矢状断像．頸膨大が萎縮し，C3中央〜C6下端レベルにかけて髄内中央に線状の高信号域がみられる．
b：屈曲位矢状断像．脊髄の前方移動ははっきりしない．
c：C5/C6レベルの水平断像．脊髄の扁平化萎縮と両前角部の高信号域（snake eyes像）がみられる．

問題症例3

頸部屈曲時に硬膜管後壁の特異な変形が認められた既報告例[32]．

患者：18歳，男性．

現病歴：13歳頃から頸部屈曲で左上腕外側から小指にかけて電気が走るようなしびれが出現した．15歳時には頸部屈曲をやめてもしびれが残り，手のふるえも出現した．その後，握力の低下が左から右へと出現した．16歳時には大工として物を担ぐ動作が困難になり，17歳の冬には寒冷麻痺も出現したために来院した．

神経学的所見：両側肩甲周囲から両上肢遠位にかけて筋萎縮があり，両上肢の広い範囲に筋力低下がみられた．腱反射は上肢で消失，下肢で正常であった．感覚では両手掌にわずかな温痛覚低下が認められた．

検査所見：CT脊髄造影では，中間位で硬膜管の変形や脊髄萎縮はみられなかったが，屈曲位ではC3〜T1椎体レベルにかけて，硬膜管後壁の正中部が楔形に前方へ突出し，頸

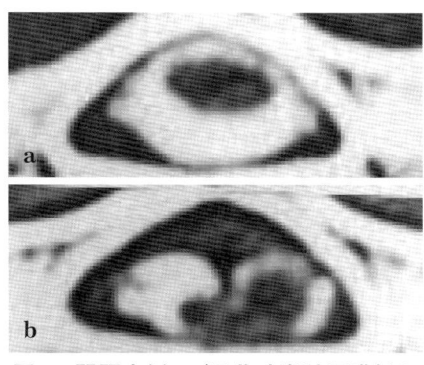

図5　問題症例3（屈曲時脊髄硬膜折れ込み例）の頸椎CT脊髄造影（国立病院機構千葉東病院神経内科の吉山容正先生のご厚意による）
a：C6レベルの中間位水平断像．
b：同屈曲位水平断像．屈曲により硬膜管後壁が折れ込み，右優位に脊髄を圧迫している．

髄の限局性圧迫変形が認められた（図5）．

経過：硬膜後壁の一部摘出と頸椎椎弓形成術で握力の若干の改善が認められた．

4) 病態把握のための検査

(1) 画像検査

平山病では頸椎単純X線像にて，生理的前弯が消失していること（straight neck）が多く，参考になるが，診断は，前述したように頸部屈曲時の硬膜の前方移動とそれに伴う頸髄の圧迫，扁平化萎縮を画像によって確認することでなされる[25,26]．頸部を屈曲して初めてわかる別の異常所見もある[32]ので，屈曲位撮像は必須である．方法としては，脊髄造影，CT脊髄造影，MRIがある．前二者では十分な屈曲位を確保しやすい．これに対し，MRIが非侵襲性，簡便性から推奨されるが，中間位と比較できる十分な屈曲位の画像が狭いガントリーの中で得られるかは，機器の性能と施設の経験による．しかし，この前方移動がはっきりしない症例もある．適切な管理や治療がなされなかった長期経過例では，前角部に一致して空洞様所見がみられることがある[21]（問題症例1も参照）．このほか，頸髄レベルの筋CTで傍脊柱筋に筋萎縮がみられないという報告があり，参考になる[20]．

(2) 神経生理検査

針筋電図では筋萎縮の分布（一側C8～T1髄節）よりも広い範囲で神経原性変化が認められる．その内容は，運動単位電位の持続時間延長，振幅増大，多相性などの運動単位増大と神経再支配を示す所見である．ほとんどの例で，筋萎縮側ではC5髄節支配筋（上腕二頭筋，三角筋）にまで軽度の神経原性変化がみられ，対側のC8～T1支配筋にもみられる[20]．C8レベルの傍脊柱筋に，針筋電図上の異常がみられないことも診断価値がある．病期の判定や頸部屈曲のその時点での関与について判定するには，線維自動電位や陽性鋭波などの活動性脱神経所見の有無をみる必要がある．神経伝導検査では，複合筋活動電位の振幅が低下するが，その程度は小指外転筋において短母指外転筋より高度である．また，両筋ともF波の出現率は，運動単位の脱落程度を超えて高度に低下する[20]．

進行時期の未治療例では，頸部屈曲によりF波出現率が一時的に増大するとの報告があり，病期把握や後述の頸椎カラー療法の判定に利用できる可能性がある[20]．そのほか，頸部屈曲の影響について磁気刺激や体性感覚誘発電位が有用との報告がある[3,12]．

(3) 血液検査

平山病に特異的血液検査異常は知られていないが，IgEは測定しておくべきかもしれない[14]．研究目的があるか，神経伝導検査で伝導ブロックが疑われる場合には，抗ガングリオシド抗体を測定する．家族性がある場合には，スーパーオキサイドジスムターゼ1（*SOD1*）遺伝子の検索も考慮すべきかもしれない．

5) 経過・予後

「3）病態と症候」の⑧，⑨，⑪として述べた．しかし，5年以上の長期追跡の前方視研究はなく，不明の点が多い．

治　療

1) 治療の原則と方針

平山病では，真の原因はともかくとして，発症，進行に頸部屈曲姿勢がかかわっていることは確かなので，保存療法にしろ外科療法

にしろ，頸椎の屈曲制限が基本になる．屈曲がどれほど影響しているかについて，できるかぎり神経生理検査を施行して確かめておく．経過の把握や治療成績の判定には，握力測定や寒冷麻痺，手指振戦などの臨床症状の程度，日常生活動作の評価などが用いられるが，得丸[24]は重症度分類の利用も提唱している．患者は若年であり，進学や就職などの人生選択の重要な時期を迎えていることを念頭に置いて接する必要がある．特に職業に制限の必要はないが，頸部屈曲の多い仕事は避けたほうが良い．

2）治療の適応と時期

治療の最適期は症状が停止に至らず進行していく時期であるが，停止後と考えられても，早期の場合は治療が考慮されるべきである．進行については，停止までの期間がかつて発病後2〜3年と考えられていたが，その後の検討で3年以上にわたる症例も多く，放置すると重症化することになるので注意を要する[24]．進行期でも手術が有効であったという報告[2]もある．

3）治療法

(1) 保存療法

平山病を含むflexion myelopathyに共通していえることであるが，外科療法を選択しない場合でも，保存療法に力を注ぐべきである[16,24]．日常生活上，①読書や趣味，机上作業時に，長時間うつむき姿勢を続けないこと，②頸部を過度に動かしたり使ったりする仕事や動作，特にスポーツ（サッカー，腹筋訓練など）を避けること，③夜間，頸椎の中立位を保持できる低めの枕を使用することなどを指導する．積極的な保存療法としては，頸椎カラー療法が提唱されている[24,27]．この療法には，むち打ち損傷の治療に用いられるポリネック®カラーが使われる．10分以上頸部を屈曲させる可能性がある場合に着用させるが，実際には患者の裁量に任せ，就眠中は外す．

(2) 外科療法

頸椎前方（除圧）固定術[23,30]，後方固定術（椎弓形成術）[3,19]のどちらも試みられてきている．さらに，硬膜形成術を加えることもある[3]．硬膜形成術単独の報告もある．高度障害例では腕橈骨筋の腱移行術も考慮されている[3]．

4）頸椎カラー療法の効果と不利益

平山病38例にこの治療を行い，自然経過をみた45例と比較した報告[27]では，①頸椎カラー療法群では，経過5年以内に全例で症状の進行が停止し，発病から停止までの期間が，対照群の3.2±2.3年に対し，1.8±1.2年と有意に短かった，②発病後2.5年以内に頸椎カラーを着用した31例中15例（48％）では症候の改善が認められた，③治療開始時に，画像上で頸部中立位での脊髄形態がほぼ正常に保たれていた症例では，7例中5例と高率に改善がみられたとされ，早期発見により早期（2.5年以内）に治療を開始することが強調された．ただし，④中等度萎縮群では高度萎縮群より改善例が少なかった，⑤治療開始時の臨床的重症度と改善傾向は平行しなかったなど，まだ十分な説明ができない状況もある．3〜4年の装着が推奨されているが，若い活動的な時期に本療法を長く続けるのは苦痛が多いという考えもある．また，後の長期予後が不明であり，中高年での再悪化との関連は，当然ながらまだ調査できていない．

5) 外科療法の効果と不利益

平山病に対する手術の結果としては，進行停止から軽度改善にとどまるものが多く[2,3,19,30]，筋萎縮が回復した症例はない．術前長期経過（進行停止後）例では手術成績は劣る．術後の長期予後については全く不明で，一般の頚椎固定術後と同様に，上下椎間の負荷による脊椎変形や可動性の異常などが出現する可能性が残る．今のところ，頚椎カラー療法と比較した報告はなく，いずれが優れているかは不明である．手術を推奨する考え方もあるが，手術侵襲を加えるには慎重さが要求される[6]．

6) その他の治療法の可能性

現在のところ，前記以外に治療法はない．今後，アトピー素因や高IgE血症との関係や硬膜異常の病態が解明されれば，それに応じて免疫療法や予防的治療が試みられるかもしれない．すでに一部の施設では，免疫グロブリン治療も試みられている．

患者説明と専門医紹介のポイント

1) 疾患名の告知

臨床的特徴を満たし，画像的確認がされれば，疾患名の告知には問題がない．何らかの理由で画像的確認ができない症例や，画像で特徴が示されなかった症例でも，確定診断前の臨床的な診断は伝え得る．

2) 治療の説明

平山病も，ここで紹介した類似症も，自然経過で生命を脅かすことは全くないが，放置例で自然回復した症例はないことを説明し，生活上の諸注意を行う．そのうえで，機能的障害悪化の停止または改善のために，頚椎カラー療法，外科療法があることを告げる．これらの優劣が確定していない以上，自らの施設や診療科で標準にしている治療以外についても触れ，希望があればセカンドオピニオンを得る機会を設定するのが公平で良い．

3) 退院時の説明

いずれの治療が選択された場合でも，一定の期間（少なくとも4～5年）は3～6カ月ごとの定期的通院により，症候，時に検査所見の推移を追うことの大切さを説明する．

4) 専門医への紹介

平山病が疑われる場合には，神経内科または脊椎脊髄外科へ紹介するが，紹介先に，診断確定後，別の治療法につきセカンドオピニオンを得ることを許容するよう求めておく．硬膜が折れ込み脊髄を圧迫するような症例は，早期に脊椎脊髄外科へ紹介する．長期経過例で症状が固定していると思われる場合でも，脊椎脊髄外科への紹介を考慮する．

本論文は下記の掲載論文を一部修正して作成した．
福武敏夫：平山病とその類縁疾患．脊椎脊髄ジャーナル　19：734-741，2006

■文　献

1) 荒木邦治, 上田祥博, 道中智恵美, 他：若年性一側上肢筋萎縮症（平山病）の1剖検例. 日内会誌 **78**：674-675, 1989
2) Chiba S, Yonekura K, Nonaka M, et al：Advanced Hirayama disease with successful improvement of activities of daily living by operative reconstruction. Intern Med **43**：79-81, 2004
3) Fujimoto Y, Oka S, Tanaka N, et al：Pathophysiology and treatment for cervical flexion myelopathy. Eur Spine J **11**：276-285, 2002
4) Hirayama K：Non-progressive juvenile spinal muscular atrophy of the distal upper limb (Hirayama's disease). DeJong JMBV (ed)：Diseases of motor system. Handbook of clinical neurology, vol 15. Elsevier, Amsterdam, 1991, pp 107-120
5) Hirayama K：Juvenile muscular atrophy of distal upper extremity (Hirayama disease)：focal cervical ischemic poliomyelopathy. Neuropathology **20**：S91-S94, 2000
6) Hirayama K, Tokumaru Y：Cervical dural sac and spinal cord in juvenile muscular atrophy of distal upper extremity. Neurology **54**：1922-1926, 2000
7) Hirayama K, Tomonaga M, Kitano K, et al：Focal cervical poliopathy causing juvenile muscular atrophy of distal upper extremity：a pathological study. J Neurol Neurosurg Psychiatry **50**：285-290, 1987
8) 平山惠造：若年性一側上肢筋萎縮症（平山病）. 日本人の貢献. 日内会誌 **91**：2312-2315, 2002
9) 平山惠造, 朝長正德, 北野邦孝, 他：若年性一側上肢筋萎縮症の初剖検例. 神経内科 **22**：85-88, 1985
10) 平山惠造, 得丸幸夫, 坪井義夫, 他：変形性頸椎症の神経障害と臨床病型—108例の分析. 神経進歩 **37**：213-225, 1993
11) 平山惠造, 豊倉康夫, 椿　忠雄：筋萎縮症の一新特異型の存在について—若年に発病し一側前腕より末梢に限局する進行の遅い特殊な筋萎縮症. 精神経誌 **61**：2190-2198, 1959
12) Imai T, Shizukawa H, Nakanishi K, et al：Hyperexcitability of cervical motor neurons during neck flexion in patients with Hirayama disease. Electromyogr Clin Neurophysiol **40**：11-15, 2000
13) Ito S, Hattori T, Fukutake T, et al：Is atopic dermatitis a risk factor for intervertebral disc degeneration? A preliminary clinical and MRI study. J Neurol Sci **206**：39-42, 2003
14) Ito S, Kuwabara S, Fukutake T, et al：Hyper-IgEaemia in patients with juvenile muscular atrophy of the distal upper extremity (Hirayama disease). J Neurol Neurosurg Psychiatry **76**：132-134, 2005
15) Kameyama T, Ando T, Yanagi T, et al：Cervical spondylotic amyotrophy：magnetic resonance imaging demonstration of intrinsic cord pathology. Spine (Phila Pa 1976) **23**：448-452, 1988
16) 亀山　隆, 安藤哲朗, 向井栄一郎, 他：平山病の予後と治療. 神経内科 **48**：343-348, 1998
17) 菊地誠志, 田代邦雄, 北川まゆみ, 他：若年性限局性手, 前腕筋萎縮症（平山病）の発生機序に関する一考察—tight dural canal in flexion を伴う flexion myelopathy. 臨床神経 **27**：412-419, 1987
18) Kira J, Ochi H：Juvenile muscular atrophy of the distal upper limb (Hirayama disease) associated with atopy. J Neurol Neurosurg Psychiatry **70**：798-801, 2001
19) Kohno M, Takahashi H, Ide K, et al：Surgical treatment for patients with cervical flexion myelopathy. J Neurosurg Spine **1**：33-42, 1999
20) 桑原　聡, 服部孝道：平山病（若年性一側上肢筋萎縮症）の診断と病態. 脊椎脊髄 **15**：527-530, 2002
21) 松尾宏俊, 牧野雅弘, 栗山長門, 他：脊髄内空洞形成を呈した若年性一側上肢筋萎縮症の1例. 臨床神経 **38**：649-652, 1998
22) 目崎高広, 梶　龍兒：抗GM1抗体を伴う下位運動ニューロン疾患（症候群）. 神経症候群Ⅱ. 別冊日本臨牀 領域別症候群シリーズ (27)：350-353, 1999
23) 三井公彦, 飯田秀夫, 橘　滋國, 他：Overstretch 症例の治療. 脊髄外科 **3**：137-141, 1989
24) 得丸幸夫：平山病の予後と治療. 神経内科 **48**：349-353, 1998
25) 得丸幸夫：若年性一側上肢筋萎縮症（平山病）. 脊椎脊髄 **14**：508-511, 2001
26) 得丸幸夫, 平山惠造：若年性一側上肢筋萎縮症における下部頸髄硬膜後壁の前方移動について. 臨床神経 **29**：1237-1243, 1989
27) 得丸幸夫, 平山惠造：若年性一側上肢筋萎縮症（平山病）の頸椎カラー療法—38例での治療成績. 臨床神経 **41**：173-178, 2001
28) Toma S, Shiozawa Z：Amyotrophic cervical myelopathy in adolescence. J Neurol Neurosurg Psychiatry **58**：56-64, 1995
29) 坪井義夫, 得丸幸夫, 平山惠造：頸部脊椎症性筋萎縮症—近位型と遠位型の臨床, 画像, 電気生理学的比較. 臨床神経 **35**：147-152, 1995
30) Watanabe K, Hasegawa K, Hirano T, et al：Anterior spinal decompression and fusion for cervical flexion myelopathy in young patients. J Neurosurg Spine **3**：86-91, 2005
31) 柳　務, 安藤哲朗：筋萎縮型頸椎症の病態. 神経進歩 **37**：226-234, 1993
32) 吉山容正, 得丸幸夫, 片山　薫, 他：頸部前屈時に頸部硬膜管後壁の特異な変形を認めた若年両上肢筋萎縮例. 臨床神経 **34**：65-71, 1994

第3章 脊髄脊椎疾患

6. 血液透析患者における頸椎破壊性脊椎関節症(destructive spondyloarthropathy)

長期血液透析患者は透析脳症や手根管症候群などの多様な神経疾患と症候を呈し得る．頸椎の変化により対麻痺に至ることもある．1984年にKuntzら[10]によって初めて提唱された破壊性脊椎関節症（destructive spondyloarthropathy：DSA）もその一つで，X線像での進行性の椎間板腔狭小化と椎体終板の侵食によって特徴づけられる（表1，図1）．DSAに関して，症例報告や多数例での検討などがなされてきたが，病態機序が十分に明らかにされたとはいいにくい．DSAは血液透析患者の10%前後に出現するといわれている[3,11]が，変形性脊椎症や後縦靭帯骨化症（OPLL）などとの出現頻度や臨床的特徴の比較はほとんどなされていない．また，DSAによる神経症候については不明な点が多い．本稿では，これらの点を明らかにする目的で，一施設の外来の血液透析患者全員を対象とした自覚的神経症候調査と頸椎X線撮影および一部の患者での神経学的診察を実施して得た，若干の知見を記述する．

対象と方法

東葛クリニック病院の一分院に通院する血液透析患者を対象にアンケート調査とX線撮影を行い，一部の患者では神経学的診察を

表1 DSAのX線学的診断基準
1. 椎間板腔狭小化
2. 近接の椎体終板の侵食と骨梁消失
3. 有意の骨棘の欠如
4. 近接の椎骨の反応性の骨硬化

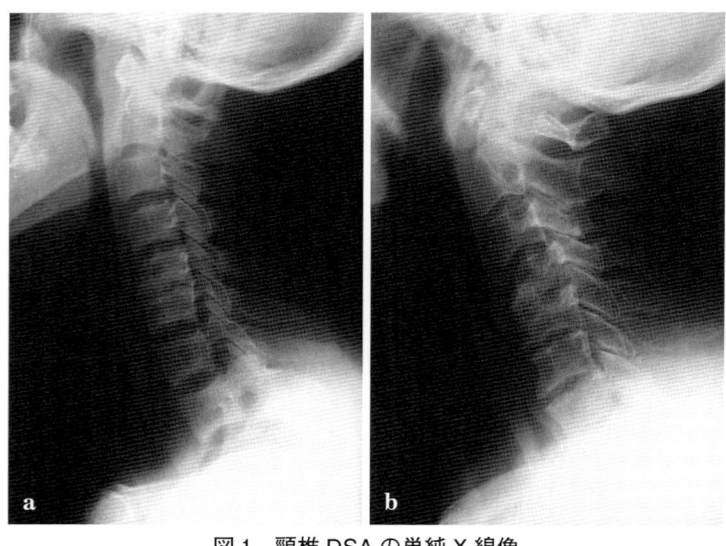

図1 頸椎DSAの単純X線像
a：中等度例．表1の1, 3, 4がみられる．
b：中等度＋脊椎すべり症例．表1の1, 2, 4と骨棘がみられる．

した. 対象は 1996 年 3 月時点の外来患者 191 例（男性 126 例, 女性 65 例）であった. 年齢は平均 56.6±11.8 歳（23～86 歳）, 血液透析歴は平均 8.6±6.3 年（2 カ月～23 年）であった.

主な結果

X 線撮影では, 正常範囲 104 例, DSA 18 例, 中等度椎間板腔狭小 8 例, 高度の同症 18 例, OPLL 6 例, 頸椎症 (CS) 12 例, その他 6 例であった. 年齢は DSA 群で CS 群とともに正常群より有意に高いが, より若く, 血液透析歴は DSA 群が最長で, 正常群, CS 群より有意に長く, DSA の発生は血液透析歴に依存していると思われた. DSA の代謝要因としては, 既往歴と項部軟部組織の石灰化を検討し, アミロイド骨関節症との関連が認められた. 全体の 60%, DSA 群の 56% に自覚的感覚症状がみられ, 群間差はなかった. 自覚的下肢運動症状スコアは頸椎 X 線像の正常群で低く, CS 群で最も高く, DSA 群でやや高く, 脊髄症群で診察正常群より有意に高かった. DSA 群で脊髄症は 38% にみられ, 従来の報告より高かった.

考 察

本研究における頸椎 DSA の比率 10% は, 筆者らと同様に血液透析歴 2, 3 カ月以上の症例を対象とした Bindi ら[3]の 10%, Maruyama ら[11]の 9.1% と一致していた. OPLL や CS との数的比較は初めてなされたと思われるが, DSA が多かった. 椎間板腔狭小化 (NIS) については, Kerr ら[8]が DSA 4 例に対し NIS 10 例と述べており, 今回の 18 例対 26 例とほぼ同様である. 10 年以上の透析歴を有する 101 例を対象とした谷澤ら[15]の報告では DSA 23 例 (22.8%) に対し, 対象からあらかじめ除外された CS は 8 例であり, DSA に対する CS の比率はわれわれのそれより低い. 後述するように CS が高齢で血液透析歴の短い症例に多い可能性があり, 10 年以上の血液透析歴を条件とした同報告で CS がより少なく現れたことは理解できる.

DSA の発生部位については C5～C6 に多い点, 単一椎体間に留まるものが多い点は従来の報告と同じであった. CS などとの分布の具体的比較は初めてなされたものであるが, CS と比較して, C5～C6 が含まれる頻度は同程度であるのに対し, C6～C7 の含まれる頻度は低く, 多椎体にわたる頻度も低かった.

DSA 群と CS 群の年齢はいずれも正常群より高いが, CS 群でより高かった. 一方, 血液透析歴は DSA 群で長く, CS 群で短かった. これは, 比較的若年で血液透析が導入され, 経過の長い症例が DSA になりやすいのに対し, 高齢での導入例は高齢ゆえに（透析歴にかかわらず）既に CS があることを意味している. 従来の報告は, 年齢も血液透析歴も対照群と変わらないとするもの[5], 年齢を要因とするもの[15], 血液透析歴を要因とするもの[8], 年齢も血液透析歴も要因とするもの[9,11]と一定しないが, 主として対象患者の血液透析歴の設定の差によると考えられる. 今回の検討からは, CS が年齢依存的に発生する退行性変化であるのに対し, DSA はどちらかというと血液透析歴に依存して発生するものと思われる.

DSA の代謝要因については, hydroxyapatite crystal[10], calcium pyrophosphate dihydrate crystal[7], アミロイドーシス（β_2-microglobulin 由来）[5,11,14], 二次性副甲状腺機能亢進症[1]の各説のように関連ありとするものが多く, 現在では β_2-microglobulin の沈着が主因で, これに二次性副甲状腺機能亢進症などが加わって生じると考えられている[11〜13,16]. しかし, その一方で, 無関連とするものもある[8,15]. 今回の検討では, 糖尿病は DSA と関連がなく, むしろ CS と関連がみられた. 糖尿病（性腎症）が高齢での血液透析導入の背景にあるためと思われる. 手根管症候群については, Maruyama ら[11]が DSA 患者での合併率が 54.8% と高いことから関連ありと主張したが, 今回の検討では無関連であった. 手根管症候群は CS とは負の関連を示したが, CS 群で血液透析歴が短いためと思われる. 項部軟部組織の石灰化は Kuntz ら[10]が 1 例（11%）の合併を指摘したが, 以降の検討はなかった. 今回, それ以上の合併がみられた（17%）にもかかわらず, 関連性はなかった. 結局, DSA 群と NIS のみの群を一群と考えた場合にアミロイド骨関節症との関連性が認められた以外, 今回の検討では DSA の代謝要因は指摘できなかった.

自覚的感覚症状についてみると, 有症率は頸椎 X 線像の正常群, 異常群でほとんど同じであったが, 多発神経炎型（四肢遠位優位の形をとるもので, 多発ニューロパチーでみられるほか, 頸椎症性脊髄症などでもしばしば観察される[17]）と関節痛型の比は正常群では 1:3 に対し, 異常群では 1:1 と多発神経炎型が多かった. この比率の違いと, 診察できた多発神経炎型の患者の半数が脊髄症（偽多発神経炎型）であったことを考慮すると, 異常群全体でも多発神経炎型のおよそ半数は脊髄症によると推定できる. しかし, 自覚的感覚症状の調査により各群, ことに DSA の特徴を抽出するのは困難であった.

自覚的下肢運動症状のスコアは頸椎 X 線像の異常群が正常群より高い傾向を示し, 脊髄症を呈した群で診察正常群より有意に高かったが, これはこのスコアがある程度の臨床的有用性を有することを示している.

脊髄症を呈した DSA の症例報告は散見されるが, DSA 患者全体の脊髄症候についてはこれまでかなり少ないと信じられてきた[2,11,12,14]. Maruyama ら[11]は脊髄症 5.4% と報告したが, その診断基準は述べられていない. 一方, Cuffe ら[4]は 9 例の頸椎 DSA 患者で脊髄症 3 例, 脊髄根症 3 例の計 6 例（67%）を記載したが, 母集団の記載がないという難点がある. 畑中ら[6]は 2 年以上の血液透析歴を有する 479 例中で明らかな対麻痺を呈した DSA 7 例（1.4%）を報告した. 全体の 10% が DSA と仮定すると, DSA 患者における対麻痺の率は 14% になり, より軽度な例を含めると脊髄症を伴う率は更に高いと考えられる. 今回の検討でも, DSA 群で診察できた症例の 38%（未受診の 4 例すべてが脊髄症を伴わなかったと仮定しても 29%）に脊髄症がみられており, 従来信じられていたほど少ないものではないと思われる.

本論文は下記の掲載論文を一部修正して作成した.
福武敏夫, 高木健治, 桑原 聡, 服部孝道, 遠藤健司, 中澤了一, 東 仲宣, 鈴木 満：血液透析患者における頸椎の破壊性脊椎関節症 Destructive Spondyloarthlopathy. 脳と神経 49：713-722, 1997

■文 献
1) Alcalay M, Goupy MC, Azais I, et al：Hemodialysis is not essential for the development of destructive spondylarthropathy in patients with chronic renal failure. Arthritis Rheum **30**：1182-1186, 1982
2) Bindi P, Chanard J：Destructive spondyloarthropathy in dialysis patients：An overview. Neph-

ron 55：104-109, 1990
3) Bindi P, Lavaud S, Bernieh B, et al：Early and late occurrences of destructive spondyloathropathy in haemodialysed patients. Nephrol Dial Transplant 5：199-203, 1990
4) Cuffe MJ, Hadley MN, Herrera GA, et al：Dialysis-associated spondylarthropathy：Report of 10 cases. J Neurosurg 80：694-700, 1994
5) Fiocchi O, Bedani PL, Orzincolo C, et al：Radiological features of dialysis amyloid spondyloarthropathy. Int J Artif Organs 12：210-222, 1989
6) 畑中行雄, 藤田俊樹, 白井大禄, 他：血液透析患者における paraplegia の臨床的検討（会）．第36回日本神経学会総会抄録集．p 383, 1995
7) Kaplan P, Resnick D, Murphey M, et al：Destructive noninfectious spondyloarthropathy in hemodialysis patients：A report of four cases. Radiology 162：241-244, 1987
8) Kerr R, Bjorkengren A, Bielecki DK, et al：Destructive spondyloarthropathy in hemodialysis patients：Report of four cases and prospective study. Skeletal Radiol 17：176-180, 1988
9) Kessler M, Netter P, Azoulay E, et al：Dialysis-associated arthropathy：A multicentre survey of 171 patients receiving haemodialysis for over 10 years. Br J Rheum 31：157-162, 1992
10) Kuntz D, Naveau B, Bardin T, et al：Destructive spondylarthropathy in hemodialyzed patients. A new syndrome. Arthritis Rheum 27：369-375, 1984
11) Maruyama H, Gejyo F, Arakawa M：Clinical studies of destructive spondyloarthropathy in long-term hemodialysis patients. Nephron 61：37-44, 1992
12) 丸山弘樹, 本間則行, 下条文武, 他：長期血液透析患者における破壊性脊椎関節症 destructive spondylarthropathy の臨床的検討．透析会誌 22：741-748, 1989
13) Nair S, Vender J, McCormack TM, et al：Renal osteodystrophy of the cervical spine：Neurosurgical implications. Neurosurg 33：349-355, 1993
14) Sebert JL, Fardellone P, Marie A, et al：Destructive spondylarthropathy in hemodialyzed patients：Possible role of amyloidosis. Arthritis Rheum 29：301-303, 1986
15) 谷澤龍彦, 高橋栄明, 本間隆夫, 他：長期血液透析患者の頸椎における破壊性脊椎関節症の検討（会）．日整会誌 64：S81, 1990
16) 谷澤龍彦, 高橋栄明, 山田智晃, 他：長期透析患者と整形外科—脊椎病変．整・災外 39：219-225, 1996
17) 吉山容正, 得丸幸夫, 服部孝道, 他：偽多発神経炎型感覚障害を呈する頸椎症性脊髄症．臨床神経 35：141-146, 1995

7. 透析と上位頸椎病変

わが国における慢性透析患者数は年々増加し，日本透析医学会の調べでは 2012 年末において 309,000 人（人口 100 万人あたり 2,400 人）を超えている[25]．透析に至る原疾患は，かつては慢性糸球体腎炎によるものが大半であったが，1998 年を境に逆転し，現在では糖尿病性腎症が 4 割強，慢性糸球体腎炎が 2 割弱である．原因不明の症例も増加し，約 1 割を占めて第 4 位となっている．導入年齢も高齢化し，1 割強を占める第 3 位の腎硬化症では平均 75 歳であり，2 大疾患では平均 67～68 歳である．透析期間も次第に伸び，5 年以上が半数を超え，最長例は 44 年 9 カ月という[25]．

このような患者数の増加，高齢化，透析期間の長期化に併行して，透析に関連する骨関節症が増加し，脊椎合併症も増加している．しかし，神経内科領域ではまだよく認知されていないように思われる．

長期透析患者の脊椎病変は，透析アミロイドーシスが主原因とされているが，二次性副甲状腺機能亢進症やその他の要因の関与（まとめて腎性骨異栄養症/腎性骨症という）も推定されている．靭帯の弛緩による不安定性などの機械的ストレスも関与する．透析アミロイドは，β_2 ミクログロブリン由来のアミロイド蛋白が中心とされ，膠原線維と親和性が高いため，靭帯，関節包，腱，骨などに沈着しやすい[5,19]．最近では，β_2 ミクログロブリンに加え，advanced glycation end-product (AGE) が重要な役割を果たしていることが報告されている[12]．アミロイドの全身的組織沈着は，前方視的な剖検研究により，透析歴 2 年以内で 21％に，4～7 年で 50％に，7～13 年で 90％に，13 年以上で 100％に認められ，胸鎖関節と膝で 90％以上と最も多くみられている[14]．

アミロイド沈着は，脊椎の中では頸椎，軸椎周囲，腰椎に生じやすい．透析に関連した脊椎症の臨床的な病態としては，高度な椎間板変性や脊椎すべりを主体とした破壊性脊椎関節症（destructive spondyloarthropathy：DSA），アミロイド沈着に伴う脊柱管内靭帯肥厚，および軸椎歯突起周囲の軟部組織増殖性病変（偽腫瘍）が主体を占めるが，さらにまれな病態もある（表1）．これらは単一に存在することもあるが，しばしば合併する．本稿では上位頸椎における主な病態を扱い，その他についても少し述べる．その際，「上位頸椎」を，狭く環椎・軸椎（C1～C2）高位に限るのでなく，少し広く頭蓋脊椎（後頭骨環椎）移行部から C3～C4 椎体間までと捉えることにする．

破壊性脊椎関節症（DSA）

1984 年に Kuntz ら[20]は，長期透析患者 10 例の脊椎において，感染もないのに骨侵食性の病変があることを見出し，DSA という名称で新たな症候群を提唱した．これ以降，手術例を含めて多数の報告があり，透析患者における代表的脊椎疾患をなしている．透析歴 2～3 カ月以上を対象とした 1997 年の筆者ら[9]の X 線的検討では，DSA は 10％に認め

5. 脊椎疾患・構造的疾患

表1　透析に関連して生じる脊椎症の病態
（文献19を改変）

1. 骨粗鬆症・腎性骨異栄養症（腎性骨症）
2. 破壊性脊椎関節症（DSA）
   a. DSA単独
   b. DSAに伴う脊椎すべり症，脊椎変形
3. アミロイド沈着に伴う脊柱管内靭帯肥厚
   a. 硬膜外腔アミロイド沈着
   b. 硬膜アミロイド沈着
   c. 後縦靭帯内アミロイド沈着・靭帯肥厚
   d. 黄色靭帯内アミロイド沈着・靭帯肥厚
   e. 椎間板内アミロイド沈着・椎間板膨隆
   f. 椎弓・椎体内の骨嚢腫
4. 軸椎歯突起周囲の軟部組織増殖性病変（歯突起偽腫瘍）
5. 軸椎歯突起の破壊・骨折・環軸関節亜脱臼
6. 腫瘍様石灰化（tumoral calcinosis/calcification）
7. 褐色腫（brown tumor）
8. 易感染性による脊椎炎（結核など）

表2　DSAのX線学的診断基準と病期分類
（文献9を改変）

・DSAにみられるX線上の特徴
　(1) 椎間板腔狭小化
　(2) 近接の椎体終板の侵食と骨梁消失
　(3) 有意な骨棘の欠如
　(4) 近接の椎骨の反応性の骨硬化
・病期（I-II以上をDSAと診断する）
　I：(1)（軽度）と(3)のみ
　I-II：(1)（高度），(3)と(4)
　II：(1)（高度），(2)，(3)と(4)
　IIS：(1)（高度），(2)，(4)と軽度骨棘
　III：椎間板腔のほぼ完全な消失（ほとんど強直性）
　IV：上下椎体の癒合（強直性）

られ，当時までの他の多数例の検討でも同様であった．最近のわが国での報告では20%という数字がある[34]．透析歴の長さと年齢により頻度は増加する．一般に，頸椎：胸椎：腰椎での比率は85：5：10といわれ，頸椎では下半に多い．筆者ら[9]の検討では18例のDSA患者中，C5/C6を含む症例が14例（78%）と多いのに対し，C3/C4単独例が3例（17%）で，C2を含む症例が3例（17%）であった．123例という多数例を扱った最近の報告では，重複があるが，C2/C3が2.4%，C3/C4が8.9%，C4/C5が21.1%，C5/C6が65.0%，C6/C7が37.4%であった[34]．ちなみに，腰椎ではL4/L5が9.8%で，その他は5%以下であった．まれに，環椎後頭関節または環軸関節に強く変化がみられる症例の報告がある[10,15,23]．軸椎歯突起の骨折[23]や偽腫瘍[1,15]（後述）などの合併例もある．

1) 病態

椎体終板，椎間板，後縦靭帯などへのアミロイド沈着をもとにして発症すると考えられるが，沈着を伴わない症例も報告され，慢性腎臓病による組織の脆弱性や栄養障害などの他の因子も関与していると思われる．病変が椎間関節に及ぶと，脊椎すべり（環軸関節亜脱臼）[23]や後弯変性が生じ，脊柱管狭窄に至る．不安定性も神経症候の出現を加速する．

2) 症候

症候は，無症候性から痛みや脊椎硬直を伴う脊髄症や神経根症まで幅広い．推移は予想できないが，進行性である．頸部痛は比較的多く，脊髄圧迫は少数例で生じる．上位頸椎の場合には，まれに致死的な症例も報告されている[1]（p258の歯突起偽腫瘍の項を参照）．

3) 画像診断

DSAは単純X線所見として，脊椎炎に似て，椎間板腔狭小化，椎体終板の侵食，椎間板・椎体の破壊，終板近傍の嚢胞がみられ，通常，有意な骨棘は伴わない[14,24,30]（表2，図1）．頸部の屈曲・伸展により不安定性がみられる．亜脱臼やすべりの合併はまれではない．画像的な鑑別として，脊椎炎が含まれる[5,24]．透析患者では免疫能の低下から，感染

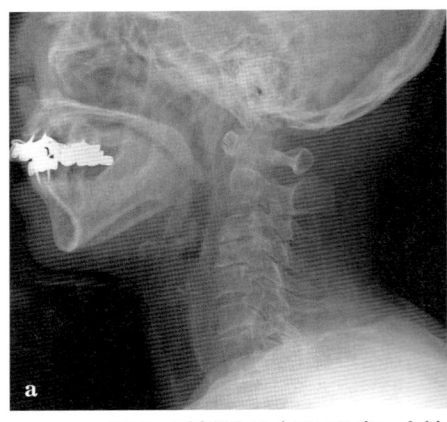

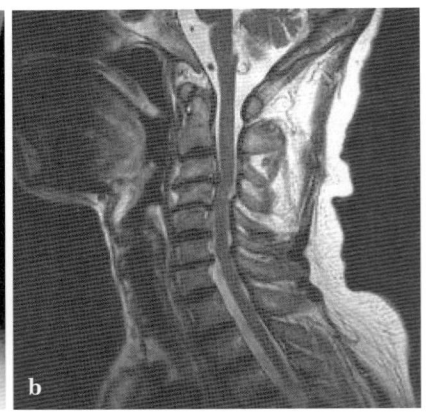

図1 透析歴10年の69歳，女性．破壊性脊椎関節症の画像所見
a：頸椎単純X線側面像．C3/C4にはⅡ度のDSA変化がみられる．C4/C5, C6/C7にも椎間板腔の狭小化がみられる．骨棘は目立たない．転倒後に両上肢伸側にしびれがみられたために来院し，上腕二頭筋にごくわずかな筋力低下と両上肢伸側（C5～C6デルマトーム）にパレステジー（触刺激で痛みを感じる）がみられた．
b：頸椎MRI T2強調矢状断像．C3/C4/C5にはDSA変化がみられ，C3/C4には椎間板突出様の低信号域がみられる．C4/C5以下には黄色靱帯の軽度肥厚（低信号域）がみられる．

性脊椎炎を合併する可能性があり，頸部痛が著しい場合には鑑別のために，血沈，CRPを含む血液検査，MRIが必須であり，骨シンチグラフィーや生検もなされることがある．

CTでは近傍の椎体終板の硬化を伴う骨融解性の所見がみられ，骨棘は軽微である．椎間板腔は狭くなるか消失する．MRIではT2強調像で罹患椎間板の信号が低下する[30]．脊椎炎で高信号になるのと対照的である．進行につれて，椎体の崩壊や脊椎の不安定性が現れる．

4）治療

無症候でも画像所見の高度な症例や脊柱症状のみの場合には，まず頸椎カラー装着などにより保存的に経過をみる[19]．軽度の頸部痛には鎮痛薬を用いるが，過量にならないよう気をつける．

高度の脊髄症を呈する場合には，手術適応がある．手術治療の報告はわが国からのものが多い．手術法は詳細を省くが，症例により前方，後方いずれのアプローチもあり得る．上位頸椎についての多数例の検討は見当たらないが，C3以下の後方除圧と癒合がなされた最近の報告では，前方よりも後方からのアプローチが安全であるとしている[36]．いずれにしてもDSAへの手術は慎重さが要求される．それは，長期透析患者が既に存在する全身動脈硬化病変から，心・脳血管障害を起こしたり，出血傾向や易感染性による合併症を起こしたりしやすいからである．また，骨そのものの脆弱性も抱えている．従前と比較して最近では頸椎DSA一般の術後長期予後は比較的良いとされるが，手術高位近傍への病変の進展により癒合範囲の延長手術が必要になることがあるという[28]．

脊柱管内靱帯肥厚

長期透析患者ではアミロイド沈着の結果として，後縦靱帯や黄色靱帯の肥厚を生じ，圧

迫性脊髄症や馬尾症候群を呈することがある．アミロイド沈着が進めば，硬膜管周囲の硬膜外腔や椎間板線維輪にも生じ，高度の脊柱管狭窄をきたす．DSAを合併することもあるが，単独に存在することもあるので，臨床的には区別しておくほうがよい．また，石灰化が加われば靱帯骨化症を伴う．頸椎部全長にわたってみられたり，頸椎部と腰椎部の両方に存在することもある[26]．透析歴10年以上の患者群で，MRI上，後縦靱帯肥厚と黄色靱帯肥厚がそれぞれ52%，24%と高率にみられたという報告がある[19]．

上位頸椎にどれほど現れるかという統計的研究はないが，軸椎を含むもの，環椎後頭関節にみられるものなどが報告されている[2,6,16,18]．軸椎に限局して腫瘍様に現れるものは次項で扱う．

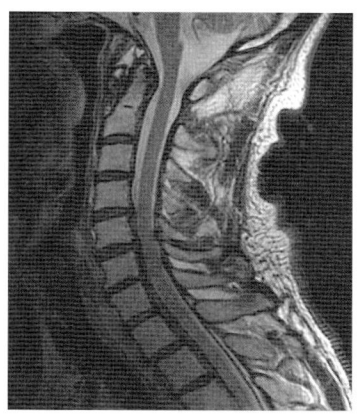

図2 透析歴5年の55歳，男性例の頸椎MRI T2強調矢状断像
後縦靱帯の肥厚（低信号域）がみられ，特にC4/C5以下で目立つ．C5/C6, C6/C7には黄色靱帯の肥厚もみられる．

なこともある．このため，頸部の操作が必要な際には，手順に十分な注意が必要である[6]．

1） 病態

靱帯肥厚は靱帯の表層内および深層内へのアミロイド沈着と，反応性の線維性結合組織の増殖により生じる．摘出検体における免疫組織学的検討から，反応性機序としてAGEによる修飾や組織球・巨細胞による炎症が想定されている[12,26]．これは頸椎症や後縦靱帯骨化症初期にみられる肥厚とは異なるものである．

2） 症候

初期には四肢の運動障害や歩行障害のみがみられ，腱反射亢進や病的反射などのlong tract signを欠くことが多い[19]．神経症候が出現すると急速に進行することが多く，高度の脊髄圧迫により脊髄症が出現する．頸椎・後頭骨接合部にみられる場合には，多くは無症候性であるが[18]，まれに重度化し，致命的

3） 診断

長期透析患者で比較的急速に進行する頸部脊髄症が認められるのに，単純X線所見であまり異常のないときに疑われる．DSA所見も伴わない場合には，手根管症候群や多関節のアミロイド関節症，ばね指による屈曲拘縮などに紛れて，診断が遅れやすい[19]．診断はMRIにより靱帯の肥厚（T1強調像で低～等信号，T2強調像で低信号）と脊髄圧迫を確認することでなされる[24]（図2）．早期診断が大切であり，7年以上の透析歴を有する患者ではMRIが必要である[5]．

4） 治療

脊髄症が認められる場合には，脊柱管拡大術または椎弓切除術が選択される．合併症はDSAの項と同じ内容である．脊髄症の進行が速いため，除圧硬化は良好で，頸椎症性脊

髄症を上回る[19]．しかし，多発性の骨・関節・神経障害のため，機能改善が不十分なこともある．C2〜C3のアミロイド腫瘤の摘除と椎弓切除により神経症候が軽快したが，術後5年目にsubcondylian bone cystと環椎・後頭骨不安定性が認められ，Minervaジャケットを要した症例の報告がある[32]．

軸椎歯突起周囲軟骨組織肥厚（歯突起偽腫瘍）

軸椎の歯突起に近接する非新生物性の腫瘤（歯突起偽腫瘍）は関節リウマチに伴う滑膜病変が有名であるが，長期透析によっても出現する．歯突起周囲の滑膜や（横）靱帯の肥厚とアミロイド沈着｛まれにはピロリン酸カルシウム二水和物（calcium pyrophosphate dehydrate：CPPD）結晶沈着｝からなるこの軟部増殖性病変は，MRIで高率に認められる．10年以上の透析歴を有する25例の検討では7例（28％）に認められ[27]，軽度のものも含めれば透析関連脊椎症の過半に達するともいう[19]．DSAや硬膜外のアミロイド沈着と合併することも多く，病変の進行に伴い，脊髄圧迫，歯突起骨折，環軸関節亜脱臼を起こす．また，高率に手根管症候群を合併し，アミロイドが組織学的に証明される[27]．

1）病態

歯突起周囲は靱帯や滑膜組織に富むため，透析アミロイドーシスの好発部位といわれ，病理学的には周囲軟部組織へのアミロイド沈着と炎症性肉芽腫反応（マクロファージを中心とする細胞浸潤や滑膜炎，線維組織の肥厚），歯突起の侵食が認められる．初期には環軸関節亜脱臼は伴わないことも多い．環軸関節亜脱臼を伴う症例の一部では，アミロイドや結晶の沈着も炎症所見も伴わずに，変性性の線維軟骨組織と滑膜増殖がみられており[1,35]，亜脱臼による十字靱帯へのストレスを介する別の機序が考えられている．

2）症候

偽腫瘍があるのみでは長く無症候に経過することが多い．通常は合併する頸椎後縦靱帯肥厚や下位頸椎のDSAによる脊髄・神経根圧迫により症候が現れる．偽腫瘍病変の進行により，歯突起の侵食や嚢腫などの骨破壊が進めば，歯突起の骨折や環軸関節亜脱臼が生じるとともに頸部〜項部痛や脊髄・神経根圧迫症候が現れる．舌下神経単独麻痺のまれな報告もある[21]．

3）診断

単純X線撮影では歯突起のX線吸収度，病的骨折の有無，環軸関節亜脱臼の有無を調べる．関節リウマチにみられる環軸関節前方亜脱臼の所見に類似しており，鑑別は困難である．MRIが診断・鑑別に最も有用であり，歯突起後方などに腫瘤がみられ，歯突起などの椎体に侵食像がみられる（図3）．

腫瘤の鑑別診断としては腫瘍や炎症性疾患などが含まれる（表3）．透析関連偽腫瘍はMRI T1強調像，T2強調像ともに低信号域（または時に等信号域）であり，造影はされないか非常に軽度である．関節リウマチではMRI T2強調像で高信号域を含み，造影剤増強効果を示すことが多い．化膿性軸椎炎では造影剤増強効果が著明にみられる[8]．腫瘍性疾患ではMRI T2強調像で高信号域となる．MRI T2*強調像を撮ると，褐色腫，色素性絨毛結節滑膜炎，巨細胞腫などのヘモジデリン

5. 脊椎疾患・構造的疾患

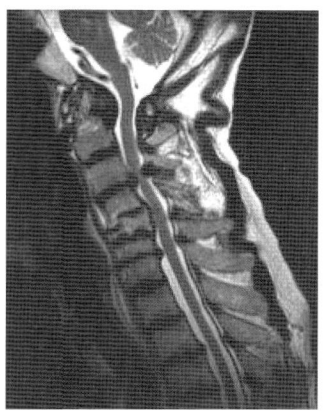

図3　透析歴37年の65歳，女性例の頸椎MRI T2強調矢状断像
歯突起後方には偽腫瘍像（低信号域）がみられ，歯突起の侵食像もみられる．脊髄圧迫はみられない．C4/C5，C6/C7にはDSA変化，C3/C4には黄色靱帯肥厚（低信号域）もみられる．

表3　歯突起周囲の腫瘤性病態

1．腫瘍性疾患
　a．原発性骨腫瘍・転移性骨腫瘍
　b．髄膜腫
　c．鼻咽頭癌
　d．脊索腫（chordoma）
2．炎症性疾患
　a．環椎・軸椎の骨髄炎（脊椎炎）
　b．頭蓋底骨髄炎の波及
　c．関節リウマチ（偽腫瘍）
3．代謝性疾患・その他
　a．透析関連脊椎症（偽腫瘍）
　b．CPPD結晶沈着症
　c．hydroxyapatite沈着症
　d．痛風
　e．変性性終板変化
　f．歯突起骨折後の非癒合性肥厚

沈着を伴う病態と鑑別できる[24]．CT（水平断像）では軽度高吸収域を呈し[24]，歯突起や環軸椎に骨侵食～吸収像が散在しているので参考になる[17]．MRIによる病期分類が提案されている[19]．

4）治療

歯突起偽腫瘍があっても無症候例では経過観察する．環軸関節亜脱臼が生じても項部痛などの局所症状のみであれば，カラー装着で対処する．脊髄症を呈しても，骨破壊が高度でなく，環軸椎関節亜脱臼がなければ，環椎後弓切除と必要に応じた下位頸椎への対処のみで固定術は不要とされる[19]．圧迫性脊髄症と亜脱臼を伴う場合には，環椎後弓切除に環軸椎固定術が併用される．透析由来ではない歯突起偽腫瘍に対し，この併用療法により，著明な減退や消失がみられたという報告がある[33]．

環軸関節亜脱臼

環軸椎の変化には，DSAにみられるような歯突起の侵食像や軟部組織の膨隆（歯突起偽腫瘍）などに加え，環軸関節の前方亜脱臼や垂直性亜脱臼（頭蓋底陥入）などが含まれる[11]．亜脱臼はDSAに比べてより長期の透析歴を持つ症例にみられ，脊髄症の原因となる．このうち環軸関節前方亜脱臼については偽腫瘍の項で述べた．垂直性亜脱臼の報告はまれである．

腫瘍様石灰化

腫瘍様石灰化（tumoral calcinosis/calcification）は1943年に最初に記載されたまれな疾患で，CPPD結晶が沈着して，関節周囲の軟部組織の石灰化が現れる．主に股関節・四肢などに，局所性または多巣性に生じる．遺伝性・家族性で若年成人に現れるものと慢性腎障害・長期透析に伴い中高年にみられるも

のがある.

　脊椎の腫瘍様石灰化は当初は硬膜外悪性腫瘍と診断され,手術による切除後の病理検査により初めて確定診断されることが多い.上位頸椎ではきわめてまれで,少数例の報告があるにすぎない.非透析の21例をまとめた報告では,頸椎：胸椎：腰椎の比は4：4：12であり,他の1例は大後頭孔にあった[7].頸椎のうち,上位頸椎はC1〜C2とC3〜C4の2例であった.上位頸椎では高位頸部痛,痙性対麻痺,上肢の筋力低下が進行性にみられる[3,7,22].単純X線撮影では多少の骨棘があるものの,石灰化像はみられない.MRIでは不均一な信号強度の混在する腫瘤が硬膜外にみられる.不規則な造影硬化がみられることがある.全摘により良い転帰が得られることが多いが,全摘が困難な場合には再発があり得る.

　CPPD結晶沈着が脊椎靱帯,特に黄色靱帯に生じることはよく知られ,時に脊髄症をきたすが,腫瘍様石灰化とは別と考えられている.こちらは多巣性であり,大きさが小さく,下位頸椎にみられる[3].痛風やCPPD沈着病などは椎間板や近傍の椎体終板を侵し,炎症性脊椎炎,ひいてはDSAなどと鑑別困難なことがある.

褐色腫

　褐色腫（brown tumor）は一次性または二次性（透析に伴うものを含む）の副甲状腺機能亢進症の合併症として生じる侵食性の骨病変であり,破骨細胞腫（osteoclastoma）とも呼ばれる.骨消失が急速に進行する局所では,出血,修復性の肉芽腫組織とともに,活動的で血管性の増殖性線維組織がみられ,ヘモジデリンにより褐色調を呈する[4].胸骨,肋骨や四肢骨などでみられるが,脊椎例はまれであり,その中でも胸椎に比べて頸椎はきわめてまれである[4,29,31].腫瘍様石灰化に合併していた報告がある[13].単純X線撮影では境界鮮明な骨融解性病変が認められ,反応骨はほとんどみられない.骨皮質は薄くなるが,貫通性とはならない.CTでの吸収値は血液と線維組織の間にあり,不均一にみえる[4].MRIのT2*強調像ではヘモジデリン沈着が証明できる[24].血管造影では血管豊富性を示す.圧迫性神経症候がみられる場合には,除圧術と副甲状腺亜全摘術がなされる[29].診断が明確でない場合には生検も考慮される[4].

　本論文は下記の掲載論文を一部修正して作成した.
　福武敏夫：透析と上位頸椎病変.神経内科 69：141-145,2008

■文　献

1) Allard JC, Artze ME, Porter G, et al：Fatal destructive cervical spondyloarthropathy in two patients on long term dialysis. Am J Kidney Dis **19**：81-85, 1992
2) Amoroso E, Vitale C, Silvestro A：Spinal-cord compression due to extradural amyloidosis of the cervico-occipital hinge, in a hemodialysed patient：a case report. J Neurosurg Sci **45**：120-124, 2001
3) Carlson AP, Yonas HM, Turner PT：Disorders of tumoral calcification of the spine：illustrative case study and review of the literature. J Spinal Disord Tech **20**：97-103, 2007
4) Chew FS, Huang-Hellinger F：Brown tumor. AJR Am J Roentgenol **160**：752, 1993
5) Danesh F, Ho LT：Dialysis-related amyloidosis：history and clinical manifestations. Semin Dial **41**：80-85, 2001
6) Danesh F, Klinkmann J, Yokoo H, et al：Fatal cervical spondyloarthropathy in a hemodialysis patient with systemic deposition of beta 2-microglobulin amyloid. Am J Kidney Dis **33**：563-566, 1999
7) Durant DM, Riley LH 3rd, Burger PC, et al：Tumoral calcinosis of the spine：a study of 21 cases. Spine (Phila Pa 1976) **26**：1673-1679, 2001
8) Fukutake T, Kitazaki H, Hattori T：Odontoid

osteomyelitis complicating pneumococcal pneumonia. Eur Neurol **39**：126-127, 1998
9) 福武敏夫, 高木健治, 桑原 聡, 他：血液透析患者における頸椎の破壊性脊椎関節症 Destructive Spondyloarthlopathy. 脳神経 **49**：713-722, 1997
10) Grignon B, Bracard S, Abadou H, et al：Long term hemodialysis spondylarthropathy：an atlanto-occipital location. J Neuroradiol **17**：60-65, 1990
11) 日比野仁子：人工透析に伴う頸髄症. 越智隆弘, 菊池臣一（編）：頸椎症. 金原出版, 1999, p 247-258
12) Inatomi K, Matsumoto T, Tomonaga T, et al：Histological analysis of the ligamentum flavum of patients with dialysis-related spondyloarthropathy. J Orthop Sci **9**：285-290, 2004
13) Jackson W, Sethi A, Carp J, et al：Unusual manifestation in secondary hyperparathyroidism：a case report. Spine（Phila Pa 1976）**32**：E557-E560, 2007
14) Jadoul M, Garbar C, Noël H, et al：Histological prevalence of beta 2-microglobulin amyloidosis in hemodialysis：a prospective post-mortem study. Kidney Int **51**：1928-1932, 1997
15) Kato Y, Kanaya K, Itoh T：Destructive spondyloarthropathy of the atlantoaxial joint with severe spinal cord compression in long-term hemodialysis patients. J Orthop Sci **11**：644-650, 2006
16) Kessler M, Netter P, Gringnon B, et al：Destructive beta 2-microglobulin amyloid arthropathy of the cervico-occipital hinge in a hemodialysis patient. Arthritis Rheum **33**：602-603, 1990
17) Kiss E, Keusch G, Zanetti M, et al：Dialysis-related amyloidosis revisited. AJR Am J Roentgenol **185**：1460-1467, 2005
18) Kroner G, Stabler A, Seidered M, et al：Beta 2-microglobulin related amyloidosis causing atlantoaxial spondyloarthropathy with spinal cord compression in hemodialysis patients：detection by MRI. Nephrol Dial Transplant **6**（Suppl 2）：91-95, 1991
19) 久野木順一：透析性脊椎症（透析アミロイドーシスにともなう脊椎症）. 冨永積生, 伊藤達雄（編）：上位頸椎の臨床. 南江堂, 2000, p 239-243
20) Kuntz D, Naveau B, Bardin T, et al：Destructive spondyloarthropathy in hemodialyzed patients：a new syndrome. Arthritis Rheum **27**：369-375, 1984
21) Mandrioli J, Zini A, Cavalleri E, et al：Isolated hypoglossal nerve palsy due to amyloid cervical arthropathy in long term hemodialysis. J Neurol **253**：1229-1231, 2006
22) Matsukado K, Amano T, Itou O, et al：Tumoral calcinosis in the upper cervical spine causing progressive radiculomyelopathy：case report. Neurol Med Chir（Tokyo） **41**：411-414, 2001
23) Mikawa Y, Yamaoka T, Watanabe R：Compression of the spinal cord due to destructive spondyloarthropathy of the atlanto-axial joints. J Bone Joint Surg Am **78**：1911-1914, 1996
24) 森 墾：頭蓋頸椎移行部異常. 柳下 章（編）：エキスパートのための脊椎脊髄疾患のMRI. 三輪書店, 2004, p 263-288
25) 日本透析医学会統計調査委員会：図説わが国の慢性透析療法の現況. 〈http://docs.jsdt.or.jp/overview/index.html〉（2014年5月15日アクセス）
26) Nokura K, Koga H, Yamamoto H, et al：Dialysis-related spinal canal stenosis：a clinicopathlogical study on amyloid deposition and its AGF. J Neurol Sci **178**：114-123, 2000
27) Rousselin B, Helenon O, Zingraff J, et al：Pseudotumor of the craniocervical junction during long-term hemodialysis. Arthritis Rheum **33**：1567-1573, 1990
28) Sudo H, Ito M, Abumi K, et al：Long-term follow up of surgical outcomes in patients with cervical disorders undergoing hemodialysis. J Neurosurg Spine **5**：313-319, 2006
29) Tarrass F, Ayad A, Benjelloun M, et al：Cauda equine compression revealing brown tumor of the spine in a long-term hemodialysis patient. Joint Bone Spine **73**：748-750, 2006
30) Theodorou DJ, Theodorou SJ, Resnick D：Imaging in dialysis spondyloarthropathy. Semin Dial **15**：290-296, 2002
31) Vandenbussche E, Schmider L, Mutschler C, et al：Brown tumor of the spine and progressive paraplegia in a hemodialysis patient. Spine（Phila Pa 1976）**29**：E252-E255, 2004
32) Vignes JR, Eimer S, Dupuy R, et al：beta（2）-microglobulin amyloidosis caused spinal cord compression in a long-term haemodislysis patient. Spinal Cord **45**：322-326, 2007
33) Yamaguchi I, Shibuya S, Arima N, et al：Remarkable reduction or disappearance of retroodontoid pseudotumors after occipitocervical fusion. J Neurosurg Spine **5**：156-160, 2006
34) Yamamoto T, Matsuyama Y, Tsuji T, et al：Destructive spondyloarthropathy in hemodialysis patients：comparison between patients with and those without destructive spondyloarthropathy. J Spinal Disord Tech **18**：283-285, 2005
35) 吉田宗人, 玉置哲也, 川上 守, 他：環軸関節不安定症に伴う歯突起後方腫瘤の病態と治療. 臨整外 **30**：395-402, 1995
36) Yuzawa Y, Kamimura M, Nakazawa H, et al：Surgical treatment with instrumentation for severely destructive spondyloarthropathy of cervical spine. J Spinal Disord Tech **18**：23-28, 2005

8. 軸椎の肺炎球菌性脊椎炎

症例提示[1]

症例1（第1部第1章2の症例1, 第2章1
の症例2を参照）

患者：74歳, 男性.
主訴：頸部痛, 発熱, 歩行困難.
既往歴：5年前に一過性の頸部痛があり, 軽度頸椎症を指摘された. 3年前から排尿困難があり, 前立腺肥大を指摘され, 4カ月前に前立腺肥大に対し, 経尿道的前立腺摘除術を受けた.
現病歴：2カ月前頃から頸部痛, 軽度呼吸困難があり, 1カ月前に40.1℃の高熱と呼吸困難で千葉県立佐原病院内科に入院した. 胸部X線写真の異常とともに, 血沈127 mm/h, 白血球数21,500/μl, CRP 31.2 mg/dl と著明な炎症反応があり, 痰と血液の培養から肺炎球菌（*Streptococcus pneumoniae*）が検出された. 同菌による肺炎と診断され, セフタジジム（ceftazidime）1.0 g/日の14日間静注で, 発熱, 呼吸困難, 頸部痛が軽減し, 3週間で退院した. 歩行困難がみられたが, 肺炎のためと考えられた. その1週後に発熱（38.1℃）と頸部痛が再発し, 再入院した. このときには, 両上肢のしびれと歩行困難の悪化も認められた. 血沈142 mm/h, CRP 8.9 mg/dl と著明な炎症反応があり（白血球数は6,300/μl）, 胸部X線写真には異常がみられないものの, 肺炎の再発として, イミペネム・シラスタチン（imipenem-cilastatin）1.0 g/日が

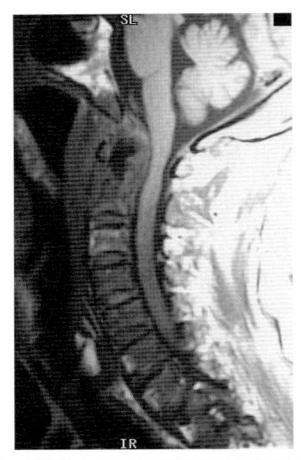

図1 頸椎MRI T1強調正中矢状断像

16日間静注された. 発熱と頸部痛は次第に軽減したが, 両上肢のしびれと歩行困難が持続し, 尿閉も出現したため, 整形外科, 脳神経外科を経て神経内科に併診となった.
神経学的所見：精神状態と脳神経に異常はなく, 明らかな四肢筋力低下はなかった. 腱反射は右上腕二頭筋で低下し, 両側膝蓋腱で亢進していた. 両上肢は深部感覚障害があり, 四肢で協調運動障害がみられた.
脳脊髄液所見：初圧130 mmH$_2$O, 細胞数2/μl, 蛋白78 mg/dl, 糖69 mg/dl. 細菌培養は陰性であった.
画像所見：頸椎断層X線写真では歯突起に虫食い像がみられた. 頸部MRI（図1, 第1部第1章2の症例1の図1を参照）では, 歯突起後方に軟部組織の腫大があり, C1レベルで脊髄を圧迫していた. 咽頭後壁の肥厚もみられた. 歯突起の後部と後方の軟部組織には造影効果がみられた（第1部第1章2の症例1の図1bを参照）.

経過：抗生物質をceftazidimeに戻して2.0 g/日に増量し，14日間続けられたが，両上肢のしびれと運動失調は進行し，両手の偽性アテトーゼも出現してきた．併診から1カ月後に環軸不安定性も認められたため，その2週後に整形外科にてC1〜C2後方固定と自家骨移植がなされた．術中に硬膜と椎体の高度の癒着が認められ，化膿性感染の陳旧性変化と思われた．その後，リハビリテーションがなされ，術後3カ月で神経症候がなくなり，独歩退院した．

診断：軸椎の肺炎球菌性脊椎炎．

考察

軸椎骨髄炎はまれで症候（大後頭孔症候群）が多様のため，診断困難であり，診断遅延のために後遺症が残り，死に至ることもある[2〜4]．本症例では，重症肺炎に紛れやすい中で，大後頭孔症候群が認識され，的が絞られた画像検査により正診に至り，抗菌薬治療と外科療法により，良い転帰が得られた．

大後頭孔症候群の症候は多彩で時に軽微であるが，いくつかのキーポイントがある．大後頭孔症候群の古典的症候が揃ってからでは誰でも診断できるが，それでは治療が遅れる可能性がある．症候のうち，頸部痛，手のしびれと運動拙劣，ふらつき歩行に着眼することが肝要である．メジャーな神経症候である運動麻痺と表在感覚障害がみられないこともある．

原因菌は他の部位と同様に黄色ブドウ球菌（*Staphylococcus aureus*）が多い[2〜4]．まれに*Streptococcus pneumoniae*も報告があるが，胸腰椎に生じた症例であり，知るかぎり本症例は軸椎に生じた最初の症例である．感染機会として経尿道的手術に注意が必要である．

治療として最近では抗生物質による内科的治療も奏効することがあるが，長期間・高用量の抗菌薬でも改善が乏しい場合には高齢者でも外科療法を検討すべきである．抗生物質は肺炎に対する用量では発熱や頸部痛などを抑え得ても経過を長引かせてしまうことがあるので，髄膜炎に準じる用量を用いるべきである．

本論文は下記の掲載論文を一部修正して作成した．
福武敏夫：実例から学ぶ！この画像をどう読むか第11回．脊椎脊髄ジャーナル　17：1097，1174-1175，2004

■文献

1) Fukutake T, Kitazaki H, Hattori T：Odontoid osteomyelitis complicating pneumococcal pneumonia. Eur Neurol　**39**：126-127, 1998
2) Lam CH, Ethier R, Pokrupa R：Conservative therapy of atlantoaxial osteomyelitis：a case report. Spine（Phila Pa 1976）　**21**：1820-1823, 1996
3) Limbird TJ, Brick GW, Boulas HJ, et al：Osteomyelitis of the odontoid process. J Spinal Disord　**1**：66-74, 1988
4) Venger BH, Musher DM, Brown EW, et al：Isolated C-2 osteomyelitis of hematogenous origin：case report and literature review. Neurosurgery　**18**：461-464, 1986

9. 結核性脊椎炎

症例提示

症例1

患者：74歳，女性．

主訴：10日前からの歩行不能，背部痛．

既往歴：10年前から高血圧症で内服中．8カ月前に胃潰瘍にてクリッピング術．

現病歴：半年前から腰痛があり，近医で痛み止めを処方されていたが，3カ月前から痛みは増悪していた．3週前から両足が自分の足でないような感じが生じ，持ち上げるのが困難になった．歩行器を使用したが膝に力が入らなくなり，10日前から全く歩けなくなったために来院した．

神経学的所見：完全対麻痺を認めた．T8デルマトーム以下で痛覚は脱失し，振動感覚，位置感覚は軽度低下していたが，触覚はかなり保たれていた．便秘はあったが，排尿困難はなかった．

血液所見：血沈 39 mm/h，赤血球 $468 \times 10^4/\mu l$，Hb 12.8 g/dl，Ht 41.6%，白血球 6,900/μl，血小板 $46.8 \times 10^4/\mu l$，総蛋白 6.9 g/dl，Alb 3.6 g/dl，AST 17 IU/l，ALT 15 IU/l，LDH 437 IU/l，ALP 424 IU/l，Na 141 mEq/l，K 5.0 mEq/l，Cl 102 mEq/l，Ca 9.4 mg/dl，CRP 2.04 mg/dl．

尿所見：尿蛋白（－），尿糖（－），沈渣に赤血球 1～4/毎視野，白血球 30～50/毎視野．

画像所見：MRI T1強調像ではT7,T8レベルにおいて椎体から両側後方成分にかけて不整な低信号域が認められ，椎体の減高を伴っている（図1a）．造影T1強調像（図1b）では全体的な造影剤増強効果が後方成分に至るま

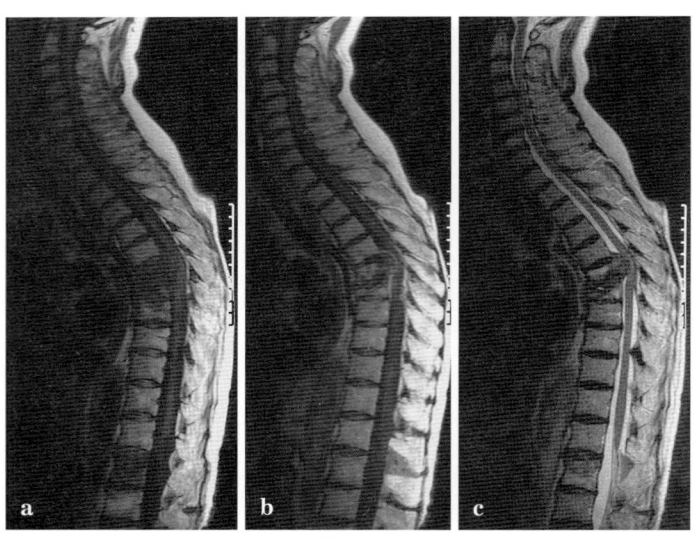

図1 頸胸椎 MRI 矢状断像
a：T1強調像．b：造影T1強調像．c：T2強調像．

で観察され，水平断像ではT7, T8レベルの硬膜上腔における造影剤増強効果が著明であった．T2強調像では脊髄内後方に高信号域がみられた（**図1c**）．L2椎体では上部終板に沿った帯状低信号域が認められた．ごく少量の両側胸水を認めた．

画像診断：T7, T8椎体の病的骨折があり，外傷性骨折または骨粗鬆症性椎体骨折，転移性腫瘍，骨髄腫との鑑別を要する．L2椎体は亜急性の良性骨折と考えられる．

経過：胸腹部CT，腫瘍マーカー，血清電気泳動，婦人科疾患を含む全身検索をしたが，悪性所見は認められなかった．1カ月後の胸部X線写真，胸部CTでは，右側胸水が著明であった．胸水試験穿刺では特異所見は得られなかった．しかし，ツベルクリン反応が32×30 mmと陽性であったため，胸腔鏡にて胸膜生検を施行した．病理にて乾酪壊死が認められ，結核と診断された．完全麻痺10日後の来院であったため，手術適応は当初ないと判断されたが，残念ながらこの時点でも同様の判断に至った．

診断：結核性脊椎炎．

考　察

結核性脊椎炎は現在でも脊椎の破壊性病変の鑑別疾患として重要である[1,2]．腰椎・下部胸椎に多く，上部胸椎・頸椎には少ない．最も多くみられる症候は数週〜数カ月かけて悪化する局所疼痛である．発熱や体重減少などの全身症候を認めるのは40％以下である．最も重要な合併症は脊髄圧迫による脊髄麻痺，すなわちPott麻痺である．MRIでは，T1強調像での不均一さ，T2強調像での均一で高輝度の膿瘍像，造影での辺縁増強効果が特徴的とされる．

本論文は下記の掲載論文を一部修正して作成した．
長谷川景子，福武敏夫，片多史明，佐藤　進，柴山秀博，西野　洋：実例から学ぶ！この画像をどう読むか第1回．脊椎脊髄ジャーナル　17：55, 73, 2004

■文　献

1) Arizono T, Oga M, Shiota E, et al：Differentiation of vertebral osteomyelitis and tuberculous spondylitis by magnetic resonance imaging. Int Orthop　**19**：319-322, 1995
2) Nussbaum ES, Rockswold GL, Bergman TA, et al：Spinal tuberculosis：A diagnostic and management challenge. J Neurosurg　**83**：243, 1995

10. 繰り返す胸部帯状痛を呈するシンクロスイマーにおける可逆的脊髄空洞症

症例提示

症例1

　シンクロナイズド・スイミング（以下，シンクロ）は膝痛や肩痛などがよくみられるが，基本的にはどの年代でも比較的安全なスポーツと考えられている．本稿では，可逆的脊髄空洞症により，シンクロの講師に生じた繰り返す胸部帯状痛について報告する．

　患者：40歳，女性．
　職業歴：シンクロ講師を15年間勤めている．
　現病歴：元来健康であったが，X年12月中旬に左胸部帯状痛が出現した．その2日前に，日頃より長時間で力強い水中演技をしていた．痛みは10日間で自然に消失した．X＋1年2月初旬に再び同様の胸部帯状痛が出現

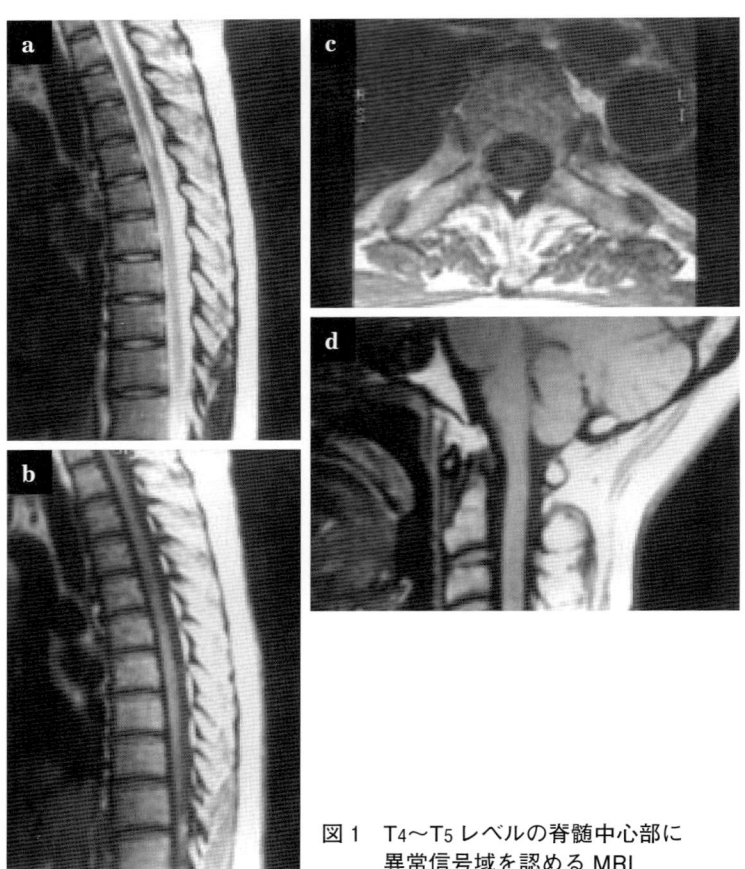

図1　T4〜T5レベルの脊髄中心部に異常信号域を認めるMRI

した．このときも2日前に日頃より長く水中で実地指導をしていた．2回目の痛みの出現から1週後に千葉大学神経内科を受診した．痛みは鈍痛であったが，間欠的に増悪し，特に夜間ベッドで寝返りをするときに目立った．

身体所見：発熱はなく，血圧は正常だった．神経学的に，意識は清明で，脳神経，運動系，感覚系，自律神経系は異常がなく，項部硬直もみられなかった．

検査所見：血液，尿，脳脊髄液の一般検査は異常がなかった．出血時間，全凝固時間は正常で，脳脊髄液のオリゴクローナルバンドもミエリン塩基性蛋白も陰性だった．

画像所見：胸椎MRIでは，T4-5レベルの脊髄中心部に異常信号域（T2強調像は高信号域，T1強調像は低信号域，造影剤増強効果はなし）が認められた（図1a〜c）．異常信号域の形状は矢状断像では線状〜長楕円形で，水平断像では円形であり，水脊髄症（中心管開大）を示していた．脊髄造影，頚椎MRI，腰椎MRI，頭部MRIには，Chiari I型奇形（図1d）以外に異常がなかった．

経過：しばらくは水中練習や息みを避けるように指導し，10日後には痛みは消失した．2カ月後の胸椎MRIでは髄内病変は消失していた．

考 察

シンクロでは柔軟性，運動学的知識とともに心肺機能の調節が要求される．このスポーツでは急性の傷害は少ないが，立ち泳ぎや手こぎのし過ぎによる膝痛や肩痛などは増えている．そのため，本症例にみられた胸部痛も筋骨格系由来と誤診されるおそれがあった．

シンクロの長い水中演技中には，水圧と息こらえ，脊柱の過伸展などの強制的な姿勢が相まって，胸腔内圧と頭蓋・脊柱管内圧が上昇し得る．これに加えてChiari I型奇形が存在している場合には脳脊髄液の動態に変化が生じ，危険な水脊髄症（中心管開大）をきたすと思われる．ただし，その異常が上位胸髄に生じた理由は不明である．

以上のことから，シンクロにおいては余りにも長い水中演技と不自然な姿勢を避けるべきであり，事前にChiari I型奇形のような危険因子のチェックが必要であると結論する．

本論文は下記の掲載論文を一部修正して作成した．
Fukutake T, Hattori T : Reversible hydromyelia in a synchronised swimmer with recurrent thoracic girdle pains. J Neurol Neurosurg Psychiatry 65：606, 1998

6. 脊髄脊椎疾患の治療

1. ウイルス性脊髄炎，感染後脊髄炎・ワクチン接種後脊髄炎，HAM

概説

　ウイルスに関連する脊髄炎は，感染性のものと感染後（ワクチン接種後を含む）のもの（自己免疫機序）に大別されるが，区別しにくい場合もあり，原因が同定されることは多くない．急性の臨床型として病変が2髄節程度に限局し，機能的に脊髄横断症候を呈し，予後良好なもの（例：感染後）が多い．しかし，他に病変が脊髄円錐から中位脊髄に連続し，症候が上行性で予後不良のもの（例：単純ヘルペスウイルス2型やサイトメガロウイルスなど），散在性のもの，灰白質（前角）を選択的に侵すもの（例：ポリオウイルス）がある．

　最近，成人の慢性進行性の痙性対麻痺をきたすものとしてヒトTリンパ球向性ウイルス-Ⅰ（HTLV-Ⅰ）関連脊髄症（HAM）が注目され，脊髄炎全体の1/3を占めている．同じレトロウイルス科に属するヒト免疫不全ウイルス（HIV）による感染患者においては，脊髄の空胞変性を特徴とする脊髄症やHIVそのもの，ないし日和見感染による脊髄炎などがみられることがある．

　感染後に脊髄炎をきたすウイルスとしては，麻疹，風疹，帯状疱疹，ムンプス，インフルエンザ，単純ヘルペス，Epstein-Barrなどがある．非ウイルス性としては，マイコプラズマ，溶連菌，肺炎球菌，百日咳などがある．

1）症候

　ウイルス性で急性の場合には，微熱（時に高熱）や倦怠感など，ウイルスによっては発疹を伴う．

(1) 限局型

　下肢・体幹の筋力低下，感覚障害が急性に発症する．しばしば膀胱直腸障害も出現する．通常，表在感覚は障害されるが，深部感覚はしばしば障害を免れる．病変以下の腱反射は低下するが，後に亢進してくる．感覚障害のレベルは病変の高位を示唆する．

(2) 上行型

　排尿障害や仙髄支配領域の神経痛様疼痛，両下肢のしびれや脱力などで発症し，急速に運動麻痺あるいは感覚障害が上行し，四肢麻痺や脳幹障害などを示すこともある．

(3) ポリオ

　いったん解熱後，再度の発熱とともに髄膜刺激症候，四肢の一部の筋痛，線維束性収縮，次いで脱力と筋萎縮が出現する．罹患筋の腱

反射は低下する．数日で麻痺の拡大は停止するが，筋萎縮は残存し得る．罹患後30年ほど経て緩徐に罹患肢（あるいは他肢）の筋痛，筋萎縮が出現することがある（ポリオ後症候群）．

(4) 帯状疱疹

皮疹と同側の運動麻痺で亜急性に発症し，感覚障害や膀胱直腸障害などが加わる．感覚は表在，深部ともに障害されることが多い．脊髄症候は一側性であったり，左右非対称を示したりすることが多い．皮疹はないこともある．

(5) HAM

輸血，垂直感染，配偶者からの水平感染によりキャリアになった症例から年間1万人当たり3人ほど発症する．痙性対麻痺，排尿障害，下肢感覚障害が慢性的に進行する．時に急速進行例がある．

(6) 感染後（ワクチン接種後）

先行感染後（ワクチン接種後）7～10日で急性に発症することが多いが，一部は亜急性に経過する．原因にかかわらず症候・経過は比較的均一である．下肢の筋力低下・感覚鈍麻，背部痛（神経根痛）・しびれはほぼ必発で，膀胱直腸障害はやや少ない．筋力低下は上肢に及ぶことが比較的少なく，感覚障害は表在感覚に限られることが多い．

2) 必要な検査とその所見

検査としては，①腰椎穿刺による脳脊髄液検査，②脊髄MRI，③電気生理学的検査（特に体性感覚誘発電位：SEP）が用いられる．

(1) 腰椎穿刺による脳脊髄液検査

腰椎穿刺時に脳脊髄液圧の呼吸変動により脊柱管内のブロックの有無を確かめる（浮腫による脊髄腫脹や合併するくも膜炎などによる）．脳脊髄液では一般検査，細胞診，鏡検のほかに，血液と併せ，培養，梅毒反応，ウイルス抗体価などを検査する．ウイルス性でも感染後でも軽度の細胞・蛋白の増加を呈することが多い．細胞の種類は特異性がないが，多核球がかなりみられることもある．ポリメラーゼ連鎖反応（PCR）法が有用な場合がある．上行型では単純ヘルペスウイルス2型，サイトメガロウイルス以外に単純ヘルペスウイルス1型や狂犬病ウイルス，麻疹ウイルスも調べる．ポリオ類似の症候を呈するものにはコクサッキーウイルスのAとB，エコーウイルス，エンテロウイルスの70と71，RSウイルス（respiratory syncytial virus）がある．HIVに伴う日和見感染としては，サイトメガロウイルス感染症，帯状疱疹，単純ヘルペスウイルス感染症，トキソプラズマ症，クリプトコッカス症がある．HAMではIgGやネオプテリンなどの増加とともに異型リンパ球を認めることがある．ミエリン塩基性蛋白やオリゴクローナル・IgGバンドなども測定する．

(2) 脊髄MRI

MRIでは病変レベルをよく検討しておくこと，造影を加えることが重要である．所見としては，脊髄腫脹と髄内の異常（T2強調像での高信号域）の有無が重要であるが，非特異的であり，半数で病変は描出されない．MRI上の病変の広がりや異常信号の強度などが予後に関連する．感染後では限局性腫脹のみのことも多い．帯状疱疹では，皮疹高位と病変高位の差，より広範ないし多発，斑状

の小出血などがみられることがある．サイトメガロウイルス感染症では，高信号域が限局するものや脊髄全長に広がるものなどがあり，神経根・軟膜がしばしば造影される．ポリオでは脊髄前半部に高信号域がみられることがある．HAMでは，急性期に腫脹とMRI T2強調像で高信号域がみられたとの報告があるが，通常は胸髄の萎縮しか認められない．大脳白質病変が7割に認められる．

(3) SEP

SEPは後索路の異常の評価に有用で，初期にその電位が得られないことは予後不良の予測になる．予後判定のためには，傍脊柱筋の脱神経の検査や運動誘発電位検査なども有用とされる．

治療方針

①保存療法が主体をなし，外科療法は考えられない．急性期の安静，排尿障害の管理，疼痛管理を進める．
②上行型では呼吸管理を準備する．

保存療法

1) ウイルス性脊髄炎

①抗ウイルス薬，②ステロイド，③免疫グロブリン（併用可）がある．

(1) 抗ウイルス薬

アシクロビル（acyclovir），ビダラビン（Ara-A）がある．単純ヘルペスウイルス感染症，帯状疱疹と診断されたり，疑われたりする場合には，早期に通常acyclovir点滴静注5 mg/kg×3回×7日を用いる．経口800 mg×5回×7日とすることもある．acyclovirが意識障害などの副作用で使えないときには，Ara-A点滴静注5～10 mg/kg×7日を使う．サイトメガロウイルス感染症に対し，ガンシクロビル（ganciclovir）を積極的に使うことは副作用が多く，評価も定まっていない．

(2) ステロイド

脊髄浮腫や炎症性脱髄反応などを軽減するとされ，脊髄腫脹が著明で脊髄圧迫による循環障害が切迫しているときには良い適応である．プレドニゾロン（prednisolone）経口40～80 mg/日から開始し，早期に漸減する．重症度によってはパルス療法を行う．

(3) 免疫グロブリン

免疫不全を背景としているときなどに補助的に用いることもある．

感染後の場合にも前述にならってステロイドを用いるが，その効果は自然経過と区別できず，議論が残る．

2) HAM

ステロイド（経口40～80 mg/日から開始，早期に漸減，時にパルス療法）が最も有効であるが，漸減による悪化が多いので，他の薬剤による代替・維持療法｛ビタミンC大量療法（2 g/日の4日服用，3日休薬を繰り返す），ビタミンB₁大量療法，エリスロシン，サラゾスルファピリジン，リンパ球除去術など｝が必要となる．インターフェロンα（スミフェロン®）療法も医療保険の適用であるが，効果が限局的であり，副作用に注意を要する．

本論文は下記の掲載論文を一部修正して作成した．

福武敏夫：ウイルス性脊髄炎，感染後・ワクチン接種後脊髄炎，HAM．二ノ宮節夫，冨士川恭輔，越智隆弘，他（編）：今日の整形外科治療指針，第4版．医学書院，2000，pp 523-524

2. 化膿性脊髄疾患（脊髄膿瘍，脊髄硬膜外膿瘍，脊椎炎）

概　説

　化膿性脊髄疾患には，脊髄膿瘍，脊髄硬膜外膿瘍，脊椎炎がある．

　脊髄そのものが主座になるものは細菌性脊髄炎（bacterial myelitis/pyomyelia）と呼ぶが，病理学的に膿瘍を形成しているものは脊髄（髄内）膿瘍 |(intramedullary) spinal abscess| と呼ばれ，髄膜炎から波及した（髄膜炎と併行して発症した）ものは化膿性髄膜脊髄炎と呼ばれる．本稿では代表して脊髄膿瘍を扱うが，これらの頻度はいずれもまれである．

1) 病態

　いずれの場合も原因菌としては，ブドウ球菌が最も多く，肺炎球菌とグラム陰性菌がこれに次ぎ，リステリア，バクテロイデス，ブルセラがあり，免疫不全患者では緑膿菌などの報告もある．男性にやや多く（特に硬膜外膿瘍では7～8割），多くの患者は糖尿病，肝硬変，Crohn病，長期血液透析などの基礎疾患を有している．

　脊髄膿瘍は，肺炎，心内膜炎，尿路感染，髄膜炎，脊椎炎，感染した皮膚瘻，髄内類表皮腫，低位脊髄，腰椎穿刺などに伴うことが多い．髄膜外膿瘍は扁桃炎，咽頭後部膿瘍，歯周囲炎，鍼治療（→頸椎），肺炎，胸膜炎（→胸椎），尿路感染，肛門周囲炎，腰椎穿刺や硬膜外麻酔など（→腰仙椎）に続発することが多い．脊椎炎から二次的に硬膜外に及んだものでは慢性の経過を示し，病変が肉芽化していることが多い．

2) 症候

　脊髄膿瘍では感染レベル（胸髄が最も多い）に対応する背部痛と発熱に引き続いて，短期間に下肢のしびれと脱力，歩行障害，膀胱直腸障害が加わる．皮膚の固定性紅皮症が警報になることがある．

3) 必要な検査と補助診断法

　検査としては，局在診断には①脊髄MRIが威力を発揮し，原因確定には②血液培養や脳脊髄液あるいは膿瘍穿刺液の検査などが有用なこともある．血沈は亢進することが多いが，白血球増多はないこともある．

　①MRIは診断的価値が高いが，病変高位をよく検討しておく．造影を加えることが重要である．脊髄膿瘍では膿瘍壁がよく造影される．脊髄硬膜外膿瘍では80％以上に所見がみられるが，髄外病変を念頭においていないと見逃す可能性がある．硬膜外脂肪組織はT1強調像では高信号に描出されるが，膿瘍部は低信号になり，造影効果がみられる．T2強調像では膿瘍部が高信号になり，周辺に異常が拡大してみられることが多い．脊髄硬膜外膿瘍は腰部，胸部，頸部の順に多く，脊髄の前方の場合も後方の場合もある．後方の場合には上下に拡大しやすく，脊椎炎所見の合併が少ない．脊髄圧迫の程度に比べて神経症候

が強いことが多く，血流障害の関与が想定されている．

②病変が髄膜に及んだ場合には脳脊髄液の変化は髄膜炎に準じるが，脊髄膿瘍や脊髄硬膜外膿瘍などではしばしば変化は軽微かつ非特異的で，培養も陰性となる．急性期には血液培養の陽性率が高い．

4) 診断のポイント

前述の疾患の存在を疑うことが診断の決め手である．

5) 治療方針

①脊髄膿瘍では保存療法が基本となるが，皮膚瘻や類表皮腫などに対する予防的手術が適応となる．

②神経症候の変化を早期発見するには，看護スタッフの役割が大きい．

6) 保存療法

化膿性髄膜炎に準じた種類と量で抗生物質療法を開始する．原因菌が不明のときには，グラム陽性・陰性両菌群に広い感受性を有するものを組み合わせて用いる．慢性例ではステロイドも併用する．拡大した脊髄硬膜外膿瘍の場合でも保存療法だけで軽快することもあるが，急激な神経症候の増悪に注意が必要である．

保存療法の条件は，①原因菌の同定，②神経症候の安定，③MRIの経時的追跡，④外科医との連携，⑤良い看護ケアである．重篤な内科疾患を持つ場合にも保存療法にならざるを得ない．

7) 外科療法

適切な保存療法をしていても進行する場合や当初から急激に進行する場合には，外科療法の適応となる．椎弓を切除し，排膿する．病変の広がりが大きい場合でも，instrumentの改良により拡大椎弓切除が可能である．神経症候の発現後48時間以内に手術できた場合には予後良好であるが，96時間以上経過した場合には麻痺が残存しやすいとの報告がある．

8) 予後

発見が遅れれば，後遺症を残すことが多く，死亡例もある（小児の統計では12％）．

脊髄硬膜外膿瘍

1) 疾患概念

脊柱管内の硬膜外腔は硬い椎骨や硬膜などに取り囲まれた狭いスペースである．そこにまれに膿瘍が生じることがあり，脊髄硬膜外膿瘍と呼ばれる．病巣が広がると，脊髄や馬尾などを圧迫し，対麻痺などの重篤な症状を生じ，治療が遅れると永続的後遺症を残し，また，死に至ることもある．

(1) 脊髄硬膜外腔の解剖

大後頭孔以下では（頭蓋内と異なり）骨と硬膜の間に狭いスペースが脊髄の後方・側方に脊柱管の全長にわたって存在し，頸椎部では狭く，仙骨部では広い．腔内には動脈，静脈叢，脂肪組織が含まれる．脊髄硬膜外膿瘍は脂肪組織の多い胸椎・腰椎部に多い．

(2) 病態

細菌の侵入路は心内膜炎や歯槽膿漏，皮膚感染症などからの血行性か，椎骨や腸腰筋などの近傍感染組織からの直接的波及か，脊髄麻酔や硬膜外麻酔などの処置や手術による脊柱管内への直接的な注入によるが，しばしば原因不明である．化膿性炎症は硬膜外腔を縦方向に広がり，直接的脊髄圧排，近傍静脈叢の血栓・血栓性静脈炎，動脈閉塞，細菌毒や炎症物質によって脊髄障害が生じる．縦方向への広がりは2～5髄節長のことが多い．横断面では，血行性の場合には脊髄後方が多く，咽頭後壁や後腹膜などからの直接的波及の場合には脊髄前方が多い．

(3) 疫学と原因菌

まれな疾患であり，入院10万人に2～28人くらいである．小児ではさらにまれで，発症年齢は平均60歳前後である．近年，高齢化や麻酔・疼痛制御目的の処置の増加などにより増加傾向にある．他の危険因子としては，糖尿病，慢性心疾患，アルコール中毒，悪性腫瘍，血液透析，外傷，鍼治療，近傍組織の感染，後天性免疫不全症候群（AIDS），不法薬物注射などがある．危険因子のない症例も20～30％くらいある．

原因菌の大半は黄色ブドウ球菌であり，グラム陰性桿菌，連鎖球菌などが続く．開発途上国では結核性も多いが，ほとんどの場合には骨病変を伴っている（Pott麻痺/脊椎カリエス）．さらにまれな原因として放線菌症（actinomycosis）がある．

(4) 予後

敗血症の制御困難や他の合併症などにより5％くらいが死亡する．感染が制御できても4～22％に対麻痺が残存する．特に完全麻痺

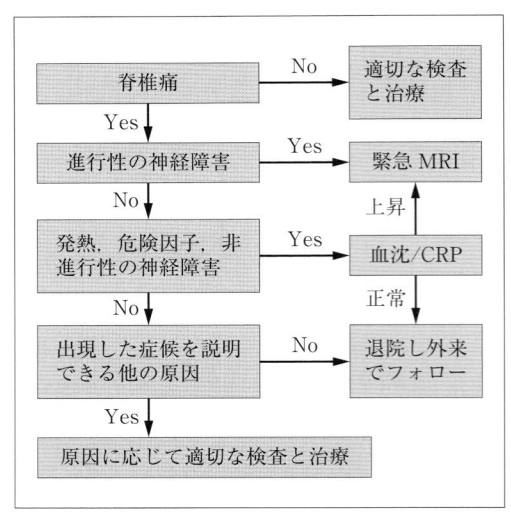

図1 脊髄硬膜外膿瘍の診断のための流れ図（ガイドライン）

が24～36時間続いた場合には改善が期待できない．予後不良の因子は，診断の遅れ，来院時の意識障害，高齢者，糖尿病や慢性心疾患などの合併，血液透析中などである．外科療法の併用の有無は関連がない．診断のための流れ図（図1）を用いると早期診断・予後ともに改善したという報告がある．

2) 症候

初発症候は発熱や倦怠感などの非特異的なものである．亜急性発症が多く，急性発症がこれに次ぎ，慢性発症は少ない．発熱，背部痛（感染レベルに対応，7割），神経障害が三徴といわれるが，初診時にそろっていることは少ない．脱力（特に一側）が最も多い神経症候であり，進行すると対麻痺になる．感覚障害がこれに次ぎ，排尿障害（半数），側腹筋麻痺もみられる．痛みには脊椎痛と神経根痛（半数）が含まれる．前者は背部正中にあり，叩打痛・圧痛を伴い，臥位や夜間などに悪化する．後者は心筋梗塞や急性腹症などと誤診されることがある．

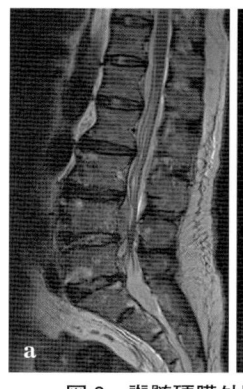

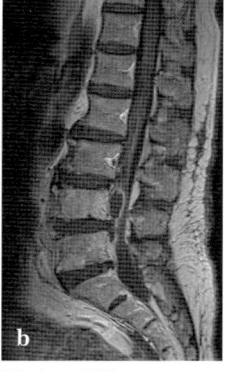

図2 脊髄硬膜外膿瘍の腰椎 MRI
a：T2 強調矢状断像，b：Gd 造影 T1 強調矢状断像．60 歳代，女性．左大腿骨顆の特発性壊死に対する人工膝関節置換術 9 日後に発熱がみられた．感染巣不明のままに抗菌薬が種々変更されて投与されたが，解熱しなかった．2 週後に両側大腰筋膿瘍と診断された．
L4〜L5 椎体の後方に，T2 強調像で等信号域，造影 T1 強調像で辺縁部に造影剤増強効果があり，内部に低信号域がみられる．L4 椎体と L5 椎体の後部にも軽度で境界不明瞭な造影増強効果がある．図には示さないが，この時点で両側大腰筋膿瘍の所見も認められていた．

3）検査

(1) 一般血液検査

一般血液検査はあまり診断に寄与しない．血沈は椎体炎と同様に通常では亢進するが，白血球はしばしば正常である．血沈の感度は 95〜100％と高いが，特異度は 67％程度である．それでも CRP より有用である．

(2) 画像検査

脊髄硬膜外膿瘍が疑われるなら，緊急に画像検査を行う．ガドリニウム（Gd）造影 MRI が最も推奨され，炎症の部位と広がりの診断ができる（図2）．初回画像検査に異常がなくても診断が疑われる場合には再検が必須である．MRI ができない場合には脊髄造影と CT 脊髄造影を用いる．脊椎単純 X 線撮影は椎体炎・椎間板炎には役立つが，硬膜外膿瘍には診断価値はない．MRI は 2〜4 週後または神経症候の悪化時に追跡する．

(3) 細菌培養

原因菌同定のために，まず血液培養のための血液をボトル 2 本取る．最も良い同定方法は硬膜外の濃性液の直接穿刺であり，CT ガイド下で行う．腰椎穿刺はしばしば禁忌であり，推奨されない．術中採取物の培養でも陰性のことがある．

4）診断

症候は非特異的なので，脊髄硬膜外膿瘍を考慮することが診断のキーポイントである．特に，原因のはっきりしない背部痛と危険因子があるときには考慮すべきである．

5）治療方針

治療の根本方針は膿瘍の縮小・除去および原因菌の根絶である．そのため，抗菌薬療法とともに，吸引や外科的除圧・排液を早期（48 時間以内）から考慮する．近年，MRI による病巣の確認ができるようになり，病巣の大きさが小さく，脊髄圧迫がないような患者では，抗菌薬療法（＋吸引）のみで良い転帰が得られることがある．進行期の悪性腫瘍を合併している場合や神経障害が高度で回復が期待できない場合なども外科療法はとられない．抗菌薬療法（＋吸引）のみで経過をみる場合は，神経症候と MRI による病巣の大きさの変化を慎重に追跡し，悪化の場合にいつでも外科療法がとれるようにしておくことが肝要である．以上のことを円滑に行うには，神経内科医，画像診断医，感染症専門医，脊椎脊髄外科医が一体となったチーム医療が必要である．

(1) 抗菌薬の経験的使用

ブドウ球菌，連鎖球菌，グラム陰性桿菌（緑膿菌を含む）に有効な抗菌薬が選択される．培養や吸引などから原因菌が絞り込めたら変更するが，得られない場合には以下のような処方を用いる．一部に医療保険に適用のないものがある．また，適用があっても適用量を超えていることがある．

処方例

下記を併用する．

①バンコマイシン静注 15 mg/kg・12 時間ごと（腎機能に応じて設定）

②メトロニダゾール静注または経口 500 mg・8 時間ごと（医療保険の適用なし）

③セフォタキシム静注 2 g・6 時間ごと，またはセフトリアキソン静注 2 g・12 時間ごと，またはセフタジジム静注 2 g・8 時間ごと

①はメチシリン耐性黄色ブドウ球菌（MRSA）を考慮して用いる．ペニシリンアレルギー患者の場合も処方して良い．もしメチシリン感受性ブドウ球菌と判明したら，アレルギーがないかぎり，中枢移行性がバンコマイシンより良好なので，世界的にはナフシリン静注 2 g・4 時間ごとまたはオキサシリン静注 2 g・4 時間ごとが推奨されている（国内未承認）．国内では中枢移行性が悪いが，以下を用いる．髄膜炎合併のときには要注意である．

④セファゾリン静注 0.5～2.5 g・12 時間ごと

③では緑膿菌が原因菌と考えられるときにはセフタジジムが良い．膿瘍が脊椎脊髄外科的処置後に生じた場合には，緑膿菌を含むグラム陰性桿菌に対してセフタジジムかセフェピムを追加する．

(2) 原因菌判明後の治療

培養などにより原因菌が判明したら，抗菌薬は原因菌に合わせて単純化する．抗菌薬の組み合わせは細菌性髄膜炎に準じるが，硬膜外膿瘍ではより長い治療期間が必要となる．

(3) 薬剤耐性菌（MRSA）の場合の治療

MRSA と判明した場合には，バンコマイシンを継続するが，血中濃度を 15～20 μg に保つようにする．バンコマイシンの欠点は髄液移行性が低いこと（炎症のない髄膜で 1%，炎症性髄膜で 5%）である．したがって，以下の処方を加えることがある．

処方例

①リファンピシン経口 600 mg・24 時間ごとまたは 300～450 mg・12 時間ごと（医療保険の適用なし）

あるいはバンコマイシンに代えて以下を用いる．

②ST 合剤静注 5 mg/kg・8 または 12 時間ごと（医療保険の適用なし）

いずれの場合も治療期間は 4～8 週間（椎体炎合併例では 8～12 週間）か，MRI 上で病変が消失するまで続ける．

6）患者・家族への説明

①脊髄硬膜外膿瘍は，早期診断と適切な治療をしても完全回復するのが半数以下という治療困難な病態である．

②高齢者，糖尿病や慢性心疾患などの合併，血液透析中，来院時の意識障害などは予後不良の因子である．

③診断は MRI により以前よりも容易になったが，抗菌薬療法は経験的に開始し，原因菌の同定と経過に基づき適切なものに変更していく．しかし，まれな疾患であるので，

治療方針が確定しているわけではない．病巣が小さく，脊髄圧迫が軽度であれば，抗菌薬による保存療法のみで軽快することもある．

④一方で，病巣の大きさや脊髄圧迫の程度，神経症候の重さなどにより，外科的処置が必要となることが多い．しかし，背景疾患の内容や神経症候の完成度によっては手術が勧められないこともある．手術をしても対麻痺などの後遺症の残る率が高く，まれに死亡することもある．

表1　脊椎炎の分類

1．感染性脊椎炎
　a．化膿性脊椎炎
　b．結核性脊椎炎
　c．真菌性脊椎炎
2．炎症性脊椎炎
　a．リウマチ性脊椎炎
　b．血清反応陰性脊椎関節症
　　1）強直性脊椎炎
　　2）乾癬性関節炎
　　3）掌蹠膿疱症性骨関節炎
　c．透析性脊椎症

脊椎炎

1）疾患概念

脊椎炎は脊椎に生じる炎症性疾患であるが，しばしば椎間板に生じる炎症を含めて脊椎椎間板炎の意味で呼称される．さらに，脊椎炎は外因による感染性脊椎炎と免疫機序による炎症性脊椎炎に大別される（表1）．感染性脊椎炎には化膿性，結核性，真菌性が含まれる．炎症性脊椎炎にはリウマチ性と強直性脊椎炎のようなリウマチ因子陰性（血清反応陰性）の脊椎関節症が含まれる．長期血液透析に伴う破壊性脊椎関節症を含む透析関連脊椎症も炎症性脊椎炎の範疇で論じられることがある．本稿では化膿性脊椎炎について述べ，結核性脊椎炎，強直性脊椎炎について付記する．

(1) 化膿性脊椎炎（化膿性脊椎骨髄炎）の病態

成人では椎間板腔に血行がないので，通常，骨成分への血行性感染から椎間板炎が続発する．小児期には血行性椎間板炎として発生し得る．その場合や手術操作などから椎間板炎が生じた場合などには，炎症は近接する骨へ波及し得る．

感染経路としては，感染巣から静脈を逆流して播種する静脈説と椎体終板付近の豊富な細動脈の感染性閉塞による病巣形成という動脈説がある．腰椎に最も多く，胸椎，頸椎の順でまれになるが，軸椎例もある．

(2) 疫学と原因菌

まれな疾患であり，人口10万人に1人以下である．発症年齢は大半が50歳超であり，男女比は2：1である．近年，高齢化，血管内処置や脊椎手術の増加などにより増加傾向にある．原因となる感染巣には，泌尿生殖器，皮膚や軟部組織，呼吸器，感染した静脈カテーテル，術後感染，心内膜炎，歯槽膿漏などがある．くも膜下や硬膜下，椎間板腔などへの刺入も原因になる．

原因菌の半数は黄色ブドウ球菌であり，近年，MRSAが増加している．次に腸内グラム陰性桿菌（特に泌尿器科的操作後），緑膿菌とカンジダ（特に血管内膿瘍や不法薬物注射など），連鎖球菌（特に糖尿病）などが続く．最近では弱毒菌が増加し，同定できない症例も多い［結核性（Pott麻痺/脊椎カリエス）が激減しているのに対し，真菌性が増加している］．

(3) 予後

最も重篤な合併症は膿瘍形成や骨破壊などによる神経障害である．治療後も5%に再発がある．30%に後遺症が残り，10%が死亡する．予後にかかわる因子は診断時の神経障害の程度，診断の遅れ，院内感染，AIDSなどに伴う日和見感染などである．

2) 症候

最も目立つ症候は腰背部痛あるいは頸部痛である．持続的な安静時痛があり，体動で増強する．当初は臥位で改善するが，その後は夜間・臥位で増強する．発症様式により，急性型（激しい痛み，高熱，脊柱可動域制限で発症），亜急性型（微熱を伴い発症），慢性型（発熱がなく，痛みも潜行性に発症）に分けられる．初診までに1～3カ月を要することが多い．椎間の不安定性や椎間板の後方脱出，後方への波及による硬膜外膿瘍などを生じれば，神経根痛（放散痛）や脱力，感覚障害など，ついには対麻痺をきたす．診察では感染椎の棘突起の叩打痛が特徴的であり，しばしば脊柱可動域制限や脊椎近傍筋の筋攣縮などもみられる．尿閉や腸腰筋の痛み，運動制限などもチェックする．

3) 検査

(1) 一般血液検査

大多数の症例で血沈が著明に亢進し（100 mm/時超），白血球増多やCRP高値などもみられる．慢性型では白血球数は正常のことも多い．

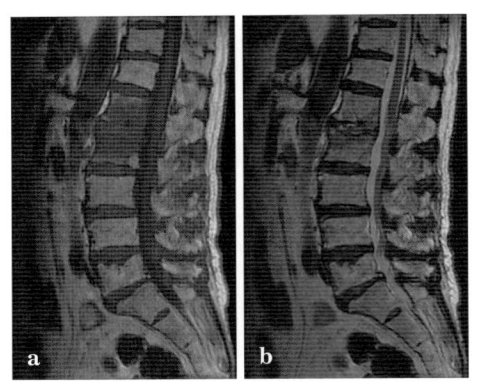

図3 脊椎炎（椎体椎間板炎）の腰椎MRI
70歳代，女性．右足底の皮膚潰瘍で発症し，発熱のため前医に入院した．腰痛と血尿から尿路結石が疑われた．腰痛は一時軽減したが，1カ月後に増強した．食欲も低下してきたため，さらに2週後に当院に転院してきた．この時点の血液検査では，白血球数 13,400/μl，血沈 88 mm/時，CRP 3.90 mg/dl が認められた．
a：T1強調像．L1/L2椎間板を挟んで，境界がやや不明瞭な低信号域，上下椎体縁の侵食像が認められる．
b：T2強調像．L1/L2椎間板の高信号化と椎体縁の著明な侵食像が認められる．図には示さないが，この時点で両側腸腰筋への軽度の進展も認められていた．

(2) 画像検査

MRIが早期診断に適している（図3）．T1強調像では，初期に椎体終板の病巣が低信号となり，進行とともに椎体全体が低信号となる．T2強調像では，初期に病巣が高信号を示すが，進行すると反応性骨硬化部が低信号となる．Gdによる造影では，病巣がび漫性に造影されることが多く，辺縁が増強することが多い結核性脊椎炎とある程度区別される．

脊椎単純X線撮影は初期には明らかな変化を示さないが，進行とともに椎間板腔の狭小化，骨性終板に沿った不整像，椎体辺縁の骨破壊像，さらに骨修復を示す反応性の骨硬化像や骨棘様の骨形成像などがみられる（図4）．単一椎体のみが感染すると圧迫骨折と区別しにくい．CTやガリウムシンチグラフィーも有用である．

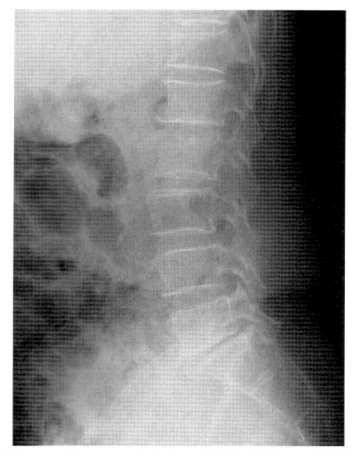

図4 図3の症例の腰椎単純X線像
L2椎体の上縁に溶骨性の変化が認められる．

(3) 原因菌の同定

血液培養は50〜70%で陽性となる．最も良い同定方法は直接穿刺であり，CTガイド下で行う．吸引物がない場合には数mlの生理的食塩水でパンピングを行って採取する．

4) 診断

腰背部/あるいは頸部痛は非特異的であり，脊椎炎を考慮することが診断のキーポイントである．疼痛箇所を叩打し，血沈検査をし，画像検査を行う．見逃されやすいのは，背部痛が安静で改善する場合（初期），もともと脊椎病変や脊椎外傷などがある場合，画像検査で異常がない場合（初期），単一椎体の場合（圧迫骨折とされやすい）である．

5) 治療方針

治療の基本は早期診断と原因菌同定による適切な抗菌薬療法と安静である．軟部組織への波及，脊柱近傍での膿瘍形成，脊髄圧迫などに注意する．外科療法が必要になるのは少数例である．すなわち，適切と思われる抗菌薬治療にもかかわらず進行する場合，椎体破壊や脊椎不安定性などにより脊髄圧迫が生じる場合，硬膜外膿瘍や傍脊柱膿瘍などの排液目的の場合である．

(1) 原因菌が同定された場合の抗菌薬

黄色ブドウ球菌で耐性がないときの処方例
セファゾリン静注2g・8時間ごと（ナフシリン静注1.5〜2g・4時間ごと，国内未承認）

MRSAのときの処方例
バンコマイシン静注15 mg/kg・12時間ごと（腎機能に応じて設定）

連鎖球菌でペニシリン感受性が高いときの処方例
セフトリアキソン静注1〜2g・24時間ごとまたはベンジルペニシリンカリウム静注200〜300万単位・4時間ごと

連鎖球菌でペニシリン感受性が中等度のときの処方例（感染症専門家と相談）
セフトリアキソン静注1〜2g/日またはベンジルペニシリンカリウム静注400万単位・4時間ごと

グラム陰性桿菌のときの処方例
感受性試験結果により以下のいずれかを用いるが，緑膿菌ではセフタジジムを用いる．
セフトリアキソン静注1〜2g/日またはセフォタキシム静注2g・6時間ごとまたはセフタジジム静注2g・8時間ごと

(2) 同定されない場合の治療

処方例
下記を併用する．
①バンコマイシン静注30 mg/kg・12時間ごと（腎機能に応じて設定）
②セフォタキシム静注2g・6時間ごとまたはセフトリアキソン静注1〜2g/日またはシプロフロキサシン静注400 mg・12時間ご

とまたはシプロフロキサシン経口 250〜375 mg・12 時間ごと．緑膿菌が疑われる場合にはセフタジジム静注 1〜2 g・8〜12 時間ごとまたはセフェピム静注 2 g・12 時間ごと

前記に加えて嫌気性菌をカバーするとき（まれ）の処方例

ピペラシリン・タゾバクタム静注 4.5 g・6 時間ごとまたはメトロニダゾール静注 500 mg・6 時間ごと

いずれの場合も反応があるときには数週間続け，その後に経口に置き換える．全体の治療期間は最短で 6 週間，最長では 12 週間である．

6）患者・家族への説明

①化膿性脊椎炎は，早期診断と適切な抗菌薬療法でよく治癒するが，30％に後遺症が残り，10％が死亡する．

②予後不良の因子は，診断時の神経障害の程度，診断の遅れ，院内感染，AIDS などに伴う日和見感染，高齢者，糖尿病などの合併などである．

③抗菌薬療法は経験的に開始し，原因菌の同定と経過に基づいて適切なものに変更していく．

④適切な抗菌薬療法にもかかわらず進行する場合，椎体破壊や脊椎不安定性などにより脊髄圧迫が生じる場合には手術が必要となる．硬膜外膿瘍や傍脊柱膿瘍などに発展した場合には膿の排液目的の手術があり得る．

7）結核性脊椎炎

一時，肺結核の減少とともにきわめてまれになったが，最近，肺結核の増加傾向とともに結核性脊椎炎も散発的に発生している．他の炎症性疾患や転移性脊椎腫瘍などとの鑑別が要求される．微熱や倦怠感などで発症することが多く，しばしば感染部位に長期間続く難治性疼痛を訴える．進行すれば叩打痛もみられるが，化膿性脊椎炎より軽度である．椎体破壊により局所的後弯が生じ，多椎体に及ぶと亀背になる．血沈，CRP，白血球数は軽度〜中等度上昇する．MRI 所見は初期には化膿性脊椎炎と区別できないが，進行すると椎体破壊に伴う腐骨や反応性骨硬化などが複雑に描出され，Gd 造影で椎体病巣および膿瘍境界部の辺縁の造影剤増強効果が認められれば診断的である．早期には保存療法が可能であるが，進行例では手術適応となる．

8）強直性脊椎炎

原因不明の慢性進行性全身性炎症性疾患で，脊柱や仙腸関節，股関節などの大関節が侵され，最終的には骨性強直をきたす．若年男性に好発する．ヒト白血球抗原（HLA）-B27 の陽性率が 90〜95％と高く，家族内発生も多い．発症は緩徐で，腰仙部から臀部のこわばりと痛みから始まり，安静時や夜間に増強し，軽い体操で軽減するのが特徴である．進行すると痛みが軽減するが，脊椎などの可動性が減少する．単純 X 線撮影における仙腸関節の変化が特徴で，当初は軟骨下骨の硬化像がみられ，進行とともに骨侵食像，関節裂隙の狭小化，骨強直が認められ，脊椎では椎体間の架橋形成が進み，竹節状脊椎（bamboo spine）の像を呈する．痛みへの対症療法，運動療法が主体で，股関節や脊柱などの不良肢位で日常生活動作（ADL）が阻害される場合には手術適応となる．

本論文は下記の掲載論文を一部修正して作成した

福武敏夫：細菌性脊髄炎，脊髄膿瘍，脊髄硬膜

外膿瘍. 二ノ宮節夫, 冨士川恭輔, 越智隆弘, 他（編）：今日の整形外科治療指針, 第4版. 医学書院, 2000, pp 524-525

福武敏夫：脊髄硬膜外膿瘍. 水澤英洋, 鈴木則宏, 梶 龍兒, 他（編）：今日の神経疾患治療指針, 第2版. 医学書院, 2013, pp 946-949

福武敏夫：脊椎炎. 水澤英洋, 鈴木則宏, 梶 龍兒, 他（編）：今日の神経疾患治療指針, 第2版. 医学書院, 2013, pp 949-953

3. 頸椎症に対する保存療法
―特に夜間カラー療法について

　手術適応と考えられない軽症の頸椎症性脊髄症/頸椎症性神経根症に対しては，何らかの保存療法が選択されることが多い．しかし，確立された治療方針がなく，しばしば整形外科と神経内科の間でたらい回しにされている．これまで実施されてきている保存療法としては，頸椎牽引，外固定療法（装具療法），薬物療法，各種ブロック療法および物理療法などがあるが，すでに教科書や総説によく述べられている[3,5,7,10,11]．したがって，本稿では橘　滋國医師（当時・北里大学脳神経外科）によって提唱された「夜間ポリネックカラー装着療法」（以下，夜間カラー療法）[12,13]の自験例での検討[2]を中心に述べる．

頸椎症の治療選択
―EBMが困難な領域

　頸椎症では脊髄や神経根の圧迫により痛みや運動障害が出現する．この圧迫を除去する外科療法は痛みや障害を軽減する可能性があるが，少ないながら確実にリスクを伴う．このことにより，頸椎神経根症あるいは脊髄症の外科療法が，保存療法に比べて転帰の改善をもたらすのか，また手術のタイミング（即時を選ぶのか，関連症候の持続や進行による待機を選ぶのか）が転帰に影響をもつのかという問題が生じる．この問題に答えるべくなされた『Cochrane Review』[6]では，1966〜2008年のMedline，1980〜2008年のEmbaseおよびCochrane Controlled Trials Registerの探索によって，下記の基準を満たしたのは2つの研究だけだったという．

　ここでの選択基準は，頸髄神経根症あるいは脊髄症の患者における①「最良の内科的治療」と「除圧術（ある種の固定術ありまたはなし）および最良の内科的治療」の間，②「早期除圧術」と「待機除圧術」の間の紛う方なき真のあるいはそれに準じる無作為試験であることとされた．これを満たした研究がたった2つであったこと自体，この領域でのEBM（evidence-based medicine）がいかに困難であるかを物語っている．

　第1の研究[8]は81例の頸髄神経根症患者において除圧術と物理療法あるいはカラー固定療法を比較している．短期効果は痛み，筋力低下，感覚障害のいずれの点でも除圧術のほうが優れていたが，1年後の時点では保存療法との間に有意差は認められていない．第2の研究[1]は脊髄症由来の軽度の機能障害を有する68例の患者において外科療法と保存療法を比較しているが，3年後までの追跡では両者に有意差は認められていない．

　Yonenobu[15]も頸髄神経根症と脊髄症に対し，いつどんな外科療法をすることが治療に貢献するかと題して総説を著している．それによれば，脊髄症の場合には，外科療法までの期間と最大圧迫レベルでの脊髄の横断面積が手術の転帰を予見する有意な因子である．また，脊髄症の原因が発育性脊柱管狭窄症などの自然に変化が期待できないものか，後縦靭帯骨化症（OPLL）のような進行性のものであるときには外科療法が考慮されるべきである．軟性椎間板ヘルニアやすべり症などのような改善し得る原因の場合には，保存療法

の効果が確定するまで外科療法は延期することもある．外科療法がうまくなされた場合には，長期効果も安定して良いことが期待できる．しかし，神経根症に対しては自然経過を含むよく統制された臨床研究が必要と述べられている．

さて，夜間カラー療法を治療の一部として取り入れた報告[8]もあるが，筆者の知るかぎり，正面から取り扱った論文はない．橘ら[13]は頸椎椎間板障害の自然経過を知ることを目的に，初診時の神経症候が比較的軽症であった71例に夜間ポリネックカラー装着のみを指導し，その経過を学会報告している．平均観察期間35カ月のうちに手術を要したのは5例（7%）のみであり，他の症例はカラー療法によく反応し，27例（38%）で自覚症状の消失がみられ，7例（10%）でMRIでは脱出椎間板の消失が確認された．この結果から，上肢髄節症状を主徴とする頸椎椎間板障害例では夜間カラー療法が有効であり，手術適応には慎重さが要求されると結論づけている．このほか，軟性カラーの夜間装着を強調した総説もある[7]．

自験例での夜間カラー療法の検討[3]

1) 対象と方法

1997年7月～1998年6月に千葉大学および関連3病院の神経内科を初診した，軽症頸椎症性脊髄症/頸椎症性神経根症（含椎間板ヘルニア）の連続例のうち承諾を得た23例に対し，単純X線撮影とMRIによる評価後，プラスチック製頸椎カラー（自費購入）を夜間睡眠時のみ3カ月間連夜装着させ，その効果を神経学的診察，日本整形外科学会治療成績判定基準（JOA score），根症スコアで評価した．以前または以後に施行された外来牽引療法との効果比較や長期追跡の結果も検討した．

カラーの装着はやや緩めとし，両手第2指，第3指が同時に入る程度とした．不眠を訴える場合には，慣れるまでの短期間に限り睡眠導入薬の服用を許可した．外来牽引療法は体重の1/10の負荷で開始し，最終的には8～10 kgで行い，最低週3回を3週行ったものを評価対象とした．根症スコアは，0：脱力，萎縮または激しい痛み，1：しびれ，痛みがあり，鎮痛薬を常用し，ADL上も支障がある，2：軽度のしびれ，痛みがあるが，ADL上の支障はない，3：正常とした．改善はいずれかのスコアの改善で判定した．

2) 結果

2.5カ月間以上で施行できたのは20例であり，それ以前の脱落は3例（13%）であった．脱落の理由は，早期悪化による手術施行，全身疾患発症，不来院が各1例であった．施行できた20例の内訳は神経根症のみが13例，神経根症＋脊髄症が7例であった．病変高位はC5/C6が最多であった．

3カ月後の時点でのJOA scoreと根症スコアの変化は図1および表1のとおりである．まとめると，神経根症の改善が11例（55%），不変が8例（40%），悪化が1例（5%）であった．7例に合併した脊髄症は全例不変であった．これに対し，本治療前または後に施行された外来牽引療法の有効性は患者の自覚的評価で2/10例（20%）であった．検討期間終了後1～9カ月間（平均6カ月間）の追跡ができた9例（間欠的装着例も含む）のスコアはほぼ不変であった．なお，睡眠導入薬を要した症例はなく，皮膚症状などの副作用もみられ

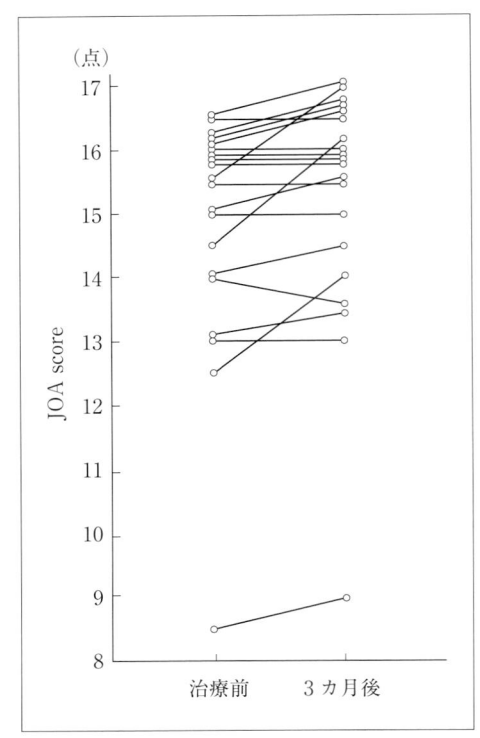

図1 JOA score の変化

表1 根症スコアの変化（例数）

根症スコア		治療前			
		0	1	2	3
3カ月後	0	—	—	—	—
	1		3		
	2	1	6	8	—
	3	—	1	1	—

なかった.

3) 考察

　夜間カラー療法は軽症頸椎症性神経根症，特に上肢の痛みやしびれに対し，かなり有効であり，注意して経過を追えば，初期治療として外来牽引療法よりも有用性が高いと考えられる．また，3カ月間施行して効果のある場合には，その後約半年にわたり効果が持続する可能性がある．しかし，脊髄症には全く効果がなく，脊髄症が主体である症例では推奨できない．
　頸椎症に対する保存療法の治療成績については，牽引に関するものが多く，頸椎固定装具（カラー）のものは比較的少ない．これまでの報告では日中（入浴・睡眠時を除く）の装着のみであるが，本検討と同様，神経根症には有効であるが，脊髄症には有効性が少ないとされている[10]．方法も期間も異なるので本検討との比較はできないが，およその治療成績は同レベルと考えられる．
　夜間睡眠時に装着するメリットについては，2つの時間帯を比較した検討をしていないので，あくまでも推測になるが，下記などが考えられる．
　①日中装着ではADLや時と場合に応じ，装着・除去を繰り返さなければならないが，睡眠時の場合は1回の装着・除去で済む．
　②日中装着の場合にみられる日常生活動作の制限や嚥下運動の圧迫感が睡眠時装着ではなくて済む．
　③日中装着では抗重力位における頸部支持筋群の低使用をきたし，長期使用による筋力低下が装着終了後の頸椎症悪化を招きかねない[9]のに対し，睡眠時には頸部の抗重力機能は不要であり，同様の潜在的悪化をきたしにくい．

枕や寝具などの生活指導

　夜間カラー療法に限らず，就眠時の指導は重要である[11]．適切な枕を使用し，頸椎の良肢位を保持するように指導する．筆者は中心部に縫いつけがあって凹んだ形状の枕をもっぱら勧めている．中心部に後頭部を乗せると

安定感があり，前後，左右とも多少の体動に対応できるからである．寝具としてはやや固めのものが推奨されている．

このほか，夜間カラー療法の検討に参加してもらっていたある患者から教示された方法として，「夜間木綿布首巻き法」がある．これは適当な長さと頸部の幅を持った帯状の木綿布を頸部に巻きつけて就眠するというもので，まだ数人の患者の経験しかないが，カラー療法と同等の効果があると予想される．力学的な意味での姿勢保持作用はあまりないが，無意識状態での反射的な姿勢保持作用があるのではないかと推測され，夜間カラー療法の効果発現機序を考えるうえで興味深い．

日中の生活指導として，日常業務，高所をみる動作，電話，遠近両用眼鏡などに関しての個々の注意もある[7,11]が，あまり細かく指導してもなかなか実施できるものではない．筆者はもっぱら業務中の適切な休憩とストレッチ運動，毎日の緩急をつけた15分程度の散歩を実現可能性が高いものとして勧めている．この方法は肩こり，緊張型頭痛にも効果がある．

ユニークな保存療法として「顎髭療法」（大島義彦）が提唱されている．これは顎髭やゴムバンドを用いて，頸部を屈曲位（前屈位）にしたまま自由に動かせておく方法で，装具や入院に否定的な患者に適応があるという．

カイロプラクティックなどの徒手矯正法は悪化例が多く，推奨する整形外科医はいないが，単に骨格系への悪影響だけでなく，頸動脈，椎骨動脈の解離による脳虚血の原因にもなるので[4]，頸椎への適応は禁忌と考えられる．なお，美容院における洗髪時の頸椎過伸展も椎骨動脈解離をきたし得る[14]ので，中高年には警告が必要である．

まとめ

神経内科を受診する頸椎症患者については，急速に悪化している症例，画像検査上の変化が高度で急速な悪化が懸念される症例などは病院の脊椎脊髄外科に紹介し，それほど外科療法が差し迫っていない場合には保存療法の選択肢を多く持つ整形外科クリニックに紹介する．しかしさまざまな事情で（神経）内科領域で経過をみることもある．そのような症例で，神経根症が主体の場合には夜間カラー療法が推奨される．「夜間木綿布首巻き法」はさらに簡便なので，検討してみる価値がある．

謝 辞
夜間カラー療法の検討症例をご提供いただいた小島重幸先生（松戸市立病院神経内科），高谷美成先生，吉川由利子先生（当時・下都賀病院神経内科），山中　泉先生（当時・沼津市立病院神経内科）に深謝します．

本論文は下記の掲載論文を一部修正して作成した．
福武敏夫：頸椎症に対する保存療法—特に夜間カラー療法について．脊椎脊髄ジャーナル 15：543-546，2002

■文　献

1) Bednarik J, Kadanka Z, Vohanka S, et al：The value of somatosensory-and motor-evoked potentials in predicting and monitoring the effect of therapy in spondylotic cervical myelopathy. Prospective randomized study. Spine（Phila Pa 1976） **24**：1593-1598, 1999
2) 福武敏夫，小島重幸，高谷美成，他：軽症頸椎症性脊髄/神経根症に対する「夜間カラー療法」（予備的検討）（抄）．神経治療 **16**：631, 1999
3) 本間隆夫：頸椎症の保存療法—その現状と問題点．脊椎脊髄 **1**：463-470, 1988
4) Hufnagel A, Hammers A, Schonle PW, et al：Stroke following chiropractic manipulation of the

cervical spine. J Neurol **246**：683-688, 1999
5) 眞野行生：保存療法. 伊藤達雄, 服部孝道, 山浦 晶（編）：臨床脊椎脊髄医学. 三輪書店, 1996, pp 114-126
6) Nikolaidis I, Fouyas IP, Sandercock PAG, et al：Surgery for cervical radiculomyelopathy (Cochrane Review). Cochrane Database Syst Rev **3**：CD001466, 2010
7) 大成克弘：頸部神経根症の保存療法. 脊椎脊髄 **12**：783-789, 1999
8) Persson LCG, Moritz U, Brandt L, et al：Cervical radiculopathy：pain, muscle weakness and sensory loss in patients with cervical radiculopathy treated with surgery, physiotherapy or cervical collar. A prospective, controlled study. Eur Spine J **6**：256-266, 1997
9) Reiners K, Toyka KV：Management of cervical radiculopathy. Eur Neurol **35**：313-316, 1995
10) 篠原一仁：固定（装具）療法. MB Orthop **10**(6)：76-82, 1997
11) 白土 修：理学療法. 越智隆弘, 菊池臣一（編）：頸椎症. NEW MOOK 整形外科 6. 金原出版, 1999, pp 100-108
12) 橘 滋国：シビレを感じたら読む本―自己診断と正しい医者えらび. 講談社, 1993, pp 101-102
13) 橘 滋国, 高野 誠, 山崎義矩, 他：頸椎椎間板ヘルニアの自然消失（抄）. 第56回日本脳神経外科学会, 1997
14) Weintraub MI：Beauty parlor stroke syndrome：report of five cases. JAMA **269**：2085-2086, 1993
15) Yonenobu K：Cervical radiculopathy and myelopathy：when and what can surgery contribute to treatment? Eur Spine J **9**：1-7, 2000

7. 脊髄脊椎疾患の検査

1. 脳脊髄液

脳脊髄液検査から得られる情報は，診断や治療にとってしばしば決定的に重要である．その採取方法には，腰椎穿刺，大槽穿刺，側方頸椎穿刺および脳室穿刺がある．ここでは主として腰椎穿刺について述べる．

腰椎穿刺の適応と禁忌

腰椎穿刺は次のようなときに実施される．
①圧やその変化を調べたり，細胞成分の検討や生化学的検査あるいは細菌学的検査のために脳脊髄液を得たいとき．特に発熱，意識障害，項部硬直などがあり，髄膜炎や脳炎が疑われるときは絶対適応である．ただし，大後頭孔近傍の腫瘍性病変で項部硬直がみられ，不用意な穿刺が致命的となることがある．
②脊髄麻酔をしたり，抗生物質や抗腫瘍薬，あるいは鎮痛薬や抗痙縮薬を治療目的で投与するとき．
③造影剤による脊髄造影や放射性同位元素を利用した髄液動態検査をするとき．
一方，腰椎穿刺は次の場合には禁忌である．
①穿刺部位の皮膚や皮下に感染巣がある場合．
②抗凝固療法を受けていたり，出血傾向があったりする場合．

③テントあるいは小脳ヘルニアを誘発・増強させる可能性がある場合．ただし，乳頭浮腫がみられたり，頭蓋内圧亢進が疑われたりするときでもCTやMRIにより頭蓋内占拠病変が否定されれば，腰椎穿刺は必要で適切な検査である．
④脊髄腔内に占拠性病変があり，脳脊髄液の動態変化による圧迫の増強のため，対麻痺・四肢麻痺の急激な悪化が考えられる場合．ただし，緊急手術を前提としている場合にはこの限りでないが，MRI時代となった現在，緊急腰椎穿刺の適応は少ない．また，脊髄造影の前1週間以内に腰椎穿刺を行うと，造影剤が硬膜下腔に入りやすくなる．

検査方法

1）腰椎穿刺の方法

事前に検査についてよく説明して十分に緊張をとっておくことが大事である．通常，側臥位で行うが，低圧で液が得られないときは座位とする．穿刺部位を突出させるように前屈位をとらせ，脊柱を水平に，穿刺面を垂直にする．頭部の前屈は必ずしも要さないが，自分の臍をみるようにと声をかけると，自然

に前屈位がとれる．骨盤の大きな女性では脊柱が下に凸にかなり曲がるので注意を要する．高齢者では腰椎の変形を事前にX線撮影でチェックしておく．とにかく，良い体位をとることが決定的に重要である．穿刺予定部位に爪で印をして，消毒を行う．

成人ではL2～S1の間で穿刺する．L3/L4, L4/L5が最も望ましい．下方の椎体の上端を滑らせるようにしてやや上方に（臍の方向に）穿刺針を進め，硬膜を貫く．内針を抜いて髄液の流出がなければ，内針を戻し，1～2 mm進めてから同様の動作を繰り返す．針のカット面は最初検者の顔のほうに向けておき，流出確認後，患者の頭部方向に90°回転させる．このとき，カット面をすべてくも膜下腔に入れるようなつもりで，針をごくわずかに進めておくほうが良い．

穿刺針は20～22G（時には24G）を用いる．これより細いと圧変化の測定ができず，流出もきわめて悪くなる．

一側の下肢に痛みを訴えたら，その側に傾きすぎているので，皮下まで抜いて方向を修正する．1椎間で3回失敗したら椎間を変えるが，なるべく上級者と交代すること．

2) 検査項目

①圧．特に初圧．基準値は80～150 mmH₂O．ブロックが疑われる場合には頸静脈圧迫（Queckenstedt試験，後述）と終圧．

②外観（色調や混濁）．血性の場合には，キサントクロミーとの鑑別のために遠沈して上澄液を調べる．

③細胞数と分画（炎症や腫瘍性疾患が疑われる場合には担当医自身で調べることが望ましい．そのための簡便で優れた方法は文献3を参照）．正常では多核球はみられない．

④蛋白．基準値は15～40 mg/dl．

⑤糖．基準値は45～80 mg/dlで，同時血糖の60～65％．

⑥Cl．基準値は118～130 mEq．結核性髄膜炎でしばしば低下するのと同様に，抗利尿ホルモン分泌異常症候群（SIADH）を伴う場合には，低下する．

⑦免疫グロブリン（IgGアルブミン指数，IgG産生率，特異的IgG・IgM，オリゴクローナルバンドなど）．

⑧グラム染色，抗酸菌染色および細菌培養．Cryptococcusの検出には墨汁染色を行う．

⑨梅毒反応．

⑩腫瘍細胞の検索のための特殊染色．

⑪新しい検査（PCRを利用した結核やウイルス感染の検査など）．

3) Queckenstedt試験（原法）と Queckenstedtグラフ試験[5]

これらの試験は，その意義・目的とリスクを十分に理解したうえで行う．目的によっては，軽く咳をしてもらったり，いきんでもらうことで十分に判断ができる．

Queckenstedt試験では助手に頸静脈を，最初に軽く，後にしっかりと，一側ずつ，次いで両側性に圧迫させる．正常では，しっかりと両側性に圧迫して10秒後までに初圧に対し100～300 mmH₂O上昇し，緩めた後に10秒以内に元に戻る．脊髄腔内に圧迫性病変あるいは狭窄性病変があると，圧の上昇がみられないとされるが，かなり高度のブロックでないと異常が出にくい．

これに対し，Queckenstedtグラフ試験では，両側の頸静脈を30秒間一定の強さで圧迫し，解除後の30秒と合わせ60秒間，5秒ごとに圧を記録し，圧-時間曲線として，頸部の中間位，屈曲位（前屈位），伸展位（後屈位）について，描画する．このため検査には

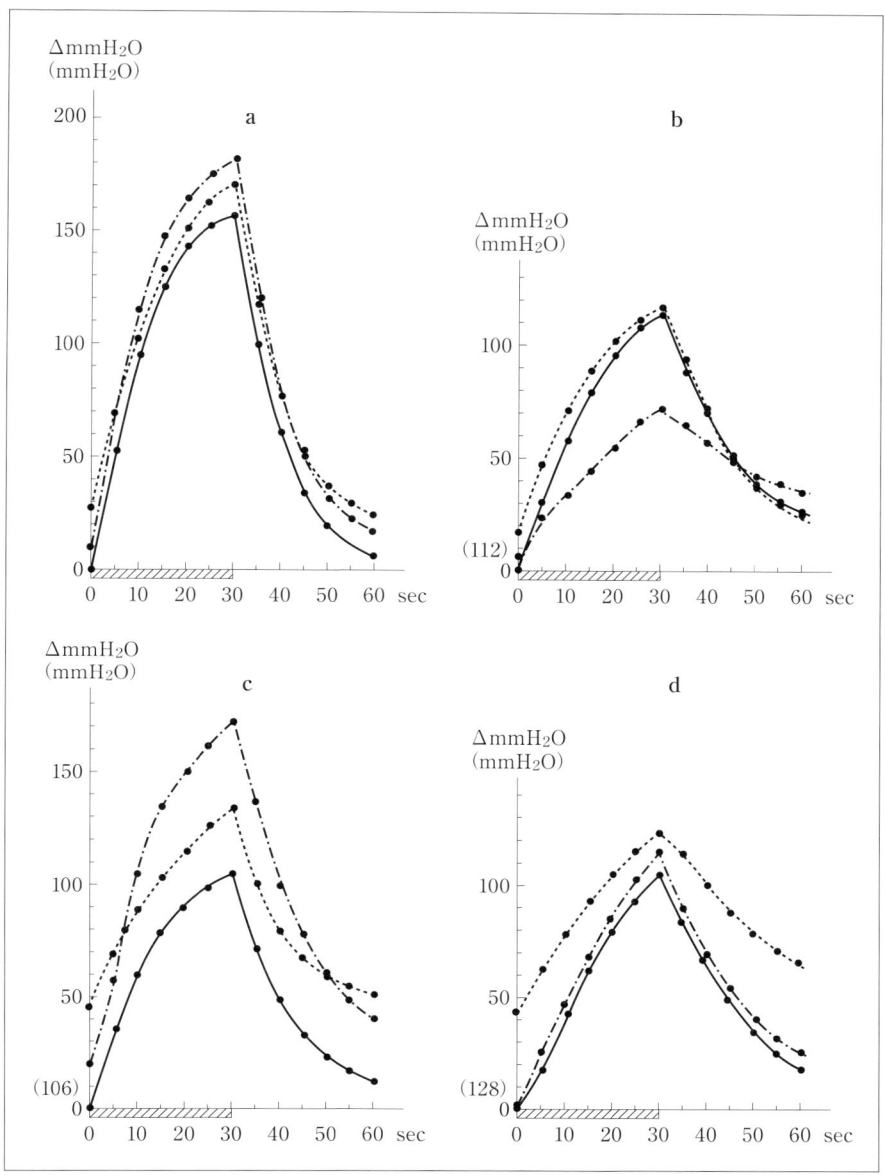

図1 Queckenstedtグラフ試験（山崎正子, 平山惠造：圧・時間曲線描画法による Queckenstedt test（Queckenstedt グラフ試験）—脊髄腔狭窄におけるその意義. 臨床神経学 30：247-253, 1990 より転載）
a：正常例, b：脊髄症例, c：Keegan 型例, d：若年性一側上肢筋萎縮症早期例.
●—●：中間位, ●---●：屈曲位, ●-・-●：伸展位.

3人必要である．正常では，前半は上に凸の，後半は下に凸の指数曲線を描き，全体として鋸歯状を呈する（図1）．正常と異なる曲線の形から，原法では知ることが困難な脊髄腔の狭窄性の変化をとらえ得る．頸椎症の神経根症主体例では正常であるのに対し，脊髄症主体例やヘルニア例などでは伸展位で，いわゆる Keegan 型では屈曲位で異常がみられる．若年性一側上肢筋萎縮症（平山病）では屈曲位で異常がみられ，経年的に改善する．筋萎

縮性側索硬化症，脊髄小脳変性症では正常で，多発性硬化症や脊髄空洞症などでは脊髄の腫脹の様相により，まちまちの異常がみられる．

検査の合併症

熟練した医師が正しい適応で行えば，腰椎穿刺にはほとんど問題はない．しかし，潜在的なリスク（最たるものは脳ヘルニア）と合併症について理解しておくことが必要である．

最もよくみられる合併症は頭痛である．年齢とともに減少するが，およそ10～15％にみられる．発症時期は検査後15分～数日以内で，持続期間は2～14日程度である．前頭部痛が多いが，後頭部にもみられる．最も診断価値のある特徴は，低髄液圧性の頭痛全般に共通であるが，立位で強度となり，臥位で速やかに軽快する点である．発生を減らすには穿刺針は細いほうがよいが，細すぎて十分な情報が得られないのも意味がない．むしろ穿刺回数を減らす努力が必要であろう．検査後の安静がどれほど頭痛の発生を減少させるかは議論の分かれるところであるが，筆者は前半腹臥位，後半背臥位で計1～2時間の安静をとらせている．頭痛が強度の場合には，臥位での安静のうえ，水分補給（入院中なら点滴），アセトアミノフェンなどの鎮痛薬の投与を行う．カフェイン300 mgの経口投与または経静脈的投与が有効との報告がある．

頭痛のほかには，複視（外転神経麻痺），聴力低下や耳鳴，くも膜下出血や硬膜下血腫または硬膜外血腫，腰痛や根症状，感染，薬液注入後のくも膜炎（癒着）などが生じ得る．

本論文は下記の掲載論文を一部修正して作成した．
福武敏夫：脳脊髄液．伊藤達雄，服部孝道，山浦　晶（編）：臨床脊髄脊椎医学．三輪書店，1996，pp 106-109

■文　献

1) Adams RD, Victor M：Principles of neurology, 5th ed. Mcgraw-Hill, New York, 1993, pp. 11-16
2) Fishman RA：Cerebrospinal Fluid in diseases of the nervous system, 2nd ed. WB Saunders, Philadelphia, 1992
3) 伊藤直樹：脳脊髄液（CSF）細胞の簡便な検査法．平山惠造（編）：モダン・クリニカルポイント神経内科．金原出版，1993，pp 64-65
4) Patten J：Neurological differential diagnosis. Harold Starke, London, 1977, pp 259-266
5) 山崎正子，平山惠造：圧・時間曲線描画法によるQueckenstedt test（Queckenstedtグラフ試験）―脊髄腔狭窄におけるその意義．臨床神経　**30**：247-253，1990

2. 頸髄MRIの中のまぼろし？
—Waller変性

　いうまでもなく，MRIは脊椎脊髄の診療における最も重要な検査手段である．それだけに，常に戒めなければならないことがいくつかある．第1に，映し出された変化がアーチファクトでないか疑う必要がある．第2に，映し出された変化がどのような病理を反映しているのかを考え抜く必要がある．そのうえで最終的に，映し出された変化が責任病巣を示しているのかどうかを臨床的に総合的に検討する必要がある．

　本稿では，二次的な病理変化であるWaller変性の所見が，頸髄MRIの主な所見であった2例を紹介し，多少の考察を加える．

症例提示

症例1

　患者：59歳，男性（会社員）．
　既往歴：若年性腎性高血圧症，原発性硬化性胆管炎の疑い．
　生活歴・家族歴：特記すべきことはない．
　現病歴：X年1月某日，急性発症の四肢麻痺にて近くの某病院を救急受診し，当院救命救急センターへ転送された．脳神経外科で，脳底動脈狭窄を伴う橋梗塞と診断され（図1），ウロキナーゼによる血栓溶解療法がなされた．一時は閉じ込め症候群（locked-in syndrome）に近い状態になり，気管切開や胃瘻が置かれたが，予防薬（アスピリン＋シロスタゾール）の処方下にリハビリテーションを行い，四肢麻痺が徐々に改善し，30日後に紹介元病院へ転院した．このときには，Brunnstrom分類で右上肢Ⅳ，左上肢Ⅲ，両下肢Ⅲであり，全動作に要介助であるが，車椅子坐位は3時間程度可能であった．その後，某リハビリテーション病院に転院して，5月頃には気管切開孔も胃瘻孔も閉じられ，起居動作が軽介助となり，手すり歩行可能までに回復した．

　6月には，上気道炎症状と閉じた気管切開孔からの排膿がみられ，呼吸困難とストレスからの不眠も出現し，リハビリテーション訓練ができず，四肢筋力の低下がみられた．7月には，精査のために紹介元病院耳鼻咽喉科に転院したが，結局，上気道炎の診断で抗生物質による治療がなされた．8月には，元のリハビリテーション病院に戻ったが，訓練ができないためか，四肢筋力低下が進行した．10月に，廃用症候群だけでなく，神経筋疾患の合併を疑われ，当科に紹介された．

当科初診時所見
・血圧は111/61 mmHg，脈拍は102/分，整である．他の一般身体所見に異常はない．
・意識は清明であるが，焦燥感がある．
・脳神経領域では構音障害（麻痺性・運動失調性混在），嚥下障害がみられる．舌はやや萎縮しているが，線維束性収縮はみられない．Bell現象の消失がみられる．
・筋緊張は上肢で屈筋優位，下肢で伸筋優位に亢進し，四肢痙性不全麻痺がみられるが，線維束性収縮はみられない．
・腱反射は四肢とも亢進し，三角筋，肩甲上筋にもみられる．

第3章　脊髄脊椎疾患

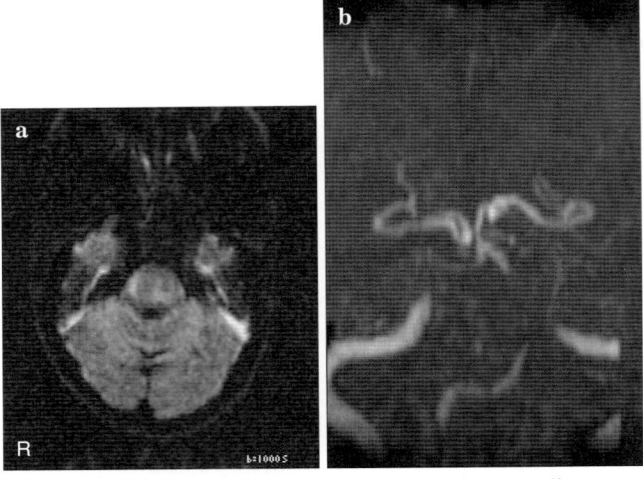

図1　症例1の脳神経外科入院時の頭部MR画像
a：橋中部の拡散強調画像水平断像．橋底部に複数の小高信号域が認められる．
b：椎骨脳底動脈のMRA．両側胎児型（fetal type）で，脳底動脈は途中から描出されていない．

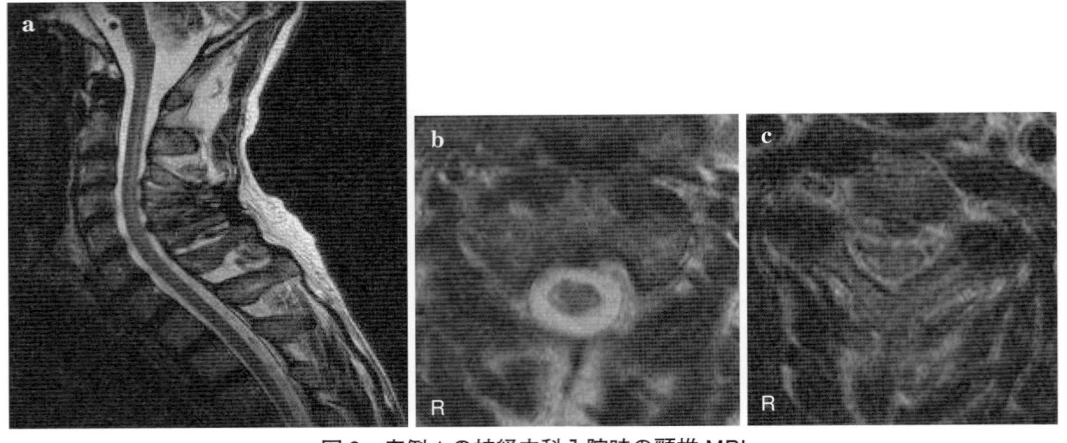

図2　症例1の神経内科入院時の頸椎MRI
a：正中矢状断から1スライス左の断面像．髄内後方寄りに高信号域が縦走している．
b，c：C2（b）・C4/C5（c）レベルの水平断像．髄内両外側に点状の高信号域がみられる．

・感覚は表在，深部とも異常はない．
・膀胱直腸障害は明らかではないが，時に便秘がみられる．

　脳底動脈狭窄を伴う橋梗塞後に順調に改善していたが，5カ月後に，閉じた気管切開部から排膿するというエピソードがあり，それ以降徐々に四肢麻痺，球麻痺が進行してきた患者である．素直に考えれば脳幹梗塞の進行が考えられるが，階段状に悪化したという病歴が確認できないため，紹介医の意向に従い，まず筋電図検査を予定した．

筋電図検査結果：全体として脳卒中後の変化として矛盾はないが，手指筋・手根筋群の一部に神経原性変化があり，頸椎MRIが推奨された．

経過：筋萎縮性側索硬化症などの神経筋疾患の合併が否定的であったが，構音・嚥下障害への対策が必要であり，さらに頸椎MRIにてC2〜C3/C4レベルの髄内両外側に高信号域がみられた（図2）ことから入院した．入

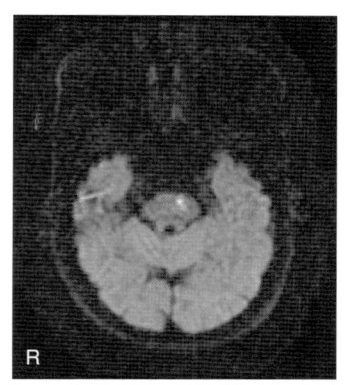

図3　症例1の神経内科入院時の頭部MRI拡散強調画像
左橋底部に高信号域がみられる．

院直後の頭部 MRI では，亜急性期の橋梗塞と陳旧性の小脳梗塞がみられたが，脳底動脈狭窄は当院初診時と同じだった（図3）．頸髄 MRI の異常は脳幹梗塞後の錐体路（下行路）の Waller 変性と考えられた．繰り返しの転院の最中にシロスタゾールの処方がされなくなっていたことが判明し，クロピドグレルの処方を開始した．起居動作と嚥下のリハビリテーションを開始し，1カ月後に元のリハビリテーション病院に紹介した．その後，半年で自宅退院した．

症例2

患者：44歳，男性（会社員）．
既往歴：特記すべきことはない．
生活歴・家族歴：特記すべきことはない．
現病歴：16年前（28歳時）頃から右下肢を軽度に引きずるようになったが，放置していた．12年前頃から後頸部に「すっきりしない」感じを覚えていた．11年前，頸部屈伸・回旋運動にて両上肢に電撃痛が出現するようになり，両手指のしびれや脱力感も自覚するようになったので，近くの総合病院整形外科を受診した．内服薬が処方されたが，効果がないため半年で通院を止めた．9年前，仕事中に下肢の脱力が出現し，同院整形外科に入院した．安静で改善したため1週間で退院した．その後，いくつかの病院を受診したが，明確な診断は告げられなかった．4年前，再度同院整形外科を受診したが，「腰の症状ではない」といわれ，同院神経内科に紹介され，脳脊髄液検査に異常がないため，さらに当科に紹介された（後期研修医が担当）．当科では神経伝導検査に異常がなく頸部脊柱管狭窄がみられたため，当院整形外科に紹介された．手術を勧められたが，希望しなかった．

数カ月前から歩行障害が悪化し，転ぶようになったため，当院脊椎脊髄外科を受診し，頸椎症性脊髄症が疑われた．神経症候の割にMRI 上の脊髄圧迫が軽度であり（図4），これまでのいくつもの病院で「この程度の圧迫でこれほどの症状は出ない」といわれてきたので，神経内科的疾患の除外目的で当科に「再度」紹介された．

再診時所見
・一般身体所見に異常はない．
・意識は清明である．
・脳神経領域に明らかな異常はない．
・四肢に筋萎縮はないが，筋力は上肢遠位で左優位にわずかに，下肢で軽度に（4/5）低下している．
・腱反射は左上肢で活発，右上肢で正常，下肢で亢進している．両側の Hoffmann 反射と Babinski 徴候とも陽性である．両側大胸筋反射と左三角筋反射もみられる．
・痛覚は C4 以下で軽度低下し，下肢で消失している．
・10秒試験は拙劣で，右13回，左11回である．
・明らかな膀胱直腸障害はない．

腱反射の結果などから C4 付近の中位頸髄病変が疑われる．頸椎 MRI を子細に検討すると，C3/C4〜C4 レベルから下方に向かって

第３章　脊髄脊椎疾患

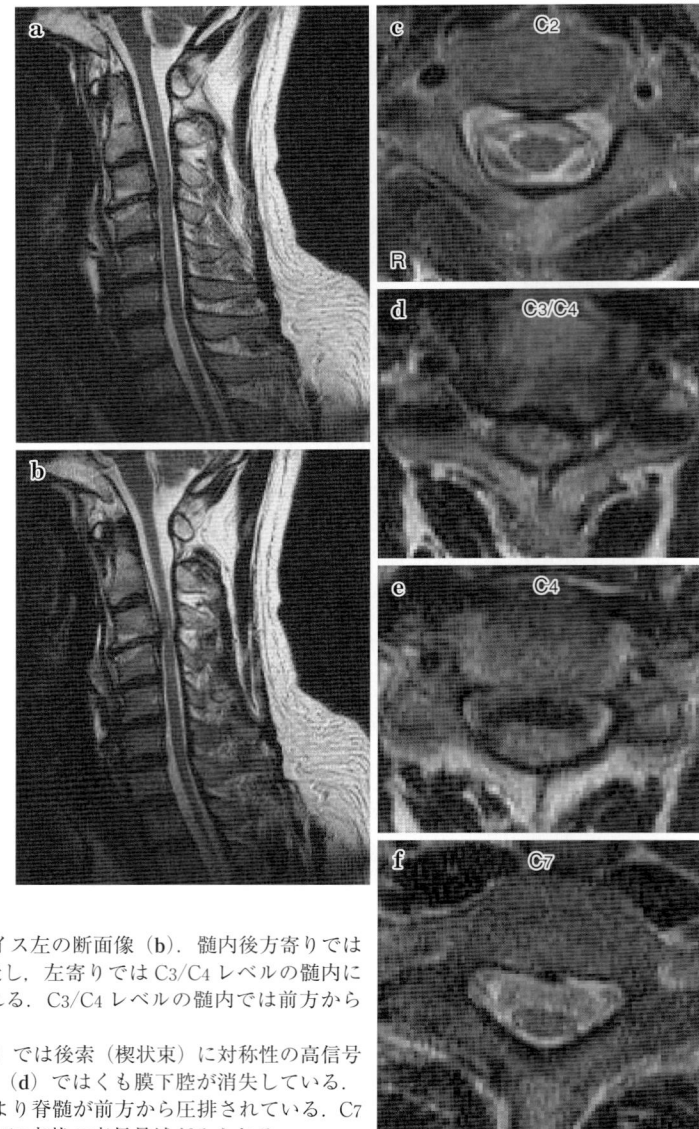

図4　症例2の頸椎 MRI

a, b：正中矢状断像（a）と1スライス左の断面像（b）．髄内後方寄りではぼんやりした高信号域が縦走し，左寄りでは C3/C4 レベルの髄内にやや明瞭な高信号域がみられる．C3/C4 レベルの髄内では前方からの圧排がある．

c〜f：水平断像．C2 下端レベル（c）では後索（楔状束）に対称性の高信号域がみられる．C3/C4 レベル（d）ではくも膜下腔が消失している．C4 レベル（e）では椎間板により脊髄が前方から圧排されている．C7 レベル（f）では髄内両側後方に点状の高信号域がみられる．

C7 までの髄内両外側（錐体路）の高信号域と，上方に向かって C2 までの髄内後部（後索）の高信号域が認められ，いずれも Waller 変性と考えられる．これは C3/C4〜C4 付近にかつて強い圧排があったか，動的因子による flexion myelopathy と類似の機序があるかを示していると考えられる．後者だとすると，平山病などで問題になる前脊髄動脈の灌流域と違って，後脊髄動脈の灌流域が問題なのかもしれない．

経過：1カ月後に脊椎脊髄外科にて C3/C4 の前方除圧固定術がなされた．術後経過は順調で，術後1カ月目の同科での診察では「大分よくなってきた．体が楽になった．歩行障害はあるが，疲れが少なくなった．手の動きはよい」との発言が記載されている．

超長期経過の頸椎症性脊髄症の患者であるが，MRI 上の圧排が軽度なため，手術前に神

294

経内科的評価が求められたが，MRI 上に C3/C4〜C4 レベルの髄内を起点に上方（後索）と下方（錐体路）の Waller 変性が確認されたため，頸椎症性脊髄症の診断に問題ないと判断でき，手術も奏効した．

考　察

Pryse-Phillips[1] によると，Augustus Volney Waller は 1816 年にイギリスで生まれ，少年時代をフランスで過ごし，パリの医学校を卒業後，ロンドンで実地訓練を受け，1850〜1860 年頃に生理学の研究もした．「脊髄神経が分断された場合，その末梢側の部分は完全に変性する．前根が分断された場合は，末梢の線維が変性する．後根が分断された場合は，中枢側の線維が変性する．後根と関連する神経節が分断された場合は，末梢側も中枢側も変性する．それゆえ，前根線維の栄養中心は脊髄前角の多極細胞にあり，後根線維の栄養中心は神経節細胞にあると考えられる」[1] という Waller の法則は，簡潔にして明瞭な表現で知られている．一般に，この現象は Waller 変性として知られ，神経研究に大いなる貢献をしてきている．その後，ドイツ，バーミンガム，パリと移り，1870 年にジュネーブで亡くなったといわれる[1]．

脊髄における Waller 変性は，症例 2 にみられたように，脊髄の上行路では後索（と脊髄小脳路，脊髄視床路）に，下行路では錐体路（錐体側索路，錐体前索路）に起きる．外傷による脊髄後面の損傷や手術による後根の損傷が最も多い原因といわれる[2]．脊髄損傷患者の検討では，MRI 上の後索の高信号が 10 週〜12 カ月の間にみられているが，側索の変化はややまれである．

脳病変による Waller 変性は MRI 時代になった当初，大脳半球の錐体路を含む広汎な病変により，内包や大脳脚などにみられるという報告がなされたが，その後に橋病変による中小脳脚での報告が相次いだ．脳病変による Waller 変性が頸髄にまでみられるという報告は知るかぎりないが，これは脳卒中後に頸髄 MRI が特別に検索されていないだけであり，特に珍しいことではないと思われる．

大脳の大梗塞（または大出血）後の橋における Waller 変性の MRI 所見を，新たな脳幹梗塞と誤った研修医が現にいるので，（特に神経疾患の既往歴のある患者で）MRI を読影する際には，常に解剖学的知識を持って Waller 変性の存在にも注意を払う必要がある．その像は決してまぼろしではないが，あくまでも二次的所見であり，一次的所見ではない．

本論文は下記の掲載論文を一部修正して作成した．
福武敏夫：頸髄 MRI の中のまぼろし？　脊椎脊髄ジャーナル　22：411-415，2009

■文　献

1) Pryse-Phillips W（著），伊藤直樹，岩崎祐三，田代邦雄（監訳代表）：臨床神経学辞典．医学書院，1999，p 1156〔原著は『Companion to clinical neurology』という書名で Oxford University Press から 2009 年に第 3 版が出ているが，引用内容に変化はない〕
2) 柳下　章：Waller 変性．柳下　章（編）：エキスパートのための脊椎脊髄疾患の MRI．第 2 版，三輪書店，2010，p 388

3. 病変はまず境界を確かめよう
―急がば回れ

　疾患の診断にあたっては，症候や画像から病変の範囲を特定することが大切である．たとえば，Wallenberg症候群（延髄外側症候群）は，その臨床像において症例ごとに幅があるとはいえ，深部感覚障害を伴うことはない．したがって，Wallenberg症候群を思わせる症候に加えて深部感覚障害が存在する場合には，延髄外側に加えて延髄内側の病変を疑い，画像（MRI）を目を凝らしてみる必要が出てくる．病巣が空間的に多発することを特徴とする多発性硬化症では，MRIにて脊髄の一部に病巣を見出しても，その他の脊髄部位や脳の病巣も調べていく必要が当然にある．したがって，MRIにて病巣がみられた場合には，すぐに診断を急ぐのではなく，みえている病変がどこまで続いているか，どこか別の部位に関連する病変がないかをまずはっきりさせておくことがかえって早道である．

　本稿では，頸髄MRIにてみられた病変に対し，質的診断を得られる可能性のある他の画像検査がなされたが，診断に至らず，後に診察する機会のあった筆者と，筆者が紹介した脊椎脊髄外科医が病歴を聴取し直し，病変の範囲を確かめるための検査を進めたことにより，正確な診断に至った症例を紹介する．

症例提示

症例1

患者：43歳，女性．
職業歴：以前は縫製職，現在は介護職．
生活歴：バレーボール歴がある．
既往歴・家族歴：特記すべきことはない．
現病歴：20代前半から頭痛持ちになった．24歳時に風邪をひいた3週ほど後に，頸部が痛く硬くなり回らないうえ，全身の脱力感も出現してきたため，当院内科に入院した．当初，髄膜炎が疑われたが，最終的に不明熱とされた．このとき頸椎MRIでは異常が指摘されなかった．その後，頸部は回るようになったが，肩こりは持続した．

　33歳時に肩こりと後頭部痛が増強し，嘔気も伴うようになったため，近医を受診した．頭部MRIでは異常がなかったが，頸椎MRI（図1）では硬膜外腫瘍が疑われ，当院脳神経外科に紹介入院した．当時のカルテによると，受診時所見は「血圧は126/79 mmHg，脈拍101/分，整．瞳孔を含め脳神経に異常なし．左の肩こりが強く同部の圧痛あり．筋力は正常で，軽微な錐体路症候もない．左手にしびれがあり，痛覚・触覚ともわずかに低下（8-9/10）．四肢腱反射は左右差なく正常範囲にあり，病的反射は認められない」であり，悪性リンパ腫などの腫瘍性病変の検索のため，画像検査がなされた．dynamic studyを含む頸椎造影MRIにて，硬膜外病変が頸静脈と

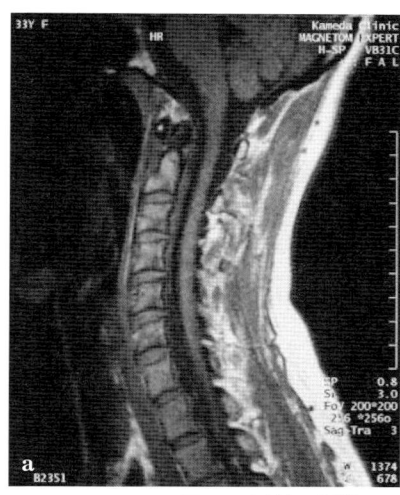

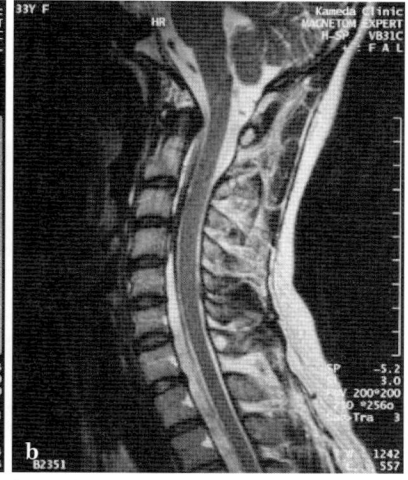

図 1 脳神経外科初診時の頸椎 MRI 矢状断像

a：T1 強調像．C1～C5 レベルでは脊髄前面（椎体後面）に沿って高信号域（筋肉と等信号）がみられる．C5 レベル以下では脊髄と椎体の間が広く，低信号である．

b：T2 強調像．C1～C4 レベルでは椎体寄りに高信号，脊髄寄りに低信号の層がみられ，C5 レベル以下では椎体後面にやや不均一の高信号域がみられる．下端は撮像範囲より下にある（図には示さないが，造影 T1 強調像では C1～C5 レベルで椎体後面の層が造影されている）．

ほぼ同じ動態を示したため，血管性（静脈性）病変が疑われ，頸静脈造影がなされた．これらの結果，最終的に「発達した傍脊椎静脈叢（正常変異）」と診断された．

その後，介護の重労働に従事するようになったこともあり，頸部が重く，肩こりが持続し，時々頭痛やめまい，嘔気が出現した．41 歳時，頸部の重さや全身のだるさ，時々のめまいを主訴に脳神経外科を再診した．このとき，「だるいと思って臥床したら起きられないことがあった」，「首を左へ傾けると首がさらに重くなる」などの話が聴取された．頸椎造影 MRI（図 2）が再施行されたが，初診時の検査所見と特に変化がないとされ，造影効果の早期出現がないため，動静脈奇形は否定的であり，鑑別としてくも膜嚢胞が挙げられた．脊髄造影の必要性が考慮されたが，1 カ月で終診となった．

43 歳時，別の判断を期待して，当院神経内科を自分で予約し，初診した．

当科初診時に追加した病歴：頭痛やめまい感，嘔気は横になると治まる傾向にあるが，そのまま寝入ってしまうことが多い．したがって，治まるまでの時間は正確にわからないが，1～2 時間くらいかかるかもしれない．朝起きたときは良いが，午後になると悪くなる．介護業務で力を要することが多く，そのような日は特に悪い．

当科初診時診察所見：

・一般身体所見に異常はない．
・意識は清明であるが，やや不安感がある．
・脳神経領域に異常はない．
・上肢 Barré 試験は陰性である．
・腱反射は四肢とも低下気味で，上肢でわずかな左右差（右＜左）がみられる．
・協調運動に異常はない．
・膀胱直腸障害はない．

神経学的にほとんど異常がないが，腱反射の左右差からはやはり頸髄に何らかの異常が疑われる．低髄液圧症候群（髄液量減少症）

第3章 脊髄脊椎疾患

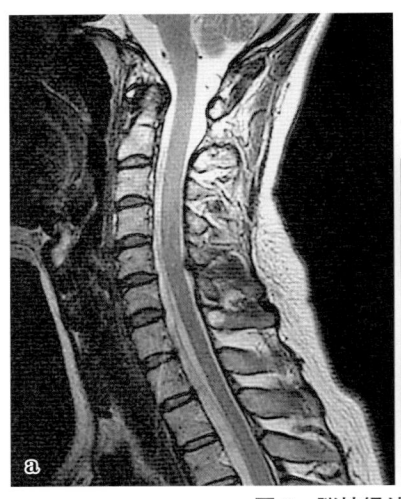

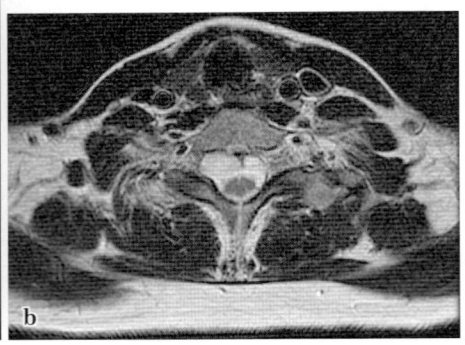

図2 脳神経外科再診時の頸椎MRI
a：矢状断像．C5レベル以下の椎体後面（硬膜外）にくも膜下腔よりやや信号強度の低い層がみられ，下方に続いている．
b：C7レベルの水平断像．硬膜に接してその外側に囊胞構造があり，隔壁で左右に分けられている（右＞左）．

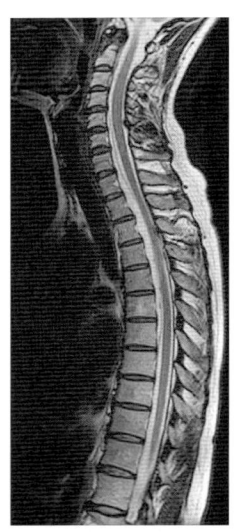

図3 神経内科初診時の頸胸椎MRI矢状断像
C5～T8の椎体後面（硬膜外）に囊胞構造がみられる．

ほどはっきりしたものでないが，起立性の要素がありそうで，力を入れた後で特に悪くなる点からも髄液の動態との関連が疑われる．2年前のMRIにて頸髄前面（硬膜外）の異常が下方の胸髄上部まで続いており，その下端を明らかにすることが優先される．

胸腰椎MRI所見（図3）：硬膜外の異常は胸椎下端までつながっており，硬膜外囊胞が疑われた．

経過：脊髄造影やその後の治療方針検討のため，当院脊椎脊髄外科へ紹介された．同科での病歴聴取で「20代前半に縫製会社に勤務中，ある工事で頭部に外傷を負った」，「その半年後くらいから頭痛が慢性化した」，「その頃，起き上がると頭痛がし，横になると楽になっていた」などが追加された．これまでの画像検査と脊髄造影検査（図4）により，頸胸椎の全長に及ぶ硬膜外囊胞があり，くも膜下腔と交通しているので，硬膜外くも膜囊胞と診断された．そのruptureのため，低髄液圧症候群を呈していると解釈された．症状が落ち着いているため，手術的処置は見合わせ，定期的な画像検査を行っていく方針となった．

図4 脊椎脊髄外科入院時のCT脊髄造影
a：矢状断像．C5レベル以下の椎体後面（硬膜外）にくも膜下腔より吸収値のやや低い層がみられ，下方に続いている．
b：C7レベルの水平断像．硬膜に接してその外側に嚢胞構造があり，隔壁で左右に分けられ，造影剤で満たされている（右＞左）．

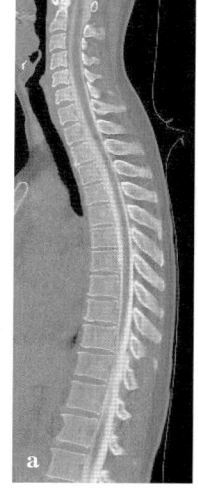

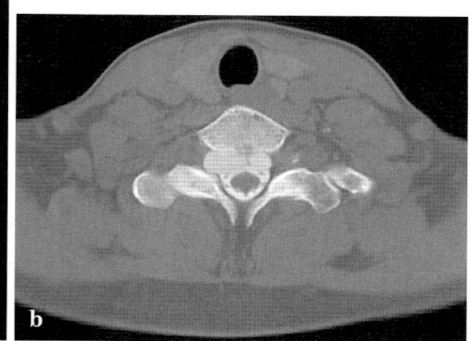

考察

本症例では，おそらく20代前半の頭部外傷のときに生じた硬膜の亀裂から，くも膜下腔と交通性が保たれた硬膜外くも膜嚢胞が頸椎部に形成された．その嚢胞が年月を経て硬膜外を下方に進展し，介護の重労働などの脳脊髄液圧が上昇する動作などで嚢胞がrupture して髄液が漏出し，低髄液圧状態が繰り返し，慢性的に生じたものと考えられる．

脳脊髄液漏出による低髄液圧症候群の主な原因として，外傷やそれに伴う憩室形成がある．筆者はそうした疾患概念が提唱された比較的初期に，Marfan症候群に伴って起立性の要素をもつ慢性頭痛を呈した症例を経験し，腰仙椎部のくも膜憩室からの漏出を放射性同位元素（RI）で証明したことがある[1]．憩室形成の機序については，Marfan症候群による組織脆弱性に加え，家庭内暴力により腰部を頻回に叩打されたことによると推測した．

脊髄の硬膜外くも膜嚢胞は脊髄腔内のさまざまな部位に出現する嚢胞性病変の一種である．嚢胞のうちでは脳脊髄液で満たされているものが大多数を占め，大きさなどによりくも膜嚢胞とか憩室とか呼ばれ，部位により硬膜内や硬膜外，神経周囲などに分けられる[2]．本症例のように巨大なものも時に報告されている．部位や大きさ，発生状況などにより，症候はさまざまで，無症候性で偶然発見されるものから重いミエロパチーを呈するものまである．くも膜下腔と自由に交通している場合には，髄液圧の変化に関連した症状が生じ得る[2]．まれではあるが，硬膜外くも膜嚢胞があって慢性低髄液圧を呈した症例の報告もある[3]．

神経症状が進行する場合や強く持続する場合には外科療法が考慮される[2]．それには切開や窓形成，シャントの留置などがあり，最近ではより侵襲性の低い手技も考案されている．前述の慢性低髄液圧を呈した症例では漏出部の修復がなされ，起立性頭痛のみならず，以前からのアルコール関連頭痛や耳鳴，慢性貧血までも改善したという[3]．

本症例の診断に至るまでの経過にはいくつかの教訓がある．第1は頭痛などの症候の体

位性（起立性）の要素の確認が当初から大切であったことである．これは低髄液圧症候群に限らず，脊髄脊椎疾患では必須の問診事項である．第2は脊髄腔内の腫瘍性病変や囊胞性病変ではMRIだけでなく，現在でも脊髄造影がMRIに次ぐ重要な画像診断の手段であることである．疾患にもよるが，血管撮影より優先したほうが良い症例がある．部位診断だけでなく，くも膜下腔との関係や髄液動態を把握できる利点がある．第3は画像で病変が捉えられた場合には，その病変の範囲を早く同定することが肝腎だということである．しばしば飛び石病変（skip lesion）の存在も含め，全脊髄腔の検査が必要であり，症例によっては脳も検査対象にすべき場合がある．

謝　辞

紹介後の経過と画像検査についてご教示くださった当院脊椎脊髄外科の久保田基夫部長に深謝いたします．

本論文は下記の掲載論文を一部修正して作成した．

福武敏夫：病変はまず境界を確かめよう―急がば回れ．脊椎脊髄ジャーナル　22：967-971，2009

■文　献

1) Fukutake T, Sakakibara R, Mori M, et al：Chronic intractable headache in a patient with Marfan's syndrome. Headache　37：291-295, 1997
2) Hamamcioglu MK, Kilincer C, Hicdonmez T, et al：Giant cervicothoracic extradural arachnoid cyst：case report. Eur Spine J　15（Suppl 5）：S595-S598, 2006
3) Mackenzie RA, Lethlean AK, Shnier R, et al：Chronic intracranial hypotension. J Clin Neurosci　5：457-460, 1998

第2部

脊髄脊椎疾患と脳疾患および他の神経疾患との鑑別
―提示症例を通して

Case study 1.
脳梗塞による単独一側肩麻痺（isolated shoulder paresis）

症例提示

症例1（文献[2]に既報）

患者：65歳，男性．

既往歴：高血圧症，脂質異常症，糖尿病，狭心症．

現病歴：2002年のある朝，ひげ剃り中に右上肢を挙げにくいのに気がついたので，千葉大学神経内科を受診した．

神経学的所見
- 意識清明で協力的である．高次脳機能に異常はない．
- 脳神経領域に異常はない．
- 右上肢近位筋（三角筋）に最も目立つ筋力低下（MMT 4/5）があり，肘の屈曲・伸展がMMT 5-/5程度とわずかに弱く，それ以遠は正常である．
- 腱反射は全般的に低下している．
- 感覚，協調運動に異常はない．

印象：脱力はひげ剃り中に気づいており，その朝のどの時点で発症したか不明であるが，急性の範疇に入るので，原因として脳血管障害が疑われる．しかし，肩だけの麻痺であり，整形外科的疾患も考慮すべきである．脳血管障害を支持するそのほかの所見としては，既往歴に血管危険因子が多いことが挙げられ，逆に脊髄脊椎疾患としては痛みや感覚障害がないのは非典型的である．

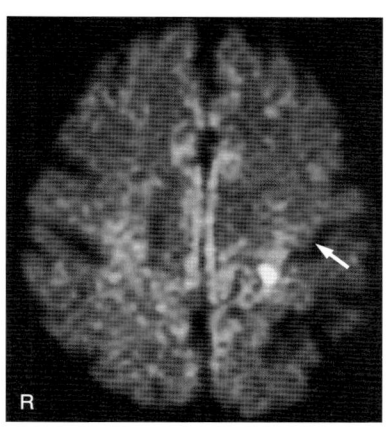

図1 症例1の頭部MRI拡散強調画像
矢印で示す左中心前回の手の領域の正中寄りに小さな高信号域がみられる．

画像検査：緊急頭部MRIを撮ると，拡散強調画像にて左中心前回（運動野）の手の領域（precentral knobと呼ばれる）の正中寄りに小さな高信号域がみられた（図1）．MR angiography（MRA）では左内頸動脈遠位部から前・中大脳動脈の起始部にかけて著明な狭窄が認められた．頸椎単純X線撮影では頸椎症所見がみられたが，頸椎MRIでは症候に対応する異常はみられなかった．

小括：一側肩麻痺の原因が左中心前回の小梗塞によることがMRI拡散強調画像で証明された世界初の症例である．脳梗塞の機序としては，主に内頸動脈の狭窄による分水界梗塞と考えられるが，梗塞の大きさや分布などからはartery-to-artery塞栓（A-to-A塞栓）の関与も疑われる．塞栓源は分水界領域に止まりやすいことが推測されているので，前記

第2部　脊髄脊椎疾患と脳疾患および他の神経疾患との鑑別

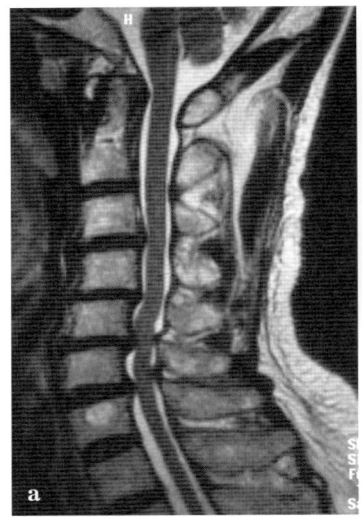

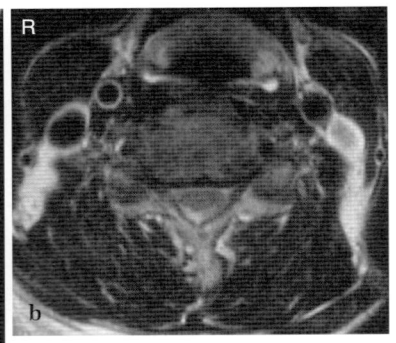

図2　症例2の頸椎MRI T2強調像
a：矢状断像．C5/C6, C6/C7に前後からの軽度の脊髄圧迫が認められる．
b：C5/C6レベルの水平断像．髄内異常信号はみられない．

2つの機序を統一的に説明することも可能である．

症例2

患者：76歳，男性．

既往歴：高血圧症，狭心症，腹部大動脈瘤術後．

現病歴：2003年8月初旬の夜，トイレに起きようとしたとき，両手に力が入らず起き上がれなかった．両下肢の力も入りにくく，翌朝には転倒した．その後，右手は良くなり，歩けるようになったが，左上肢を挙げられないと，2日後に当院神経内科を受診した．

神経学的所見

・意識清明で協力的である．高次脳機能に異常はない．
・脳神経領域に異常はない．
・右上肢近位筋優位に筋力低下がある（MMTは肩1/5，肘屈曲1/5，肘以遠4/5）が，下肢は正常である．
・腱反射は左上肢で低下し，右のHoffmann徴候が陽性である．
・感覚に異常はない．協調運動は右上肢では不可も他では正常である．

印象：症例1の経験から，脳梗塞も頭をよぎったが，両手，両下肢の病歴や右のHoffmann徴候がみられることなどから，まず頸椎病変を疑い，頸椎の画像検査を進めた．下記のような所見があり，整形外科に入院としたが，やはり痛みや感覚障害がなく，急性発症で，血管危険因子が多いので，翌朝に頭部MRIを撮り，下記の結果を得て神経内科に転科した．

画像検査：頸椎単純X線撮影では頸椎症性変化が認められ，頸椎MRIでは，C5/C6, C6/C7に前後からの軽度の脊髄圧迫が認められたが，髄内異常信号はみられなかった（図2）．頭部MRIでは拡散強調画像とFLAIR画像にて左中心前回を横切る細長い鎖状の高信号域がみられた（図3）．

小括：脳MRIでの細長い高信号域は広いが，やはり中心前回のうちの肩に相当する部分を侵していると考えられる．脳梗塞の機序としては，内頸動脈の狭窄と脳灌流圧低下から生じた（前大脳動脈と中大脳動脈の）分水界梗塞と考えられる．頸椎病変と紛らわしくさせた両側の症候の原因は確定できなかった

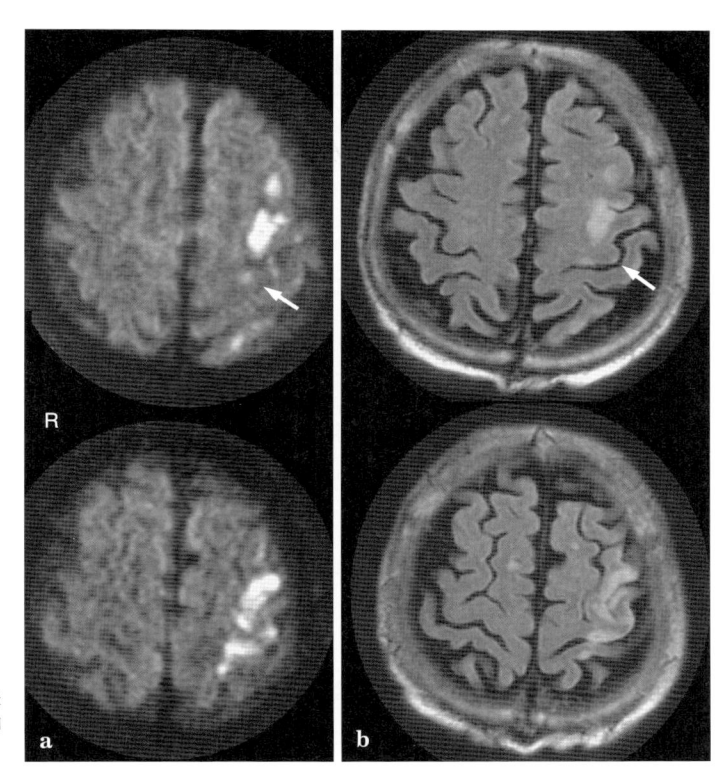

1. 脳梗塞による単独一側肩麻痺（isolated shoulder paresis）

図3　症例2の頭部MRI
拡散強調画像（a）とFLAIR画像（b）において，左中心前回を横切る細長い鎖状の高信号域がみられる．矢印はprecentral knobを示す．

が，脳灌流圧低下が反対側の内頸動脈にも一時的に生じた可能性はある．一方，Hoffmann徴候は頸椎由来の可能性もある．

症例3

患者：67歳，男性．
既往歴：高血圧症，脂質異常症，糖尿病．
現病歴：2004年4月中旬の昼頃から，右上肢を挙げられなくなった．右下肢も少し変なので，2日後に神経内科を受診した．
神経学的所見
・意識清明で協力的である．高次脳機能に異常はない．
・脳神経領域に異常はない．
・右上肢近位筋優位に筋力低下がある（MMTは肩0～1/5，肘2～3/5，手首4+/5）が，下肢は正常である．握力は右19 kg，左25 kgである．
・腱反射は正常である．
・感覚は顔面を含む右半身で痛覚が8/10程度，協調運動は右上肢で不可も他では正常である．

印象：急性発症と考えられること，自覚的に右下肢も変だということ，軽度ながら半身の感覚障害があることから，どちらかというと脳血管障害が疑われる．

画像検査：頭部MRIでは拡散強調画像にて中心前回から中心後回にかけての高信号域が目立ち，FLAIR画像にて左半球を縦断する鎖状の高信号域がみられた（**図4**）．頸椎単純X線撮影では軽度の頸椎症性変化が認められた．

小括：脳MRIでの細長い高信号域は広いが，やはり肩に相当する中心前回を侵していると考えられる．ただし，病変は中心後回にも及んでおり，感覚障害があることに対応している．脳梗塞の機序としては，症例1と同

305

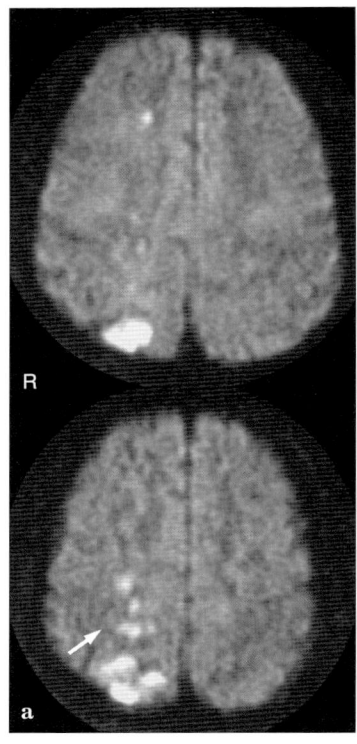

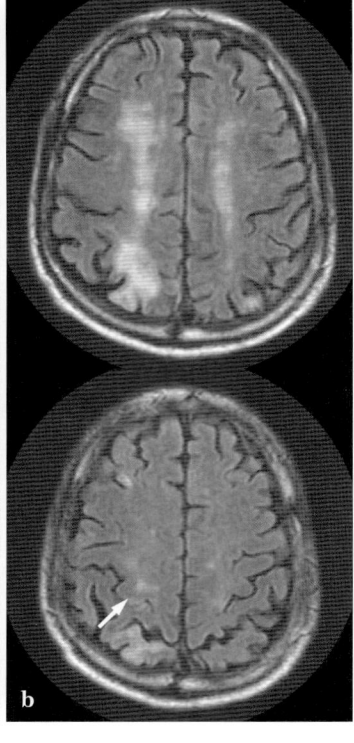

図4 症例3の頭部MRI
a：拡散強調画像．中心前回〜中心後回に高信号域が目立つ．
b：FLAIR画像．左半球を縦断する鎖状の高信号域がみられる．矢印は precentral knob を示す．

様，分水界梗塞と A-to-A 塞栓の関与が疑われるが，どちらかというと前者であろう．

・頸椎症の合併があるが，程度はさまざまである．

3症例のまとめ

- 全例が高齢の男性である．
- 血管危険因子が濃厚である．
- 急性発症であるが，発症時期は，起床時，夜間，日中活動時とさまざまである．
- 痛みはなく，感覚障害はあっても軽度である．
- 腱反射は正常から低下を示し，時に病的反射がみられるが，これには頸椎症の関与も否定できない．
- 全例で高度の動脈硬化あるいは内頸動脈狭窄を有し，脳梗塞の機序としては A-to-A 塞栓か分水界梗塞が考えられる．

考　察

　種々の限局性麻痺が脳由来に生じることは古くから知られているが，生前に病巣が同定されるようになったのはMRI，特に拡散強調画像が撮れるようになってからである．CTや古いMRIでの検討は正確さに乏しいので，文献の解釈にあたって注意が必要である．特に1997年に Yousry ら[3]がMRI上で中心前回の中に手に相当する領域を precentral knob（図1，3，4の矢印）と名づけて以来，手の麻痺と小病巣との関係が注目されるようになった．肩の麻痺はまだ報告が少ない[1]が，見過ごされている可能性がある．一側肩優位

1. 脳梗塞による単独一側肩麻痺（isolated shoulder paresis）

の比較的急性の麻痺をみた場合には，常に頸椎と脳の両方の病変を疑って画像検査を進め，整形外科医，脊椎脊髄外科医と神経内科医が互いに率直によく相談する必要がある．この場合，脳梗塞を支持する点としては，血管危険因子が多いこと，急性発症と思われること，痛みがなく，感覚障害があっても軽度であることが挙げられる．高齢者では脳病変も頸椎病変も頻度が高いので，順序はともかく両方の画像検査を進める必要があり，絶対に不要とかたくなになるのは誤りである．脳の画像としてはMRI拡散強調画像が必須である．

なお，急性発症であれば，やはり血管障害が第一の鑑別に挙がるとはいえ，脳病変では脳腫瘍，末梢病変では腕神経叢障害，さらに転換性障害も鑑別すべき場合があると思われる．

本論文は下記の掲載論文を一部修正して作成した．

福武敏夫：脳梗塞によるisolated shoulder paresis（単独一側肩麻痺）．脊椎脊髄ジャーナル 19：809-812, 2006

■文　献

1) 伊藤彰一，小松幹一郎，福武敏夫，他：Isolated shoulder palsy. 神経内科 **62**：232-236, 2005
2) Komatsu K, Fukutake T, Hattori T：Isolated shoulder paresis caused by a small cortical infarction. Neurology **61**：1457, 2003
3) Yousry TA, Schmid UD, Alkadhi H, et al：Localization of the motor hand area to a knob on the precentral gyrus. Brain **120**：141-157, 1997

Case study 2.
脳梗塞による偽性尺骨神経症候群（pseudo-ulnar syndrome）
―頸椎椎間板ヘルニア合併例での検討

症例提示

症例1

患者：61歳, 男性.

既往歴：高血圧症, 脳梗塞（45歳時；詳細不明, 60歳時；橋梗塞）, 60歳時に膵臓手術.

現病歴：2003年6月のある朝, 足を伸ばす体操をしている最中に, 左手第3〜5指がしびれてきた. 右手で触れると, 左手第4〜5指と手掌小指球部の触る感じが失われていることに気づいた. 特に頸部をひねったり, 転倒したりした記憶はない. その後, しびれの改善がないので, 2日後に当院神経内科を受診した.

神経学的所見
- 意識清明で, 協力的である. 高次脳機能に異常はない.
- 脳神経領域に異常はない.
- 左頸部筋に軽度の痛みがある.
- 左手の第4〜5指が屈曲気味であるが, 小指外転筋, 小指対立筋の筋力は正常である.
- 左手の第4〜5指と小指球では, 痛覚, 温冷覚, 触覚は脱失し, 振動感覚は半分程度に低下している. 第4指の橈側と尺側での差はみられない. 母指探し試験では, 左上肢固定にて軽度の異常がある.
- 肘のTinel徴候は認められない.
- 腱反射は右上肢で亢進し, 両下肢で活発である.
- 膀胱直腸障害はみられない.

印象：診察時の臨床像は, 左尺骨神経麻痺と思われるが, 急性発症であること, 第4指が両側ともに障害されていること, Tinel徴候がみられないことなどから, 末梢神経障害（肘管症候群）とは考えなかった. 急性発症である点や高血圧症, 脳梗塞の既往がある点などは脳卒中を疑わせるが, 左頸部筋の痛み, 腱反射所見, 第4指の両側に感覚障害があることなどから, まず頸椎病変を鑑別することにした. 頸椎単純X線撮影では, C5/C6椎間板腔の狭小化がみられ, 脊柱管前後径は13 mmであった. このため, 万一, 脳卒中としても病変が小さいので, 経過観察可能と考え, 予約可能な2週後の頸椎MRIを予定した. しかし, 外来終了後にあらためてカルテ上で再検討したところ, 1年前の脳梗塞歴を重視し, 脳梗塞を第一に疑うべきとの判断に至り, 自宅に電話し, 翌日の受診と脳MRIの必要性を説明した.

画像検査：翌日, 緊急頭部MRIを撮ると, 拡散強調画像とFLAIR画像では右中心前回（運動野）の手の領域（precentral knob）内の内側寄りとそのすぐ後方の中心後回に高信号域がみられ（図1）, 数日前発症の新鮮梗塞と思われた. MRAでは異常がなかった. 後に施行した頸動脈エコーでは, 内頸動脈分岐部に軽度の狭窄がみられた.

頸椎MRIではC5/C6椎間板のヘルニアがあり, 右優位に軽度の脊髄圧迫がみられた.

2. 脳梗塞による偽性尺骨神経症候群 (pseudo-ulnar syndrome)

図1 頭部 MRI
a：拡散強調画像，b：FLAIR 画像．
右中心前回の手の領域（b の矢印）付近に小さな高信号域がみられる．FLAIR 画像では病変が中心後回にも及んでいることがわかる．

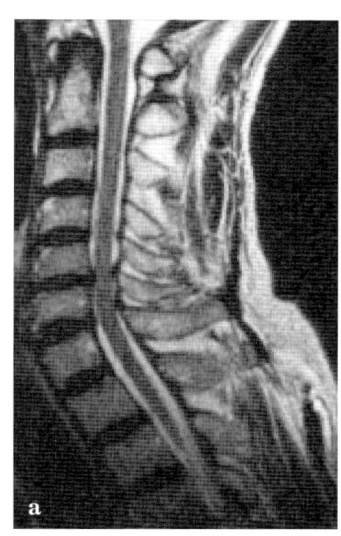

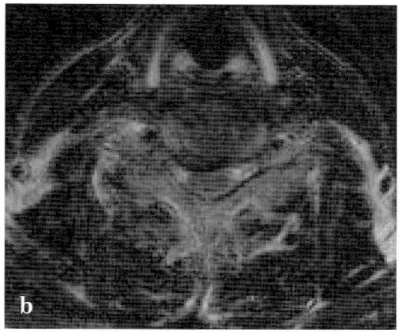

図2 頸椎 MRI T2 強調像
a：矢状断像，b：C5/C6 レベルの水平断像．
C5/C6 に椎間板ヘルニアがあり，（右優位に）脊髄圧迫がみられる．髄内異常信号はみられない．

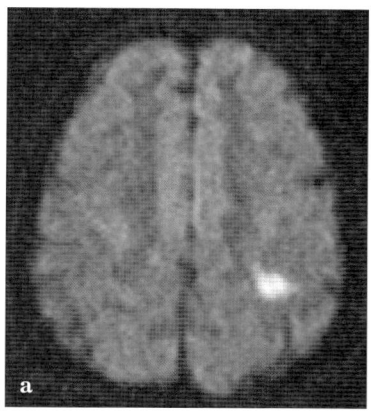

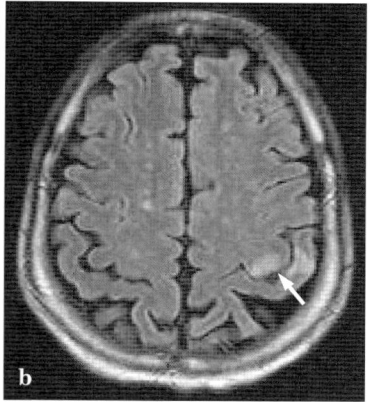

髄内高信号域はみられなかった（図2）．

まとめ：左尺骨神経麻痺と思われる症候が急性に出現した症例であり，C5/C6 椎間板ヘルニアを合併していたため，神経症候の解釈がやや困難であったが，結局，右脳（中心前回～中心後回）の小梗塞によることが証明された．脳梗塞の機序としては，梗塞の大きさや分布，活動時の発症などから A-to-A 塞栓が最も疑われる．頸椎病変は腱反射には影響していると考えられるが，脊髄圧迫が右優位であることも考慮すると，今回の症候にはあまり影響していないと思われる．

考　察

前項目の Case study 1[1]に述べたように，種々の限局性麻痺が脳由来に生じることは古くから知られ，pseudo-peripheral palsy や

pseudo-radicular syndromeなどと呼ばれてきたが，生前に病巣が同定されるようになったのはMRI，特に拡散強調画像が撮れるようになってからである．

尺側優位の手指の麻痺は，2000年に報告されている[6]．その症例は糖尿病と心房細動を有しており，急性に右手の第3〜5指の脱力と右尺骨神経に類似した領域の自覚的感覚低下を呈し，MRIにて左precentral knobと中心後回前方の梗塞が証明された．それ以前の1995年に，末梢神経障害に類似したラクナ梗塞7例の報告があるが，そのうちの5例が尺骨神経様障害を呈し，残りの2例は正中神経様障害を呈している[5]．病変は視床後外側腹側核（VPL核）か放線冠であった．このように大脳皮質病変以外の脳病変も末梢神経障害に類似の症候を示すことがある．

2001年，Kim[4]は，12例の手指麻痺例のMRI FLAIR画像を検討し，precentral knobにおいて，橈側の手指の神経支配は外側に，尺側の手指の神経支配は内側に存在すると報告した．また，尺骨神経様症候は内頸動脈の重度の狭窄や閉塞に関連し，橈側病変は塞栓機序と関連すると述べている．これにより，尺側の手指に対応する大脳皮質は中大脳動脈と前大脳動脈の境界領域にあり，橈側の手指と対応する大脳皮質は中大脳動脈の遠位枝により灌流されていることが推測される．本症例は境界領域にA-to-A塞栓がとどまったと考えれば，同じ考え方で説明可能である．2005年のわが国からの報告では，手指限局麻痺7例のうち2例が尺側の麻痺を呈し，そのうちの1例で感覚障害がみられている[2]．

前項目の一側肩麻痺例[1,3]と併せていえることは，上肢の単麻痺ないし限局麻痺をみた場合には，末梢神経〜腕神経叢障害，頸椎病変，脳血管障害など，幅広く鑑別を考える．そして，適切に検査を進める必要があり，1つの検査結果（本症例では頸椎MRI）で簡単に事足れりとしてはいけないということである．そのためには，神経内科医と整形外科医，脊椎脊髄外科医，脳神経外科医の協力が不可欠である．

本論文は下記の掲載論文を一部修正して作成した．
　福武敏夫：脳梗塞によるpseudo-ulnar syndrome（偽性尺骨神経症候群）―頸椎椎間板ヘルニア合併例での検討．脊椎脊髄ジャーナル　19：883-885，2006

■文　献
1) 福武敏夫：脳梗塞によるisolated shoulder paresis（単独一側肩麻痺）．脊椎脊髄　19：809-812，2006
2) 平山幹生，梅村敏隆，松井克至，他：Isolated hand palsy. 神経内科　62：223-231，2005
3) 伊藤彰一，小松幹一郎，福武敏夫，他：Isolated shoulder palsy. 神経内科　62：232-236，2005
4) Kim JS：Predominant involvement of a particular group of fingers due to small, cortical infarction. Neurology　56：1677-1682, 2001
5) Lampl Y, Gilad R, Eshel Y, et al：Strokes mimicking peripheral nerve lesions. Clin Neurol Neurosurg　97：203-207, 1995
6) Phan TG, Evans BA, Huston J：Pseudoulnar palsy from a small infarct of the precentral knob. Neurology　54：2185, 2000

Case study 3.
脊髄脊椎疾患と紛らわしい脳梗塞による上肢運動障害
—観念運動失行と視覚性運動失調

上肢に運動障害があると，しばしば最初に整形外科に相談がある．そこで頸椎症が発見されたりすると，そのままフォローされて，原因診断が遅延し，適確な治療（再発予防を含む）が遅れることがある．整形外科などの運動障害を扱う診療科の臨床家は，それが起きる機序には，表1のようにさまざまな病態があることをあらかじめ知っておく必要がある（もちろん逆に，歩行障害で脳神経外科や神経内科を訪れて，多発性ラクナが発見され，そのまま長く頸椎病変が看過される症例もある）．

このうち本稿では，結果として脳梗塞によって生じた失行例と視覚性運動失調例を提示する．

表1　（上肢に）運動障害をきたす病態
- 筋力低下や運動麻痺
- 筋緊張異常，特に筋強剛（Parkinson症候）
- 寡動や無動（Parkinson症候）
- 不随意運動
- ジストニア
- 運動失調（小脳性や深部感覚障害性）
- 失行（肢節運動失行や観念運動失行）
- 視覚系の異常（視覚性運動失調など）
- 関節や皮膚の異常
- さまざまな理由による拘縮

症例提示

症例1

患者：68歳，女性．
既往歴：特記すべきことはない．
現病歴：当科受診の10カ月前のある朝，左手で茶碗をうまく持てないことに気づいた．1週のうちに左手の第1～2指の背側にしびれが出現した．その後，左手が使いにくいので，某病院整形外科を受診した．頸椎症と診断され，頸椎牽引と左上肢作業療法を受けた．本人は少し良くなった気がしていたが，家人は衣服がうまく着られないことが気になっていた．

発症10カ月後になって，今後の治療方針の相談のために別の整形外科に紹介され，頸椎症としては疑問があるため，当神経内科に併診された．

神経学的所見
- 意識清明で，協力的である．
- 脳神経領域に異常はない．
- 左第1背側骨間筋に筋萎縮がある．
- 左上肢の筋緊張は亢進しているが，筋強剛かparatony（Gegenhalten）か明確ではない．
- 明らかな運動麻痺はみられない．
- 腱反射は左上下肢で活発であり，左のHoffmann反射が陽性である．
- 感覚系において，痛覚は正常であるが，母指探し試験は左上肢固定で異常である．
- 左手に運動拙劣があり，口頭（言語）命令で，じゃんけんのグー，パーや「彼女」（小指を立てる）などはできるが，じゃんけん

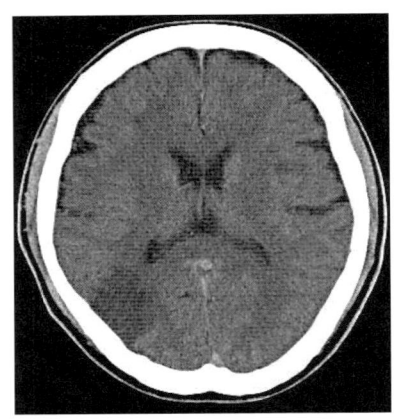

図1 症例1の類似例の頭部 CT
右頭頂葉（中大脳動脈-後大脳動脈分水界）に梗塞像がみられる．

のチョキや「キツネの形」などはできない．「サヨナラ」や「オイデオイデ」などはある程度できるが，拙劣さがある．
・着衣失行がみられる．

　印象：左手の使いにくさが前景に立つ症例である．骨間筋の筋萎縮からみて，頸椎症があるのは間違いないが，それで説明できるかが問題となる．腱反射も頸椎症で矛盾がないが，筋緊張の様相は脊髄よりも脳の疾患を思わせる．母指探し試験は，脊髄病変でも異常となることがあるが，一側性であることはまれであり，経験的には脳病変〔橋背側（内側毛帯）～視床～頭頂葉病変〕で観察されることのほうが多い[3]．そこで，衣服がうまく着られないという家人の話が「着衣失行」（脳病変）を示唆している可能性があり，重要である．前述の診察のように，手を使う動作や身ぶりを口頭（言語）命令や模倣で行わせることで，観念運動失行が捉えられた．

　画像検査：慢性期にあるので，予定検査として頭部 MRI を施行したところ，陳旧性の右頭頂葉（中大脳動脈-後大脳動脈分水界）梗塞が確認できた（図1は類似例のCT）．

　小括：運動障害のうち，拙劣さとして現れやすいものは，運動失調，ジストニア，失行である．このうち失行は，運動拙劣でわかるもの（肢節運動失行と観念運動失行）と運動拙劣ではないが，物品をうまく操作できないため，行為として拙劣にみえるもの（観念失行）に分けられる．これらとは別に，モダリティ別の概念として着衣失行などがある．

　肢節運動失行と観念運動失行はともに対象をうまくつかむことができないという障害を呈し，整形外科疾患と誤られることがある．しかし，肢筋運動失行は運動そのものの粗雑さ，拙劣さからなり（この点では運動失調に類似する），物をつまみにくい，手袋やポケット（検査場面ではビーカー）に指をうまく入れられないことで示し得る．観念運動失行は抽象的な意味（観念；サヨナラ，オイデオイデ，敬礼など）とそれを示すとされる動作を結びつけられない，あるいは架空の対象（その場にないいろいろな物品）とそれを対象としたときに決まりきっている動作を結びつけられない運動障害であり，パントマイムの動きの方向，大きさ，位置を誤ること，動作の取り違えや脱落で示される．これに対し，観念失行は，個々の運動そのものは障害されていないが，（物品そのものの空間的配置を理解できず），運動を目的に向けて順序良く行うこと（物品や運動そのものの観念，概念）が障害されるものであり，物品（特に複雑なものや複数の物品）の使用において顕著に現れる[3]．

　観念運動失行は日常生活よりも検査場面で破綻することが多いのに対し，観念失行では日常生活での物品使用ができない．病変部位は，肢節運動失行では（左右いずれかの）中心後回と前回の連絡線維（中心領域），観念運動失行では（左）下頭頂小葉前部（縁上回），観念失行では（左～両側）下頭頂小葉後部（角回）に主座があると考えられている．

症例2

患者：61歳，女性．

既往歴：慢性糸球体腎炎から10年前に人工透析を導入．高血圧症．

現病歴：週3回透析を受けていたある年の6月初めのある日（透析予定日）の起床後，台所で朝食の準備中に，左手で物をとろうとしたときに，手の位置が手前になり，うまくつかめなかった．距離感がおかしいと感じた．左手でつかんだ後の感じもおかしいと思い，予定より早く透析室を受診した．透析医の診察で，歩行時に左へ傾いていることも指摘され，頭部CTが施行された．症候はその日の午後には消失し，主な神経徴候もなかった．しかし，CTにて右後頭葉の出血性梗塞が認められたため，翌日に神経内科に紹介された．

神経学的所見

・意識清明で，協力的である．会話に異常はない．
・対面法で左下方の視野障害が疑われるほかは，脳神経領域に異常はない．
・運動麻痺や軽微な錐体路徴候は認められない．
・腱反射は左右差がなく，やや低下している．
・母指探し試験を含め，感覚系に異常はない．
・協調運動に異常はない．

印象：診察上の明確な神経症候はなかったが，病歴上の運動異常は，視覚性運動失調と思われた．これは右大脳半球後方病変に対応していると考えられた．

画像検査：頭部CTおよび頭部MRIでは，右大脳後部領域（頭頂-後頭葉移行部）に出血性梗塞像がみられた（図2）．

小括：視覚性運動失調とは，視覚対象に向かってうまく手を伸ばすことができない状態を指すが，中心視野でも生じるときにはoptische ataxieと呼ばれ，Bálint症候群の一要

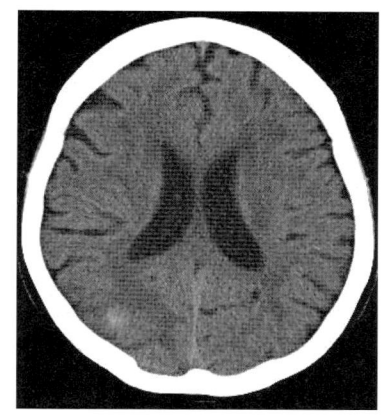

図2　症例2の頭部CT
右大脳後部領域に出血性梗塞像がみられる．

素をなし，両側頭頂後頭葉病変が責任病巣である[2]．これに対し，周辺視野でのみ障害がある場合にはataxie optiqueと呼ばれ，左右いずれかの頭頂後頭葉病変か脳梁幹後部背側が責任病巣となる．いずれも，つかみにいく上肢の運動野に視覚情報をうまく伝えられないために生じる，いわゆる離断症候と考えられている．診察時には母指探し試験に異常はなかったが，その時点では視覚性運動失調そのものもみられなかった．経験的にはataxie optiqueと母指探し試験は高率にリンクするので，透析医の診察時に母指探し試験がなされていれば，異常であった可能性が残る．

考　察

失行も視覚性運動失調も対象をうまくつかむことができない運動障害であり，特に前者では脊髄脊椎疾患と紛らわしいことがある．

いずれも主として脳血管障害に起因するが，脊髄脊椎疾患との鑑別にあたっては，問診上で急性発症かどうかはやはり重要な点である．しかし，これらの高次脳機能障害は発

症時点で自覚されるとは限らないので，要注意である．しばらくしてから気がつくことがあり，患者も担当医もすぐに脳血管障害を思い浮かべるとは限らない．

少し変わった運動障害と思われる場合には，動作障害のテストとして，身ぶりやその模倣，物品使用とそのパントマイムの項目を追加すると良い．そのほかの神経学的診察では，筋緊張，深部感覚（母指探し試験）が重要と思われる．病歴では，例によって血管危険因子に留意する．そのうえで，神経内科医への早めの相談が勧められる．

本論文は下記の掲載論文を一部修正して作成した．

福武敏夫：脊椎脊髄疾患と紛らわしい脳梗塞による上肢運動障害─観念運動失行と視覚性運動失調．脊椎脊髄ジャーナル 19：1085-1087，2006

■文　献
1) 福武敏夫：道具使用障害（道具使用失行）の病態．最新医学 58：401-407，2003
2) 福武敏夫：視覚失認と視空間障害─複雑な視覚処理過程の障害．Clin Neurosci 21：759-761，2003
3) 福武敏夫：指の位置を感じる─母指探し試験障害の病巣．体性感覚性認知．Clin Neurosci 24：852-853，2006

Case study 4.

脊髄性ミオクローヌス？

症例提示

症例1

　患者：55歳，女性．
　既往歴：1年半前から高血圧症（服薬中）．
　現病歴：ある年の11月頃，右首筋に突っ張るような感じとジーンとするしびれが出現するようになった．初めは分単位であったが，しだいに2時間ほど持続するようになり，さらに一日中続くようになったので，12月半ばに近医の整形外科を受診した．頸椎単純X線撮影で頸椎症と診断され，頸椎牽引，薬物療法，マッサージやレーザー治療などが行われたが，効果はみられなかった．

　翌年3月，全身のだるさが出現し，肝機能障害と診断され，某病院内科に1カ月入院した．原因は不明であったが，肝機能は正常化した．この入院中に看護師から右上肢のふるえを指摘され，退院後に右上肢のふるえとしびれが次第に増強した．6月末，近医の整形外科からの紹介で千葉大学神経内科を受診した．右上肢のミオクローヌス様不随意運動，頸部筋群の緊張亢進，両上肢（左優位）の母指探し試験異常が認められた．頸椎の画像検査で，C4～C6の脊柱管狭窄とC4/C5，C5/C6の椎間板ヘルニアが認められた（**図1**）ので，頸椎症による脊髄性ミオクローヌスと診断された．外来において夜間頸椎カラー療法とクロナゼパム（リボトリール®），トリヘキシフェニジル塩酸塩（アーテン®）を中心とする薬物療法が試みられたが，効果がなく，頭部が右に傾く斜頸が出現してきたため，11月に入院した．

神経学的所見

- 意識清明で，協力的であるが，軽度の記憶障害・理解障害があり，身の回り動作において依存性がみられる．
- 脳神経領域では，衝動性眼球運動（saccadic eye movement），軽度の構音障害がある（運動失調性）．
- 頭部を右に傾け，右肩を挙上し，肘を屈曲する姿勢がみられ，肘関節の伸展が制限されている．
- 筋緊張は両後頸筋，両胸鎖乳突筋で著明に亢進し，右上肢と体幹（右優位）で筋強剛がみられる．左上肢では正常で，両下肢では低下している．
- 筋力は，両僧帽筋，右大胸筋，両三角筋，両腸腰筋，両大臀筋でMMT 4/5に低下している．
- 腱反射は両上肢でやや低下，両下肢でやや活発である．
- 明らかな他覚的感覚障害はみられない．
- 左上肢，両下肢に協調運動障害がみられるが，右上肢では運動制限のために判定できない．
- 右上肢から頸部筋群に及ぶミオクローヌスがみられる．
- 動作はやや遅いが，介助がなく起立可能で，

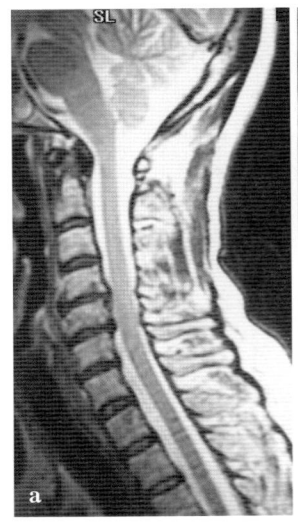

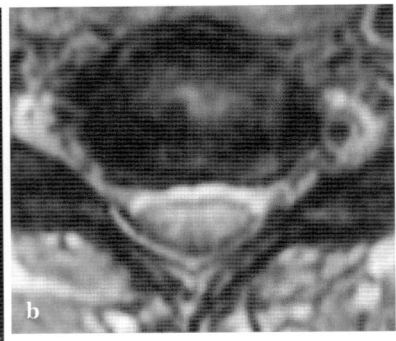

図1 頸椎 MRI T2 強調像
a：矢状断像，b：水平断像．
C4/C5，C5/C6 に椎間板ヘルニアがみられるが，脊髄圧迫はない．

歩行もゆっくりだが可能である．
・膀胱直腸障害や起立性低血圧などはみられない．

印象：初診時にみられた右上肢のミオクローヌスは頸部筋群へ拡大し，右上肢の筋強剛，屈曲拘縮や斜頸などもみられるようになり，ミオクローヌスにジストニアの要素が加わってきたと考えられた．記憶や理解などの障害がみられたが，母娘関係などによる精神的負荷があり，頸椎症による脊髄性ミオクローヌスが心因により増強しているのではないかと考えられた．しかし，不随意運動の分析などから幅広く鑑別を進めた．

神経生理学的検査：臥位での表面筋電図では，左優位に僧帽筋に強い持続性の放電がみられ，胸鎖乳突筋（右優位）や，右三角筋，右上腕二頭筋，右上腕三頭筋などに弱い持続性の放電がみられた．坐位では，両僧帽筋，両胸鎖乳突筋，右三角筋，右上腕二頭筋，右上腕三頭筋に 5〜6 Hz の同期性間欠性放電がみられた．これらは自動運動や他動運動，精神的負荷などで増大し，ジアゼパム（セルシン®）7.5 mg 静注で減弱した．

磁気刺激による運動誘発電位検査では C-reflex や大脳皮質運動野の被刺激性亢進などの異常はみられなかった．体性感覚誘発電位（SEP）検査は不随意運動のために測定できなかった（すなわちミオクローヌスてんかんでみられやすい巨大 SEP の有無は確認できなかった）．脳波では発作波（棘波や棘徐波など）はみられなかった．

知能検査：mini-mental state test では，書字困難で評価できない項目を除いた 28 点中 26 点であった．

画像検査：頭部 MRI には異常がなかった（図2a）．

経過：ジアゼパムを 12 mg まで漸増投与したところ，頭部を正中に短時間維持できるようになり，ミオクローヌスも半減した．精神科に併診し，心因の関与もあるが，全体として神経疾患として捉えておくほうが良いとのコメントを得た．

退院後，急速に起立障害・歩行障害が悪化し，セカンドオピニオンを求めて，某大学神経内科を受診した．翌年5月の同院入院時には，頭部 MRI で左優位の大脳皮質萎縮がみられ（図2b），大脳皮質基底核変性症（CBD）と診断され，療養型病院へ転院した．

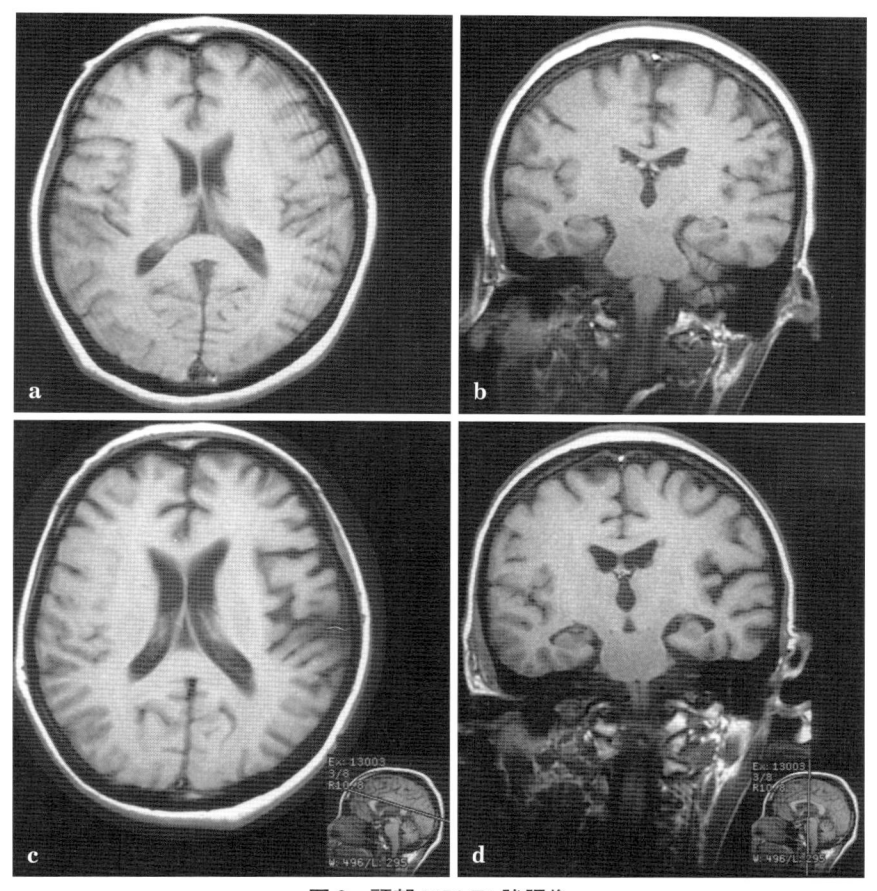

図2 頭部 MRI T1 強調像
a, b：入院時（a：水平断像, b：冠状断像）.
c, d：半年後（c：水平断像, d：冠状断像）.
入院時には異常がないが, 半年後には左大脳半球の萎縮が出現している.

考察

　本症例は右頸部のしびれで発症し, 整形外科を経て, 当科初診時には右上肢の不随意運動（ミオクローヌス）が前景に立ち, 斜頸, 右上肢の屈曲拘縮, デメンチアが明らかとなっていった. 頸椎症（椎間板症）がみられ, 頭部 MRI にまったく異常がみられなかったため, 脊髄性ミオクローヌスと診断されたが, 後に CBD であることが判明した. 後で診るほど名医となる典型例であるが, 振り返るとやはりいくつかの問題点がある. 特に, 頸椎症による脊髄性ミオクローヌスという診断がどれほど確かなものであったか, 高次脳機能障害が軽度に出現しはじめた時点で, CBD のような疾患を考慮できたかは, 検証されるべきである.

　ミオクローヌスは中枢神経系疾患に伴って生じる, 素速い, 反復性の不随意運動である. 大脳皮質や脳幹に起因することが多いが, 脊髄性にも出現し得る[1]. 原因疾患には, 虚血, 脊髄炎, 頸椎症, 脊髄外傷, 脊髄腫瘍, 筋萎縮性側索硬化症などが含まれる. 脊髄性ミオクローヌスは脊髄髄節支配筋群に限局し, 一

連の筋群が同期して収縮する．多くは1Hzくらいの律動性を有し，覚醒安静時や睡眠時に出現し，運動・感覚刺激の影響を受けない．神経生理学的に大脳皮質由来のものとの鑑別が問題になるが，皮質性ミオクローヌスでは，脳波での発作波，SEPでの巨大SEPやC-reflex, jerk-locked back averagingでの関連脳電位が認められる．本症例では，一部検査がされていないが，大脳皮質由来とする根拠はなく，被刺激性の亢進がないなどの点で，脊髄性として矛盾がないと思われる．しかし，頸椎MRI所見が説明可能なレベルであったかは疑問がある．

CBDは，1968年に初めて記載されたまれな神経変性疾患であり，Parkinson症状と大脳皮質症状である失行が中核症状である[3]．病初期には一側優位の上肢巧緻運動障害が現れる．Parkinson病も非対称的であることが特徴であるため，しばしば鑑別が困難であるが，CBDではその非対称性が顕著であるので，神経内科専門医には想起可能である．しかし，運動障害には失行とParkinson症状が混在するため，いずれが主であるかの判別は困難である．不随意運動としては，姿勢時振戦～動作時振戦が高率に認められるが，安静時振戦はまれである．ミオクローヌスやジストニアもみられる．痙性斜頸を示した症例も調べ得た範囲で1例だけ報告されている[2]．初期には知的機能の低下は目立たないが，中期以降には皮質下性デメンチアが顕在化し，進行する．形態画像では左右差のある大脳皮質，特に頭頂葉の萎縮が特徴的であるが，特徴的症候の出現に先行することは少なく，初期診断への寄与は少ない．神経内科領域ではParkinson病以外にも，進行性核上性麻痺，多系統萎縮症，Machado-Joseph病，Wilson病，Creutzfeldt-Jakob病など，さまざまな疾患が鑑別対象になる．このほかに本症例のように，一側上肢の運動障害という点で，頸椎疾患が鑑別対象になることがある．

本症例では，retrospectiveにみても，外来の時点でCBDを鑑別に挙げることは全く困難であり，また入院中にも脳MRI上に片側性の脳萎縮がなく，想起することはかなり困難であった．しかし，脊髄で説明できない高次脳機能障害を認識した時点では，CBDを鑑別すべき疾患の一つに挙げておくべきであったと思われる．

本論文は下記の掲載論文を一部修正して作成した．
　福武敏夫：脊髄性ミオクローヌス？　脊椎脊髄ジャーナル　19：1159-1162, 2006

■文　献
1) 狐野一葉, 上田祥博, 田中直樹, 他：脊髄由来のmyoclonus. 脊椎脊髄　**10**：141-145, 1997
2) 織田辰郎, 池田研二, 赤松亘, 他：臨床的にはPick病が疑われ, 組織病理学的にはCorticobasal degenerationと考えられた1剖検例. 精神経誌　**97**：757-769, 1995
3) 相馬芳明：大脳皮質基底核変性症. 神経症候群Ⅱ. 別冊日本臨牀 領域別症候群シリーズ　(27)：52-54, 2000

Case study 5.

甲状腺疾患と脊髄脊椎疾患

　甲状腺疾患はさまざまな神経症候をきたすが，教科書的に脊髄脊椎疾患の鑑別疾患として挙げられることはほとんどない．しかし，実際の臨床では正診に至るまでに脊髄脊椎疾患が疑われたり，頭をよぎることはしばしばある．以下に3つの症例を示す．

症例提示

症例1

　患者：38歳，男性．

　既往歴：11歳時，特発性血小板減少症を発症し，血便に対して開腹術を受けたときに輸血された．2年前にC型肝炎ウイルス陽性が判明し，8カ月前から5カ月間，C型慢性肝炎に対してインターフェロン療法を受けた（奏効せず）．

　現病歴：2カ月前くらいから短期間に体重が5kg低下し，全身の筋力低下や易疲労性などを自覚するようになり，当院消化器内科から神経内科に紹介されてきた．食欲があり，まあまあ食べているという．声が嗄れ，常に暑く感じ，汗をよくかくようになったともいう．

　神経学的所見
・意識清明で，協力的である．知能・精神状態に異常はない．
・軽度の嗄声がみられる以外に，脳神経に異常はない．
・四肢筋力はやや近位優位に軽度低下し（MMT 4～4+/5），近位（上肢帯・下肢帯）に軽度の筋萎縮がある．線維束性収縮がみられないが，力を入れるとふるえがみられることがある．
・腱反射は上肢でやや低下し，下肢でやや亢進している．Babinski徴候は右で無反応，左で屈曲反応であり，左右差を示す．
・痛覚，振動感覚に異常はない．
・蹲踞や立ち上がりなどは普通に可能で，歩行は正常である．

　印象：中核症状は近位筋優位の筋力低下・筋萎縮であり，基本的にミオパチーが疑われるが，腱反射やBabinski徴候の所見は脊髄脊椎病変（頸椎症）の関与も思わせる．消化器内科での血液検査の経過をみると，5カ月前と紹介当日とで，（ミオパチーとしては異例にも）CKが100 IU/lから69 IU/lに，同時に総コレステロールが195 mg/dlから136 mg/dlに減少しているため，甲状腺中毒性ミオパチーが最も疑われた．そうであれば，下肢腱反射がやや亢進していることとも矛盾しない．

　甲状腺ホルモン検査：遊離トリヨードサイロニン（FT3）と遊離サイロキシン（FT4）はそれぞれ25.5 pg/dl以上，6.3 ng/dlと著明に高く，甲状腺刺激ホルモン（TSH）は0.1 ng/ml以下と低下していた．

　経過：インターフェロン療法により誘発された甲状腺中毒性ミオパチーと診断され，抗

甲状腺治療が行われ，半年後には症候，検査結果ともに正常化した．

小括：約2カ月で進行した四肢近位優位の筋力低下で紹介され，食欲不振のない体重減少とCK，総コレステロールの減少傾向から，甲状腺機能亢進症（甲状腺中毒性ミオパチー）の診断に至った．甲状腺機能亢進症では腱反射の亢進がみられ，時に頸椎疾患が疑われることがある．診断の助けになる問診上のポイントとしては，耐暑性の減少や発汗過多があること，食事摂取量の割に体重増加がないか減少がみられること，動悸やふるえがあることが挙げられる．一般検査ではCKと総コレステロールの低値に着眼することが大切である．

症例2

患者：65歳，女性．

既往歴：以前から痔があり，軽度の貧血を指摘されていた．20年以上前から手指の変形があり，骨系統疾患が疑われているが，確定診断は受けていなかった．

現病歴：数年前から箸が使いにくくなり，同時に歩行時にふらつくようになった．今回，息子の家に滞在したときに近くの病院の整形外科を受診した．粗大筋力が保たれているが，四肢・歩行に運動失調があることから，頸髄と脳のMRIが施行された．頸髄に問題がなく，小脳の占拠性病変を指摘され，当院神経内科に紹介されてきた．

神経学的所見

・意識清明で，協力的である．
・脳神経に異常はない．
・手指が短い．
・筋力はおおむね正常であり，筋緊張も正常範囲である．
・腱反射は全体にやや低下している．
・感覚障害はない．
・協調運動は上肢では異常がないが，下肢踵膝試験で測定異常が軽度にみられる．
・歩行はやや開脚歩行（wide-based gait）である．
・神経学的所見ではないが，全身が少しむくみっぽいことが注目される．

印象：すでに前医の検査で頸髄の粗形態学的病変は否定されていたが，手指が短いという骨系統疾患が疑われる所見があったので，頸椎の検索は当然なされるべきであったと思われた．指摘されていた小脳病変は大槽（cisterna magna）そのものであり，運動失調の原因ではなかった．頸髄や脳などに責任病変がないことから，ビタミン欠乏などの代謝性原因，ことに全身のむくみの存在からは甲状腺機能低下症が疑われた．

甲状腺ホルモン検査：FT3とFT4はそれぞれ0.2 pg/dl以下，0.1 ng/dl以下と著明に低値であったが，TSHは1.8 ng/mlと正常範囲にあった（なお，CKは1,141 IU/l，総コレステロールは404 mg/dlとそれぞれ著増していた）．

経過：甲状腺機能低下症と診断されるが，一次的な甲状腺疾患ではなく，下垂体-視床下部系の疾患と考えられた．骨系統疾患との関連も疑われるので，内分泌内科に紹介され，下垂体前葉機能低下症と診断された．TSHが正常であるのは甲状腺ホルモン低値に対して反応しておらず，下垂体機能が低下しているためと考えられる．

小括：数年来の運動失調の精査で脳・脊髄MRIに異常がなく，全身がむくみっぽい印象から，甲状腺機能低下症の診断に至った．CKと総コレステロールの高値も合致した．

表1 甲状腺疾患による神経系合併症（文献1を改変）

| 1．甲状腺機能亢進症の神経系合併症
　　a．甲状腺機能亢進症性（甲状腺中毒性）
　　　ミオパチー
　　b．周期性四肢麻痺
　　c．重症筋無力症
　　d．末梢神経障害
　　e．錐体路障害
　　f．不随意運動
　　　1）舞踏運動
　　　2）振戦
　　g．甲状腺関連眼筋症
　　h．脳症
　　i．けいれん
　　j．精神異常
　　k．その他
　　　1）頭痛
　　　2）脳塞栓症 | 2．甲状腺機能低下症の神経系合併症
　　a．クレチン症
　　b．脳症，昏睡，けいれん
　　c．精神異常
　　d．睡眠障害
　　e．運動失調（小脳性）
　　f．脳神経障害
　　g．甲状腺機能低下症性ミオパチー
　　h．末梢神経障害
　　　1）絞扼性ニューロパチー
　　　2）広汎な末梢ニューロパチー
　　i．その他
　　　1）重症筋無力症
　　　2）向精神薬性悪性症候群
　　　3）側頭動脈炎とリウマチ性多発筋痛症
3．甲状腺機能正常性橋本病の神経系合併症
4．甲状腺機能異常と神経疾患のその他の関連
　　a．一次性脳腫瘍の長期生存者における甲状腺
　　　機能異常
　　b．多発性硬化症と甲状腺疾患
　　c．抗けいれん薬治療下の小児における潜在性
　　　甲状腺機能低下
5．急性甲状腺炎または亜急性甲状腺炎に伴う前
　　頸部痛 |

症例3

患者：70歳，女性．

既往歴：特記すべきことはない．

現病歴：2～3週前から頸部痛が出現し，次第に増強してきたため，数日前に近くの整形外科を受診し，頸椎に異常がみられないため，当院神経内科に紹介された．前日に耳鼻咽喉科を受診したが，内視鏡で異常がないといわれた．

神経学的所見
- 神経学的に異常を認めない．
- 頸部甲状腺部に圧痛がある．

印象：すでに頸椎症が否定されていたが，痛みの性状も前頸部優位であり，甲状腺部に圧痛があることから，亜急性（肉芽腫性）甲状腺炎を疑った．

甲状腺ホルモン検査：甲状腺ホルモン値はおよそ正常範囲にあったが，血沈は110 mm/hと著明に亢進していた．

経過：内分泌専門医に紹介され，亜急性肉芽腫性甲状腺炎と診断された．ステロイド療法を受け，2週間以内に痛みは軽快し，血沈は正常化した．しかし，甲状腺ホルモン値の低下が判明し，一時期甲状腺ホルモン補充療法を受けた．

小括：亜急性に出現した頸部痛にて，前医で頸椎症も疑われたが，頸椎単純X線像に異常がなく，最終的に亜急性甲状腺炎と診断された症例である．

考 察

甲状腺疾患による神経系合併症は**表1**のように多彩である．このうち甲状腺機能亢進症では錐体路障害を示すことがあり，頸髄頸椎

疾患の鑑別診断に入り得る．その症候は下肢優位の痙縮性（痙性）と筋力低下であり，腱反射亢進，間代（クローヌス），Babinski徴候陽性がみられる．時に感覚障害や排尿障害もみられる．上位運動ニューロン徴候に加え，下位運動ニューロン類似徴候（筋萎縮や線維束性収縮類似のふるえ）がみられる場合もあり，筋萎縮性側索硬化症と紛らわしいことがある．この錐体路障害の機序はまだよくわかっていない．

甲状腺中毒性ミオパチーは上肢帯，次いで下肢帯を侵し，筋痛や筋のこわばり，筋力低下や筋萎縮がみられる．顔面や喉頭，舌が侵されることはまれだが，症例1のように声の変化はしばしば現れる．ふるえが線維束性収縮と紛らわしいことがあるが，通常，完全に静止すると消失する．症例1にみられるように，甲状腺中毒性ミオパチーの場合でも腱反射が亢進することがある．

甲状腺機能低下症において，症例2のような運動失調は5～10%にみられる．具体的にはバランスの障害や易転倒性，四肢の協調運動障害として現れる．構音障害はまれであり，眼振がみられる報告はない．この運動失調が現れる病態機序も解明されていない．また，甲状腺機能低下症は高率に筋症状を伴う．特にCK上昇は90%以上にみられる．筋痛や筋けいれん，特に運動中や運動後のそれらは特徴的であり，原因不明の筋痛患者では甲状腺ホルモンの測定は必須である．筋のこわばりや運動の遅さもみられ，Parkinson症状と誤解されることもある．（腱反射の）収縮弛緩の遅延は特徴的である．筋肥大がみられることがあり，時に重量挙げ選手様の外見を示す（Hoffmann症候群）．手根管症候群や多発ニューロパチーも時に合併する．

甲状腺炎は急性，亜急性，慢性に分けられる．急性甲状腺炎はまれな感染性の疾患であり，前頸部の痛みと腫脹が突発的に現れる．亜急性肉芽腫性甲状腺炎は自己限局的だが疼痛性の疾患であり，血沈亢進とサイログロブリン高値が特徴的である．亜急性リンパ球性甲状腺炎は自己免疫性疾患であり，痛みは伴わない．また，産後にみられることが多い．慢性リンパ球性甲状腺炎は橋本病として知られている．

　本論文は下記の掲載論文を一部修正して作成した．
　　福武敏夫：脊髄脊椎疾患と甲状腺疾患．脊椎脊髄ジャーナル　20：1159-1162，2006

■文　献
1) Riggs PJ：Thyroid disease and the nervous system. Aminoff MJ (ed)：Neurology and general medicine, 3rd ed. Churchill Livingstone, New York, 2001, pp 317-339

Case study 6.

頸部以下のしびれで2度も脊髄脊椎疾患との鑑別が問題になった症例

　四肢・体幹にしびれや痛みがあるときには，当然，脊髄脊椎疾患が鑑別診断の対象になる．その中にはかなり紛らわしい症例があり，X線撮影などで脊髄脊椎の異常が発見されるなどすると，そのままフォローされて診断が遅延し，適確な治療（再発予防を含む）が遅れることがある．整形外科，脊椎脊髄外科，脳神経外科など，感覚障害を扱う科の臨床家は，それが起きる機序には表1のようにさまざまな病態があることをあらかじめ知っておく必要がある[5~7]．

　本稿では，頸部以下のしびれを主徴とし，2度も脊髄脊椎疾患との鑑別が問題になったが，結果として末梢神経疾患であった症例を提示する．

症例提示

症例1

　患者：32歳，女性．
　既往歴：X年11月，オートバイ乗車中に交通事故に遭い，その後，左半身の脱力感が続いていたが，日常生活は自立していた．
　現病歴：X+1年11月末頃，背部痛が出現し，その後，腹痛，下痢，両手掌のピリピリするしびれが続発した．数日後，A病院整形外科を受診し，10日間入院した．診察や検査の詳細は不明であるが，入院3日後に，頸部

表1　四肢・体幹に感覚障害をきたして脊髄脊椎疾患と紛らわしい病態

1．脳血管障害 　a．脳梗塞による偽性尺骨神経症候群（第2部のCase study 2を参照[7]） 2．脳腫瘍 3．末梢神経疾患 　a．手根管症候群 　b．meralgia paresthetica 　c．糖尿病性体幹ニューロパチー 　d．帯状疱疹 　e．各種多発単神経炎 　f．migrant sensory neuritis 　g．Guillain-Barré症候群 　h．急性自律（神経）性感覚性ニューロパチー* 4．血行障害 　a．閉塞性動脈硬化症 5．筋・筋膜疾患 　a．リウマチ性多発筋痛症／側頭動脈炎 　b．甲状腺機能低下症（Case study 7を参照） 　c．高カリウム血性周期性四肢麻痺	6．自律神経疾患 　a．灼熱痛 　b．反射性交感神経性ジストロフィー 　c．肢端紅痛症 　d．急性自律（神経）性感覚性ニューロパチー（＊と重複） 　e．全身無汗症 7．病態不明 　a．下肢静止不能症候群（restless legs syndrome） 　b．線維筋痛症 8．心因性疾患 　a．過換気症候群 　b．ヒステリー 　c．体感幻覚

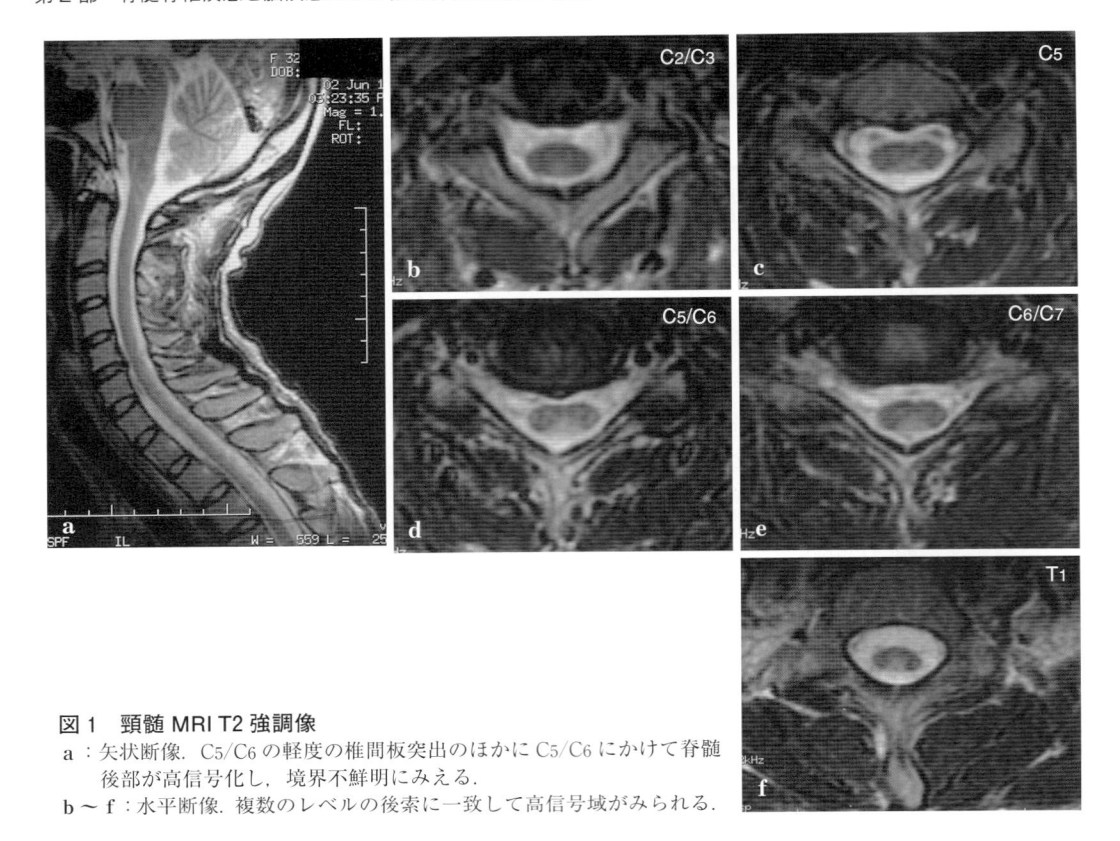

第2部　脊髄脊椎疾患と脳疾患および他の神経疾患との鑑別

図1　頸髄 MRI T2 強調像
a：矢状断像．C5/C6 の軽度の椎間板突出のほかに C5/C6 にかけて脊髄後部が高信号化し，境界不鮮明にみえる．
b〜f：水平断像．複数のレベルの後索に一致して高信号域がみられる．

以下の全身に，海底に沈められたような感じとビリビリするしびれ，感覚鈍麻が出現し，全身の発汗減少や立ちくらみ（起立性低血圧と診断された）にも気づかれた．退院時頃には尿閉も現れ，導尿を受け（残尿 1,300 ml），その後，一定時間ごとの排尿で対処するようになった．明確な診断を告げられないまま退院し，A 病院で経過観察されたが，1 年のうちに体重が十数 kg 減少した．この間に心因性とも考えられ，精神科に紹介されたことがある．

X＋3 年 4 月に B 病院神経内科（非常勤医師）に紹介され，さらに同年 10 月から C 病院神経内科で経過観察されていた．この頃，妄想や幻覚，感情失禁が認められていた．X＋5 年 5 月，脊髄 MRI にて後索の異常がみられ（図1），脊髄腫瘍と考えられたため，千葉大学脳神経外科に紹介入院した．入院時，妄想や感情失禁が強く，リスペリドンでコントロールされた．脳神経外科的疾患が除外され，同年 6 月，同院神経内科に転床した．

神経学的所見

・意識は清明で，見当識は良好である．
・脳神経領域に異常はない．
・全身に著明なるいそうがみられるが，筋萎縮は明らかではない．
・四肢近位優位に軽度の筋力低下がみられる．
・腱反射は両上腕三頭筋以外でほぼ消失している．
・頸部以下に全感覚低下がみられ，母指探し試験は四肢固定とも高度な異常がみられる．Romberg 試験は起立性低血圧のために評価できない．
・重度の起立性低血圧，排尿・排便障害，全身の発汗減少がみられる．

・坐位は可能であるが，立位はかろうじてできる程度で，移動は車椅子，食事は半介助である．

本症例は発症当初，背部痛や脊髄症（myelopathy）を思わせる頸部以下の異常感覚から，頸椎（頸髄）疾患が疑われていたようである．発症1年前の交通事故歴もその考えを促進したのかもしれない．心因性が疑われたり，精神症状があるにもかかわらず，前医で頸髄MRIが施行されたのは評価に値するが，その所見は一見して外科的なものと思われず，その前の整形外科医の考えに引きずられて，脳神経外科への紹介になったと考えられる．

病歴をきちんと取り，その中のポイントを整理していくと，異常感覚以外に，立ちくらみ（起立性低血圧），発汗減少，排尿障害が浮かび上がり，急性または亜急性の自律神経障害をきたす疾患が俎上に載る．全感覚障害と併せて考えると，急性自律（神経）性感覚性ニューロパチー（acute autonomic and sensory neuropathy：AASN）の慢性期と考えられる．

検　査：各種自律神経機能検査にて広汎な障害が認められた．

急性期には背部痛や頸部以下の異常感覚，交通事故歴から，慢性期には脊髄MRI所見から，併せて2度脊髄脊椎疾患が疑われたが，病歴聴取と自律神経機能検査からAASNと診断された症例である．経過中，心因性と考えられたり，精神症状を強く呈したりした．

考　察

急性自律（神経）性ニューロパチー（acute autonomic neuropathy：AAN）は，急性汎自律神経異常（acute pandysautonomia）とも呼ばれるが，Guillain-Barré症候群の亜型，すなわち自律神経版と考えられるまれな疾患で，20～40代に発症することが多く，20%程度に先行感染があり，1～3週かけて自律神経障害が悪化する[9]．起立性低血圧（立ちくらみ）や排尿障害（尿閉）で気づかれることが多く，そのほかに，瞳孔障害，涙液・唾液分泌障害，消化器症状，陰萎，発汗低下，著明な体重減少もみられる．四肢・体幹の強い自発性疼痛もみられることがある．明らかな感覚障害を合併すれば，AASNといわれる[10]．いずれも急性期にステロイド療法や免疫グロブリン大量静注療法，血漿交換療法が奏効することがある[14]．

AANは免疫媒介性自律神経性ニューロパチーの代表的疾患であり，副交感神経系，交感神経系および腸管神経系が広汎に障害される．神経節ニコチン性アセチルコリン受容体への抗体が認められることがある[1]．免疫媒介性自律神経性ニューロパチーには，Guillain-Barré症候群，Lambert-Eaton筋無力症候群，ある種の起立性不耐症，慢性自律神経性ニューロパチー，Sjögren症候群などが含まれる．傍腫瘍性自律神経障害も関連疾患である．参考までに自律神経障害を顕著に呈し得る疾患を**表2**に示す[1,2,4]．

AASNでは感覚障害の範囲が四肢遠位ではなく全身に及んだり，髄節性のことがあり，顔面が免れる場合には脊髄症との鑑別が問題になる．急性感覚性ニューロパチー（acute sensory neuropathy：ASN）が急性運動失調性ニューロパチー（acute ataxic neuropathy）ともいわれるように深部感覚障害優位であるのに対し，AASNでは表在感覚障害優位か全感覚低下を示す．脊髄症との鑑別には，自律神経症候に気づくことが第一であるが，腱反射が著明に低下していること，脳脊髄液検査

表2 自律神経障害を顕著に呈し得る疾患

- 糖尿病性ニューロパチー
- アミロイドニューロパチー
- 免疫媒介性自律神経性ニューロパチー
  [急性自律神経性ニューロパチー，急性自律（神経）性感覚性ニューロパチーなど]
- 傍腫瘍性症候群
- 感染症
- 急性間欠性ポルフィリア
- 多発ラクナ梗塞
- Shy-Drager症候群/多系統萎縮症
- Parkinson病型進行性自律神経不全症
- 家族性汎自律神経異常（Riley-Day症候群）
- 全身性温痛覚消失と味覚障害（味蕾消失）を伴う遺伝性脊髄小脳変性症

で蛋白細胞解離があること，神経伝導検査で感覚神経電位が誘発されないか著明に低下していることがポイントである．

AASNでは脊髄MRIは急性期には異常を呈さないが，時間の経過とともに後索部に一致して高信号域がみられる[3,13]．急性期治療が奏効すれば，この高信号域は消失し得る[1]．同様のMRI所見はビタミンB_{12}欠乏症[8]（亜急性連合性脊髄変性症）やASNでも認められる．このMRI所見は感覚神経節障害（感覚神経細胞障害）によるWaller変性を反映していると考えられる．実際，剖検例では後根神経節において炎症性病変と神経細胞の高度の脱落がみられ，二次的な変性が後根，後角，後索に認められている[12]．

AAN，AASNは自律神経症状を基にして精神症状や情動不安定をきたすことがあり，しばしば心因性疾患，ヒステリー，心気神経症，てんかん，さらに消化器症状や体重減少から神経性食欲不振症などと誤られることがある[11]．末梢の自律神経障害が中枢（扁桃体など）に影響を与えるという好例であり，心因性を疑うときには常に「自律神経系は大丈夫か」と自省すべきことを示している．また，本症例はすべての臨床家に対して，典型的でないかぎり自分の知識と経験の範囲で納得してしまわないこと，心因性と診断する前には必ず経験ある専門家（本症例の場合には神経内科専門医）に相談すべきことを教えてくれている．

本論文は下記の掲載論文を一部修正して作成した．
福武敏夫：頸部以下のしびれで2度も脊椎脊髄疾患との鑑別が問題になった症例．脊椎脊髄ジャーナル 20：359-362，2007

■文 献

1) Etienne M, Weimer LH：Immune-mediated autonomic neuropathies. Curr Neurol Neurosci Rep 6：57-64, 2006
2) Freeman R：Autonomic peripheral neuropathy. Lancet 365：1259-1270, 2005
3) 深田育代，湧谷陽介，栗原彩子，他：急性自律性感覚性ニューロパチーにおける脊髄MRIの経時的変化．臨床神経 44：102-104, 2004
4) Fukutake T, Kita K, Sakakibara R, et al：Late-onset hereditary ataxia with global thermoanalgesia and absence of fungiform papillae on the tongue in a Japanese family. Brain 119：1011-1021, 1996
5) 福武敏夫：躯幹部のしびれと痛み．Medicina 41：1284-1286, 2004
6) 福武敏夫：不定のしびれ．JIM 9：730-733, 2006
7) 福武敏夫：脳梗塞による pseudo-ulnar syndrome．脊椎脊髄 19：883-885, 2006
8) 福武敏夫：脊椎疾患とビタミンB_{12}欠乏症．脊椎脊髄 20：163-166, 2007
9) 北 耕平：Pandysautonomia（汎自律神経障害）．Clin Neurosci 21：1432-1435, 2003
10) 向井栄一郎，足立弘明：急性感覚性ニューロパチーと急性自律性感覚性ニューロパチー．神経内科 49：121-127, 1998
11) Okada F：Psychiatric aspects of acute pandysautonomia. Eur Arch Psychiatry Clin Neurosci 240：134-135, 1990
12) Tohgi H, Sano M, Sasaki K, et al：Acute autonomic and sensory neuropathy：a report of an autopsy case. Acta Neuropathol（Berl） 77：659-663, 1989
13) Yasuda T, Sobue G, Hirose Y, et al：MR of acute autonomic and sensory neuropathy. AJNR Am J Neuroradiol 15：114-115, 1994
14) 吉丸公子，中里良彦，田村直俊，他：免疫グロブリン大量静注療法が著効した急性特発性自律神経ニューロパチー．臨床神経 46：332-334, 2006

Case study 7.

HNPPをご存じ？

　HNPPと聞いてすぐにいろいろわかる人には本稿は不要かもしれない．しかし，初めて聞くとか，聞いたことがあるがよく知らないという人は一読してもらいたい．

　HNPPとはhereditary neuropathy with liability to pressure palsiesの略であり，日本語では遺伝性圧脆弱性ニューロパチーと訳される．HNPPはまれな疾患であるが，多発性の圧迫性ニューロパチー（絞扼性ニューロパチー）を呈する患者では想起すべき鑑別診断である．局所のしびれや脱力を呈するので，脊髄脊椎疾患の鑑別診断にも挙げられる．

　HNPPの発見は，多発性の圧迫性ニューロパチーをきたした家系を研究したドイツの神経生理学者De Jong JGYによる1947年の仕事に帰せられる[3]．本疾患は当初，患者の生活動作からジャガイモ掘り病とかチューリップ球根掘り麻痺とか呼ばれていた[3]．有病率は10万人あたり16人くらいといわれるが，まだまだ見過ごされていると考えられる．本疾患の最大の特徴は反復性の局所性圧迫性ニューロパチーであり，ことに正中神経，尺骨神経，腓骨神経にみられる．通常，数時間～数カ月で回復する．10～30歳くらいに初発することが多い．神経麻痺の病歴なしに筋萎縮がみられることや，腕神経叢にみられることもある．軽度の障害の積み重ねで，四肢腱反射消失などの多発ニューロパチーの様相がみられたり，凹足がみられたりすることもある[1]．1993年以降，遺伝子異常が解明され，80%の症例では第17染色体上の*PMP-22*遺伝子のdeletionがみられる．同遺伝子のduplicationによりCharcot-Marie-Tooth病1A型（CMT1A）が生じること，同遺伝子の点変異によりHNPP（20%）とCMT1Aが生じることも知られている[6]．

　本稿では，最近当院で経験した，当初腰椎症が疑われた症例と，以前千葉大学神経内科で経験した，主症状としてRaynaud現象を呈した症例[4]を紹介し，文献的考察をする．

症例提示

症例1

患者：66歳，男性（公務員）．
既往歴：高血圧症，狭心症（10年前）．腰部脊柱管狭窄症（X年1月から腰痛あり，近医整形外科で診断）．
生活歴：喫煙はない．ビール1本/日．
家族歴：後述．
現病歴：X年5月某日に当科を初診したが，その数日前から歩きにくくなり，階段昇降もしにくくなった．受診日の朝から左手のしびれと握力低下を自覚し，近医内科を受診した．脳梗塞などが疑われ，当科に紹介された．
当科初診時所見(卒後4年目の後期研修医)：
　血圧は114/82 mm Hg，脈拍は73/分，整である．一般身体所見に異常はない．

- 意識は清明である．
- 脳神経領域に明らかな異常はない．
- 握力は右35 kg, 左30 kgで有意な左右差はないが，左下肢遠位に筋力低下（MMTが前脛骨筋2/5, 腓腹筋4/5）がみられる（下垂足）．
- 腱反射では膝蓋腱で右＜左である以外に異常はない．
- 感覚は他覚的には保たれているが，左足背（L5領域？）にしびれを訴える．
- 膀胱直腸障害はみられない．

初診医の判断と検査所見：左下肢遠位のしびれと脱力が主症状であり，腰部脊柱管狭窄症の既往歴と合わせ，腰椎由来がまず考えられた．しかし，左下肢のしびれは以前からの腰椎病変の結果かもしれず，左手のしびれ・脱力感の存在と近医の紹介趣旨から脳血管障害の除外も必要と思われた．MRI拡散強調画像では新鮮梗塞像はなく，MRAでも有意な狭窄などは認められなかった．この結果，腰椎MRIが予定されるとともに，脊椎脊髄外科（同日）と部長（筆者）外来（1週後）へ紹介された．

脊椎脊髄外科での判断と検査所見：左腓骨神経麻痺があり，「発症直前に椅子に坐り脚を組んでいた」という追加病歴から，末梢性圧迫性ニューロパチーと考えられた．しかし，それだけでは説明できないので，頸椎・腰椎単純X線撮影が追加された．腰椎MRIと合わせ，頸椎症（主としてC5〜C7）・頸部脊柱管狭窄症と腰椎側弯症・腰部脊柱管狭窄症が認められたが，左L5神経根圧迫の有無は判定できなかった（**図1a〜d**）．さらなる検査として頸椎MRIが撮像された（**図1e**）．

経過：初診日の午後に，患者が当院某科に入院していた父親の弟（87歳）を見舞いに行ったところ，同人も若いときに下垂足を反復するようなことがあったこと，その娘（50歳）が2年前に下垂足を続けて両側にきたし，某大学病院の遺伝子検査にてHNPPと診断されていたことが判明した．1週後に筆者の外来を受診したときには，前述からHNPPと考えられたが，遺伝子検査は施行しなかった．父親自体は10年前に79歳で脳梗塞のために死亡しているが，第二次世界大戦に従事したとき（20歳頃），足が上がらず歩きにくいことがあったことも判明した．父親の他の5人の兄弟や患者の兄は発症していない．電気生理検査はHNPPの特徴に合致した．ビタミン薬の投与と生活指導（四肢の圧迫や反復の動作を避ける，冷やさない）で経過をみたところ，3カ月以内に筋力は回復したが，左腰から下肢外側の「針千本のような」しびれと締めつけ感は残った．

症例2[4]

患者：49歳，男性（無職）．

既往歴・生活歴：特記すべきことはない．特に外傷歴，大酒歴，振動業務従事歴はない．

家族歴：同症者はない．

現病歴：9歳時，しばしば下肢にしびれを覚えた．特に寒い日に多かった．15歳時，両手のしびれも自覚するようになり，同時に，寒い日に外にいるときに手指が真っ白になることに気づいた．10代後半から食後に上腹部痛と嘔吐をしばしば繰り返すようになった．33歳頃から，同様の消化器症状が頻回になり，下痢または便秘も繰り返すようになった．同じ頃から，左右の正中神経や腓骨神経の圧迫性ニューロパチーを繰り返すようになった．49歳時，四肢のしびれ，腹部症状，Raynaud現象の精査のために入院した．

入院時所見：

一般身体所見に異常はない．

- 意識は清明である．

図 1 症例 1 の画像所見

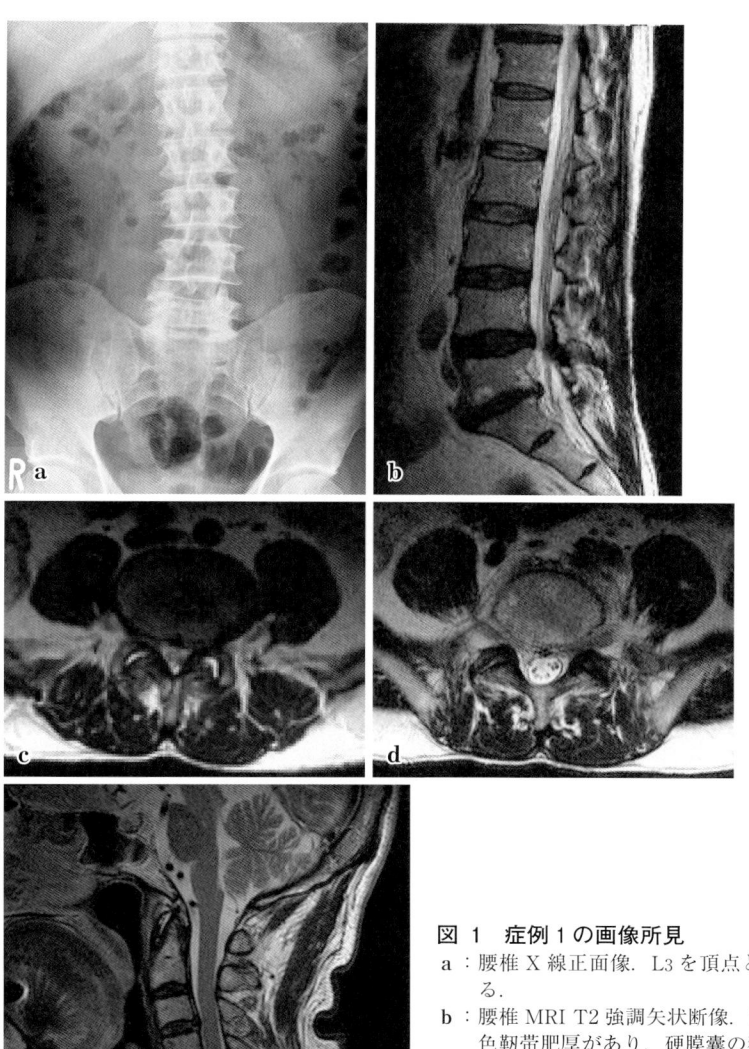

a：腰椎 X 線正面像．L3 を頂点とする左への軽度の側弯がみられる．
b：腰椎 MRI T2 強調矢状断像．L4/L5 では椎間板膨隆と軽度の黄色靱帯肥厚があり，硬膜嚢の狭小化がみられる．
c，d：腰椎 MRI T2 強調水平断像（c：L4/L5 レベル，d：L5/S1 レベル）．L4/L5 では硬膜嚢の狭小化がみられる．L5 神経根の圧排は不明である．
e：頸椎 MRI T2 強調矢状断像．全体に脊柱管が狭窄しており，C3/C4，C5/C6，C6/C7 の骨棘形成と C5/C6，C6/C7 の黄色靱帯肥厚がみられる．髄内信号は異常がない．

- 脳神経領域では，右耳の軽度感音性難聴以外に，明らかな異常はない．
- 四肢に筋萎縮や筋力低下を認めない．
- 腱反射は四肢で消失している．
- 表在感覚や振動感覚は四肢遠位にて低下しているが，位置感覚は保たれている．両手根部に Tinel 徴候がみられる．
- 寒冷に曝露されると手指が低温になり，蒼白化・チアノーゼが出現する．
- 発汗機能は保たれているが，夜間頻尿がみられる．

検査所見：血液検査や脳脊髄液検査に異常はない．電気生理検査では HNPP に矛盾しない，多発単ニューロパチーの所見が認めら

れた．自律神経検査では軽度ながら広汎な障害が認められた．腓腹神経生検では，髄鞘のトマクラ様肥厚と脱髄がみられ，有髄線維が中等度に減少していた．遺伝子検査でHNPPと診断された．

　経過：ビタミン薬の投与と対症療法，生活指導にて経過をみられ，時々圧迫性ニューロパチーを繰り返しているが，60歳の現在も歩行可能である．

考　察

　症例1は一側下垂足のみであったが，脚を組んでからの発症という病歴聴取と患者自ら得た家族歴，さらに従妹の遺伝子診断からHNPPと診断された．症例2では寒冷時のRaynaud現象と腹部症状が紛らわしかったが，反復性の圧迫性ニューロパチーとしての精査から最終的に遺伝子診断によりHNPPと診断された．

　下垂足の診断については，第1部第1章4[2]の中で取り上げたが，一側だけの発症では直ちにHNPPを疑うことはない．むしろ症例1の経過のように，腰椎病変，まれに頭蓋内疾患との鑑別が問題になる．その際，腓骨神経麻痺（単ニューロパチー）を想定した問診として，発症の誘因に迫るものが大切である．明らかな外傷以外に，軽微な外傷もあり得るし，運転時などに脚を組んでいなかったか，飲酒で深く寝込んで知らないうちに四肢の一部を圧迫していなかったかなど，詳しく問診する必要がある．反復動作に着眼して，生活歴を聴き出す必要もある．HNPPの診察では，アキレス腱反射は消失していることが多いが，（多発）単ニューロパチーの常として，その他の腱反射は正常のことも低下・消失し

ていることもあり，脊椎性の神経根症との鑑別は困難なことが多い．HNPPでは痛みを伴うことがほとんどないことは鑑別点になる．単ニューロパチーが多発しているか繰り返す場合には電気生理の専門家に相談することが必要である．

　症例2にみられたRaynaud現象はこれまでのHNPPの症例報告には記載されていないが，それを起こす他の原因[7]がないこと，手のしびれと同時期に出現しはじめたこと，多発ニューロパチーや圧迫性ニューロパチーのエピソードと併行していることなどから，HNPPと関連していると考えられる．既報では，その機序として3つの可能性を指摘している[4]．第1は他の通常の手根管症候群にRaynaud現象を伴うのと同様の機序，第2は有髄性である自律神経節前線維の障害の可能性，第3はGuillain-Barré症候群でみられる自律神経症状と同様の交感神経出力の過剰の可能性である．これについては続報もないため，推測の域を出ていない．いずれにしても，Raynaud現象の原因として胸郭出口症候群も挙げられていることは，脊髄脊椎専門家の留意すべきことであり，さらにまれにHNPPの可能性があることも記憶されてよいだろう．なお，HNPPに伴う自律神経系の障害としては一側声帯麻痺の報告がある[5]．

　本論文は下記の掲載論文を一部修正して作成した．
　　福武敏夫：HNPPをご存じ？　脊椎脊髄ジャーナル　22：205-208，2007

■**文　献**

1) Bird TD：Hereditary neuropathy with liability to pressure palsies：HNPP, hereditary pressure sensitive neuropathy, tomaculous neuropathy. Pagon RA, Bird TD, Dolan CR, et al（eds）：GeneReviews［Internet］.〈http://www.ncbi.nlm.nih.gov/books/NBK1392/〉（2012年9月6

日アクセス）
2) 福武敏夫：下垂足—中枢性の原因に力点をおいて．脊椎脊髄 **26**：733-740, 2013
3) Koehler PJ：Hereditary neuropathy with liability to pressure palsies：the first publication (1947). Neurology **60**：1211-1213, 2003
4) Ogawara K, Fukutake T, Kuwabara S, et al：Raynaud's phenomenon in hereditary neuropathy with liability to pressure palsies. Muscle Nerve **28**：252-253, 2003
5) Ohkoshi N, Kohno Y, Hayashi A, et al：Acute vocal cord paralysis in hereditary neuropathy with liability to pressure palsies. Neurology **56**：1415, 2001
6) O'Neill MJF：#162500：Neuropathy, hereditary, with liability to pressure palsies；HNPP. Online Mendelian Inheritance in Man (OMIM). 〈http://www.omim.org/entry/162500〉（2012年9月6日アクセス）
7) 田中隆司, 重政千秋, 真柴裕人：Raynaud 症候群. 日本臨牀 **45**：333, 1987

Case study 8.

紅く腫れて痛い手足
―脊椎由来なのか末梢神経由来なのか あるいは全身疾患か？

今回はまず症例を呈示しよう．第1例目は他院での経験であり，治療について報告してある[3]．第2例目は最近の当院における経験である．

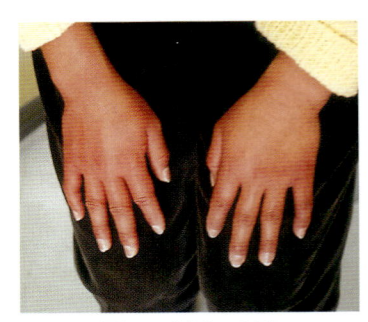

図1 症例1の手
紅く腫れている．

症例提示

症例1[3]

患者：20歳，女性（主婦）．
既往歴：特記すべきことはない．
生活歴：喫煙はない．機会飲酒．
家族歴：同症者はない．
現病歴：2週前からの四肢先の焼けるような痛み・しびれと局所の熱感・腫脹で初診した．手足を氷水に入れると痛みが和らぐといい，問診中も用意してきた氷水に手足を何度も浸していた．

初診時所見：
- 血圧・脈拍に異常はない．体熱は平常と同じ．
- 皮膚は乾燥気味で，四肢遠位は紅潮・腫脹し，他の部位よりも皮膚温が高い（いわゆるしもやけに酷似，図1）．
- 意識は清明である．
- 脳神経領域に明らかな異常はない．
- 痛み・腫脹のために握る力が十分に入らないが，その他の四肢に明らかな筋力低下はない．
- 腱反射は正常範囲である．
- 感覚では四肢遠位で温痛覚がごく軽度の低下をしているが，ほかに異常はない．
- 膀胱直腸障害はみられない．

一次性か二次性かは別にして肢端紅痛症（erythromelalgia：EM）が疑われ，二次性の原因として多発ニューロパチー，頸椎症・腰椎症，薬剤性，全身疾患の検索が必要と考えられた．

検査所見：一般検査では特に異常がみられなかった．

経過：入院し，一次性EMとして治療が開始されたが，暖房の効いた病室にいるのが耐えられず，窓から足を出して寝るような状態であった．翌日に退院し，以後は連日外来を受診した．薬物は重なりながら順に試みられたが，バファリン®（1,320 mg/日），ペンタジン®（15 mg/日），セルシン®（10 mg/日），テグレトール®（150 mg/日），プレドニン®（30 mg/日），インデラル®（30 mg/日）は無効であった．カフェルゴット®（4 mg/日），ジヒデ

ルゴット®（3 mg/日）はごくわずかに効果を示した．3週後にペリアクチン®（12 mg/日）を開始したところ，焼けるような痛みと腫脹・熱感は急速に改善し，1カ月強で消失した．

症例2

患者：66歳，女性（主婦）．

既往歴：更年期にうつ状態となり，他院精神科に通院中（イミドール®，デプロメール®，ドグマチール®）．高血圧症（コナン®）．変形性膝関節症（モービック®）．

家族歴：同症者はない．

現病歴：2年前頃から，両足底が熱く感じるようになり，1年前に当院総合内科を受診した．実際の熱はなく，痛みやしびれもないので，冷却で様子をみることになった．当科初診の2週間前に同じ訴えで総合内科を再受診した．このときの訴えは「（特に夜間に）足底が火照りジンジンする．同時に下肢の冷えも感じる」であり，手にもザワザワする異常感覚があった．全身疾患の除外のための血液検査がなされるとともに，当科に紹介された．

当科で補った病歴では「足底が火照るときには同部が紅くなっている．冷たい水に浸すことはないが，冷たい床を歩いて紛らわせようとする．これらのために寝つきが悪い」ことが追加された．

初診時所見：
・血圧145/88 mmHg．脈拍75/分．
・O脚以外に身体的に著変はない．足部の色調は正常範囲である．他の一般身体所見に異常はない．
・意識は清明である．
・脳神経領域に明らかな異常はない．
・四肢に筋萎縮や筋力低下は認められない．
・腱反射は四肢で低下し，Hoffmann反射や

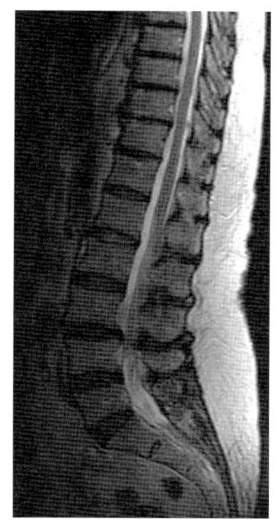

図2　症例2：腰椎X線像
T11/T12椎間板腔の狭小化が認められる．

Babinski徴候は認められない．
・温痛覚や受動的関節位置覚に異常はないが，両足外踝で振動感覚が軽度低下している．
・アカシジアはみられない．

一次性または二次性のEMが疑われ，二次性の原因として多発ニューロパチー，腰椎症，薬剤性，全身疾患の検索が必要と考えられた．

検査所見：甲状腺ホルモンやビタミンB群を含む血液検査では異常がなかった．神経伝導検査（右側で施行）では正中神経（運動・感覚）の遠位潜時に軽度の異常が認められたが，症状の説明はできないと考えられた．腰椎X線検査ではT11/T12椎間板腔狭小が認められたが，腰椎MRIでは同部の変化が軽度であった．むしろL3/L4高位にて前方すべりと黄色靱帯肥厚による脊柱管狭窄が認められたが（図2），EMに関与している可能性は低いと思われた．

経過：異常感覚を出し得る薬剤について他院に減量・変更を依頼した．EMとしてペリアクチン®12 mg/日を開始したところ，しびれは2割程度減ったものの，熱く感じ紅くな

表 1　肢端紅痛症，肢端チアノーゼ，acro-erythro-cyanosis の症状の比較
（文献 4 を改変）

	肢端紅痛症	肢端チアノーゼ	acro-erythro-cyanosis
色調	紅色	紫藍色	紅色
皮膚温	上昇	低下	上昇
感覚異常	痛み	しびれ	しびれ
寒冷刺激	軽減	増悪	チアノーゼ出現
温暖刺激	増悪	軽減	チアノーゼ軽減
発症様式	発作性	持続性	持続性（紅色） 発作性（チアノーゼ）
病態	反応性の皮膚細小動脈拡張	皮膚細小動脈収縮，静脈拡張	皮膚細小動脈静脈拡張，反応性の皮膚細小動脈収縮

るのは変わらず，時々氷で冷やすようになった．その後，毎晩，氷や冷湿布を使うようになったので，ランドセン®1mg/日分2に変更した．しびれは前より軽減し，寝つけるようになった．しかし，冬季になると，日中は足が冷たく，夜間は目覚めるたびにジンジンして，布団から足を出すようになった．初診の1年後からペリアクチン®とランドセン®の併用を開始したところ，布団から足を出すことはなくなった．その後，家庭の事情で通院できなくなり，服用が約1年間中断し，次第に再び症状が強くなった．初診の2年後に併用療法を再開したところ，「まことに良い状態で嬉しい」と述べられた．なお，この間に他院での処方は変更され，EMに薬剤の関与はないものと思われる．

考　察

　Erythromelalgia（EM）は肢端紅痛症と訳されている．1878年にMitchellが最初に記載して名づけた疾患である．erythroとは紅いの意であり，melosが肢を，algiaが痛みを意味する．melosには肢端の意味はないが臨床に合わせて訳語を選んだと『神経学用語集』[1]にある．

　EMは四肢遠位の紅潮・腫脹（浮腫）と焼けるような痛みからなる症候群であり，持続性のものや発作性のもの，急性や慢性のもの，激しいものや痛みを伴わないものがある[2]．激しい場合には，患者は痛みを和らげるために，患肢を冷水に浸す．四肢の循環時間が延長するが，前毛細管性の細動静脈短絡のために奇異性の組織虚血が生じる．痛みは虚血性の要素と神経性の要素からなる．微小神経電図法（microneurography）により，機械非感受性C線維における伝導遅延と自発発射・感作が示されている．

　両側性のEMはたいてい3つの原因から生じる[2]．第1は，感覚・自律神経のNav1.7ナトリウムチャネル・サブユニットの変異であり，小児期発症の家族や一部の孤発例でみられる．第2は，機序は不明でややまれであるが，骨髄増殖性疾患，血小板減少性紫斑病である．第3は，自己免疫性（思春期に多い）を含む各種小径線維の軸索性ニューロパチーである．その他にまれなものとして，大径有髄線維の軸索性ニューロパチー（小児期発症，ステロイド反応性）や糖尿病に伴った例がある．機序や病態が同じかは別にして同様の症状は耳介や陰囊にみられることがある．EMの正確な頻度は不明であるが，アメ

リカの1郡における調査では，10万人・年あたり女性2.0，男性0.6，合わせて1.3という数字がある．

EMと脊髄脊椎疾患の関連や鑑別について直接に触れた報告はないが，EMに類似の「acro-erythro-cyanosis」という四肢末梢の特異な血管運動症状を呈した椎間板ヘルニア性頸髄症（頸部脊髄症）2例が千葉大学神経内科から報告されている[4]．この症状は紅い色調と皮膚温上昇の点で，EMと一致するが，痛みではなくしびれを呈し，寒冷・加温刺激により，EMでは疼痛がそれぞれ軽減・増悪するのに対し，同症状ではチアノーゼがそれぞれ出現・軽減するという違いがあり，この点は同症状が肢端チアノーゼ（acrocyanosis）といわれる別の血管運動症状にも類縁であることを示している（表1）[4]．

EMの治療には確固としたものはなく，自己免疫性であることからステロイドが選択される一群は別にして，いまだに経験的に効果があるとされる薬物を順次試していくほかない．発作を避ける方法を覚えてもらったり，不快感を和らげる工夫をしたりすることも大切である．

紅く腫れて痛い手足を呈する患者は皮膚科や膠原病内科を訪れることもあるが，しばしば整形外科・脊椎脊髄外科や神経内科を訪ねると思われるので，以上の諸点を参考にしていただきたい．

本論文は下記の掲載論文を一部修正して作成した．
　福武敏夫：紅く腫れて痛い手足—脊椎由来なのか末梢神経由来なのかあるいは全身疾患か？脊椎脊髄ジャーナル　22：319-322, 2009

■文　献
1) 日本神経学会用語委員会編：erythromelalgia. 神経学用語集，第3版．文光堂，2008, p 48
2) Paticoff J, Valovska A, Nedeljkovic SS, et al：Defining a treatable cause of erythromelalgia：acute adolescent autoimmune small-fiber axonopathy. Anesth Analg　104：438-441, 2007
3) Sakakibara R, Fukutake T, Kita K, et al：Treatment of primary erythromelalgia with cyproheptadine. J Auton Nerv Syst　58：121-122, 1996
4) 高橋伸佳，北　耕平，南雲清美，他："Acro-erythro-cyanosis"を主徴とした椎間板ヘルニア性頸部脊髄症．臨床神経　30：151-156, 1990

Case study 9.

Restless legs 症候群と脊椎疾患

　最近マスメディアで「むずむず脚症候群」と呼ばれている疾患は，1944年にスウェーデンのKarl Ekbomがirritable legsと命名し，提唱した病態である[3]．そして，翌年にはrestless legs syndromeと名称が変更された[4]．この名称は広く用いられてきたので，変更は混乱を招くだけと思われるが，わが国ではその訳語が完全に統一されておらず，現在でも混乱している．すなわち，日本神経学会の『神経学用語集』[5]では「下肢静止不能症候群」が採用されているが，世間一般には「むずむず脚症候群」のほうが広まってしまった．後述するように疾患の中核症状は「脚を動かしたいという衝動（urge）」にあるので，「むずむず脚」ではそれが表現されておらず，不適当と思われる．一方，「下肢静止不能」では衝動から実際に静止できず動かしてしまう病態をそれなりに表現できているが，restlessという一般用語の訳（落ち着かない，じっとしていられないの意）としては硬い．筆者は「不穏脚症候群」が適当ではないかと考えているが，完全に統一されるまでは，原語を生かしてrestless legs症候群（RLS）と呼ぶことにする．

　本稿では，下肢優位の四肢のしびれがあり，いくつかの整形外科を長く転々としたあげく，当院整形外科から当科に紹介されて診断に至った症例を紹介し，RLSの概説と，特に脊椎疾患との関連について述べる．RLSは一般にまだまだ見逃されることが多く，殊に脊椎学領域では軽度の脊椎病変の存在が思考停止を招いて誤診されたりしているので，参考にしていただきたい．

症例提示

症例1

　患者：67歳，男性（自営業）．

　既往歴：肺結核（40年前に左上葉切除術），胃十二指腸潰瘍（40年前に胃2/3亜全摘術），緑内障，尿管結石，C型肝炎ウイルス既感染．ぎっくり腰をかなり以前に起こしたことがあるが，最近はない．

　家族歴：特記すべきことはない．

　当院整形外科で聴取された現病歴：50歳頃（17〜18年前）に両足先のしびれで始まり，最近はくるぶし以遠が痛いようにしびれる．両手指のしびれもいつの頃からかある．しびれの性状は「電気が流れているよう」で，一日中あるが，歩行していても平気で，家で安静にしていると強くなる．10年ほど前から近医の内科，整形外科を受診後，いくつかの大学病院整形外科を受診したが，腰椎椎間板ヘルニアを指摘されるだけだった．しびれがかなり強くなってきたので，近くの病院の整形外科を受診したが，腰部脊柱管はそれほど狭くないので，よくわからないといわれた．そのため，当院整形外科を受診した．

9. Restless legs 症候群と脊椎疾患

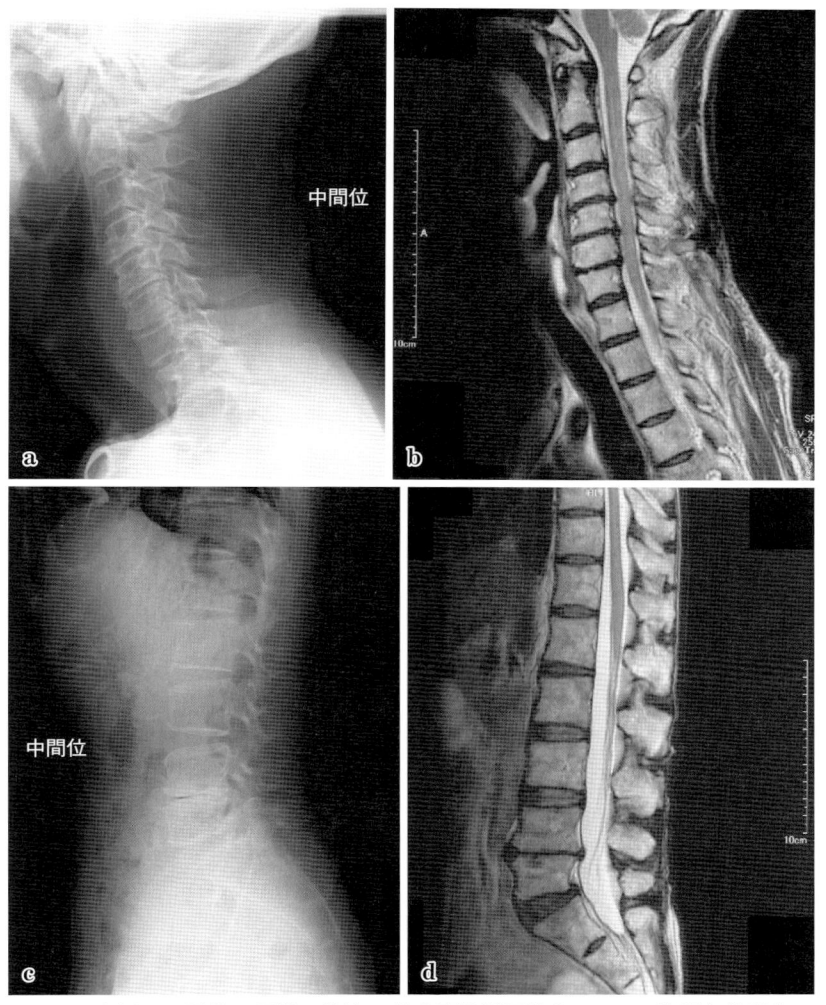

図1 症例1の頸椎・腰椎の単純X線中間位側面像とMRI T2強調矢状断像
a, b：頸椎像（a：単純X線像, b：MRI）, c, d：腰椎像（c：単純X線像, d：MRI）.

同科での診察および検査所見
- 四肢に筋力低下はない．握力は右27 kg, 左25 kg.
- 腱反射は正常範囲であり，Hoffmann 反射や Babinski 徴候などは認められない．
- 痛覚の異常ははっきりしない．
- 頸椎棘突起に圧痛，叩打痛はなく，Jackson 徴候もない．
- 下肢は冷たくなく，足背動脈もよく触知できる．
- 協調運動障害はなく，歩行にも痙性はみられない．

- 頸椎X線撮影（図1a）では第2胸椎までみえる．C3〜C5に前屈時の局所後弯がある（alignment 不良）．C4/C5, C5/C6, C6/C7 に椎間板腔の軽度狭小化があり，C3〜C4 に軽度の不安定性がある．
- 頸椎 MRI（図1b）では，脊柱管狭窄と多椎体間の軽度の椎間板突出がみられる．
- 腰椎X線撮影（図1c）では，L4/L5 の椎間板腔狭小化があるが，不安定性ははっきりしない．

表1　RLSの診断基準（文献1を改変）

<必須条件>
1. 脚を動かさざるを得ない衝動であり，通常脚に不快な感覚を伴うか，不快な感覚で始まる．時に不快な感覚がないことや，脚に加えて手や他の部位にも同様の症候がみられることがある．
2. 動かしたい衝動や不快感は，臥位や坐位などの休息時や非活動時に始まるか悪くなる．
3. 動かしたい衝動や不快感は，歩行やストレッチのような動作で部分的にあるいは完全に軽快する（少なくとも運動しているかぎり）．
4. 動かしたい衝動や不快感は，日中よりも夕方や夜に悪くなるか，夕方や夜にだけ起きる（症候が特に強い場合には，夜間の悪化は気づかれないかもしれないが，以前にはそのような様相がある）．

<支持条件>
1. RLSの家族歴：RLSの有病率はRLS患者の1親等でRLSのない場合より3〜6倍高い．
2. ドパミン療法の有効性：RLSのほとんどすべての患者は，Parkinson病患者に用いるより少ない抗Parkinson病薬に少なくとも初期の反応を示す．この反応は維持されるとは限らない．
3. 周期性下肢運動（periodic limb movements：PLM）：PLMはRLS患者の85％に睡眠中や覚醒時にみられる．PLMは他の疾患や高齢者でしばしばみられ，小児ではそれほどみられない．

・腰椎MRI（**図 1d**）では，L4/L5の椎間板腔狭小化がみられるが，馬尾への影響は疑われない．

整形外科医の印象：運動障害がなく，感覚障害が主体であるが，脊髄脊椎由来の症候ではなさそうであり，末梢神経障害や脊髄後索障害などの鑑別を神経内科に依頼する．2カ月後に当科に紹介された．

当科で追加した病歴：ビリビリするしびれは5〜6年前から増強し，最近さらに増強して，足首から先を切って捨てたいような不快感も覚えるようになった．臥位で強くなり，下肢をしびれでモゾモゾ動かしてしまうことがあるほかに，足を冷やしてみたり，歩いたりして紛らわしている．しびれが夜間に強いために寝つきが悪くなり，近医から睡眠薬をもらっている．暗所でもふらつくことはない．

当科での印象：RLSの要素もありそうだが，背景に薬剤性や胃切除関連の障害（ビタミンB_{12}欠乏など）はないかと考えた．検査としては，糖やHbA1cなどを含む一般血液，ビタミンB_{12}を提出するとともに，末梢神経伝導検査を予定し，Parkinson病治療薬であるドパミン作動薬のタリペキソール（ドミン®）1錠（0.4 mg）の眠前投与を開始した．

その後の経過：血液検査には異常がなかった．末梢神経伝導検査（左側で施行）では，尺骨神経と下肢の運動神経に軽度の伝導速度遅延がみられたが，感覚神経に異常がなかった．RLSと診断し，ドミン®1錠で1カ月間経過をみたが，改善が乏しかった．そのため，いろいろな薬剤追加・変更を試み，最終的に4カ月目に抗けいれん薬のクロナゼパム（ランドセン®）0.25 mg＋ドパミン作動薬のプラミペキソール（ビ・シフロール®）0.25 mg・8時間ごとにて，しびれは軽度となり，足首を切って捨てたいような不快感から脱した．

考　察

RLSの診断基準は**表1**のとおりである[1,6]．本症例は必須条件の1〜4を満たし，結果としての睡眠障害もあり，RLSと診断される．しびれの表現にはさまざまな言葉が用いられている．虫が這う，火照り，チクチク，ピリピリ，ジンジン，ムズムズ，針を踏むよう，ナイフで刺される，電気が流れる，硬くなる，切って捨てたい，身の置きどころがないなど

である．

RLSは今や欧米では成人の5〜12%にもみられるありふれた疾患であるが，日本を含むアジアからの報告では1%以下程度と少ない．それでも疾患概念が広く認知されているわけではないので，まだ看過されている症例が多いと思われる．女性にやや多く，高齢ほど多くなる．遺伝性・家族性の症例も知られ，それらを含む本態性とされるものが8割，何らかの背景疾患と関連づけられる二次性のものが2割といわれる．すでに遺伝子座が6カ所発見されている．二次性の背景疾患としては，妊娠，腎臓病，鉄欠乏性貧血，糖尿病，胃切除後，関節リウマチ，Parkinson病，多発ニューロパチー（特に家族性アミロイドニューロパチーやCharcot-Marie-Tooth病など），遺伝性脊髄小脳変性症など，数多く知られている．

RLSと鑑別すべき疾患・病態には，有痛性筋けいれん，末梢神経障害，末梢血行障害，関節炎，向精神薬の副作用であるアカシジアなどがあるが，最も注意すべきは，就眠時にみられる周期性下肢運動（ミオクローヌス）である．これ自体は動かそうという衝動性を有しないので簡単に鑑別できそうであるが，実際にはRLSに合併することが多いので，紛らわしい[2]．

治療は二次性のものでは原疾患の治療が優先されるべきであるが，薬物治療としてドパミン作動薬や抗けいれん薬が用いられる．一方，悪化させる薬剤も知られており，ニコチン，三環系抗うつ薬，選択的セロトニン再取り込み阻害薬（SSRI）およびメトクロプラミド（プリンペラン®）などのドーパ拮抗薬などが含まれる．カフェインやアルコールも二次性RLSの原因物質とされている．

RLSと脊髄脊椎疾患の関連としては，しばしば共存することがまず挙げられる．これは主としてともにコモンな疾患であるゆえの偶然の合併と思われるが，まだよくわかっていないのが現状である．神経根症がRLSの原因になり得るという報告もある．いずれにしても，自験例でも頸椎，腰椎の軽度のX線所見がそれぞれ2/3くらいの症例に認められており，しびれが安直に脊椎疾患に帰せられてしまう可能性がある．当科でRLSと診断できた症例のすべてが，それまでに多くの医院，病院の内科，整形外科，脳神経外科などを転々としてきた病歴を有していた．

以上とは別に，RLSと腰椎疾患の鑑別の一つとして，以前から「Vesper's curse」（ヴェスパーの呪い）が挙げられているので，紹介しておく．これは心疾患がある場合に，臥位になると右心房の充満圧が高くなり，腰部脊柱管内の静脈叢がうっ帯・拡張して一過性の脊柱管狭窄状態を生じ，そのために下肢のしびれや痛みが出現し，睡眠障害をきたす病態である．臥位や夜間のしびれ，睡眠障害などの点でRLSと共通性を持つので，まれと思われるが注意すべき病態と思われる．

本論文は下記の掲載論文を一部修正して作成した．
福武敏夫：Restless legs症候群と脊椎疾患．脊椎脊髄ジャーナル　22：107-110, 2009

■文　献

1) Allen RP, Picchietti D, Hening WA, et al：Restless legs syndrome：diagnostic criteria, special considerations, and epidemiology. A report from the restless legs syndrome diagnosis and epidemiology workshop at the National Institutes of Health. Sleep Med　4：101-119, 2003
2) Buchfuhrer MJ, Hening WA, Kushida CA：Restless legs syndrome. AAN Press, New York, 2007, pp 1-255
3) Ekbom KA：Asthenia crurum paresthetica ("irritable legs")：A new syndrome consisting of weakness, sensation of cold and nocturnal paresthesia in the legs, responding to a certain

4) Ekbom KA : Restless legs : A clinical study of a hitherto overlooked disease in the legs characterized by peculiar paeresthesia (anxietas tibiarum), pain and weakness and occurring in two main forms, asthenia crurum paraesthetica and asthenia crurum dolorosa. Acta Med Scand Suppl **158** : 1-123, 1945
5) 日本神経学会用語委員会（編）：神経学用語集, 第3版. 文光堂, 2008, p 123
6) Walters AS : Toward a better definition of the restless legs syndrome. The International Restless Legs Syndrome Study Group. Mov Disord **10** : 634-642, 1995

extent to treatment in general. Acta Med Scand **118** : 197-209, 1944

Case study 10.

局所の痛みをみたら帯状疱疹を疑え

　四肢・体幹にしびれや痛みがあるときには，当然，脊髄脊椎疾患が鑑別診断の対象になる．帯状疱疹もその一つであり，頻度も高い．皮疹に先行して痛みが現れることが多いので，筆者はいつも「局所の痛みをみたら帯状疱疹を疑え」と口を酸っぱくしていっている．しかし，そういっている当人も時に判断を誤ることがあり，後医に名を成さしめてしまうことがある．そのほかにも水痘-帯状疱疹ウイルス（VZV）感染が脊髄脊椎疾患の鑑別対象になる状況は，表1のようにさまざまである[4]．最近，増加傾向にある AIDS のような免疫不全患者では皮疹を伴わずに神経症候が現れることがあり[5]，より注意が必要である．本稿では，3つの症例[3]を通して鑑別のポイントを述べる．

表1　脊髄脊椎疾患と鑑別を要する水痘-帯状疱疹ウイルス（VZV）感染症

1. 帯状疱疹
　a．皮疹が遅れて現れる場合
　b．皮疹が現れない場合
2. 帯状疱疹後神経痛
3. 水痘後の急性小脳性運動失調症【小児】
4. 髄膜炎
5. 脳脊髄炎
6. 脊髄炎
7. 髄膜神経根炎
8. 局所運動麻痺（focal motor weakness）
9. 神経因性膀胱
10. 感染後多発ニューロパチー（Guillain-Barré 症候群）
11. 大血管症（肉芽腫性血管炎）【非免疫不全患者】
　a．三叉神経第1枝帯状疱疹（眼部帯状疱疹）後の対側片麻痺
12. 多発小血管症【免疫不全患者】

症例提示

症例1
（帯状疱疹の診断が遅れた症例）

　患者：62歳，女性．
　既往歴：無症候性多発大脳白質虚血病巣．完全右脚ブロック．以前から胸背部痛があり，頸椎症によるものと診断されていた．
　現病歴：4年前から Parkinson 病の疑いで当科に通院中であった．X年2月2日，3日前から出現した左肩から上腕にかけての圧迫されるような痛みで臨時受診した（受診時点ではドーパ合剤2錠を服用中であったが，翌年には進行性でないことから，薬剤性 parkinsonism であったと判断され，処方も受診も終了した）．

　神経学的所見
　・筋強剛はみられない．
　・両側に finger jerks がみられる．

　印象：神経根痛と思われ，以前から頸椎症を指摘されていることから，その悪化によるものと考え，頸椎X線撮影（6方向）を実施した．C5/C6 椎間板腔狭小化がみられた（図1）が，以前から進行しているかは明確でなかった．鎮痛薬を処方し，翌日の頸椎MRIを予約した．

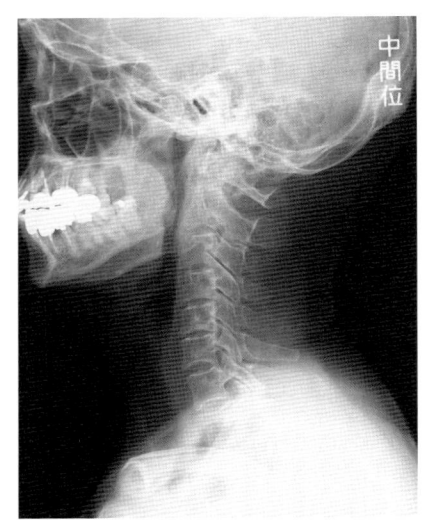

図1 症例1の頸椎単純X線像
C5/C6の椎間板腔狭小化がみられる．

経過：2日後，鎮痛薬の効果が一時的で不十分なため，再度臨時受診した．左T2デルマトーム（皮膚分節）領域（前胸部〜背部と上腕内側）に水疱を伴う浮腫性紅斑が認められ，帯状疱疹と診断された．皮膚科に紹介され，抗ウイルス薬治療が開始された．頸椎MRIでは説明できる異常はみられなかった．

小括：左肩から上腕にかけての圧迫されるような痛みについて，頸椎症（C5/C6）の既往があることから，その神経根痛が疑われたが，2日後に左T2デルマトーム領域に帯状疱疹が出現した症例である．

症例2

患者：59歳，男性（会社員）．
既往歴：47歳頃から本態性振戦．59歳時に糖尿病．
現病歴：X年10月に歯肉出血し，12月に某院にて自己免疫性血小板減少性紫斑病と診断され，翌年1月に出血傾向の精査中にヒト免疫不全ウイルス（HIV）陽性が判明し，抗HIV薬治療が開始された．

X+1年11月初め，入浴時に左半身の温覚低下に気づき，10日には右下肢脱力が出現し，階段上昇に手すりを使うようになった．その後，右優位に激しい腋窩部痛が出現し，13日に振戦の増強もみられたために同院を受診し，紹介にて17日に当科を受診した．

神経学的所見
- 意識は清明である．脳神経に異常はない．
- 筋萎縮はなく，筋緊張は四肢ともに低下している．
- 筋力は右下肢で遠位優位に高度に低下し（MMT 0〜2/5），左下肢でも全般的に軽度に低下している（MMT 4/5）．
- 右上胸部以下で温痛覚が脱失し，左腰以下で振動感覚が低下している．
- 腱反射は両下肢で亢進している．Hoffmann反射やBabinski徴候などは誘発されない．
- 協調運動は異常がない．四肢に姿勢時振戦がみられる．
- 起立では右足を引きずる．
- 排尿・排便は時に困難感がある．

印象：上胸部にレベルを有するBrown-Séquard症候群型の脊髄症が認められ，日和見感染による脊髄炎や悪性リンパ腫などを疑い，頸髄MRIを撮像した．

頸髄MRI：C6〜T2レベルに脊髄炎像がみられた（図2）．

経過：入院を勧められたが，拒否し，外来にてアシクロビルの経口治療（1,000 mg/日）を1週間受けた．症候に改善がなく，倦怠感や息切れなども出現してきたので，12月4日に当科に入院した．

入院時検査：CD4 160/μl．血清ウイルス抗体価：VZV IgM 0.71（基準値<0.8），IgG 128.0（基準値<2.0），2週後それぞれ0.37，95.6．調べた他のウイルス抗体は陰性．

脳脊髄液検査：細胞数53/3/μl，蛋白59

mg/dl, 糖 58 mg/dl（同時血糖 167 mg/dl）．オリゴクローナルバンドは陰性であったが，ミエリン塩基性蛋白（MBP）は 6.5 ng/ml（基準値＜4.0）と上昇．VZV DNA（PCR）陰性，IgM 0.17，IgG 61.3．

入院後経過：入院 1 週後から 2 週間，アシクロビルの点滴 1,000 mg/日が施行された．倦怠感と息切れはかなり改善し，右下肢脱力も少し改善し，左半身の感覚障害は範囲が少し狭くなった．アシクロビルの経口 600 mg/日を継続しつつ，3 週後に退院した．

小括：HIV 感染症の治療中に右腋窩部痛を伴って Brown-Séquard 症候群で発症した脊髄炎の症例である．帯状疱疹はみられず，VZV DNA も陰性であったが，分節性の痛みと神経症候，MRI 所見，VZV 抗体価の変動などから帯状疱疹性脊髄炎と考えられた．アシクロビルのみで治療したが，後遺症が残った．

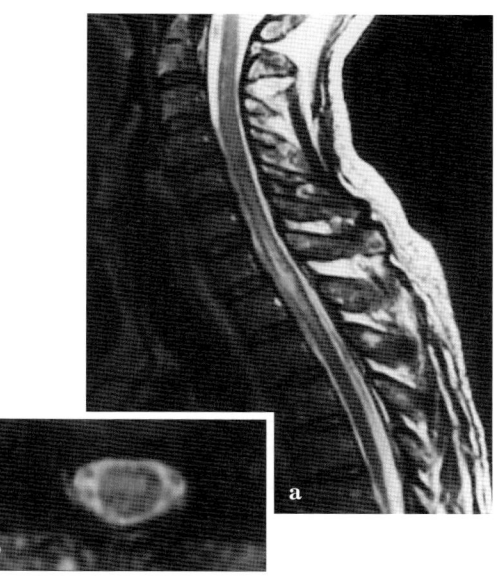

図 2　症例 2 の頸髄 MRI T2 強調像
a：正中矢状断像．C6〜T2 レベルの髄内に高信号域がみられる．
b：水平断像（C6/C7 レベル）．右優位・腹側優位に高信号域がみられる．

症例 3

患者：64 歳，男性（元会社員）．

既往歴：特記すべきことはない．

現病歴：X 年 2 月頃，急に左下肢側面・後面の痛みが出現し，3〜4 日後に左臀部に水疱が出現した．同じ頃から排尿困難も出現し，30 分以上を要した．近医で帯状疱疹と診断され，塗布薬と内服薬（内容不明）が処方された．2〜3 日後に排尿困難は少し改善したが，遷延性で残尿感があった．1 カ月後に皮疹は治まり，痛みはピリピリ感に変化した．同年夏に某病院泌尿器科を受診したが，異常がないといわれた．その頃から歩行が遅く，左下肢を引きずるようになり，急ぐと前屈姿勢になることに家族が気づいた．歩行障害は緩徐に進行した．

X＋1 年 11 月頃には歩行時のふらつきも加わった．X＋2 年 2 月，発熱後から下肢の脱力感と排尿困難が増悪し，尿閉となり，尿失禁も出現してきた．同年 9 月に紹介にて当院泌尿器科を受診し，自己導尿が開始された．紹介により 10 月に当科に入院した．

神経学的所見

・脂漏性顔貌がみられる．

・意識は清明である．脳神経に異常はない．

・左上下肢は筋強剛がみられ，両手はつぼみ手様である．

・左やや優位に両下肢 L4〜S2 支配筋に MMT 4/5 程度の筋力低下がみられる．

・両下肢 L1 以下に全感覚低下があり，S1〜S2 デルマトームで程度が強い．

・腱反射は全体に低下気味で，膝蓋腱とアキレス腱で消失している．Hoffmann 反射も Babinski 徴候もみられない．

・協調運動は四肢ともに軽度に障害されている．

- 歩行は運動失調性であり，左下肢を引きずる．
- 排尿困難と便秘がある．

印象：当初の排尿困難は臀部の帯状疱疹に伴う仙髄神経根炎（仙髄神経根ニューロパチー）で説明できると思われるが，その後の歩行障害は原因の特定できない parkinsonism と考えられ，VZV 感染との関連は明らかではない．発熱後の排尿困難の悪化は，腰仙髄部の脊髄症によると考えられ，VZV 感染の再増悪が疑われる．

検査：血清ウイルス抗体価：VZV IgM＜×10，IgG×40．Epstein-Barr ウイルス（EBV）のウイルスカプシド抗原（VCA）IgG×2,560，VCA IgM×10，VCA IgA×10，早期抗原（EADR）IgG×80，EADR IgA＜×10，EBV 核内抗原（EBNA）×40．

脳脊髄液検査：細胞数 2/μl，蛋白 45 mg/dl，糖 56 mg/dl．VZV 抗体価はすべて＜×1．EBV VCA IgG×16．

画像検査：頭部 CT に異常はない（MRI は普及以前のために撮られていない）．

神経生理検査：針筋電図は左大腿二頭筋で著明に高振幅であった．神経伝導検査は運動神経にて足首以下で記録できず，感覚神経で四肢ともに導出できなかった．

排尿機能検査：残尿が 200〜300 ml あり，自律パターンと排尿筋括約筋協働不全（DSD）が認められた．

経過：VZV 感染の再増悪が否定できないため，アシクロビルの点滴 750 mg/日を1週間継続したが，症候は不変だった．

小括：臀部の帯状疱疹直後に尿閉が出現し，経過が遷延したうえに，原因不明の parkinsonism が加わり，2 年後に発熱を契機に排尿障害の増悪とともに下肢運動・感覚障害が出現した症例である．当初の神経症候は仙髄神経根炎で説明できるが，増悪時は腰仙髄部の脊髄症と考えられる．増悪には EBV 感染の影響も疑われる．

考 察

VZV はヒトヘルペスウイルス属のウイルスの一つであり，初感染は水痘を起こす．その後に脳神経，後根，自律神経節に潜伏する．VZV が再活性化すると帯状疱疹を生じる．症例 1 のように痛みが皮疹に先行することが多く，「局所の痛みをみたら帯状疱疹を疑え」というゆえんである．皮疹は典型的には水疱を有し，診断は容易なことが多いが，後頭部（C2 デルマトーム）などでは浮腫局面だけのことがあるので，注意が必要である．

免疫不全のない患者では帯状疱疹は後遺症がなく軽快するが，高齢者などでは痛みが遷延して帯状疱疹後疼痛と呼ばれる状態になり，60 歳以上の患者の 45％ にみられるという[6]．この合併症も神経障害と数えたある報告では，100 例の神経障害のうち 88 例を占めていた[7]．ちなみに，脊髄炎は 1 例であった．

VZV の帯状疱疹後疼痛以外の神経合併症は，免疫不全と関連して発症することが多いといわれる．そうした背景因子としては，リンパ腫，白血病，AIDS，（転移性）腫瘍，腎不全，全身性エリテマトーデス（SLE）などが知られている[4]．こうした症例では症例 2 のように皮疹が現れないことが多い．VZV 神経合併症の診断は通常では皮疹との時間的関係でなされるが，AIDS などの免疫不全患者における VZV 関連合併症の管理は PCR 法が有用である．HIV 感染と神経障害を有する 514 例の検討[2]では，13 例（2.5％）が脳脊髄液での PCR 法で VZV DNA 陽性であった．このうち 4 例が脳炎か脳脊髄炎を呈し，

抗ウイルス薬治療を受け，2例は改善し，VZV DNAが陰性化したが，陰性化しなかった2例は悪化し，うち1例が死亡した．

排尿に関する423例の帯状疱疹患者の検討[1]では，4%（17例）に感染と関連した排尿障害が認められたが，膀胱炎関連が多い（12例）のが注目される．次に多いのは症例3の初期のようなニューロパチー関連の4例であり，症例3の増悪時のような脊髄炎は1例のみとまれであった．

VZVは，末梢，中枢を問わず神経系と関連する代表的ウイルスであり，脊髄脊椎疾患の鑑別にはVZV関連神経障害を見逃さないようにしたい．

本論文は下記の掲載論文を一部修正して作成した．
福武敏夫：痛みをみたら，帯状疱疹を疑え．脊椎脊髄ジャーナル 20：741-744, 2007

■文　献

1) Chen PH, Hsueh HF, Hong CZ：Herpes zoster-associated voiding dysfunction：a retrospective study and literature review. Arch Phys Med Rehabil **83**：1624-1628, 2002
2) Cinque P, Bossolasco S, Vago L, et al：Varicella-zoster virus（VZV）DNA in cerebrospinal fluid of patients infected with human immunodeficiency virus：VZV disease of the central nervous system or subclinical reactivation of VZV infection？ Clin Infect Dis **25**：634-639, 1997
3) 福武敏夫：水痘-帯状疱疹ウイルス脊髄炎．神経内科 **66**：422-430, 2007
4) Gilden D：Varicella zoster virus and central nervous system syndromes. Herpes **11**（2 Suppl）：89A-94A, 2004
5) Heller HM, Calnevale NT, Steigbigel RT：Varicella zoster virus transverse myelitis without cutaneous rash. Am J Med **88**：550-551, 1990
6) Kleinschmidt-DeMasters BK, Gilden DH：Varicella-Zoster virus infections of the nervous system：clinical and pathologic correlates. Arch Pathol Lab Med **125**：770-780, 2001
7) Sánchez-Guerra M, Infante J, Pascual J, et al：Neurologic complications of herpes zoster：a retrospective study in 100 patients. Neurologia **16**：112-117, 2001

Case study 11.

全身けいれん後の四肢麻痺
—Todd 麻痺と誤ってはならない

けいれん後の一時的な運動麻痺は Todd 麻痺という名でよく知られている．麻痺は軽度だったり完全だったりとさまざまだが，一般的には身体の一側に生じ，通常 48 時間以内に治まる．Todd 麻痺は言語や体性感覚，眼球の位置や視覚にもみられることがある．運動麻痺としての Todd 麻痺はすべてのけいれんの約 1/7 に生じたという報告[2]があるが，全般性の強直間代けいれんに続発することが多い．持続時間は 20 分以内と短いことが多いが，数日に及ぶこともある．Todd 麻痺の正確な機序はいまだ不明であるが，2 つの仮説が提唱されている．すなわち，第 1 は「枯渇」理論であり，運動皮質が疲労して神経過分極が長引くというものである．第 2 は N-メチル-D-アスパラギン酸（NMDA）受容体の活性化による運動神経の一過性不活化という考えである．

Todd 麻痺が四肢麻痺の形をとることはないと思われるが，複雑部分発作の後でけいれんしていた肢の対側肢に麻痺が生じた症例の報告[6]があり，また，けいれんが重積するような状況では四肢麻痺をけいれん自体と安易に結びつけてしまうおそれがある．また，けいれんで発症し，四肢麻痺を呈した脳底動脈先端症候群（top of the basilar syndrome）の報告もある[5]．

本稿では，けいれん重積後に頭部以外の運動が麻痺した患者において，頸椎病変の発見がやや遅れた経験を紹介し，文献的考察をする．

症例提示

症例 1

患者：58 歳，女性（主婦）．
既往歴：子宮筋腫摘除術．
家族歴：特記すべきことはない．
現病歴：X 年 7 月某日，いつもと同様に 23 時頃に就寝した．約 30 分後にトイレに起きたが，なかなか帰ってこないので，夫が見に行くと，トイレの前に倒れていた．応答がないので，救急車が要請され，翌日未明に当院救命救急センターに搬送された．

救命救急センターでの所見
- 意識は昏睡状態である．血圧 120/60 mmHg．脈拍 70/分，整．呼吸 12/分，浅．体温 36.0℃．
- 前頭部に 4 cm 大の擦過傷がみられる．
- 瞳孔は正円同大で，対光反射は正常であり，脳神経領域に明らかな異常はない．
- 四肢麻痺状態にある．
- 腱反射は四肢ともに亢進し，両側 Babinski 徴候がみられる．

救急時の検査：一般血液・尿検査に特記すべき異常はなく，頭部 CT にも異常はなかった．頭部 MRI では右小脳橋角部に 2 cm 径の腫瘤像がみられ，髄膜腫と考えられた（**図 1**）．脳波では基礎波 6〜7 Hz θ 波であり，左 C-P 部に棘波がみられた．

11. 全身けいれん後の四肢麻痺

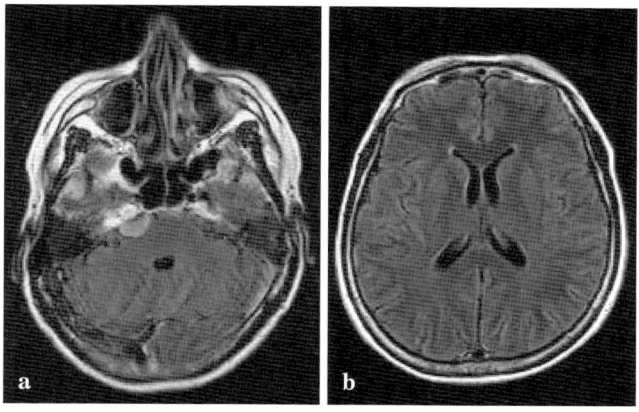

図1　救急受診時の頭部 MRI FLAIR 画像
a：テント下，b：テント上．
右小脳橋角部に2cm径の腫瘍像がみられる以外に異常はない．

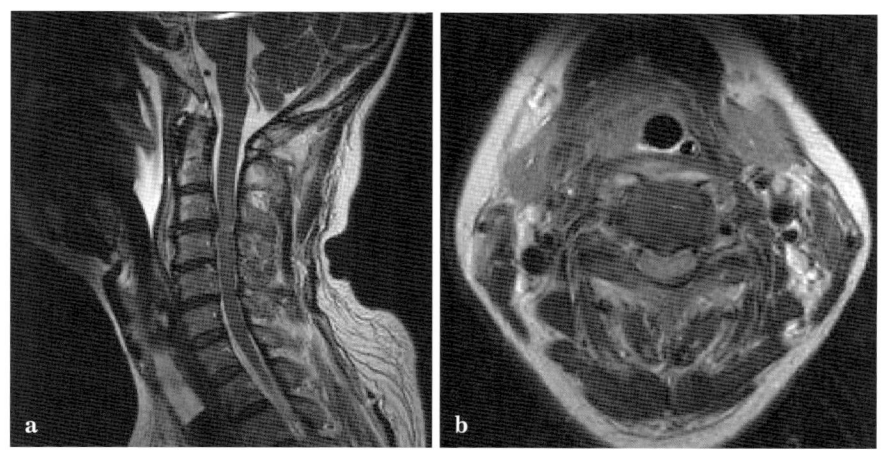

図2　第10病日の頸椎 MRI T2 強調像
a：矢状断像，b：C3/C4 レベルの水平断像．
脊柱管狭窄，C3/C4 椎間板突出，同レベルの髄内高信号域がみられる．

当初の経過：意識障害の原因はてんかん（けいれん）と考えられ，神経内科も併診となった．この時，頭部を右方向にミオクローヌス様に動かす運動がみられたが，四肢の動きはみられなかった．浅呼吸で舌根沈下もみられたため，気管挿管され，人工呼吸器管理がなされた．

抗けいれん薬が投与され，一時的に前述のミオクローヌス様運動が消失したが，再発したので，けいれん重積状態として加療された．第2病日に神経内科に転科となり，治療が継続された．第6病日，頭部にけいれんとは異なる動きが現れ，呼びかけにわずかに反応する様子が出てきた．第7病日に気管切開を施行した．第8病日には首振りによる意思表示が可能になった．それでも四肢の動きがないことが問題点とされた．

第10病日の部長回診時の印象：意識と四肢麻痺の解離を説明するには，頸髄損傷しかないことを指摘した．

回診後の経過：頸椎単純X線撮影では脊柱管狭窄があり，頸椎MRIではC3/C4椎間板突出と同レベルの髄内高信号域が確認された（図2）．直ちにフィラデルフィアカラーを

347

装着し，ステロイド大量療法がなされた．第12病日に人工呼吸器を離脱した．第27病日に気管切開部が閉鎖され，自力排尿がみられるようになった．その後，回復期リハビリテーション病院にて訓練を受け，半年後には車椅子自走で退院し，3年後には自宅療養中であるが，pickup walker で自力歩行が可能になった．

考 察

けいれんによる脊髄損傷の報告は多いが，ほとんどの場合には，胸髄・腰髄損傷に焦点が当てられている．胸髄・腰髄損傷はけいれんによる強い筋収縮の結果として生じる．一方，難治性のてんかん患者では，頸髄損傷の有病率は正常対照群の30〜40倍といわれているが，損傷はけいれんに関連した転倒の後に生じる[3]．頭部外傷を合併していることが多く，てんかん後のもうろう状態が新たな脳症と誤られることもあり，診断はしばしば遅れる．Kruitbosch ら[3]によれば，転倒から頸髄損傷に至る危険因子は，①てんかん自体（筋収縮の程度やけいれんの頻度），②てんかんの神経学的後遺症（平衡障害や運動障害，認知障害），③もともとの脊椎疾患（脊椎強直症や脊柱管狭窄症），④抗てんかん薬の副作用（平衡障害や認知障害），そしておそらく，⑤ヘルメット（これは倒れたときに頸椎にかかる慣性モーメントを増強する可能性がある）などである．歩行自体も危険因子であるが，車椅子の患者にも生じることがあり，見逃されやすい．

てんかん発作に伴う椎骨骨折については1970年代から報告があり，大発作では15〜16%という数字がある．しかし，1982年に報告された「てんかん患者における急性頸髄損傷」の論文[1]では，神経障害まで起こす症例はそれまでに2例しか報告されていないと述べられている．同論文では，自らの施設における7年間の経験として，約500例のてんかん患者のうちで，発作と転倒に関連して生じた急性頸髄損傷の7例について述べられている．7例ともに薬物治療に抵抗性であり，うち6例は強直性けいれんから転倒と頻回の頭部打撲をきたしていた．X線撮影で，頸椎に①5例で強直性変化，②4例で過骨化，③3例で前後径11 mm 以下の狭窄のような所見が認められている．これらの所見からみて，繰り返す外傷が頸椎に変化をきたし，（特に成長的脊柱管狭窄があるとき）頸髄損傷の危険因子になっていると推測されている．

その後，1999年に大発作てんかん後の四肢麻痺の2例が報告されている[4]．症例はてんかんの既往のある44歳，34歳の男性で，診察時にそれぞれ前頭部打撲，顔面・頭皮打撲がみられた．四肢麻痺の原因診断は数時間遅延したと述べられている．損傷高位はともにC3/C4で，機序はそれぞれすべり症，椎間板突出であった．ともに頸椎手術がなされ，転帰はそれぞれ6カ月後に支え歩行，4カ月後に平行棒内歩行であった．

全身けいれん，特にその重積状態では，けいれん後あるいはその治療後に四肢麻痺があっても，Todd 麻痺や，たとえばけいれん中に生じたかもしれない低酸素やその他の代謝性因子などに帰してしまうかもしれない．しかし，けいれんや意識障害による転倒が疑われる場合には，常に（機械的・自動的に）頸髄損傷の可能性を想起する必要がある．そのようなときには，自験例や文献例でみられたように，前頭部などの打撲傷の存在がヒントになると思われる．

いずれにしても，特にてんかん患者を扱う

施設では，てんかん患者において転倒から頸髄損傷が生じるリスクについて，あらかじめよく認知しておく必要がある．また，難治性患者では転倒予防や頸椎保護の生活指導をしておくことが勧められる．

　本論文は下記の掲載論文を一部修正して作成した．
　福武敏夫：全身けいれん後の四肢麻痺—Todd麻痺と誤ってはならない．脊椎脊髄ジャーナル 21：1259-1262，2008

■文　献

1) Allen JW, Kendall BF, Kocen RS, et al：Acute cervical cord injuries in patients with epilepsy. J Neurol Neurosurg Psychiatry 45：884-892, 1982
2) Gallmetzer P, Leutmezer F, Serles W, et al：Postictal paresis in focal epilepsies：incidence, duration, and causes：a video-EEG monitoring study. Neurology 62：2160-2164, 2004
3) Kruitbosch JM, Schouten EJ, Tan IY, et al：Cervical spinal cord injuries in patients with refractory epilepsy. Seizure 15：633-636, 2006
4) Kumar SK, Freeman BJ：Quadriplegia following grand mal seizures. Injury 30：626-629, 1999
5) 永沼雅基，橋本洋一郎，松浦　豊，他：痙攣発作で発症した top of the basilar syndrome の2症例．臨床神経 45：647-651, 2005
6) Oestreich LJ, Berg MJ, Bachmann DL, et al：Ictal contralateral paresis in complex partial seizures. Epilepsia 36：671-675, 1995

Case study 12.

脊髄損傷患者の全身けいれん

　第2部のCase study 11に「全身けいれん後の四肢麻痺」という表題で，全身けいれんにより転倒し，頸椎病変により四肢麻痺に至った症例を紹介したが，今回はいわば反対に頸髄損傷（四肢麻痺）の慢性期に全身けいれんをきたした症例を紹介する．

症例提示

症例1

　患者：32歳，男性．
　既往歴：小児期喘息．4年前に海に飛び込んだときに頸髄損傷（C5髄節；Frankel分類のGrade A）を起こし（**図1**），当院整形外科に入院し，頸椎前方除圧固定術を受けた．4.5カ月のリハビリテーション後に車椅子介助移動（平地なら自動駆動可能）レベルとなり，専門のリハビリテーションセンターへ転院した（尿道カテーテル留置）．
　生活歴：元サーファー．
　家族歴：特記すべきことはない．
　現病歴：1カ月前まで重度障害者施設に入所していたが，職業リハビリテーション施設入所の待機のために家の近くの施設にショートステイしていた．
　本日17時半頃，母親の運転で車に乗っていたとき，突然に強い頭痛が出現し，冷や汗・冷感も出て，頭痛が増強するとともに一時失神した．母親が救急車を要請し，搬送されている途中に，左手と左顔面のしびれを自覚した．血圧が上がっている感じで「やばい」と感じた．当院へ到着寸前に強直性けいれんが出現し，意識が消失した．18時，病院に到着した．
　救命救急センター受診時所見と経過
　血圧は194/97 mmHg，脈拍は116/分，呼吸は26回/分，動脈血酸素飽和度（SpO$_2$）はroom airで83％，体温は35.8℃であった．意識レベルは昏睡｛JCS（Japan coma scale）でⅢ-300，GCS（Glasgow coma scale）でE1V1M1｝で，上肢は屈曲肢位で，眼球は上転し，口角から泡を吹いていた．対光反射は認められた．けいれん発作に対し，ジアゼパム5 mgを静注したところ，SpO$_2$がroom airで75％に低下したため，用手的に気道が確保され，アンビューバッグにて換気された．自

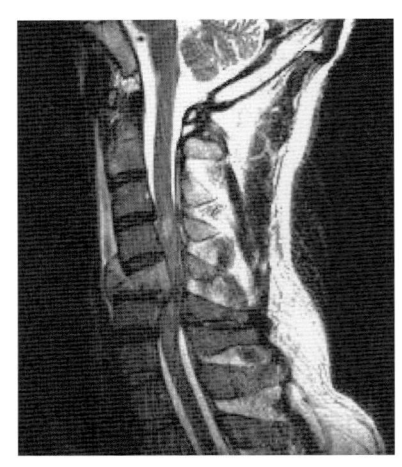

図1　頸髄損傷時の頸椎MRI
C5椎体の破裂骨折と同部の頸髄圧迫および髄内高信号域が認められる．

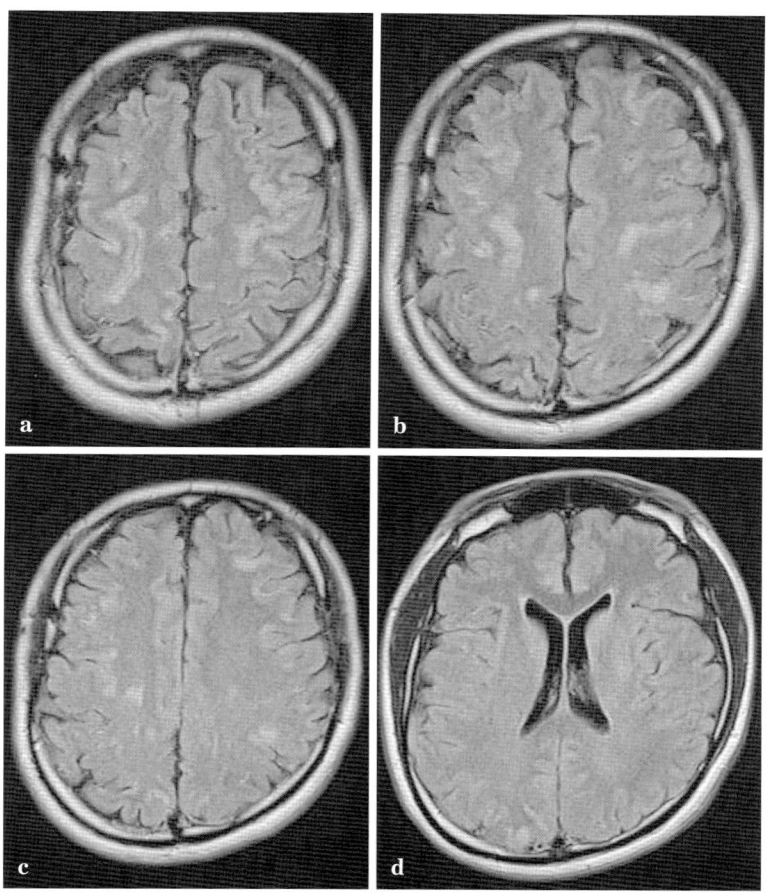

図 2 全身けいれん時の頭部 MRI FLAIR 画像（眼窩外耳孔線に-20度）
両側前頭葉皮質，一部皮質下白質と右後頭葉皮質などに高信号域がみられる
（下垂体部は省略）.

発呼吸がみられるようになり，SpO₂ も改善し，5 分ほどたってから意識も徐々に改善した．19 時頃には意識は JCS で I-1 となり，前頭部痛と寒気を訴え，悪寒がみられた．痛みに対し，ジクロフェナクナトリウム（ボルタレン®）坐薬 25 mg が挿肛された．くも膜下出血除外のための頭部 CT，脳脊髄液には異常なく，けいれんの精査目的で神経内科に入院した．頭部 MRI FLAIR 画像にて両側前頭葉皮質・皮質下白質および帯状回皮質，右後頭葉皮質，左尾状核の高信号域と下垂体部腫大がみられた（図 2）．

当科入院時所見

・血圧 116/73 mmHg，脈拍 62/分，呼吸 16 回/分，SpO₂（room air）99%．
・全身に皮疹が認められる（後に皮膚科で尋常性乾癬と診断される）．
・意識は清明である．項部硬直はみられない．他の脳神経領域に異常はない．
・上肢肩部は挙上可能，肘は屈曲肢位で伸展不可，手関節は背屈可能である．下肢は痙性で，筋力が MMT 1/5 である．
・前胸部以下は全感覚脱失がある．
・膀胱直腸障害が認められる（尿道カテーテル留置）．

当科担当医の印象とその後の経過

けいれんの原因は不明であるが，MRI所見のうち，大脳の変化はけいれんによる結果と考えられ，下垂体部腫大の精査が必要と思われた．しかし，ホルモン検査では異常がなく，MRI所見はラトケ嚢（Rathke pouch）と解釈された．5日後のMRIでは大脳の異常所見はほぼ消失していた．

尿道カテーテル交換時に，数分で血圧・脈拍上昇，発汗，火照り，頭頸部発赤，頭痛が出現したが，α遮断薬のブナゾシン（デタントール®）5 mgの内服にて，30分で元に戻った．その後，尿道カテーテル交換時にはデタントール®を予防的に内服させると，軽度の発汗のみで処置できた．問診を詳細に行うと，頸髄損傷後に数回失神の既往があること，いつも尿道カテーテルがずれると全身に発汗がみられ，血圧が上昇すること，入院日，救急車に乗車するときに尿道カテーテルがずれ，20分後から頭痛が出現しはじめたことなどが判明した．上級医の示唆もあり，頸髄損傷による自律神経異常反射（autonomic dysreflexia）のために急速に血圧が上昇し，高血圧性脳症をきたしたものと結論された．追跡のMRIにて大脳皮質の異常信号は消失し，画像からは後部可逆性脳症候群（posterior reversible encephalopathy syndrome：PRES）と考えられた．

いつでも退院可能と考えられたが，転院先の都合で1カ月後に退院した．

考　察

脊髄損傷後の慢性期にみられる重要な合併症に自律神経の過大な反応による症状はよく知られている[5,8]が，本症例のように，一般救急医や経験のない神経内科医では判断が遅れることがある．この反応は見かけ上の過大反応から，かつては自律神経過反射（autonomic hyperreflexia）と呼ばれていたが，最近の微小神経電図法による筋肉および皮膚への交感神経活動の観察から，それが決して過大なものでないことから，自律神経異常反射と呼ばれるようになっている[5]．通常T6より上位の高度の脊髄障害でみられ，T7以下の病変ではみられない．外傷性の脊髄壊死が最も多い原因であるが，脊髄梗塞やある種の壊死性脊髄炎，脊髄腫瘍も原因となることがあり[8]，最近，多発性硬化症での報告もある[4]．

発作時には急激な血圧上昇，徐脈，多汗，立毛（鳥肌），鼻閉（鼻づまり）が現れる．発作が始まると，患者は頸部，肩，上肢のしびれや，胸の圧迫感や呼吸困難感，瞳孔散大，顔面蒼白から顔面潮紅への変化，頭や耳の充満感，そして拍動性頭痛が現れてくる．発作が重篤であったり，遷延したりすると，カテコールアミン毒性による心筋障害や心筋梗塞，脳出血や全身けいれん，視覚障害もみられるようになる[5,8]．神経性肺浮腫をきたした報告もある[1,8]．こうしてみると，自律神経異常反射は内科的緊急症の一つであり[9]，本症例は典型的で重症の経過をたどったといえる．

きっかけになるのは病変部以下の脊髄に支配されている諸臓器からの感覚刺激である．具体的には，尿閉や不用意な膀胱洗浄による膀胱の拡張，膀胱炎や膀胱結石，尿道へのカテーテル操作，便秘による大腸・直腸の伸展，褥瘡，四肢や腹部の痛覚刺激や受動的運動，接触刺激などである[5,7,8]．四肢麻痺の母親が乳児に授乳中に発症したという報告もある[3]．本症例では乗車時の尿道カテーテルのずれが誘因であった．

さて，本症例では全身けいれんに至り，MRI上に可逆性の皮質などの信号異常が現

れたことから，高血圧性脳症による PRES をきたしたといえる．このような症例は初めてでなく時に報告されている[2,5]．最近の報告例[2]は，55 歳の女性で，外傷性の C5～C6 頸椎骨折により痙性四肢麻痺が続いていたところ，処置により咳反射が間接的に誘発されたとき，急に激しい頭痛を覚え，著明な高血圧と皮質盲をきたした．MRI では両側中後頭葉と左中心後回の皮質下白質に T2 高信号が認められた．その後，同じような処置のときにはベッドの頭部を上げ，血圧上昇や疑わしい症状がある場合にはニフェジピンを舌下させた．1 カ月後の追跡 MRI では異常所見は消失していた．

発作の病態機序[5]や，発作が起きたときの対策と予防の仕方については，これまでの文献[5-8]を参考にしてほしいが，コントロールされた治療研究がなく，もっとしっかりした治験が必要といわれている[6]．ともあれ，自律神経異常反射の病態に通じていることは，脊椎脊髄外科医やリハビリテーション医はもちろんのこと，一般救急医や神経内科医などにとっても必要と思われる．

本論文は下記の掲載論文を一部修正して作成した．

福武敏夫，高橋正年：脊損患者の全身けいれん．脊椎脊髄ジャーナル 22：1163-1166, 2009

■文 献

1) Calder KB, Estores IM, Krassioukov A：Autonomic dysreflexia and associated acute neurogenic pulmonary edema in a patient with spinal cord injury：a case report and review of the literature. Spinal Cord 47：423-425, 2009
2) Chaves CJ, Lee G：Reversible posterior leukoencephalopathy in a patient with autonomic dysreflexia：a case report. Spinal Cord 46：760-761, 2008
3) Dakhil-Jerew F, Brook S, Derry F：Autonomic dysreflexia triggered by breastfeeding in a tetraplegic mother. J Rehabil Med 40：780-782, 2008
4) Kulcu DG, Akbas B, Citci B, et al：Autonomic dysreflexia in a man with multiple sclerosis. J Spinal Cord Med 32：198-203, 2009
5) 國本雅也：脊髄疾患による自律神経障害．Clin Neurosci 26：1220-1222, 2008
6) Krassioukov A, Warburton DE, Teasell R, et al：A systematic review of the management of autonomic dysreflexia after spinal cord injury. Arch Phys Med Rehabil 90：682-695, 2009
7) 眞野行生：保存療法．伊藤達雄，服部孝道，山浦晶（編）：臨床脊椎脊髄医学．三輪書店，1996, pp 114-126
8) Ropper AH, Samuels MA：Adams and Victor's principles of neurology, 9th ed. 2009, pp 519-520, pp 1183-1185
9) Somani BK：Autonomic dysreflexia：a medical emergency with spinal cord injury. Int J Clin Pract 63：350-352, 2009

欧文索引

太字：主要頁

【数字】
5-ハイドロキシインドール酢酸（5-HIAA） 101
10秒テスト 23, 25, 224

【α・β・γ】
α運動線維 75
$β_2$ミクログロブリン 252, 254
γ線維 75

【A】
AAN 325
AASN 325
abetalipoproteinemia 191
acrocyanosis 335
acro-erythro-cyanosis 25, 334, 335
acute ataxic neuropathy 325
acute autonomic and sensory neuropathy 325
acute autonomic neuropathy 325
acute pandysautonomia 85, 325
acute sensory neuropathy 325
Adamkiewicz 動脈 121
adductor reflex 79
ADEM 144
adrenoleukodystrophy 207
adrenoleukomyeloneuropathy 207
adrenomyeloneuropathy 207
advanced glycation end-product（AGE） 254
AIDSに伴う水痘-帯状疱疹ウイルス脊髄炎 154
ALD 207
ALMN 207
ALS 101
Alzheimer 病 43
AMAN 104
AMN 207
amyotrophy of oblique topography 41
angiostrongyliasis 159
Angiostrongylus cantonensis 159
AQP4 184
Argyll Robertson 瞳孔 145
artery-to-artery 機序 29, 231
artery-to-artery 塞栓 303, 309
Ascaris suum 160
asterixis 194, 199
ataxic hemiparesis 32
ataxie optique 313
atlantoaxial dislocation 94
atlantoaxial sublaxation 94
autonomic dysreflexia 81, 352
autonomic hyperreflexia 352
autosomal recessive early-onset parkinsonism（AR-EP） 35

【B】
Babinski 徴候 16, 39
bacterial myelitis 272
bacterial pyomyelia 272
Bálint 症候群 313
bamboo spine 280
band-like sensation 48
Barré-Liéou 症候群 95
Barré 試験 13, 16, 21
Bassen-Kornzweig 症候群 191
Beevor 徴候 14, **18**
――, 逆 18
Bernhardt-Roth 症候群 72
Bernhardt 症候群 72
BMP 237
Brown-Séquard 症候群 239
brown tumor 260
Buerger 病 10

【C】
C3/C4 正中型椎間板ヘルニア 24
camptocormia 108
CARASIL 100, 102, **234**
CBD 316
central cord syndrome 49, 228
central pontine myelinolysis 192
cerebral autosomal dominant arteriopathy with subcortical infarcts and leukoencephalopathy（CADASIL） 102, 237
cervical angina 9, 53, 224, 228
cervical flexion myelopathy 241
cervical line 17, 47
cervical migraine 95
cervical neurapraxia 127, 226
cervical spondylotic amyotrophy 241
cervicogenic headache 95
Charcot-Marie-Tooth 病 39, 52
cheiro-oral syndrome 46
Chiari I 型奇形 6, 94
Chiari 奇形 42
chorea-acanthocytosis 35
CIDP 104, 173
cisterna magna 320
clasp knife 現象 13
clumsy hand 25
Cobb 症候群 49, 137
cordotomy 45
cough headache 94
cruciate paralysis 27
CT 脊髄造影 97, 245, 299
cutaneomeningospinal angiomatosis 139
cutaneous angioma 139

【D】
deep brain stimulation（DBS） 109
Dejerine 症候群 121
démarche à petits pas 89
dermatome 45
destructive spondyloarthropathy（DSA） 250, **254**
――のX線学的診断基準と病期分類 255
Devic 病 184
diabetic radiculopathy（DR） 103
diabetic truncal neuropathy 51
diffuse idiopathic skeletal hyperostosis（DISH） 232
digiti minimi sign 22
drop finger 31
drop foot 32
drop hand 29
dropped foot 32
dropped head 109

【E】
EBウイルス髄膜脳炎 53
eosinophilic myelitis 163
ephaptic transmission 18
erythromelalgia（EM） 334
exertional headache 94

【F】
false localizing sign 20
finger escape sign 22, 25
flexion myelopathy 224
Foix-Alajouanine 症候群 11, 219
foot drop 32
foramen magnum syndrome 25
Forestier 病 232
Frohse のアーケード 31

【G】
Gaucher 病 199
girdle pain 48
girdle sensation 48
glycosaminoglycanosis 198, 200
GM_2-ガングリオシドーシス 199
Guillain-Barré 症候群 39, **65**, **104**, 325
――の偽性ミオパチー型 13

【H】
habitual legcrossing 38
HAM 10, 171, 268, 269, 270
Harlequin 症候群 81
Head-Riddoch 症候群 85
hereditary neuropathy with liability to pressure palsies（HNPP） 327
Hoffmann 徴候 79
honeymoon palsy 29
Hoover 試験 16
Horner 徴候 14
HTLV-I 関連脊髄症 171

欧文索引

HTRA1 遺伝子 234
Hunter 症候群 198
hydromyelia 48

【I】
Ia 線維 75
idiopathic intracranial hypertension 93
intramedullary spinal abscess 272
inverted radial jerk 77
isolated shoulder paresis 303

【J】
Jendrassik の増強法 77
JOA score 283

【K】
Keegan 型頸椎症 229, 289
kinesie paradoxale 90
kinesthesia 57
Klippel-Trenaunay-Weber 症候群 49, 137
Krabbe 病 198
Kufs 型神経系セロイドリポフシノーシス 198

【L】
laminar necrosis 216
larva migrans 159
Leigh 病 199
Lhermitte 徴候 12, 14, 17
long tract sign 9, 14, 21, 48, 229, 257
longitudinal[ly] extensive [transverse] myelitis without optic neuritis 187

【M】
man-in-the-barrel 症候群 128
marche a petits pas 89
Marfan 症候群 96
mass effect 214
meralgia paresthetica 72
microneurography 334
Mingazzini 試験 16
MND 101
MPS 200
MRI 5, 164, 269
MRI FLAIR 画像 35, 304, 305, 308, 347
MRI 拡散強調画像 7, 8, 34, 293, 303–306, 308
MRI での線条体病変 207
MRI の撮像方法, 多発性硬化症における 165
MRI の病理学的関連, 多発性硬化症における 165
MRI 病変と症候の対応, 多発性硬化症における 168
MRSA 276
MSA 101
MSA-P 89
myelopathy hand 22, 25
myoclonic epilepsy 199
myotomal pain 9, 53, 228

【N】
Neck-tongue 症候群 96
necrotic myelitis 219
necrotizing myelitis 219
necrotizing myelopathy 219
neuralgic amyotrophy 104
neurocutaneous angiomatosis 139
neuromyelitis optica（NMO） 184
neuropathic pain 66
Niemann-Pick 細胞 200
Niemann-Pick 病 199
nociceptive pain 66
nonsystemic vasculitic neuropathy 51
notalgia paresthetica 51
numb chin syndrome 63

【O】
oblique amyotrophy 41
oblique atrophy 41, 230, 241
Ondine の呪い 231
onion-peel 様の中枢性支配 7
optische ataxia 313
osteoclastoma 260

【P】
paraneoplastic necrotizing myelopathy 219
parasite infection 161
Parkinson 病 43, 89, 100, 107
——における骨折 111
——における骨粗鬆症 111
——における脊椎圧迫骨折 112
——における体幹の異常姿勢 108, 112
——における転倒 111
——の姿勢異常 107
——の類縁疾患 100
paroxysmal itching 86
paroxysmal pain 86
paroxysmal paresthesia 86
partial volume effect 168
pathologic reflex 78
pathological reflex 78
pectoral reflex 78
periomphalalgia paresthetica 52
Pisa 症候群 110
Pisa 徴候 43
pleurothotonus 43
posterior reversible encephalopathy syndrome（PRES） 352
posterior rhizotomy 45
precentral knob 29, 34, 231, 303, 306, 308
proprioceptive localization 58
pseudoathetosis 186
pseudo-peripheral palsy 309
pseudo-radicular syndrome 310
pseudotumor cerebri 93
pseudo-ulnar syndrome 308
psychogenic pain 66
PTS 102
pyramidal weakness 16

【Q】
Queckenstedt グラフ試験 288

Queckenstedt 試験（原法） 288

【R】
Rathke pouch 352
restless legs 症候群 336
restricted nonacral sensory syndrome 47
RI 脳槽シンチグラフィー 97
Romberg 試験 14, 57
RSD 105

【S】
saccadic eye movement 235
Saturday night palsy 29
sensory evoked potential（SEP） 26, 182, 270, 316
——, 巨大 316
Sherrington の軸線 47
short T1 inversion recovery 法（STIR 法） 165
skip lesion 300
SLR テスト 104
small step 89
snake eyes 像 123, 224, 230, 231, 241
spondylosis 234
Staphylococcus aureus 263
stiff-person syndrome 85
straight neck 246
Streptococcus pneumoniae 262
Sturge-Weber 症候群 49

【T】
tandem 歩行試験 14
tendon reflex 74
TIA 鑑別診断 127
Todd 麻痺 346
top of the basilar syndrome 346
Toxocara canis 159
transforming growth factor beta（TGF-β） 237
transient ischemic attacks of the brain and eyes 127
transient neurological deficits 127
Trömner の指現象 79
trophic change 141
tumoral calcification 259
tumoral calcinosis 259

【U・V】
Uthoff 徴候 146

vascular skin naevus 139
Vesper's curse 339
VLCFA 196
von Willebrand 病による髄内出血 131
VZV 脊髄炎 149

【W】
Wallenberg 症候群 121, 296
Waller 変性 291
Wartenberg 徴候 15
Wartenberg 反射 78
Weil 病 53
wide-based gait 320

和文索引

太字：主要頁

【あ】

紅く腫れて痛い手足　332
亜急性壊死性脳脊髄症　199
亜急性肉芽腫性甲状腺炎　321
亜急性連合性脊髄変性症　189, 326
アキレス腱反射　77
アクアポリン4抗体　184
悪性リンパ腫　63
顎髭療法　285
圧排効果　213
圧迫骨折，腰椎　111
圧迫性ニューロパチー　327
圧迫性腓骨神経麻痺　32, 38
アマンタジン　44
アミロイド血管症　34
アルコール関連脊髄症　192
アルコール性ミエロパチー　192
アロディニア　18

【い】

異型狭心症　9, 53
異常感覚　61
　──性臍周囲神経痛　52
　──性大腿神経痛　64, 72
　──性背部神経痛　51
　──を起こす病変部位と代表的疾患　61
　──，顔面周囲の　229
　──，上位頸椎症による顔面周囲の　229
異常姿勢　107
異染性白質ジストロフィー　198
痛み　66
　──の分類　66
　──，狭心痛様の　9, 53
　──，局所の　341
　──，視神経脊髄炎の　66
　──，多発性硬化症の　68
　──，デルマトームに直接関連しないが胸腹部に生じる　53
位置感覚　57
一過性神経障害　127, 226
一過性脳虚血発作　226
一側椎骨動脈の高度狭窄・閉塞　121
遺伝性圧脆弱性ニューロパチー　38, 327
遺伝性代謝性疾患　198
遺伝性脳血管性デメンチア　102
イヌ回虫幼虫移行症　159

【う】

ウイルス性脊髄炎　170, 268, 270
　──，急性〜亜急性　144
　──，慢性進行性　145
ヴェスパーの呪い　339
訴え　6
運動系の症候　22
運動系の診察　16

【え】

運動失調　25
　──性片麻痺　32
　──，急性　325
　──，視覚性　313
運動ニューロン疾患　101

【え】

栄養障害　141
壊死性脊髄炎　219
壊死性脊髄症　219
遠位型ミオパチー　39
嚥下障害　232
炎症性疾患　170
炎症性脊髄疾患　143
遠心性神経　75
円錐上部症候群　36
延髄外側症候群　121, 296
延髄内側症候群　121

【お】

横隔神経麻痺　231
黄色靱帯骨化症　10, 36
黄色ブドウ球菌　263
頬しびれ症候群　63, 64

【か】

下位運動ニューロン障害　32
下位運動ニューロン症候　14, 23
開脚歩行　320
咳嗽性頭痛　94
外側大腿皮神経障害　72
解離性筋萎縮型頸椎症　229
下顎反射　14
過換気症候群　63
可逆性の脊髄空洞症　266
核下性神経因性膀胱　11
核上型神経因性膀胱　11
核性神経因性膀胱　11
ガーゴイリズム　200
下肢外転徴候　16
下肢伸展挙上テスト　104
下肢静止不能症候群　336
下肢の突っ張り　10
下垂指　31, 231
下垂手　29, 231
下垂足　32
　──の原因疾患　33
　──，筋疾患由来の　39
　──，頸椎由来の　36
　──，系統的神経疾患における　35
　──，ジストニア性　35
　──，上位運動ニューロン性　32
　──，多発ニューロパチーにおける　39
　──，中枢性　32
　──，脳由来の　32
　──，末梢性　37
　──，腰髄由来の　36

　──，腰仙神経根〜神経叢由来の　37
下垂体前葉機能低下症　320
家族性痙性対麻痺　10
下腿三頭筋反射　77
褐色腫　260
化膿性軸椎骨髄炎　94
化膿性脊椎疾患　272
化膿性脊椎炎　277
化膿性脊椎椎間炎　277
感覚　14
感覚系の症候　23
感覚系の診察　17
感覚不連続線　47
間欠性跛行　10
環軸関節亜脱臼　6, 7, 94, 259
環軸関節脱臼　6, 7, 94
環軸関節を含む大後頭孔周辺の病変に関連する頭痛　94
肝性脊髄症　194
感染後脊髄炎　145, 268, 269
間代　75
広東住血線虫症　159
観念運動失行　312
顔面周囲の異常感覚　229
顔面のしびれ　7
顔面を支配する交感神経路　83
寒冷麻痺　12

【き】

奇異性運動　90
既往歴　11
擬似局在徴候　20
偽性アテトーシス　186
偽性アテトーゼ　23
偽性局在徴候　9, 14, 20, 48, 49, 226
偽性尺骨神経症候群　308
偽性髄節性感覚障害　7
偽性脊髄症型感覚障害　46
寄生虫感染症　159, 161
寄生虫性脊髄炎　145
偽性脳腫瘍　93
偽多発神経炎型感覚障害　14
ぎっくり腰　102
逆 Beevor 徴候　18
逆転反射　16, 77
求心性神経　75
急性一側上肢近位脱力　231
急性運動失調　325
急性感覚性ニューロパチー　325
急性後索症候群　14
急性軸索性運動ニューロパチー　104
急性自律（神経）性感覚性ニューロパチ　62, 325
急性自律神経性ニューロパチー　325
急性脊髄灰白質炎　37
急性播種性脳脊髄炎　144

和文索引

急性汎自律神経異常　85, 325
急性腰痛症　102
狭心痛様の痛み　9, 53
橋中心髄鞘崩壊症　192
協調運動の症候　25
強直性脊椎炎　280
強直性脊椎増殖症　232
胸椎黄色靭帯骨化症　10, 36
胸椎後縦靭帯骨化症　10
胸腹部のデルマトーム　45
　──をめぐる症候　46
胸帯状痛　227, 266
胸部痛　9
胸腰髄部の動静脈瘻　11
局所神経徴候　14
局所の痛み　341
局所皮膚温低下　86
起立性頭痛　96
起立性低血圧　325
近位筋の筋力低下に伴う腰痛　105
筋萎縮性側索硬化症　101
筋疾患　105
　──由来の下垂足　39
筋節由来疼痛　228
緊張型頭痛　6, 9, 63
筋痛　53
筋皮神経　76
筋紡錘　75

【く】
空胞性脊髄症　145
屈曲位　289
屈曲性脊髄症　224
首下がり　109
くも膜炎　174
くも膜癒着　174
クローヌス　39
グロボイド細胞白質ジストロフィー　198

【け】
頸胸部不連続線　47
脛骨神経　77
頸髄（頸椎）病変　7, 20
　──による手の症候　20
頸髄梗塞　121
頸髄損傷　347
頸髄病変をきたす疾患　26
頸髄由来の下垂足　36
痙性　11
痙性対麻痺　192
痙性歩行　10
頸椎カラー　247
頸椎後縦靭帯骨化症　80
頸椎症　6, 7, 10, 23, 29, 31, 80, 224
　──に関連する頭痛　95
　──に対する保存療法　282
　──による一過性神経障害　226
　──による顔面周囲の異常感覚　229
　──による深部感覚障害　228
　──による手のしびれ　228
　──の特殊な症候　226
頸椎症性狭心痛　224, 228
頸椎症性筋萎縮症　241
　──の遠位型　41

頸椎症性神経根症　282
頸椎症性脊髄症　36, 89, 282, 295
頸椎椎間板症　6
頸椎椎間板ヘルニア　25, 29, 95, 308
頸椎破壊性脊椎関節症　250
頸椎部屈曲性脊髄症　241
頸部以下のしびれ　323
頸部脊髄症　335
頸部脊柱管狭窄　34
頸部痛　97
血液透析　250
結核性脊椎炎　264, 280
血管運動神経障害　25
血管芽腫　22, 59
血管腫　13
限局型脊髄炎　268
限局的非先端的感覚症候群　47
肩甲骨下痛　228
肩甲上腕反射　15, 24, 78
懸振性反射　76
腱反射　12, 15, 74
　──診察の Tips　8
　──の意義　74
　──の原理に基づく診察法　75
　──の亢進　74
　──の所見の記載　76
　──の選択　74
　──の低下・消失　75
　──の特殊な変化　76
　──の判定　75

【こ】
高位頸髄病変　8
高位診断　167
抗ウイルス薬　270
抗菌薬　276, 279
後頸部痛　228
膠原病　172
後索　8
後索障害　224
後索を含む横断・縦断症状　11
交叉性麻痺　27
好酸球性脊髄炎　163
後縦靭帯骨化症　10, 80, 250
甲状腺機能亢進症　76, 320
甲状腺機能低下症　76
甲状腺疾患と脊髄脊椎疾患　319
甲状腺疾患による神経系合併症　321
甲状腺中毒性ミオパチー　319
抗精神病薬の副作用　43
後脊髄動脈症候群　8
巧緻運動障害　8
後頭神経痛　95
後部可逆性脳症候群　352
硬膜外くも膜嚢胞　298
硬膜動静脈瘻　10
絞扼性ニューロパチー　327
絞扼性腓骨神経麻痺　32, 38
高齢者の小刻み歩行　232
高齢者の歩行障害　89
小刻み歩行　89, 232
呼吸不全　231
五大反射　76
骨形成蛋白　237
骨折　111, 112
骨粗鬆症　111

　──性骨折後の異常姿勢　107
固定姿勢保持困難　199
小股歩行　89
固有定位覚　58

【さ】
細菌性脊髄炎　272
坐骨神経障害　38
作動筋　75
　──と拮抗筋の相反性支配　75
サーモグラフィー検査　82, 86
サルコイドーシス　146, 172
三角筋反射　15, 78
三叉神経視床路　7
三叉神経脊髄路　7
三叉神経の中枢性支配　7

【し】
視覚性運動失調　313
視覚誘発電位　177
弛緩性麻痺　11
時間的経過　11
軸椎炎　6, 21
軸椎菌突起周囲軟骨組織肥厚　258
軸椎の肺炎球菌性脊椎炎　262
指屈曲反射　79
指屈筋反射　15, 78
自己免疫性脊髄炎　146
四肢腱反射亢進　34
四肢に感覚障害をきたして脊髄脊椎疾患と紛らわしい病態　323
四肢麻痺　346
視床痛　65
視診　13
視神経炎を伴わない長大病変性脊髄炎　187
視神経脊髄炎　184
　──の痛み　66
ジストニア性下垂足　35
姿勢異常　107
舌の萎縮・線維束性収縮　14
肢端紅赤-紫藍症　25
肢端紅痛症　334
肢端チアノーゼ　334, 335
膝蓋腱反射　77
膝間代　77, 194
歯突起偽腫瘍　258
歯突起周囲の腫瘍性病態　259
シナプス・レベル　75
しびれ　61
　──が心因性かを判断するポイント　64
　──の鑑別　61
　──を起こす病変部位と代表的疾患　61
　──, 顔面　7
　──, 頸部以下の　323
　──, 上位頸椎による手の　228
　──, 上肢　7
　──, 心因性の　65
　──, 不定の　61
脂肪泡沫細胞　200
斜隊位徴候　43
若年性 Parkinson 病　35
若年性一側上肢筋萎縮症　41, 241, 289

357

和文索引

若年性パーキンソニズム　35
習慣性脚組み　38
周期性下肢運動　339
手根管症候群　64
受動的関節運動覚　57
手内在筋の萎縮　23
腫瘍様石灰化　259
上位運動ニューロン　39
　——性下垂足　32
上位頸髄(頸椎)病変　7, 20
　——による手の症候　20
上位脊髄病変をきたす疾患　26
上位頸椎症による顔面周囲の異常感覚　229
上位頸椎症による深部感覚障害　228
上位頸椎症による手のしびれ　228
上位中枢からの反射弓制御　75
上行型脊髄炎　268
上肢運動障害　311
上肢筋萎縮　241
上肢前方挙上試験　21
上肢の巧緻運動障害　8
上肢のしびれ　7
上肢の脊髄自動反射　24
上肢の単麻痺　8
小手筋の萎縮　23
常染色体劣性若年性パーキンソニズム　35
衝動性眼球運動　235
小脳障害　76
上腕三頭筋反射　77
上腕二頭筋反射　76
触診　13
触覚　57
初老期デメンチア　43
自律神経異常反射　352
自律神経過反射　81, 85, 352
自律神経系の症候　25
自律神経障害を顕著に呈し得る疾患　326
振戦麻痺　107
心因性疼痛　66
心因性のしびれ　65
侵害受容性疼痛　66
心気傾向　6
寝具　284
シンクロナイズド・スイミング　266
神経因性膀胱　11
神経系セロイドリポフシノーシス　198
神経膠腫　6
神経根症　14, 31, 32
神経根肥厚　173
神経障害性疼痛　66
神経症候学　5
神経生理検査　246
神経痛性筋萎縮症　104
神経内科疾患における腰痛　100
神経皮膚血管腫症　139
神経皮膚症候群　49
神経変性疾患　6
診察から病歴へのフィードバック　14
診察項目　15
診察の手順　12
伸展位　289
振動感覚　57

深部感覚検査法　55
深部感覚障害　23, 228

【す】
髄液量減少症　6
水脊髄症　48
髄膜症候　21
髄節性立毛　84
髄節の中心管拡大　12
錐体路型筋力低下　16
錐体路障害　10, 18, 78, 224
錐体路徴候　10, 14, 229
　——, 軽微な　13, 16
垂直性眼振　14
水痘-帯状疱疹ウイルス脊髄炎　149
　——の軽症例　156
　——の再発例　154
　——, AIDSに伴う　154
　——, 脊髄脊椎疾患と鑑別を要する　341
　——, 排尿障害を主徴とする　153
　——, 皮膚病変を伴わない　153
髄内出血　131
髄内・髄外多発性病変　213
髄膜炎　103
髄膜播種　6
頭痛　6, 105
　——, 環軸関節を含む大後頭孔周辺の病変に関連する　94
　——, 起立性　96
　——, 緊張型　6, 9, 63
　——, 頸椎症に関連する　95
　——, 脊髄炎症性くも膜癒着による　96
　——, 脊髄脊椎疾患　93
　——, 大後頭孔周辺の病変に関連する　94
　——, 脳脊髄液圧亢進に伴う　93
　——, 脳脊髄液圧低下に伴う　93
　——, 片　6
　——, むち打ち損傷に関連する　95
　——, 腰椎疾患由来の　96
　——, 腰痛症由来の　96
ステロイド　270
摺り足　89

【せ】
生活指導　284
正常圧水頭症　6, 217
正中恥骨反射　79
脊髄 MRI　269
脊髄炎　103, 143
脊髄炎症性くも膜癒着による頭痛　96
脊髄円錐由来の下垂足　36
脊髄横断症候群　14
脊髄型多発性硬化症　179
　——患者の四肢における感覚障害の頻度　181
　——の感覚障害　50
脊髄関連の神経障害性疼痛の原因　66
脊髄起源でみられる胸腹部における感覚症候　47
脊髄空洞症　42, 59, 69
脊髄腔内腫瘍　6
　——による正常圧水頭症　217
脊髄くも膜下出血による頭痛　96

脊髄血管芽腫　22, 59
脊髄血管奇形　10
脊髄血管障害　119
脊髄梗塞　69, 121
脊髄硬膜外膿瘍　272, 273
脊髄視床路症状　11
脊髄自動反射　24, 240
脊髄腫瘍性疾患　213
脊髄症　31, 289, 325
　——の手　22, 25
脊髄ショック　80
脊髄神経後根切断術　45
脊髄神経後枝の障害　51
脊髄神経前枝の障害　52
脊髄(髄内)膿瘍　272
脊髄水平面内の分水界　124
脊髄性間欠性跛行　10
脊髄性ミオクローヌス　315
脊髄脊椎疾患と鑑別を要する水痘-帯状疱疹ウイルス脊髄炎　341
脊髄脊椎疾患と頭痛　93
脊髄脊椎疾患による排尿障害　11
脊髄脊椎疾患の検査　287
脊髄脊椎疾患の治療　268
脊髄脊椎神経学　5
脊髄前角　75
　——の高信号　241
脊髄造影　242
脊髄損傷患者の全身けいれん　350
脊髄代謝性疾患　189
脊髄脱髄疾患　143
脊髄中心症候群　14, 49, 228
脊髄動静脈奇形　12
脊髄の TIA　127
脊髄膿瘍　272
脊髄の炎症性疾患　102
　——の画像診断　164
脊髄の脱髄性疾患　102
　——の画像診断　164
脊髄半切症候群　14
脊髄ヘルニア　239
脊髄ミオクローヌス　240
脊髄由来の難治性疼痛　66
脊髄路・核　7
脊柱管狭窄　10
脊柱管内靱帯肥厚　256
脊椎炎　272, 277
脊椎疾患　224
　——, 構造的疾患　224
　——とビタミン B_{12} 欠乏症　202
脊椎症　234
脊椎変性　234
前外側脊髄索切断術　45
前角症状　11
全感覚低下　11
前胸部の狭心痛様の痛み　53
線条体黒質変性症　89
線条体病変　207
全身けいれん　350
　——後の四肢麻痺　346
全身硬直症候群　85
全身無汗症　62
仙骨神経根炎　344
仙骨神経根ニューロパチー　344
前脊髄動脈症候群　14
前大脳動脈領域梗塞　33

358

和文索引

前頭葉皮質下出血　34
前腕筋萎縮　41

【そ】
早期症候　20
層状壊死　216
早発性禿頭　234
僧帽筋の凝り　7
足間代　77, 161, 194
側索症状　11
足底筋反射　79
側屈姿勢　110

【た】
第5指徴候　13, 16, 22
体幹筋の筋力低下に伴う腰痛　105
体幹に感覚障害をきたして脊髄脊椎疾患と紛らわしい病態　323
大胸筋反射　15, 78
大孔症候群　14
大後頭孔周辺の病変に関連する頭痛　94
大後頭孔腫瘍　6, 94
大後頭孔症候群　25, 97
帯状感覚　7
帯状痛　9, 48, 227, 266
帯状疱疹　13, 51, 269, 341
　　――性脊髄炎　68
体性感覚誘発電位　26, 177, 182, 316
大槽　320
大腿四頭筋反射　77
大腿神経　77
大腿内転筋反射　16, 79
大脳鎌髄膜腫　34
大脳皮質基底核変性症　316
多系統萎縮症　43, 101
立ちくらみ　325
脱髄性疾患　164
多動性反射　76
多発性硬化症　12, 24, 59, 86, 102, 145, 164, 176
　　――と視神経脊髄炎のMRIでの鑑別　170
　　――の痛み　68
　　――の画像診断のpitfall　170
　　――の感覚障害　179
　　――の脊髄病変のMRIでの検出率　167
　　――慢性期　169
多発ニューロパチー　52
　　――における下垂足　39
担癌患者における非圧迫性脊髄障害の鑑別点　221
単独一側肩麻痺　303
単ニューロパチー　330

【ち】
竹節状脊椎　280
蓄尿障害　11
中位中心頸髄症候群　26
中心前回の手の領域　34
中枢性Tinel徴候　13, 18
中枢性下垂足　32
宙吊り型感覚障害　46
　　――の亜型　9
宙吊り型表在感覚鈍麻　168
長経路徴候　21, 48

聴性脳幹反応　177
長大病変性脊髄炎　187

【つ】
椎間板ヘルニア　23, 80
　　――性頸髄症　335
　　――, C3/C4正中型　24
椎骨動脈　7
椎骨脳底動脈循環不全　7

【て】
低髄液圧症候群　6, 298
手口感覚症候群　65
手と口囲に限局した感覚障害　46
手の症候　20, 22
　　――をきたし得る上位頸髄病変　26
手の脱力　22
デメンチア　6
　　――, 初老期　43
　　――, 禿頭と腰痛を伴う特殊な遺伝性脳血管性　102
デルマトーム　7, 17, 45
　　――に直接関連しないが胸腹部に生じる痛み　53
　　――の母斑　49
転換性障害　16
転換ヒステリー性感覚障害　18
転換ヒステリー性筋力低下　16
転倒　111

【と】
頭頸部不連続線　47
頭後屈反射　78
橈骨逆転反射　77
橈骨神経　76, 77
　　――麻痺　29
島状型感覚障害　47
透析と上位頸椎病変　254
透析に関連して生じる脊椎症の病態　255
疼痛　66
糖尿病性神経根症　103
糖尿病性体幹ニューロパチー　51
糖尿病性多発ニューロパチー　39, 80
糖尿病性ニューロパチー　64
頭部のしびれ　7
禿頭　234
禿頭と腰痛を伴う特殊な遺伝性脳血管性デメンチア　102
徒手筋力テスト　16
飛び石病変　300

【な】
内包後脚梗塞　32, 34
斜め型筋萎縮　41, 230
ななめ徴候　43, 110

【に】
二次運動ニューロンの頸髄内の局在　31
日本整形外科学会治療成績判定基準　283
認知症　6

【の】
脳幹梗塞　293
脳血管障害　102

脳血管性のTIA　127
脳梗塞　7, 29
　　――による偽性尺骨神経症候群　308
　　――による上肢運動障害　311
　　――による単独一側肩麻痺　303
脳小血管病　234
脳深部刺激　109
脳性麻痺　10
脳脊髄液　287
　　――圧亢進症　6
　　――圧亢進に伴う頭痛　93
　　――圧低下に伴う頭痛　93
　　――検査　177, 269
脳底動脈先端症候群　346
能動的運動覚　57
脳と眼の一過性虚血発作　127
脳病変で胸腹部に目立つ感覚障害　46
脳由来の下垂足　32

【は】
肺炎球菌　262
　　――性軸椎炎　97
　　――性脊椎炎　262
梅毒性脊髄炎　145
排尿障害　10, 11
　　――を主徴とする水痘-帯状疱疹ウイルス脊髄炎　153
背部痛　8
破壊性脊椎関節症　250, 254
破骨細胞腫　260
発汗計　82
パルス系列　165
半坐位徴候　43
反射弓の解剖　75
反射性交感神経性ジストロフィー　105
反射増強法　15
反射の広汎化　76, 77
反射の症候　24
晩発型神経系セロイドリポフシノーシス　198
反復性一過性の両手指脱力　127

【ひ】
非圧迫性脊髄障害　221
非血管性のTND　127
腓骨神経麻痺　330
膝のガクガク　10
皮質下梗塞と白質脳症を伴う常染色体優性脳細動脈症　237
非シナプス性伝達　18
微小神経電図法　334
ヒステリー　16, 18
非全身性血管炎性ニューロパチー　51
ビタミンB₁₂欠乏症　8, 202, 326
ビタミンE欠乏症　191
ヒトTリンパ球向性ウイルス-I　171
ヒトTリンパ球向性ウイルス脊髄症　10
皮膚血管腫　49, 139
皮膚自律神経症状　81
皮膚髄膜脊髄血管腫症　139
皮膚粘膜反射　78
皮膚病変を伴わない水痘-帯状疱疹ウイルス脊髄炎　153
皮膚分節　45

和文索引

びまん性特発性骨増殖症　232
ピモジド　44
表在感覚障害　11, 23
表在反射　78
病的反射　78
病歴　14
病歴聴取　11
平山の五大反射　76
平山病　12, 41, 241, 289

【ふ】
フィラデルフィアカラー　347
不穏脚症候群　336
副腎脊髄ニューロパチー　196, 207
副腎白質ジストロフィー　207
腹皮反射　14, 18
腹部大動脈瘤　10
腹壁反射　14, 18
フコシドーシスⅡ型　200
不随意運動　194
ブタ回虫幼虫移行症　160
縁取り空胞　39
腹筋反射　14, 18, 79
不定のしびれ　61
部分用量効果　168
プラークの横断面での広がり　168
振子様反射　76
古くて新しい鋭敏な深部感覚検査法　55
分水界梗塞　29, 303, 304, 306, 312

【へ】
閉塞性動脈硬化症　10
凹み手徴候　13, 16
ヘルニア　289
変形性脊椎症　250
片頭痛　6
片側体幹内に感覚障害の上界も下界も有する症例　47
片側体幹に感覚障害の下界を有する症例　46
片側体幹に感覚障害の上界を有する症例　46

【ほ】
傍腫瘍性壊死性脊髄症　219
傍正中髄膜腫　34
飽和極長鎖脂肪酸　196
歩行障害　10, 89

母指探し試験　17, 22, 55, 181, 224
　──異常　24
母趾探し試験　55, 56, 181
母指と示指の間の背側領域の感覚鈍麻　29
発作性かゆみ　86
発作性潮紅　13
発作性疼痛　86
発作性有痛性強直性けいれん　102
ポリオ　37, 268
　──後症候群　37, 269
盆栽症候群　111
本態性頭蓋内圧亢進症　93

【ま】
マイコプラズマ肺炎　145
枕　284
末梢神経起源でみられる胸腹部における感覚症候　51
末梢神経障害　103
末梢神経伝導速度　208
末梢性下垂足　37
末梢ニューロパチー　103
慢性炎症性脱髄性多発ニューロパチー　104, 173
慢性炎症性脱髄性ニューロパチー　39
慢性腰痛　9

【み】
ミオクロニーてんかん　199, 316
ミオクローヌス　339
ミオトーム　9
右中心前回の手の領域　308

【む】
ムコ多糖症　200
むずむず脚症候群　336
むち打ち損傷　6
　──に関連する頭痛　95
無ベータリポ蛋白血症　191

【め】
めまい　7
免疫グロブリン　270
免疫媒介性自律神経性ニューロパチー　325

【や】
夜間カラー療法　282
夜間ポリネックカラー装着療法　282
夜間木綿布首巻き法　285
薬剤耐性菌　276

【ゆ】
有棘赤血球舞踏病　35
誘発脳波　177
指離れ徴候　22

【よ】
腰髄由来の下垂足　36
腰仙神経根～神経叢由来の下垂足　37
腰仙神経叢症　104
腰仙部くも膜憩室　96
腰仙部不連続線　47
幼虫移行症　159, 160
腰椎圧迫骨折　111
腰椎疾患由来の頭痛　96
腰椎症　80
腰椎穿刺　269, 287
腰痛　100, 234
　──時の下肢筋腱反射亢進　80
　──症由来の頭痛　96
　──の神経合併症　105
　──，近位筋の筋力低下に伴う　105
　──，神経内科疾患における　100
　──，体幹筋の筋力低下に伴う　105
　──，慢性　9
腰動脈　121
腰部脊柱管狭窄症　37

【ら】
ラクナ梗塞　32, 46
ラトケ嚢　352

【り・れ・ろ】
リウマチ性多発筋痛　105
レーザー皮膚血流計　82
労作性頭痛　94

【わ】
ワクチン接種後脊髄炎　268, 269
腕橈骨筋反射　76

あとがき

　本書は神経内科の臨床に携わって以来，原著や総説，書籍の分担項目などとして執筆してきた脊髄脊椎関連の拙文をもとに，多少の削除・追加を行って，項目別に並べたものである．新しく書き下ろした項目もあるが，三輪書店発行の「脊椎脊髄ジャーナル」に寄稿した2つの連載である「脊椎脊髄疾患との鑑別を要する神経疾患」（2006〜2007年，全12回）と「脊椎脊髄をめぐる神経学」（2008〜2009年，全11回）が中核となっている．その都度，関心のあること，あるいは依頼されたことについて執筆したものを整理しただけであるので，やや統一感に欠けるきらいがあるし，繰り返し出てくる内容もある．そのため，本格的教科書やマニュアル本，ガイドライン本のようなレファレンスとしての意義は高くないかも知れない．その反面，神経症候の捉え方については具体的な症例を多く紹介しながら解説しているので，特に脊髄脊椎と脳の関連について臨床的に有用なポイントとピットフォールについて学べる，類をみない書籍になったのではないかという自負もある．脊髄脊椎疾患とその他の疾患の鑑別が問題となるような臨床場面に遭遇した後で，本書の関連項目に眼を通していただければ，何か役立つヒントが得られるのではないかとも期待している．

　序にも書いたように，細い脊髄には不思議で大きな機能が詰め込まれており，臨床神経学にとってまだまだチャレンジングな対象である．実際，脊髄はヒトでは脳の2%の体積しかないといわれ，イヌで23%，ニワトリで51%を占めるのに対し，脳に比べて相対的・絶対的に小さい構造である．しかし，脊髄は運動系，感覚系，自律神経系の通り道であり，大脳の運動野，感覚野，さらに視床下部や辺縁系とも結びついていて，高次脳機能や精神機能，脳神経機能以外の主要神経機能を担っている．最近では，特に外科領域において，脳（または筋骨格系）と脊椎脊髄の専門家が分離されてきているが，当然ながら脊髄は脳（または筋骨格系）と切り離しては考えられない構造である．有名な言葉「ヒトの解剖はサルの解剖のための一つの鍵である」（『経済学批判』，Karl Marx，1859）をもじっていうと，「脳の症候学は脊髄の症候学のための一つの鍵である」ということなのである．神経の医療に携わる者は専門のいかんにかかわらず，脳-脊髄-末梢神経-筋/皮膚という軸に常に関心を持つべきであり，本書が多少でもそのための貢献ができれば幸いである．

　最後に，症例や記述の中に取り上げた多くの患者に最大限の謝意を表したい．本書はかれらから教えていただいたことに大きく依存している．次に，個々の名前を挙げないが，筆者とともに患者の診療に当たった同僚医師とメディカルスタッフ，もとにした論文の共著者（一部筆頭著者）たちと改変収載を許可していただいた各出版社に深謝したい．本書が日の目を見たのには，三輪書店の歴代の編集担当者，中でも川村隆幸氏の尽力があったことを特に記す．

2014年5月

福武 敏夫

Profile

福武 敏夫（ふくたけ としお）

【役職】
亀田メディカルセンター神経内科部長

【略歴】
東京大学理学部数学科中退．医学系予備校講師を経て，1981年3月に千葉大学医学部卒業．神経内科に入局し，初代平山惠造教授（当時）の薫陶を受ける．その後，二代目服部孝道教授（当時）の下で，千葉大学大学院医学研究院神経病態学助教授を務め，2003年4月から現職．医学博士．2004年から千葉大学医学部臨床教授を兼任．

【興味のある分野】
神経症候学，神経心理学（高次脳機能），頭痛，脳卒中，脊髄脊椎疾患，内科の中の神経学

【主な脊髄脊椎関連の執筆書籍】
『臨床脊椎脊髄病学』（分担執筆，三輪書店，1996）；『MGH神経内科ハンドブック』（監訳，メディカル・サイエンス・インターナショナル，2001）；『脳神経外科学大系第12巻：神経外傷 感染・炎症性疾患』（分担執筆，中山書店，2005）；『知ってるつもりの脳神経外科の常識非常識，第2版』（分担執筆，三輪書店，2008）；『最新整形外科学大系第10巻：脊椎・脊髄』（分担執筆，中山書店，2008）；『整形外科専門医テキスト』（分担執筆，南江堂，2010）；『今日の神経疾患治療指針，第2版』（分担執筆，医学書院，2013）；『神経症状の診かた・考えかた―General Neurologyのすすめ』（単著，医学書院，2014）

【主な脊髄脊椎関連の執筆論文】
Odontoid osteomyelitis complicating pneumococcal pneumonia（*Eur Neurol*, 1998）；Reversible hydromyelia in a synchronised swimmer with recurrent thoracic girdle pains（*J Neurol Neurosurg Psychiatry*, 1998）；Sensory impairments in spinal multiple sclerosis：a combined clinical, magnetic resonance imaging and somatosensory evoked potential study（*Clin Neurol Neurosurg*, 1998）；'Thumb localizing test' for detecting a lesion in the posterior column-medial lemniscal system（*J Neurol Sci*, 1999）；Isolated shoulder paresis caused by a small cortical infarction（*Neurology*, 2003）；HyperIgEaemia in patients with juvenile muscular atrophy of the distal upper extremity（Hirayama disease）（*J Neurol Neurosurg Psychiatry*, 2005）；Association of HTRA1 mutations and familial ischemic cerebral small-vessel disease（*N Engl J Med*, 2009）；Poststroke crowned dens syndrome（*Spine J*, 2013）

【物の見方に最も影響を受けた本】
『写真の読み方，岩波新書E 81』（名取洋之助，岩波書店，1963）

【好きな言葉】
「天地玄黄　宇宙洪荒」（「千字文」の冒頭の語句）

脊髄臨床神経学ノート―脊髄から脳へ

発　行	2014年6月18日　第1版第1刷ⓒ
著　者	福武敏夫
発行者	青山　智
発行所	株式会社 三輪書店
	〒113-0033　東京都文京区本郷6-17-9　本郷綱ビル
	☎ 03-3816-7796　FAX 03-3816-7756
	http://www.miwapubl.com/
印刷所	三報社印刷 株式会社

本書の内容の無断複写・複製・転載は，著作権・出版権の侵害となることがありますので，ご注意ください．

ISBN 978-4-89590-482-7　C 3047

JCOPY ＜(社)出版者著作権管理機構　委託出版物＞

本書の無断複写は著作権法上での例外を除き禁じられています．複写される場合は，そのつど事前に，(社)出版者著作権管理機構（電話 03-3513-6969，FAX 03-3513-6979，e-mail：info@jcopy.or.jp）の許諾を得てください．